Stephan Herpertz (DGPM)
Beate Herpertz-Dahlmann (DGKJP)
Manfred Fichter (DGPPN)
Brunna Tuschen-Caffier (DGPs)
Almut Zeeck (DKPM)
(Hrsg.)

S3-Leitlinie Diagnostik und Behandlung der Essstörungen

Springer

Prof. Dr. med. Stephan Herpertz (DGPM)
Klinik für Psychosomatische Medizin
und Psychotherapie
LWL-Universitätsklinikum Bochum
Ruhr-Universität Bochum
Alexandrinenstraße 1–3, 44791 Bochum

Prof. Dr. med. Manfred Fichter (DGPPN)
Medizinisch-psychosomatische Klinik Roseneck
Am Roseneck 6, 83209 Prien
und
Forschungsbereich Epidemiologie und
Evaluation an der Klinik für Psychiatrie
und Psychotherapie
der Universität München (LMU)
Nussbaumstraße 7, 80336 München

Prof. Dr. med. Beate Herpertz-Dahlmann (DGKJP)
Klinik für Psychiatrie, Psychosomatik und Psychotherapie
des Kindes- und Jugendalters
Universitätsklinikum RWTH Aachen
Neuenhofer Weg 21, 52074 Aachen

Prof. Dr. Dipl.-Psych. Brunna Tuschen-Caffier (DGPs)
Institut für Psychologie
Abteilung Klinische Psychologie und Psychotherapie
Engelbergerstraße 41, 79106 Freiburg

Prof. Dr. med. Almut Zeeck (DKPM)
Abteilung Psychosomatische Medizin und
Psychotherapie
Universitätsklinikum Freiburg
Hauptstraße 5, 79104 Freiburg

ISBN-13 978-3-642-21441-7 Springer-Verlag Berlin Heidelberg New York

Bibliografische Information der Deutschen Nationalbibliothek
Die Deutsche Nationalbibliothek verzeichnet diese Publikation in der Deutschen Nationalbibliografie; detaillierte bibliografische Daten sind im Internet über http://dnb.d-nb.de abrufbar.

SpringerMedizin
Springer-Verlag GmbH
ein Unternehmen von Springer Science+Business Media
springer.com

Planung: Renate Scheddin, Heidelberg
Projektmanagement: Renate Schulz, Heidelberg
Lektorat: Volker Drüke, Münster
Umschlaggestaltung: deblik Berlin
Satz: Fotosatz-Service Köhler GmbH – Reinhold Schöberl, Würzburg

SPIN: 86248049

Gedruckt auf säurefreiem Papier 26/5135 – 5 4 3 2 1

Vorwort

Essstörungen sind zum Teil durch Nahrungsverweigerung, zum Teil aber auch durch eine übermäßige Nahrungsaufnahme gekennzeichnet. So streben die zumeist weiblichen Patientinnen mit einer Anorexia nervosa (AN) danach, extrem dünn zu sein, und verweigern folglich eine normalgesunde Ernährung. Das klinische Erscheinungsbild der Bulimia nervosa (BN) ähnelt in mancher Hinsicht der Magersucht. So haben auch die an einer BN leidenden Menschen eine ausgeprägte Angst davor, an Gewicht zuzunehmen, aber die Nahrungsverweigerung ist – abgesehen von Phasen intermittierenden Fastens – moderat. Stattdessen stehen für die Betroffenen die immer wiederkehrenden Essanfälle, gefolgt von Maßnahmen gegen eine Gewichtszunahme (z. B. Erbrechen), im Zentrum der Störung. Menschen, die an einer Binge-Eating-Störung (BES) leiden, zeigen ebenfalls episodisch ein anfallartiges Essverhalten, allerdings setzen sie keine Maßnahmen ein, um einer Gewichtszunahme vorzubeugen. An einer BES erkrankte Patientinnen – dies sind zu etwa zwei Drittel Frauen und zu etwa einem Drittel Männer – sind häufig übergewichtig oder adipös, was eine besondere Herausforderung für die Therapie darstellt.

Wenngleich die Essstörungen AN und BN nicht ganz so häufig sind wie affektive Störungen, haben sie eine große klinische und gesellschaftliche Relevanz: Es erkranken fast ausschließlich junge Menschen mit schwerwiegenden Auswirkungen für die körperliche und seelische Gesundheit an diesen Essstörungen. Durch den Erkrankungsgipfel in der späten Adoleszenz bzw. im jungen Erwachsenenalter bleiben beide Erkrankungen auch nicht ohne Folgen für den schulischen bzw. beruflichen Werdegang. Die AN stellt eine schwer zu behandelnde psychische Störung dar, die häufig chronifiziert und auch einen lebensbedrohlichen Verlauf nehmen kann. Die 12-Jahres-Letalität liegt bei ca. 10 % und ist damit weit höher als die bei Depression oder Schizophrenie (► Kap. 1 »Epidemiologie der Essstörungen«). Die Häufigkeit der BN in dieser Risikogruppe ist deutlich höher als die der AN, wobei zusätzlich mit einer hohen Dunkelziffer zu rechnen ist. Die BES betrifft vornehmlich übergewichtige bzw. adipöse Menschen, daher ist bei diesen Patientinnen infolge des Übergewichtes bzw. der Adipositas mit schwerwiegenden körperlichen Erkrankungen (z. B. Gelenkprobleme, Herz-Kreislauf-Probleme, Diabetes) zu rechnen.

Insgesamt verursachen Essstörungen sehr hohe direkte und Folgekosten. Für die AN wird ein jährlicher Kostenaufwand in Höhe von 195 Millionen Euro, für die BN von 124 Millionen Euro (Behandlungskosten und Produktivitätsausfallkosten) veranschlagt. Die Essstörungen stellen somit insbesondere unter Berücksichtigung der hohen Produktivitätsausfallkosten sehr kostenintensive Krankheitsbilder dar.[1]

Bei der Genese der Essstörungen handelt es sich um zumeist multifaktoriell bedingte psychische Störungen, bei denen intrapsychische, psychosoziale, soziokulturelle und biologische Faktoren ineinandergreifen und sich gegenseitig beeinflussen bzw. verstärken. Ambulant werden im Rahmen der Richtlinienpsychotherapie die Essstörungen in Deutschland derzeit vornehmlich kognitiv-verhaltenstherapeutisch oder tiefenpsychologisch behandelt. In der stationären Behandlung haben sich multimodale Behandlungsstrategien durchgesetzt. Bei jungen Patientinnen ist auch die Einbeziehung der Familie in die Therapie sinnvoll. Psychopharmaka können bei der BN unter Umständen indiziert sein.

---

1 Krauth, C.; Buser, K.; Vogel, H. (2002). How high are the costs of eating disorders- anorexia nervosa and bulimia nervosa – for German society. Eur J Health Econom, 3, 244–250.

In Anbetracht der Schwere der Störung, der zum Teil ungünstigen Langzeitprognose sowie mit Blick auf das für die Betroffenen verbundene Leiden und die hohen Kosten für das Gesundheitssystem ist die Erstellung von evidenzbasierten Leitlinien auch in Deutschland schon seit vielen Jahren überfällig.

Im Herbst 2003 beschloss die Konferenz der Hochschullehrer des Faches Psychosomatische Medizin und Psychotherapie, evidenzbasierte Leitlinien (S3) für Essstörungen in Deutschland zu entwickeln. Auf dem Europäischen Kongress für Psychosomatische Forschung (European Conference on Psychosomatic Research, ECPR) im Frühjahr 2004 in Berlin fand sich erstmals ein Kreis von interessierten Ärztinnen und Ärzten sowie Psychologinnen und Psychologen zusammen, um eine Arbeitsgruppe für die Erstellung von evidenzbasierten Leitlinien für die Diagnostik und Behandlung von Essstörungen in Deutschland zu gründen. Ein wichtiges Anliegen der Arbeitsgruppe war die Entwicklung von evidenzbasierten Leitlinien für alle Berufsgruppen in Deutschland, denen die Diagnostik und Therapie von Patientinnen mit Essstörungen obliegt. Daher lag es auf der Hand, die Arbeitsgruppe um weitere Vertreterinnen und Vertreter der Medizin und Psychologie zu erweitern. Im Frühjahr 2005 nahm die Arbeitsgruppe, nunmehr bestehend aus 23 Klinikern und Forschern mit Expertise auf dem Gebiet der Essstörungen, ihre Arbeit auf. Einzelne Mitglieder der Arbeitsgruppe wurden von den jeweiligen Fachgesellschaften als Mandatsträger für die Erarbeitung der wissenschaftlichen Leitlinien bei der Arbeitsgemeinschaft der Wissenschaftlichen Medizinischen Fachgesellschaften (AWMF) autorisiert: Deutsche Gesellschaft für Kinder- und Jugendpsychiatrie, Psychosomatik und Psychotherapie (DGKJP), Fachgruppe Klinische Psychologie und Psychotherapie der Deutschen Gesellschaft für Psychologie (DPGs), Deutsche Gesellschaft für Psychosomatische Medizin und Psychotherapie (DGPM), Deutsche Gesellschaft für Psychiatrie, Psychotherapie und Neurologie (DGPPN) und Deutsches Kollegium für Psychosomatische Medizin (DKPM).

Leitlinien sind systematisch entwickelte Darstellungen und Empfehlungen mit dem Zweck, Ärzte und Ärztinnen, PsychologInnen, PsychotherapeutInnen und Patientinnen bei der Entscheidung über angemessene Maßnahmen der Patientinnenversorgung (Prävention, Diagnostik, Therapie und Nachsorge) zu unterstützen, zur Verbesserung der Versorgungsergebnisse beizutragen, Risiken zu minimieren, Therapiesicherheit und Wirtschaftlichkeit zu erhöhen sowie nicht-indizierte Diagnose- und Behandlungsmethode zu vermeiden. Leitlinien müssen die vorliegenden wissenschaftlichen Erkenntnisse in ihre Empfehlungen explizit einbeziehen. Dazu gehören gesichertes Wissen aus der Grundlagenforschung, systematisch gesammeltes Wissen aus Anwendungserfahrung und Wissen aus den Ergebnissen fachgerecht durchgeführter klinischer Studien. Dabei steht die Bewertung vorliegender Studienergebnisse hinsichtlich ihrer Relevanz für die ärztliche, psychologische und psychotherapeutische Entscheidungsfindung im Einzelfall im Vordergrund.

Leitlinien für die Diagnostik und Behandlung von Essstörungen wurden in verschiedenen Ländern bereits entwickelt. Hervorzuheben sind die 2004 publizierten englischen Leitlinien für Essstörungen des National Institute of Clinical Excellence (NICE 2004), deren Schwerpunkt vornehmlich auf Evidenz aus randomisierten kontrollierten Studien liegt und die von namhaften Vertretern der British Psychological Society und des Royal College of Psychiatrists entwickelt wurden, sowie die 2006 ebenfalls evidenzbasierten Leitlinien der Amerikanischen Psychiatrischen Gesellschaft (APA). Die britischen und amerikanischen Leitlinien wurden ansatzweise in die vorliegenden Leitlinien implementiert. In Deutschland waren zuvor Leitlinien für die Behandlung der Essstörungen von Seiten der DGPPN (Fichter u. Schweiger 2000) und der DGKJP (Herpertz-Dahlmann u. Hebebrand 2000) als S1-Leitlinien (Entwicklungsstufe 1) der AWMF entwickelt worden.

S3 (Entwicklungsstufe 3) ist die höchste Stufe der Leitlinienentwicklung, das heißt, es gehen systematische, in Studien gewonnene Erkenntnisse und strukturierte Konsensusfindung in die Erarbeitung mit ein. Leitlinien geben den Stand des Wissens (Ergebnisse von kontrollierten klinischen Studien und Wissen von Experten) über effektive und angemessene Patientinnenversorgung zum Zeitpunkt der »Drucklegung« wieder. Es liegt auf der Hand, dass in Anbetracht der unausbleiblichen Fortschritte wissenschaftlicher Erkenntnisse periodische Überarbeitungen, Erneuerungen und Korrekturen unternommen werden müssen.

Die Leitlinien sollen Standards für die Diagnostik und Behandlung von Menschen mit der Diagnose einer Essstörung in Deutschland setzen, das ist sicherlich ein erklärtes Ziel der Arbeitsgruppe. Allerdings darf nicht übersehen werden, dass die Psychotherapie als wichtigste Behandlungsstrategie aller drei Essstörungen individuumzentriert ausgerichtet ist, daher die individuelle Lebensgeschichte von herausragender Bedeutung ist und einer weitreichenden Standardisierung der Behandlung von vornherein auch Grenzen setzt. Die Leitlinien sollen unterstützenden Charakter haben, indem sie vor allem Diagnostik- und Behandlungsabläufe strukturieren und Behandlungsziele formulieren.

Die Arbeitsgruppe würde sich freuen, wenn die Leitlinien dazu beitragen würden, diesem Ziel näher zu kommen.

Besonderer Hinweis

Die Medizin unterliegt einem fortwährenden Entwicklungsprozess, sodass alle Angaben, insbesondere zu diagnostischen und therapeutischen Methoden, immer nur dem Wissensstand zur Zeit der Drucklegung der Leitlinie entsprechen können. Hinsichtlich der angegebenen Empfehlungen zur Therapie und zu der Auswahl sowie Dosierung von Medikamenten wurde die größtmögliche Sorgfalt beachtet. Gleichwohl werden die Benutzer aufgefordert, die Beipackzettel und Fachinformationen der Hersteller zur Kontrolle heranzuziehen und im Zweifelsfall einen Spezialisten zu konsultieren. Fragliche Unstimmigkeiten sollen bitte im allgemeinen Interesse der Leitlinien-Redaktion mitgeteilt werden. Der Benutzer selbst bleibt verantwortlich für jede diagnostische und therapeutische Applikation, Medikation und Dosierung.

Off-Label-Use

Bei den Leitlinientexten und Empfehlungen zur Medikation wird in den jeweiligen Kapiteln auf einen möglichen Einsatz von Medikamenten ohne Zulassung für den jeweiligen Indikationsbereich hingewiesen (Off-Label-Use). Ein solcher Einsatz ist nur statthaft, wenn folgende Kriterien berücksichtigt werden:

1. nachgewiesene Wirksamkeit,
2. günstiges Nutzen-Risiko-Profil,
3. fehlende Alternativen – Heilversuch.

Ein Off-Label-Use ist dementsprechend nur bei Erkrankungen zulässig, wenn es keine Behandlungsalternative gibt. Nach dem Stand der wissenschaftlichen Erkenntnisse muss die begründete Aussicht bestehen, dass die Behandlung zu einem Erfolg führt. Darüber hinaus besteht eine besondere Aufklärungspflicht. Die Patientinnen sind auf den Umstand des Off-Label-Use und daraus resultierender Haftungskonsequenzen hinzuweisen. Eine gemeinsame Entscheidungsfindung ist notwendig.

Personenbezeichnung

An der AN und der BN erkranken vorwiegend Frauen. Die Mitglieder der Leitlinien-Arbeitsgruppe entschieden sich daher für die durchgehende Verwendung der weiblichen Personenbezeichnung, obwohl bei der BES auch eine große Anzahl von Männern betroffen sind.

Stephan Herpertz, Bochum, Sprecher der Leitlinienarbeitsgruppe (DGPM)
Manfred Fichter, Prien/München (DGPPN)
Beate Herpertz-Dahlmann, Aachen (DGKJP)
Brunna Tuschen-Caffier, Freiburg (DGPs)
Almut Zeeck, Freiburg (DKPM)

Inhaltsverzeichnis

Autorinnen und Autoren

Sprecher der Leitlinien

Prof. Dr. med. Stephan Herpertz
Klinik für Psychosomatische Medizin
und Psychotherapie
LWL-Universitätsklinikum Bochum
Ruhr-Universität Bochum
Alexandrinenstraße 1–3
44791 Bochum

Mitglieder der Leitliniengruppe

Priv.-Doz. Dr. med. Dipl.-Psych. Ulrich Cuntz
Medizinisch-psychosomatische Klinik
Roseneck
Am Roseneck 6
83209 Prien am Chiemsee

Prof. Dr. med. Manfred Fichter
Medizinisch-psychosomatische Klinik
Roseneck
Am Roseneck 6
83209 Prien
und
Forschungsbereich Epidemiologie
und Evaluation an der Klinik für Psychiatrie
und Psychotherapie der Universität
München (LMU)
Nussbaumstraße 7
80336 München

Priv.-Doz. Dr. med. Hans-Christoph Friedrich
Psychosomatische und Allgemeine
Klinische Medizin
Zentrum für Psychosoz. Medizin
Universitätsklinik Heidelberg
Thibautstraße 2
69115 Heidelberg

Dr. Dipl.-Psych. Gaby Groß
Abteilung Innere Medizin VI
Psychosomatische Medizin
und Psychotherapie
Universitätsklinikum Tübingen
Osianderstraße 5
72076 Tübingen

Dr. med. Ulrich Hagenah
Klinik für Psychiatrie, Psychosomatik
und Psychotherapie des Kindes- und
Jugendalters
Universitätsklinikum RWTH Aachen
Neuenhofer Weg 21
52074 Aachen

Dr. Dipl.-Psych. Armin Hartmann
Abteilung für Psychosomatische Medizin
und Psychotherapie
Universitätsklinikum Freiburg
Hauptstraße 8
79104 Freiburg

Prof. Dr. med. Beate Herpertz-Dahlmann
Klinik für Psychiatrie, Psychosomatik
und Psychotherapie des Kindes- und
Jugendalters
Universitätsklinikum RWTH Aachen
Neuenhofer Weg 21
52074 Aachen

Priv.-Doz. Dr. med. Kristian Holtkamp
DRK Fachklinik Bad Neuenahr
Lindenstraße 3–4
53474 Bad Neuenahr

Priv.-Doz. Dr. Dipl.-Psych. Burkard Jäger
Zentrum Psychologische Medizin,
Psychosomatik und Psychotherapie
Medizinische Hochschule Hannover
Carl-Neuberg-Straße 1
30625 Hannover

Prof. Dr. Dipl.-Psych. Corinna Jacobi
Abteilung für Klinische Psychologie
und Psychotherapie
Technische Universität Dresden
Chemnitzer Straße 46
01187 Dresden

Prof. Dr. med. Annette Kersting
Klinik und Poliklinik für Psychotherapie
und Psychosomatische Medizin
Universitätsklinikum Leipzig
Semmelweisstraße 10, 04103 Leipzig

Prof. Dr. Dipl.-Psych. Reinhard Pietrowsky
Institut für Experimentelle Psychologie
Heinrich-Heine-Universität Düsseldorf
Universitätsstraße 1
40225 Düsseldorf

Dr. Dipl.-Psych. Stephan Jeff Rustenbach
Institut und Poliklinik für Medizinische
Psychologie
Universitätsklinikum Hamburg Eppendorf
Haus West 26 (W26), EG
Martinistraße 52
20246 Hamburg

Priv.-Doz. Dr. Dipl.-Psych.
Harriet Salbach-Andrae
Charité-Universitätsmedizin Berlin, CVK
Klinik für Psychiatrie, Psychosomatik
und Psychotherapie des Kindes- und Jugend-
alters
Augustenburger Platz 1
13353 Berlin

Prof. Dr. med. Ulrich Schweiger
Klinik für Psychiatrie und Psychotherapie
Universitätsklinikum Schleswig-Holstein,
Campus Lübeck
Ratzeburger Allee 160,
23538 Lübeck

Prof. Dr. Dipl.-Psych. Brunna Tuschen-Caffier
Institut für Psychologie
Abteilung Klinische Psychologie
und Psychotherapie, Universität Freiburg
Engelbergerstraße 41
79106 Freiburg

Priv.-Doz. Dr. Dipl.-Psych. Silja Vocks
Fakultät für Psychologie
Klinische Psychologie und Psychotherapie
Ruhr-Universität Bochum
Universitätsstraße 150
44780 Bochum

Prof. Dr. Dipl.-Psych. Jörn von Wietersheim
Abteilung Psychosomatische Medizin
und Psychotherapie
Universitätsklinikum Ulm
Am Hochsträß 8
89081 Ulm

Prof. Dr. med. Almut Zeeck
Abteilung Psychosomatische Medizin
und Psychotherapie
Universität Freiburg
Hauptstraße 5
79104 Freiburg

Prof. Dr. med. Stephan Zipfel
Abteilung Innere Medizin VI
Psychosomatische Medizin
und Psychotherapie
Universitätsklinikum Tübingen
Osianderstraße 5
72076 Tübingen

Prof. Dr. med. Martina de Zwaan
Psychosomatische und
Psychotherapeutische Abteilung
Universitätsklinikum Erlangen
Schwabachanlage 6
91054 Erlangen

Abkürzungsverzeichnis

APA	American Psychiatric Association
ABOS	Anorectic Behavior Observation Scale
AD	Antidepressiva
AGA	Arbeitsgemeinschaft Adipositas im Kindes- und Jugendalter
AN	Anorexia nervosa
BES	Binge-Eating-Störung
BMI	Body-Mass-Index
BN	Bulimia nervosa
CMR	Crude Mortality Rate
DIPS	Diagnostisches Interview für psychische Störungen
DSM/DSM-IV	Diagnostic and Statistical Manual of Mental Disorders
EAT	Eating Disorder Attitude Test
EDE	Eating Disorder Examination
EDE-Q	Eating Disorder Examination-Questionnaire
EDI	Eating Disorder Inventory
EDI, EDI-2	Eating Disorder Inventory 2
EDNOS	Eating Disorders Not Otherwise Specified
EPMS	Extrapyramidal-motorische Störungen
ES-NNB	Nicht näher bezeichneten Essstörungen
FEV	Fragebogen zum Essverhalten
GnRH	Gonadotropin-Releasing-Hormon
GP	General Practitioners
ICD/ICD-10	International Classification of Diseases
IDCL	Internationale Diagnose-Checklisten
IPT	Interpersonelle Psychotherapie
KKP	Klinischer Konsensuspunkt
K-SADS-PL	Kiddie-Sads-Present and Lifetime Version
KVT	kognitive Verhaltenstherapie
NICE	National Institute of Clinical Excellence
PET	Positronen-Emmissions-Tomographie
PTBS	Posttraumatische Belastungsstörungen
RTC	Randomized controlled trial
SIAB-EX	Strukturiertes Inventar für Anorektische und Bulimische Essstörungen zur Expertenbeurteilung
SIAB-S	Strukturiertes Inventar für Anorektische und Bulimische Essstörungen zur Selbsteinschätzung
SKID	Strukturiertes Klinisches Interview für DSM-IV
SMR	Standardized Mortality Rate
SPECT	Single-Photon-Emmissions-computertomographie
SSRI	Serotonin Reuptake Inhibitor
TSH	Thyreoidea stimulierendes Hormon
TZA	Trizyklische Antidepressiva

Epidemiologie der Essstörungen

Manfred M. Fichter

1.1 Einleitung und Begriffsklärung

Epidemiologie beschäftigt sich mit der Verteilung von Krankheiten in Zeit und Raum sowie mit Faktoren, die diese beeinflussen. Um Aussagen zu der Frage machen zu können »Wie verbreitet sind Essstörungen in Deutschland?«, ist es erforderlich, die Grundgesamtheit (Population) genau zu definieren. So eine Definition könnte lauten: deutsche Staatsbürger oder seit mindestens zehn Jahren mit Hauptwohnsitz in Deutschland lebende Personen im Alter von 20 bis 30 Jahren. Die Grundgesamtheit (Population) stellt die Summe aller Individuen dar, über die es gilt, eine quantitative Aussage über Verteilung einer bestimmten Erkrankung zu machen. Da es aus praktischen und kostenbedingten Gründen meist nicht möglich ist, die Grundgesamtheit (z. B. alle Bürger Deutschlands) insgesamt zu untersuchen, beschränken sich viele Untersuchungen auf die Auswahl einer repräsentativen Stichprobe. Eine einzige von 20 Schulen einer Stadt wäre für die Grundgesamtheit nicht repräsentativ (z. B. wegen Auswahl nach sozialer Klasse, Leistung); eine 20%ige Zufallsstichprobe aus der Grundgesamtzahl wäre bei entsprechend hoher Gesamtzahl repräsentativ. Behandelte Fälle einer Klinik in einer Region sind nicht repräsentativ für die Region, wenn es Fälle auch bei Niedergelassenen oder anderen Kliniken gibt. Das Konzept der repräsentativen Stichprobe ist für die Epidemiologie von großer Bedeutung. Wenn wir eine bestimmte epidemiologische Fragestellung empirischer Untersuchungen wollen, ist es weiterhin relevant, dass Messinstrumente verwendet werden, die diese Erkrankung reliabel und valide erfassen können. Viele der durchgeführten epidemiologischen Untersuchungen, die zum Teil vor Jahrzehnten verrichtet wurden, verwendeten Screening-Instrumente, wie z. B. den EAT, die eine Diagnosestellung z. B. für Anorexia nervosa (AN) oder Bulimia nervosa (BN) nicht zulassen. Ein Teil der späteren Studien verwendete hier einen differenzierten zweistufigen Versuchsplan. Auf der ersten Stufe erfolgt bei allen Probanden ein Screening mit Erfassung von Gewicht und Essverhalten. Auf der zweiten Stufe werden die im Screening auffälligeren Probanden mit einem differenzierteren Interview, das eine Diagnosestellung ermöglicht, befragt. Aber auch neuere Studien zeigen – z. B. aus Gründen der Praktikabilität (etwa, weil Teil einer größeren auf andere Themen ausgerichteten Studie) – methodische Schwächen, wie die in Deutschland durchgeführte KiGGS-Studie (Hölling u. Schlack 2007). Hier wurden bezüglich Essstörungen außer Fragen zum BMI lediglich fünf kurze Fragen gestellt, die eine Differenzierung von Essstörungen gemäß den ICD-10- oder DSM-IV-Kriterien nicht ermöglichen. Bei Erkrankung mit niedriger Prävalenz, wie z. B. der AN, spielt die **Fallidentifikation** eine sehr große Rolle. Wenn unter 200 Schülerinnen tatsächlich zwei Magersüchtige sind, von denen eine bei Screening und Interview übersehen wird oder am Tag der Untersuchung krank ist und deshalb nicht einbezogen wird, ergibt sich eine um 50 % zu niedrige Prävalenzrate.

Wichtige Begriffe in der Epidemiologie sind »Inzidenzraten«, »Prävalenzraten« und »Mortalitätsraten«. Unter Inzidenz versteht man die Anzahl der in einer definierten Zeitstrecke neu auftretenden Fälle einer bestimmten Erkrankung in der Bevölkerung. Die **Inzidenzrate** wurde normiert als Anzahl der Neuerkrankungen pro 100 000 Personen in der Bevölkerung pro Jahr. Inzidenz- und Prävalenzraten sowie ihre Veränderungen über die Zeit helfen auch dabei, Rückschlüsse auf die Ätiologie einer Erkrankung zu ziehen. Unter **Prävalenz** versteht man die Häufigkeit einer Erkrankung (z. B. von Magersucht) in der Bevölkerung, was meist als Prozentsatz angegeben wird. Man spricht, je nach der Zeitstrecke, auf die sich eine Prävalenzrate bezieht, von Punktprävalenz (heute), Streckenprävalenz (z. B. ein Jahr) oder Lifetime-Prävalenz (Prävalenz über die Gesamtzahl der bisher erlebten Jahre). **Prävalenzraten** sind auch bedeutungsvoll für Planungen im Gesundheitswesen. Magersucht ist die psychische Erkrankung in jungen erwachsenen Jahren, mit der allerhöchsten **Mortalitätsrate** (Harris u. Barraclough 1998). Die Mortalitätsraten für Magersucht liegen weit höher als für Schizophrenie oder Depression. BN und BES (Binge-Eating-Störung) haben eine deutlich geringere Mortalitätsrate als Magersucht. Unter der »rohen« Mortalitätsrate versteht man den Prozentsatz der von der untersuchten Stichprobe oder Population verstorbenen Personen. Damit eine Aussage zur Mortalität aussagekräftig wird, muss die Anzahl der beobachteten Todesfälle bei Personen mit einer bestimmten Erkrankung in

Beziehung mit der erwarteten Todesrate in der Vergleichspopulation (gleiches Geschlecht, gleiches Alter) gesetzt werden. Man spricht dann von standardisierter Mortalitätsrate.

Bei der Betrachtung von Inzidenz-, Prävalenz- und Mortalitätsraten über die Zeit ergibt sich das Problem, dass über die Zeit unterschiedliche diagnostische Kriterien verwendet wurden und somit die entsprechenden Raten nicht unmittelbar direkt vergleichbar sind. Fragen, die Journalisten schnell geneigt sind zu fragen (»Nehmen Essstörungen zu?«), sind somit auf epidemiologisch wissenschaftlicher Basis oft recht kompliziert zu beantworten. BN wurde erstmals 1979 von Russell beschrieben und ist 1980 in die diagnostischen Kriterien nach DSM-III aufgenommen worden, sodass es dazu keine epidemiologischen Studien vor dieser Zeit gibt.

1. Es gibt unterschiedliche Vorgehensweisen, an eine möglichst repräsentative Stichprobe zu kommen. Der wohl sauberste Weg ist es, eine repräsentative Bevölkerungsstichprobe aus dem Gemeinderegister zu ziehen, was in skandinavischen Ländern und Deutschland aufgrund der Meldepflicht aller Einwohner gut möglich ist.
2. Unter der Annahme, dass Erkrankte irgendwann einen Arzt oder eine Klinik aufsuchen (was bei Essstörungen nicht als gegeben betrachtet werden kann), wurden verschiedene Fallregister entwickelt und zum Teil über viele Jahrzehnte geführt. Aufgrund der Statistiken des Fallregisters können dann Angaben zur inzidenz- und prävalenzdefinierten Erkrankung gemacht werden. Je nach Setting ist hier mit einer zum Teil erheblichen Einbuße anderer Repräsentativität zu rechnen.
3. In manchen Ländern, wie z. B. Großbritannien, ist das Gesundheitssystem so aufgebaut, dass nahezu jeder Bürger bei einem »General Practitioner (GP)« registriert ist. In vielen Studien aus Großbritannien werden **GP-Register** für die Berechnung von Prävalenz- und Inzidenzraten verwendet, die damit relativ gut aussagefähig sind.
4. Da es sich bei neu erkrankten Essgestörten meist um Jugendliche handelt, liegt es nahe, Schul- oder College-Populationen zu untersuchen. Hinsichtlich der Repräsentativität ist zu beachten, dass eine Gymnasiumsklasse oder die Population eines bestimmten Colleges eigentlich nicht repräsentativ ist, da viele Schüler nicht auf ein Gymnasium bzw. ein College gehen. Zu berücksichtigen sind hier auch Schüler, die am Untersuchungstag erkrankt sind, sowie bei repräsentativen Bevölkerungsstichproben Personen, die zum Untersuchungszeitpunkt in einer Klinik oder einem Gefängnis sind.

Bisweilen muss nicht eine Stichprobe aus der Population gezogen werden, sondern die ganze Population steht für die Untersuchung zur Verfügung (z. B. Schüler einer bestimmten Klassenstufe in einem Schulbezirk). Hier ist ein zweistufiges Vorgehen (s. o.) sinnvoll.

1.2 Inzidenz

Für die Erfassung der Inzidenz von Magersucht spielen Fallregisterstudien eine wichtige Rolle. Bei britischen Studien kommen aufgrund der Struktur des Gesundheitswesens Studien bei »General Practitioners (GP)« (Hausärzten) der Methodik von Registerstudien recht nahe. Die **Inzidenzraten** sind in ◻ Tab. 1.1 (► Anhang zu diesem Kapitel) sowie in ◻ Abb. 1.1 und ◻ Abb. 1.2 durchweg dargestellt für Fälle pro Jahr pro 100 000 Personen in der Bevölkerung. Die Zahlenangaben sind somit unmittelbar vergleichbar. Je höher die Inzidenz, desto größer dann die Neuerkrankungsrate für AN bzw. BN. Die Erhebungen zur AN von Theander (1970, 1985) reichen zurück bis ins Jahr 1931. Über den untersuchten Zeitraum von 1931 bis 1960 zeigt sich dabei eine klare Zunahme der behandelten Fälle von **AN** bei Frauen in Südschweden. In dem Monroe County Fallregister in den USA von Jones et al. (1980) zeigt sich auch für die 60er im Vergleich zu den 70er Jahren eine entsprechende Zunahme der Inzidenz. Dasselbe gilt für das Züricher Fallregister (Milos et al. 2004). Im dänischen Fallregister war die Inzidenzrate 1970 noch niedrig und erhöhte sich dann 1980 und 1989 deutlich. Auch Lucas et al. (1999a) berichteten für das Krankenblattarchiv einer Klinik in Rochester/USA für die Zeit von 1950 bis 1989 eine schrittweise Zunahme der Inzidenzraten für Magersucht. Die berichteten Daten für die Jahre 1935 bis 1949 fallen aus dem Rahmen und stellen möglicherweise ein methodisches Artefakt dar.

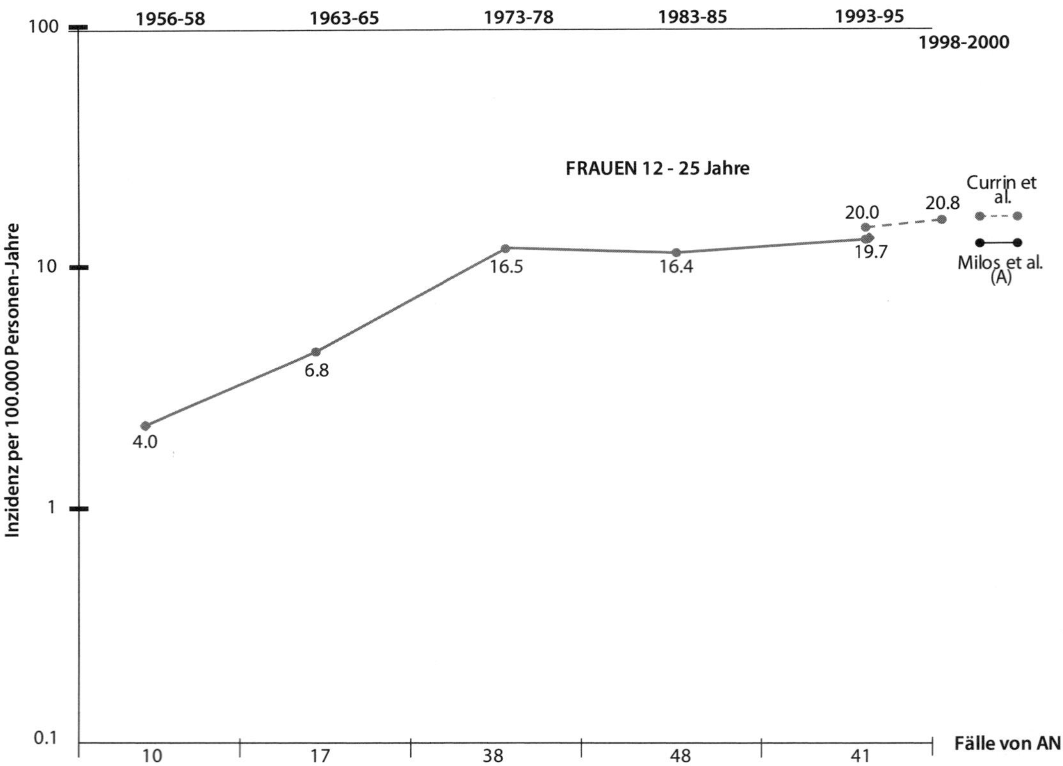

Abb. 1.1 Inzidenz von Ersthospitalisationen wegen Magersucht im Kanton Zürich. (Mod. u. erg. nach Milos et al. 2004, sowie für 1988 bis 2000 Inzidenzrate in England, berichtet von Currin et al. 2005; © M.M. Fichter)

In Abb. 1.1 sind die Inzidenzraten von Ersthospitalisationen wegen Magersucht im Kanton Zürich sowie für 1998 bis 2000 die Inzidenzrate nach Currin et al. (2005) in Großbritannien für Frauen im Alter von 12 bis 25 Jahren dargestellt. Es zeigt sich ein kontinuierlicher Anstieg der Inzidenzrate für Magersucht, besonders von 1956 bis 1978, danach in abgeschwächter Form. Van Son et al. (2006) fanden in einer größeren niederländischen Stichprobe von Hausarzt(GP)-Patientinnen eine Inzidenzrate von 7,4 für den Zeitraum von 1985 bis 1989 und von 7,7 per 100 000 Personenjahre von 1995 bis 1999. Keski-Rahkonen et al. (2007) berichteten über »Epidemiology and Course of Anorexia Nervosa in the Community«. Im Titel dieser Arbeit ist nicht erwähnt, dass es sich hier um eine Zwillingskohorte handelt. Sie berichteten bei Mädchen im Alter von 15 bis 19 Jahren über eine Inzidenzrate von 270 pro 100 000 Personenjahre (95 %, Konfidenzintervall = 180–360). Diese Studie fällt extrem aus dem Rahmen und scheint die Inzidenzrate von Magersucht weit zu überschätzen, wenn man sie mit Ergebnissen aller anderen Inzidenzstudien vergleicht. Mögliche Erklärungen sind:

a) Keski-Rahkonen et al. untersuchten eine hinsichtlich der Neuerkrankung besonders relevante Altersgruppe von 15 bis 19 Jahren;
b) in zahlreichen anderen Inzidenzstudien ist der Altersbereich breiter gefasst, wie z. B. bei Milos et al. (12 bis 25 Jahre) sowie bei Currin et al. (10 bis 39 Jahre);
c) eine weitere Erklärung der vorherigen Diskrepanz ist, dass bei der Fallidentifikation kein spezielles Interview zur standardisierten Erfassung von AN (in der zweiten Stufe bei Keski-Rahkonen et al.) erfolgte;
d) die Autoren betonen, dass diese Studie die erste Studie in der Allgemeinbevölkerung sei (und keine Studie an einer Inanspruchnahme-Studie).

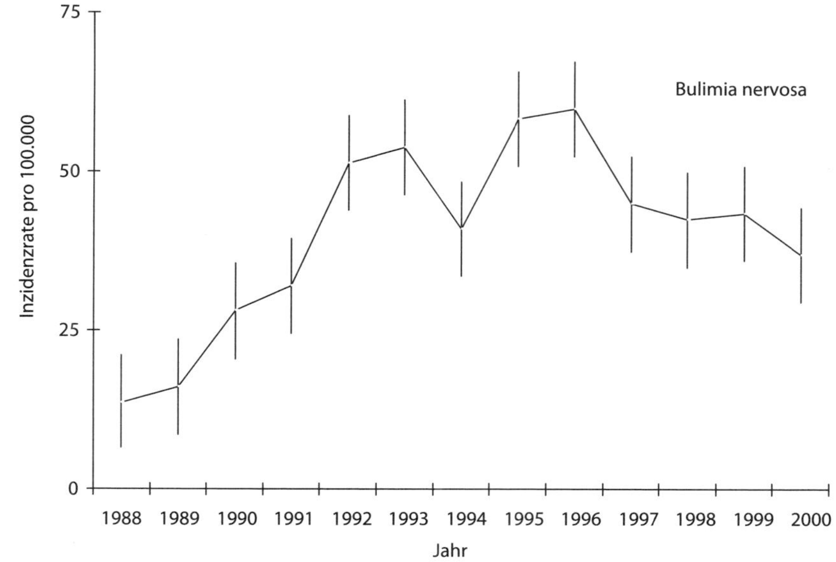

Abb. 1.2 Jährliche Inzidenzrate für BN im Alter von 10 bis 39 Jahren von 1988 bis 2000 (Inzidenzrate pro 100 000 sowie 95 % Konfidenzintervall). (Mod. nach Currin et al. 2005)

Dies stimmt nur teilweise. Die wahrscheinlichste Erklärung für die Diskrepanz ist aber, dass es sich nicht um eine wirkliche Bevölkerungsstichprobe, sondern um eine Zwillingskohorte handelte und es Belege gibt, dass die Prävalenz von Magersucht bei Zwillingen höher als in der allgemeinen Bevölkerung ist (Weiteres dazu ► Prävalenzteil AN).

Zur Inzidenz von BN liegen nur sehr wenige Daten vor. Currin et al. (2005) berichteten Ergebnisse dazu im zeitlichen Verlauf bei Frauen im Alter zwischen 10 und 39 Jahren. Die Inzidenzrate stieg von 1989 bis 1993 kontinuierlich an; die nächste Inzidenzrate fand sich 1996; in den folgenden Jahren sank sie wieder deutlich ab. Einzelheiten zu diesen Erhebungen von Currin et al. finden Sie in Abb. 1.2. Zu der BES und zu den nicht näher bezeichneten Essstörungen gibt es nur sehr begrenzt Daten.

1.3 Prävalenz

Eine Übersicht ausgewählter wichtiger Studien zur Prävalenz von AN, BN und der BES sowie den nicht näher bezeichneten Essstörung ist in Tab. 1.2 gegeben. Die Prävalenzzahlen liegen insbesondere für Magersucht und BN für Frauen sehr viel höher als für Männer. Darüber hinaus scheint es einen Selektionsfaktor für die behandelte Prävalenz zu geben, indem sich Männer mit einer anorektischen oder bulimischen Essstörung seltener als Frauen in Behandlung begeben. Die Prävalenzzahlenangaben in Tab. 1.2 sind wegen unterschiedlicher Stichprobengewinnung und unterschiedlicher Erhebungsinstrumente nicht direkt vergleichbar. Für Frauen mit **AN** liegt die Punktprävalenz für das Risikoalter zwischen 15 und 35 Jahren bei ca. 0,4 %. Lediglich die bereits erwähnte Studie von Keski-Rahkonen et al. (2007) an einer finnischen Zwillingskohorte kommt zu wesentlich höheren Lebenszeitprävalenzraten. In den bereits oben genannten Gründen für die Diskrepanz der Ergebnisse dieser Studie mit anderen ergebt sich Folgendes: Zwillingskohorten scheinen Besonderheiten aufzuweisen, die bis dato zu wenig beachtet wurden. Die Lebenszeitprävalenzrate für AN nach den DSM-IV-Kriterien lag bei der Untersuchung von Keski-Rahkonen et al. bei 2,2 %. In einer sehr großen Zwillingsstudie bei Frauen in Schweden, geboren 1935 bis 1958, wurde eine Lebenszeitprävalenz für streng definierte AN von 1,2 % festgestellt (Bulik et al. 2006). Bei australischen weiblichen Zwillingen im Alter zwischen

28 und 39 Jahren betrug die Lebenszeitprävalenz für AN 1,9 %; für partielle AN (ohne Erfüllung des Kriteriums Amenorrhoe) betrug die Prävalenz zusätzlich 2,4 % (Wade et al. 2006). In all den genannten Zwillingskohorten war die Prävalenz von AN höher als in den Untersuchungen an Bevölkerungsstichproben oder Schulpopulationen. Möglicherweise haben insbesondere eineiige Zwillinge ein erhöhtes Risiko, nicht nur aus genetischen, sondern auch aus Gründen der Selbstfindung und Individuation häufiger an Magersucht zu erkranken. Diese Fragestellung wurde in der bestehenden Literatur zur Entstehung von Magersucht nahezu völlig vernachlässigt.

Die Punktprävalenz für **BN** dürfte insgesamt bei knapp 1 % liegen, die Lebenszeitprävalenz etwa bei 1,5 %. Die **BES** zeigt eine 1-Jahres-Prävalenz (nach den wenigen vorliegenden Ergebnissen) für Frauen von ca. 1,6 % und für Männer um die 0,8 %. BES ist bei Männern immer noch seltener als bei Frauen, aber deutlich häufiger bei Männern zu finden als bei den anderen genannten Essstörungen. Zu bemerken ist, dass BES nicht eindeutig definiert ist, sondern auf zweifache Weise: 1.) im Sinne einer Essstörung (NNB) sowie 2.) in einem engeren Sinne gemäß DSM-IV-Appendix als BES.

1.3.1 Binge-Eating-Störung

Für das Kindes- und Jugendalter liegen nur vereinzelte Arbeiten vor. Feldstudien zur BES zeigen Häufigkeiten zwischen 1 % und 3 %; dabei sind Mädchen etwas häufiger betroffen als Jungen (Nicholls et al. 2000; Marcus u. Kalarchian 2003). Im Verlauf der Pubertätsentwicklung nimmt die Häufigkeit der BES beim weiblichen Geschlecht zu und ist bereits beim Jugendlichen häufig mit Übergewicht oder Adipositas assoziiert. Bei adipösen Jugendlichen wird »Binge Eating« in einer Häufigkeit von 20 bis 30 % gefunden, ohne dass alle Kriterien für eine BES erfüllt sind. In einer Studie bei Jugendlichen, die aufgrund extremer Adipositas an einer Langzeitrehabilitationsmaßnahme teilnahmen, litten 57 % der Mädchen und 35 % der Jungen an »Binge Eating« (Ackard et al. 2007). In Untersuchungen, die auch Kinder einschlossen und sich auf ausschließlich stationäre Maßnahmen bezogen, gaben bis zu einem Drittel der Kinder und Jugendlichen »Binge-eating«-Episoden an. Bei Betroffenen, die einer intensiveren (stationären) Behandlung bedürfen, ist somit das Risiko für »Binge Eating« (Heißhungerattacken) erhöht. Im Rahmen einer großen epidemiologischen Studie, bei der alle 5-jährigen Kinder eines Jahrgangs untersucht wurden, wiesen 2 % aller Probanden und 6 % der adipösen Kinder (BMI ≥ 90. Perzentile) »Binge Eating« auf (Lamerz et al. 2005).

1.3.2 Nicht näher bezeichnete Essstörungen

Die Restgruppe der nicht näher bezeichneten Essstörungen (ES-NNB) ist mit 60 % aller Essstörungen die wohl größte Gruppe (Fairburn u. Bohn 2005). Die Prävalenzraten schwanken hier erheblich. Das liegt daran, dass dies eine Restgruppe ist, die Reste der drei Hauptessstörungen AN, BN und BES enthält, aber auch zusätzliche, vor allen Dingen »subklinische« Essstörungen beinhaltet, die aber dennoch häufig behandlungsbedürftig sind. Die Punktprävalenz von ES-NNB betrug in Portugal bei einer großen epidemiologischen Studie bei Schülerinnen/Studentinnen im Alter von 12 bis 23 Jahren 2,37 %. ES-NNB machte in dieser Studie 77 % aller Essstörungsdiagnosen aus (Machado et al. 2007). In einer spanischen Studie betrug die Prävalenz von ES-NNB bei Jugendlichen im Alter von 13 bis 15 Jahren gar 4,9 % bei Mädchen und 0,6 % bei Jungen (Rodriguez-Cano et al. 2005). In einer Untersuchung wurden Griechinnen und Griechen im Alter von 12 bis 21 Jahren hinsichtlich des Vorliegens einer Essstörung im Heimatland (Veria, N = 2.920) und (als Kinder von »Gastarbeitern«) in Deutschland untersucht. Griechinnen in Griechenland hatten eine Lebenszeitprävalenz für ES-NNB von 19,4 % (Griechinnen in Deutschland 13,8 %); bei Jungen war die Prävalenz von ES-NOS deutlich niedriger (2,7 % in Griechenland und 0,0 % in Deutschland) (Fichter et al. 2005). Es besteht Handlungsbedarf, diese große Restgruppe der Essstörungen NNB diagnostisch genauer zu fassen und sinnvoller zu untergliedern. Tholin et al. (2009) berichteten für »Night Eating Syndrome« bei schwedischen Zwillingen über eine Prävalenz von 4,6 % bei Männern und 3,4 % bei Frauen. Betroffene mit »Night Eating Syndrome« zeigten vermehrt Adipositas bzw. Probleme mit dem Schlaf.

1.4 Mortalität

Eine wichtige Arbeit zur Mortalität psychischer Erkankungen ist nach wie vor die von Harris und Barraclough (1998). Nach dieser Metaanalyse liegt die Mortalitätsrate für AN erheblich über der von Depression und Schizophrenie; für AN ist sie die höchste aller psychischer Erkrankungen. Man unterscheidet eine »Crude Mortality Rate (CMR)« (Prozentanteil der Verstorbenen in einer Stichprobe) von einer viel aussagekräftigeren »Standardized Mortality Rate (SMR)«. Bei der Berechnung der SMR wird die Sterblichkeitsrate der Altersgruppe und für den jeweiligen Zeitraum mit berücksichtigt und Werte über 1,0 drücken eine Übersterblichkeit, Werte unter 1,0 eine Untersterblichkeit. Birmingham et al. (2005) berichteten für 326 kanadische AN-Patientinnen eine SMR von 10,5 (95 % CI: 5,5–15,5). Millar et al. (2005) fanden bei 524 AN Patientinnen in Nordost-Schottland eine SMR von 3,3 (95 % CI: 2,2–4,9). Fichter et al. (2006) berichteten bei 103 AN-Patientinnen für einen 12-Jahres-Zeitraum eine CMR von 7,7 %. Lindblad et al. (2006) verglichen in einer schwedischen Studie die CMR von hospitalisierten AN-Patientinnen im Verlauf für zwei Zeiträume. Die AN-Mortalitätsrate für den Zeitraum 1977 bis 1981 betrug 4,4 % und verringerte sich auf 1,2 % für den späteren Zeitraum 1987 bis 1991 (möglicherweise durch verbesserte Therapiemöglichkeiten in Schweden). Allerdings fand sich in einer norwegischen Studie im Zeitraum 1992 bis 2000 eine Zunahme von »AN related deaths« von 6,5 auf 9,9 per 100 000. Generell zeigten sich die üblichen Todesbescheinigungen als wenig verlässlich für Untersuchungen zur Todesursache. Neuere Untersuchungen zeigen, dass die Mortalitätsraten für BN und BES deutlich unter den von AN liegen (Fichter et al. 2006, 2008). Nielsen (2003) fand in einer Metaanalyse von 43 BN-Verlaufsuntersuchungen ein aggregierte SMR von 1,6 (95 % CI: 0,8–2,7).

1.5 Spezielle Risikogruppen

Eine Reihe von Studien belegt, dass schwarze Frauen in den USA extrem seltener als weiße Frauen in den USA eine Magersucht entwickeln, obwohl sie zumindest von Seiten der Medien einem ähnlichen Schlankheitsdruck ausgesetzt sind. Es sieht so aus, dass hier bestimmte subkulturelle Faktoren protektiv wirken. Auch BN ist deutlich häufiger bei weißen im Vergleich zu schwarzen Frauen in den USA. Dagegen scheinen die BES und andere Formen von Heißhungerattacken bei Schwarzen und Weißen in den USA etwa gleich verbreitet zu sein (Striegel-Moore et al. 2003, 2005). Risikopersonen sind zum einen jugendliche Mädchen in westlichen Industrieländern. Button et al. (2008) berichteten über eine sehr große Stichprobe (N = 2.554) einer Region, untersucht über 21 Jahre ab 1987, dass recht konstant ca. 5 % der behandelten Essgestörten männlichen Geschlechts waren. Weitere Risikofaktoren sind Überangepasstheit in der Kindheit und mangelnde Entwicklung eines positiven Selbstwert- und Körpergefühls. Diese Mädchen oder jungen Frauen sind damit besonders empfänglich für gesellschaftliche Normen und geben dem Druck nach Schlankheit eher nach als Frauen mit einem positiven Selbstwertgefühl. Risikopersonen machen infolge ihrer Überangepasstheit und des mangelnden Selbstwertgefühls häufiger Diäten oder versuchen, auf andere Weise abzunehmen, und können damit schließlich eine Essstörung entwickeln.

Frauen im Alter von 12 bis ca. 35 Jahren haben im Vergleich zu den Männern ein deutlich höheres Risiko, an einer AN oder BN zu erkranken. Frauen in dem Alter sind mindestens zwölfmal häufiger betroffen. Bei wegen einer Essstörung behandelter Stichproben sind Männer noch seltener, bei Bevölkerungsstichproben etwas häufiger als im Verhältnis 1:12 betroffen. Hudson et al. (2007) fanden in einer Bevölkerungsstudie in den USA für BN bei erwachsenen Männern eine Lebenszeitprävalenz von 0,5 % (Frauen 1,5 %). Der Anteil der Männer, die eine BN aufwiesen, war in der nordamerikanischen Studie höher als in früheren Studien (Hoek u. van Hoeken 2003). Bei der BES sind zwar auch Frauen häufiger als Männer betroffen, doch liegt bei Erwachsenen hier der Anteil der Männer bei 30 bis 40 %.

Für einige spezielle Gruppen konnte aufgezeigt werden, dass sie darüber hinausgehend ein besonderes Erkrankungsrisiko haben. Das gilt für Menschen, die exzessiv Sport oder gar Leistungssport treiben, sowie für Menschen, die ernsthaft klassisches Ballett tanzen. Für sie besteht eine größere Fokussierung auf ein niedrigeres Körpergewicht, was das Risiko, an AN zu erkranken, erhöht (s. Übersicht von Sundgot-Borgen et al. 2003). Tanzen unter hohem körperlichen Einsatz, wie z. B. Balletttanzen, erfordert ein hohes Maß an körperlicher Fitness, Schlankheit und Körperkontrolle. Auch Jockeys, die Pferderennen reiten, haben ein erhöhtes Risiko, da ein niedriges Körpergewicht ein eindeutiger Vorteil ist, das Ziel vor den anderen zu erreichen. Boxer und Ringer werden in Gewichtsklassen eingeteilt und versuchen nicht selten, sich vor Wettkämpfen auf eine tiefere Gewichtsklasse herunterzuhungern. Nach einer Studie von Klungland Torstveit und Sundgot-Borgen (Torstveit u. Sundgot-Borgen 2005) sind Sportler, die an Wettkämpfen für »Leanness Sports« teilnehmen, mehr essstörungsgefährdet als Sportler, deren Wettkämpfe in »Nonleanness Sports« stattfinden. In den Sportwissenschaften gibt es das Konzept einer **female athlete triad**. Beim gesunden Sportler bestehen eine optimale Nahrungsenergieversorgung, Eumenorrhoe und eine gesunde Knochenstruktur. Durch erhöhten (sportlichen) Energieverbrauch oder reduzierte Kalorienzufuhr kann sich diese Triade bewegen in Richtung

1. niedrige Verfügbarkeit von Energie mit oder ohne Essstörung,
2. Osteoporose und
3. funktionale hypothalamische Amenorrhoe.

Nattiv et al. (2007) verfassten im Auftrag des American College of Sports Medicine eine Übersicht. Danach haben Wettkampfsportler dann ein Risiko für eine niedrige Verfügbarkeit von Energie, wenn sie

a. Kalorienreduktionsdiäten machen,
b. sich sportlich exzessiv über längere Zeit betätigen,
c. wenn sie Vegetarierer sind oder
d. wenn sie ihr Nahrungsspektrum deutlich einschränken.

Sundgot-Borgen und Torstveit (2004) untersuchten 1620 Wettkampfsportler und 1696 Kontrollpersonen in Norwegen hinsichtlich der auftretenden Wahrscheinlichkeit einer Essstörung in einem zweistufigen Verfahren. Die Prävalenz von Essstörungen war höher bei Wettkampfsportlern im Vergleich zu Kontrollpersonen. Bei Wettkampfsportlern war sie bei Frauen höher als bei Männern. Zwischen den Sportarten war die Prävalenz von Essstörungen relativ am höchsten bei Sportarten, die eine Abhängigkeit von Schlankheit und Körpergewicht aufwiesen. Sundgot-Borgen und Torstveit fanden eine subklinische oder klinische Essstörung bei 13,5 % aller WettkampfsportlerInnen und bei 4,6 % der Kontrollpersonen. Essstörungen fanden sich insbesondere bei Frauen in ästhetischen Sportarten 42 % (im Vergleich zu Ausdauersportarten, technischen oder Ballsportarten). Bei Männern waren Essstörungen am häufigsten bei »Antigravitations-Sportarten« (22 %). Zu gleichen Ergebnissen kamen in Australien Byrne und McLean (2002).

Eine neue häufig gestellte Frage ist die nach dem Zusammenhang zwischen Essstörungen und Diabetes mellitus. Man unterscheidet einen Typ-I-Diabetes (Beginn meist im Jugendalter, Untergang der β-Zellen der Bauchspeicheldrüse mit folgendem absoluten Insulinmangel) und einen Typ-II-Diabetes, der üblicherweise erst in der zweiten Lebenshälfte auftritt und häufig in Verbindung mit Adipositas steht. Bei Patientinnen mit Typ-I-Diabetes entsteht dieser in der Regel vor dem Auftreten der Essstörung, bei Typ-II-Diabetes in der Regel danach. Nach Herpertz (2008) kommen Magersucht und Typ-I-Diabetes nicht häufiger miteinander vor, wohl aber Typ-I-Diabetes und BN. Unter »Insulin-Purging« versteht man die Reduktion der (in der Regel abendlichen) Insulindosis zwecks Gewichtsreduktion. Es wird auch als »Erbrechen über die Niere« bezeichnet. Bei Essgestörten mit einem Typ-I-Diabetes findet sich ein »Insulin-Purging« nicht selten und kann die Behandlung sowohl des Diabetes als auch der Essstörung erheblich komplizieren (Neumark-Sztainer et al. 2002; Colton et al. 2004; Grylli et al. 2004; Goebel-Fabbri et al. 2008).

1.6 Gibt es anorektische und bulimische Essstörungen in Entwicklungsländern?

Aus Singapur (Lee et al. 2005), Hongkong und Japan (Pike u. Mizushima 2005) gibt es empirische Untersuchungen, die darauf hindeuten, dass auch in den östlichen industrialisierten Regionen Essstörungen etwa so häufig wie in westlichen Industrienationen vorkommen. Sehr viel anders sieht es dagegen in Entwicklungsländern oder sich entwickelnden Ländern aus. Studien wurden durchgeführt auf den Fidschi-Inseln (Becker et al. 2005), auf Curaçao bei Schwarzen, in Marokko, Mexiko und in Malaysia: Dort ist die Häufigkeit von Essstörungen sehr viel geringer als in westlichen Industrieländern (Keski-Rahkonen et al. 2008). Wenn anorektische und bulimische Essstörungen in diesen Entwicklungsländern vorkommen, finden sie sich überwiegend in wohlhabenden Familien – also da, wo ein Überfluss an Nahrung besteht. Ein Beispiel dazu bietet eine Untersuchung auf der karibischen Insel Curaçao (Hoek et al. 2005); dort ergab sich eine relativ geringe Gesamtinzidenz für AN von 1,82 (95 % CI: 0,74–2,89) pro 100 000 Personenjahre. Bei Schwarzen, die die Majorität der Bewohner der Insel ausmachen, fand sich kein einziger Fall.

1.7 Anhang: Tabellen

Tab. 1.1 In zidenz von AN und BN im Jahr pro 100 000 Bevölkerung (© M.M. Fichter)

Autoren	Gesamt	Männer	Frauen	Region	Quelle	Zeitperiode (Jahr)	Altersgruppe
a) Anorexia nervosa							
Theander (1970)	–	–	0.10	Südschweden	Krankenhausarchiv	1931–1940	alle
	–	–	0.20			1941–1950	alle
	–	–	0.45			1951–1960	alle
	–	–	0.24			1931–1960	alle
Jones et al. (1980)	0.35	0.20	0.49	Monroe County (USA)	Fallregister +	1960–1969	alle
	0.64	0.09	1.16		Krankenhausarchiv	1970–1976	alle
Martz et al. (2001)	0.55		6.76	Zürich (CH)	Krankenhausarchiv	1963–1965	12–25 J.
Milos et al. (2004)	1.12		16.75	Zürich (CH)	Krankenhausarchiv	1973–1975	12–25 J.
	1.43		16.44	Zürich (CH)	Krankenhausarchiv	1983–1985	12–25 J.
	1.17		19.72	Zürich (CH)	Krankenhausarchiv	1993–1995	12–25 J.
Møller-Madsen & Nystrup (1992)	0.42		3.37	Dänemark	Fallregister	1970	15–24 J.
	1.36		11.96			1980	15–24 J.
	1.17		8.97			1989	15–24 J.
Currin et al. (2005)	4.70	0.70	8.60	GB	Hausarzt (GP)	2000	alle

Keski-Rahkonen et al. (2007)	–	–	270.00	Finnland	Zwillingsregister	Geb. 1975–1979	15–19 J.
Lucas et al. (1999b)	9.10	3.40	15.00	Rochester. MN	Krankenhausarchiv	1935–1949	alle
	4.30	0.80	7.60			1950–1959	alle
	7.00	1.20	12.80			1960–1969	alle
	7.90	1.40	14.50			1970–1979	alle
	12.00	1.20	22.90			1980–1989	alle
	8.30	1.50	15.00			(1935–1989)	alle
b) Bulimia nervosa							
Currin et al. (2005)	6.60	0.70	12.40	GB	Hausarzt (GP)	2000	alle

Tab. 1.2 Prävalenz von AN. BN und BES (© M.M. Fichter)

	Prävalenz			Personen		Methode		
Autoren	**Gesamt**	**Männer**	**Frauen**	**Stichprobe**	**Alter (J)**	**N**	**Screening[a)]**	**Kriterien**
a) Anorexia nervosa								
Råstam et al. (1989)	– –	0.09 0.00	0.47 0.23	Schülerinnen	15	2.136	Growth Tab. + Fragebogen	DSM-III DSM-III-R
Wittchen et al. (1998)	0.10[c)] 0.60[d)]	0.00[c)] 0.10[d)]	0.30[c)] 1.00[d)]	Bevölkerungsstichprobe BRD	14–24	1.528	M-CIDI	DSM-IV
Fichter et al. (2005)	0.30[e)]	0.00[e)]	0.59[e)]	Schülerinnen (Griechenland)	13–19	2.920	ANIS/SIAB-Ex	DSM-IV
Machado et al. (2007)	–	–	0.39	Schülerinnen	12–23	2.028	EDE-S	DSM-IV
Hudson et al. (2007)	0.00[c)] 0.60[d)]	0.00[c)] 0.30[d)]	0.00[c)] 0.90[d)]	Bevölkerungsstichprobe USA	>18	2.980	WHO-CIDI	DSM-IV
Keski-Rahkonen et al. (2007)	–	–	2.20[d)]	Zwillingskohorte (Finnland)	25	2.881	EDI/Kurz-SKID	DSM-IV
Taylor et al. (2007) Schwarze	0.17[d)]	0.20[d)]	0.14[d)]	NSAL Haushaltsstichpr. USA	>18	5.191	WMH-CIDI	DSM-IV-TR
Alegria et al. (2007) Latinos	0.08[d)]	0.03[d)]	0.12	NSAL Haushaltsstichpr. USA	>18	2.554	WMH-CIDI	DSM-IV-TR
Nicdao et al. (2007) Asiaten	0.08[d)]	0.05[d)]	0.12	NLAAS Haushaltsstichpr. USA	>18	2.095	WHO-CIDI	DSM-IV
Ackard et al. (2007) US div.	–	0.00[e)]	0.04[e)]	US Middle & High School	14.9 ± 1.7	4.746	Survey Quest.	DSM-IV
Zachrisson et al. (2008) 1991	–	–	0.10[d)]	Norwegen ♀	36.9 ± 12	1.537	Selbsteinschätzung	DSM-III-R/IV
2004	–	–	0.20[d)]	Norwegen ♀	40.4 ± 13	1.466	Selbsteinschätzung	DSM-III-R/IV
b) Bulimia nervosa								
Garfinkel et al. (1995)	–	0.10[d)]	1.10[d)]	Bevölkerungsstichprobe Ontario	15–65	8.116	WHO-CIDI	DSM-III-R
Wittchen et al. (1998)	0.30[c)] 0.90[d)]	0.00[c)] 0.00[d)]	0.70[c)] 1.70[d)]	Bevölkerungsstichprobe BRD	14–24 14–24	1.528 1.493	M-CIDI	DSM-IV

Fichter et al. (2005)	0.93[e]	0.68[e]	1.18[e]	Schülerinnen (Griechenland)	13–19	2.920	ANIS/GHQ	(DSM-IV)
Hudson et al. (2007	0.30[c]	0.10[c]	0.50[c]	Haushaltsstichprobe USA	>18	2.980	WHO-CIDI	DSM-IV
Taylor et al. (2007) Schwarze	0.20[d]	0.97[d]	1.90[d]	NSAL Haushaltsstichpr. USA	>18	5.191	WHM-CIDI	DSM-IV-TR
Alegria et al. (2007) Latinos	1.61[d]	1.34[d]	1.91[d]	NSAL Haushaltsstichpr. USA	>18	2.554	WMH-CIDI	DSM-IV-TR
Nicdao et al. (2007) Asiaten	1.09[d]	0.71[d]	1.42[d]	NLAAS Haushaltsstichpr. USA	>18	2.095	WHO-CIDI	DSM-IV
Ackard et al. (2007) US div..	–	0.17[e]	0.34[e]	US Middle & High School	14.9 ± 1.7	4.746	Survey Quest.	DSM-IV
Zachrisson et al. (2008) 1991	–	–	2.00[d]	Norwegen ♀	36.9 ± 12	1.537	Selbsteinschätzung	DSM-III-R/IV
2004	–	–	4.10[d]	Norwegen ♀	40.4 ± 13	1.466	Selbsteinschätzung	DSM-III-R/IV
c) Binge Eating Disorder								
Hudson et al. (2007)	1.20[c] 2.80[d]	0.80[c] 2.00[d]	1.60[c] 3.50[d]	Haushaltsstichprobe USA		2.980	WHO-CIDI	DSM-IV
Taylor et al. (2007) Schwarze	1.66[d]	0.78[d]	2.36[d]	NSAL Haushaltsstichpr. USA	>18	5.191	WHM-CIDI	DSM-IV-TR
Alegria et al. (2007) Latinos	1.92[d]	1.55[d]	2.31[d]	NSAL Haushaltsstichpr. USA	>18	2.554	WMH-CIDI	DSM-IV-TR
Nicdao et al. (2007) Asiaten(	2.04[d]	1.35[d]	2.67[d]	NLAAS Haushaltsstichpr. USA	>18	2.095	WHO-CIDI	DSM-IV
Ackard et al. (2007) US div.	–	0.34[e]	1.91[e]	US Middle & High School	14.9 ± 1.7	4.746	Survey Quest.	DSM-IV
Zachrisson et al. (2008) 1991	–	–	0.90[d]	Norwegen ♀	36.9 ± 12	1.537	Selbsteinschätzung	DSM-III-R/IV
2004	–	–	0.70[d]	Norwegen ♀	40.4 ± 13	1.466	Selbsteinschätzung	DSM-III-R/IV
d) Essstörungen NNB (DSM-IV)								
Fichter et al. (2005)	8.30[e]	2.71[e]	13.55[e]	Schülerinnen (Griechenland)	13–19	2.980	ANIS/GHQ	DSM-IV
Machado et al. (2007)	–	–	2.37[e]	Schülerinnen (Portugal)	12–23	2.028	EDE-S	DSM-IV
Zachrisson et al. (2008) 1991	–	–	6.30[d]	Norwegen ♀	36.9 ± 12	1.537	Selbsteinschätzung	DSM-III-R/IV
2004	–	–	5.00[d]	Norwegen ♀	40.4 ± 13	1.466	Selbsteinschätzung	DSM-III-R/IV

[a] EAT = Eating Attitudes Test; EDE-S = Eating Disorders Examination, Screening Version; ANIS = Anorexia Nervosa Inventory Scale; BCDS = Bulimic Cognitive Distortions Scale; DIS = Diagnostic Interview Schedule; CIDI = Composite International Diagnostic Interview

[b] Kumulierte Lifetime-Prävalenz

[c] 12-Monats-Prävalenz

[d] Lifetime-Prävalenz

[e] Punktprävalenz

1.8 Literatur

Ackard, D. M.; Fulkerson, J. A.; Neumark-Sztainer, D. (2007). Prevalence and Utility of DSM-IV Eating Disorder Diagnostic Criteria among Youth. *Int.J.Eat.Disord., 40,* 409-417.

Alegria, M.; Woo, M.; Cao, Z.; Torres, M.; Meng, X.; Striegel-Moore, R. (2007). Prevalence and Correlates of Eating Disorders in Latinos in the United States. *Int.J.Eat.Disord., 40,* S15-S21.

Becker, A. E.; Gilman, S. E.; Burwell, R. A. (2005). Changes in prevalence of overweight and in body image among Fijian women between 1989 and 1998. *Obes.Res., 13,* 110-117.

Birmingham, C. L.; Su, J.; Hlynsky, J. A.; Goldner, E. M.; Gao, M. (2005). The mortality rate from anorexia nervosa. *Int.J.Eat. Disord., 38 (2),* 143-146.

Bulik, C. M.; Sullivan, P. F.; Tozzi, F.; Furberg, H.; Lichtenstein, P.; Pedersen, N. L. (2006). Prevalence, heritability, and prospective risk factors for anorexia nervosa. *Arch.Gen. Psychiatry., 63 (3),* 305-312.

Button, E.; Aldridge, S.; Palmer, R. (2008). Males Assessed by a Specialized Adult Eating Disorders Service. Patterns Over Time and Comparisons with Females. *Int.J.Eat.Disord, 41,* 758-761.

Byrne, S.; McLean, N. (2002). Elite Athletes: Effects of the Pressure to be Thin. *J.Sci.Med.Sport, 5 (2),* 80-94.

Cobb, K. L. et al. (2003). Disordered eating, menstrual irregularity, and bone mineral density in female runners. *Med.Sci. Sports Exerc, 35 (5),* 711-719.

Colton, P.; Olmsted, M.; Daneman, D.; Rydall, A.; Rodin, G. (2004). Disturbed eating behavior and eating disorders in preteen and early teenage girls with type 1 diabetes: a case-controlled study. *Diabetes Care, 27 (7),* 1654-1659.

Currin, L.; Schmidt, U.; Treasure, J.; Jick, H. (2005). Time trends in eating disorder incidence. *Br.J.Psychiatry, 186,* 132-135.

Fairburn, C. G.; Bohn, K. (2005). Eating disorder NOS (EDNOS): an example of the troublesome »not otherwise specified« (NOS) category in DSM-IV. *Behav.Res.Ther, 43 (6),* 691-701.

Fichter, M. M.; Quadflieg, N.; Georgopoulou, E.; Xepapadakos, F.; Fthenakis, E. W. (2005). Time trends in eating disturbances in young Greek migrants. *Int.J.Eat.Disord, 38 (4),* 310-322.

Fichter, M. M.; Quadflieg, N.; Hedlund, S. (2008). Long-term Course of Binge Eating Disorder and Bulimia Nervosa: Relevance for Nosology and Diagnostic Criteria. *Int.J.Eat. Disord, 41,* 577-586.

Fichter, M. M.; Quadflieg, N.; Hedlund, S. (2006). Twelve-year course and outcome predictors of anorexia nervosa. *Int. J.Eat.Disord, 39 (2),* 87-100.

Garfinkel, P. E.; Lin, E.; Goering, P.; Spegg, C.; Goldbloom, D. S.; Kennedy, S.; Kaplan, A. S.; Woodside, D. B. (1995). Bulimia nervosa in a Canadian community sample: prevalence and comparison subgroups. *Am.J.Psychiatry, 152,* 1052-1058.

Goebel-Fabbri, A. E.; Fikkan, J.; Franko, D. L.; Pearson, K.; Anderson, B. J.; Weinger, K. (2008). Insulin restriction and associated morbidity and mortality in women with type 1 diabetes. *Diabetes Care, 31,* 415-419.

Grylli, V.; Hafferl-Gattermayer, A.; Schober, E.; Karwautz, A. (2004). Prevalence and clinical manifestations of eating disorders in Austrian adolescents with type-1 diabetes. *Wien.Klin.Wochenschr., 116 (7-8),* 230-234.

Harris, E. C.; Barraclough, B. (1998). Excess mortality of mental disorder. *Br.J.Psychiatry., 173,* 11-53.

Herpertz, S. (2008). Essstörungen und Diabetes mellitus. In: Herpertz, S.; de Zwaan, M.; Zipfel, S. (eds.). Handbuch Essstörungen und Adipositas. Heidelberg: Springer, p. 164-167.

Hoek, H. W.; van Harten, P. N.; Hermans, K. M.; Katzman, M. A.; Matroos, G. E.; Susser, E. S. (2005). The incidence of anorexia nervosa on Curaçao. *Am.J.Psychiatry, 162 (4),* 748-752.

Hoek, H. W.; van Hoeken, D (2003). Review of the prevalence and incidence of eating disorders. *Int.J.Eat.Disord., 34 (4),* 383-396.

Hölling, H.; Schlack, R. (2007). [Eating disorders in children and adolescents. First results of the German Health Interview and Examination Survey for Children and Adolescents (KiGGS)]. *Bundesgesundheitsblatt.Gesundheitsforschung. Gesundheitsschutz, 50 (5-6),* 794-799.

Hudson, J. I.; Hiripi, E.; Pope, H. G. Jr.; Kessler, R. C. (2007). The prevalence and correlates of eating disorders in the National Comorbidity Survey Replication. *Biol.Psychiatry, (61),* 348-358.

Jones, D. J.; Fox, M. M.; Babigian, H. M.; Hutton, H. E. (1980). Epidemiology of anorexia nervosa in Monroe County, New York: 1960-1976. *Psychosom.Med, 42 (6),* 551-558.

Keski-Rahkonen, A.; Hoek, H. W.; Susser, E. S.; Linna, M. S.; Sihvola, E.; Raevuori, A.; Bulik, C. M.; Kaprio, J.; Rissanen, A. (2007). Epidemiology and course of anorexia nervosa in the community. *Am.J.Psychiatry, 164 (8),* 1259-1265.

Keski-Rahkonen, A., Raevuori, A.; Hoek, H. W. (2008). Epidemiology of eating disorders: an update. In: Wonderlich, S.; Mitchell, J. E.; de Zwaan, M.; Steiger, H. (eds.). Annual Review of Eating Disorders Part 2 - 2008: Oxford, New York, Radcliffe Publishing, p. 58-68.

Klungland Torstveit, M.; Sundgot-Borgen, J. (2005). The Female Athlete Triad: Are Elite Athletes at Increased Risk? *Med.Sci. Sports Exerc., 37 (2),* 184-193.

Lamerz, A.; Kuepper-Nybelen, J.; Bruning, N.; Wehle, C.; Trost-Brinkhues, G.; Brenner, H.; Hebebrand, J.; Herpertz-Dahlmann, B. (2005). Prevalence of obesity, binge eating, and night eating in a cross-sectional field survey of 6-year-old children and their parents in a German urban population. *J.Child Psychol.Psychiatry, 46 (4),* 385-393.

Lee, H. Y.; Lee, E. L.; Pathy, P.; Chan, Y. H. (2005). Anorexia nervosa in Singapore: an eight-year retrospective study. *Singapore Med.J., 46 (6),* 275-281.

Lindblad, F.; Lindberg, L.; Hjern, A. (2006). Improved survival in adolescent patients with anorexia nervosa: a comparison of two Swedish national cohorts of female inpatients: *Am.J.Psychiatry, 163 (8),* 1433-1435.

Lucas, A. R.; Crowson, C. S.; O'Fallon, W. M.; Melton, L. J. (1999a). The ups and downs of anorexia nervosa. *Int.J.Eat.Disord., 26 (4),* 397-405.

Lucas, A. R.; Melton, L. J.; Crowson, C. S.; O'Fallon, W. M. (1999b). Long-term fracture risk among women with anorexia nervosa: a population-based cohort study. *Mayo Clin.Proc., 74 (10),* 972-977.

Machado, P. P.; Machado, B. C.; Gonçalves, S.; Hoek, H. W. (2007). The prevalence of eating disorders not otherwise specified. *Int.J.Eat.Disord., 40 (3),* 212-217.

Manore, M. M. (1999). Nutritional needs of the female athlete. *Clin.Sports Med., 18,* 549-563.

Marcus, M. D.; Kalarchian, M. A. (2003). Binge eating in children and adolescents: *Int.J.Eat.Disord., 34 (Suppl.),* S47-S57.

Martz, J. (2001). Entwicklung der Inzidenz und andere Aspekte von Anorexia Nervosa im Kanton Zürich, 1956-1995. Doctoral dissertation, Universität Zürich.

Millar, H. R.; Wardell, F.; Vyvyan, J. P.; Naji, S. A.; Prescott, G. J.; Eagles, J. M. (2005). Anorexia nervosa mortality in Northeast Scotland, 1965-1999. *Am.J.Psychiatry., 162 (4),* 753-757.

Milos, G. A.; Spindler, A.; Schnyder, U.; Martz, J.; Hoek, H. W.; Willi, J. (2004). Incidence of severe anorexia nervosa in Switzerland: 40 years of development. *Int.J.Eat.Disord., 35 (3),* 250-258.

MØller-Madsen, S.; Nystrup, J. (1992). Incidence of anorexia nervosa in Denmark: Acta *Psychiatr.Scand., 86 (3),* 197-200.

Nattiv, A.; Loucks, A. B.; Manore, M. M.; Sanborn, C. F.; Sundgot-Borgen, J.; Warren, M. P. (2007). The Female Athlete Triad. *Med.Sci.Sports Exerc.,* 1867-1882.

Neumark-Sztainer, D.; Patterson, J.; Mellin, A.; Ackard, D. M.; Utter, J.; Story, M.; Sockalosky, J. (2002). Weight control practices and disordered eating behaviors among adolescent females and males with type 1 diabetes: associations with sociodemographics, weight concerns, familial factors, and metabolic outcomes: *Diabetes Care, 25 (8),* 1289-1296.

Nicdao, E. G.; Hong, S.; Takeuchi, D. T. (2007). Prevalence and Correlates of Eating Disorders among Asian Americans: Results from the National Latino and Asian American Study. *Int.J.Eat.Disord., 40,* S22-S26.

Nicholls, D.; Chater, R.; Lask, B. (2000). Children into DSM don't go: a comparison of classification systems for eating disorders in childhood and early adolescence: *Int.J.Eat.Disord., 28 (3),* 317-324.

Nielsen, S. (2003). Standardized mortality ration in bulimia nervosa. *Arch.Gen.Psychiatry, 60 (8),* 851-ff.

Pike, K. M.; Mizushima, H. (2005). The clinical presentation of Japanese women with anorexia nervosa and bulimia nervosa: a study of the Eating Disorders Inventory-2. *Int. J.Eat.Disord., 37 (1),* 26-31.

Råstam, M.; Gillberg, C.; Garton, M. (1989). Anorexia nervosa in a Swedish urban region. A population-based study. *Br.J.Psychiatry, 155,* 642-646.

Rodriguez-Cano, T.; Beato-Fernandez, L.; Belmonte-Llario, A. (2005). New contributions to the prevalence of eating disorders in Spanish adolescents: detection of false negatives: *Eur.Psychiatry, 20 (2),* 173-178.

Striegel-Moore, R. H.; Dohm, F. A.; Kraemer, H. C.; Taylor, C. B.; Daniels, S.; Crawford, P. B.; Schreiber, G. B. 2003. Eating disorders in white and black women: *Am.J.Psychiatry, 160 (7),* 1326-1331.

Striegel-Moore, R. H.; Fairburn, C. G.; Wilfley, D. E.; Pike, K. M.; Dohm, F. A.; Kraemer, H. C. (2005). Toward an understanding of risk factors for binge-eating disorder in black and white women: a community-based case-control study. *Psychol.Med., 35,* 907-917.

Sundgot-Borgen, J.; Fasting, K.; Brackenridge, C.; Torstveit, M. K.; Berglund, B. (2003). Sexual harassment and eating disorders in female elite athletes - a controlled study. *Scand. J.Med.Sci.Sports, 13 (5),* 330-335.

Sundgot-Borgen, J.; Torstveit, M. K. (2004). Prevalence of eating disorders in elite athletes is higher than in the general population. *Clin.J.Sport Med., 14 (1),* 25-32.

Taylor, J. Y.; Howard, C.; Baser, R. E.; Faison, N.; Jackson, J. S. (2007). Prevalence of Eating Disorders among Blacks in the National Survey of American Life: *Int.J.Eat.Disord, 40,* S10-S14.

Theander, S. (1970). Anorexia nervosa. A psychiatric investigation of 94 female patients. *Acta Psychiatr.Scand.Suppl., 214,* 1-194.

Theander, S. (1985). Outcome and prognosis in anorexia nervosa and bulimia: some results of previous investigations, compared with those of a Swedish long-term study: *J.Psychiatr.Res., 19 (2-3),* 493-508.

Tholin, S.; Lindroos, A. K.; Tynelius, P.; Åkerstedt, T.; Stunkard, A. J:; Bulik, C. M.; Rasmussen, F. (2009). Prevalence of Night Eating in Obese and Non-Obese Twins: Obesity (in press).

Van Son, G. E.; D. Hoeken, D.; Bartelds, A. I.; van Furth, E. F.; Hoek, H. W. (2006). Time trends in the incidence of eating disorders: a primary care study in the Netherlands. *Int.J.Eat. Disord, 39 (7),* 565-569.

Wade, T. D.; Bergin, J. L.; Tiggemann, M.; Bulik, C. M.; Fairburn, C. G. (2006). Prevalence and long-term course of lifetime eating disorders in an adult Australian twin cohort: *Aust. N.Z.J.Psychiatry, 40 (2),* 121-128.

Wittchen, H. U.; Nelson, C. B.; Lachner, G. (1998). Prevalence of mental disorders and psychological impairments in adolescents and young adults. *Psychol.Med., 28,* 109-126.

Zachrisson, H. D.; Vedul-Kjelsås, E.; Götestam, K. G.; Mykletun, A. (2008). Time Trends in Obesity and Eating Disorders. *Int. J.Eat.Disord., 41,* 673-680.

Diagnostik von Essstörungen

*Ulrich Schweiger, Harriet Salbach-Andrae, Ulrich Hagenah,
Brunna Tuschen-Caffier*

2.1 Früherkennung

Im allgemeinärztlichen Setting sollte bei folgenden Risikofaktoren an eine Essstörung gedacht werden (KKP):

- junge Frauen mit niedrigem Körpergewicht,
- Patientinnen, die mit Gewichtssorgen kommen, aber nicht übergewichtig sind,
- Frauen mit Zyklusstörungen oder Amenorrhoe,
- Patientinnen, die mangelernährt erscheinen,
- Patientinnen mit gastrointestinalen Symptomen,
- Patientinnen mit wiederholtem Erbrechen,
- Kinder mit Wachstumsverzögerung.

Zur Früherkennung von Essstörungen im allgemeinärztlichen Setting sollten zunächst die folgenden beiden Fragen erwogen werden:

- »Haben Sie ein Essproblem?«
- »Machen Sie sich Sorgen wegen Ihres Gewichts oder Ihrer Ernährung?«

Um den Erfolg der Behandlung einer Essstörung zu optimieren, ist es erforderlich, dass Patientinnen mit Essstörungen frühzeitig Hilfe erfahren und nicht erst dann identifiziert werden, wenn sie selbst oder nahe stehende Personen mit einem Veränderungswunsch aktiv werden oder offensichtliche Folgeschäden aufgetreten sind. Um Früherkennung zu fördern, ist die öffentliche Verfügbarkeit valider Informationen über die Psychopathologie von Essstörungen sowie über Möglichkeiten der Behandlung wichtig. Patientinnen mit Essstörungen haben häufig initial keine Kontakte zu Psychiatern, Psychosomatikern oder Psychotherapeuten, aber Kontakte zu anderen Ärzten, beispielsweise Allgemeinärzten, Zahnärzten, Gynäkologen. Deshalb ist die Wachsamkeit aller Berufsgruppen im Gesundheitswesen wichtig.

Jeder Arzt oder Psychologe sollte bei neuen Patientinnen an die Möglichkeit einer Essstörung denken, Körpergröße und Körpergewicht bestimmen und einige Screening-Fragen stellen. Möglichkeiten sind:

- »Sind Sie mit Ihrem Essverhalten zufrieden?«
- »Haben Sie ein Essproblem?«
- »Machen Sie sich Sorgen wegen Ihres Gewichts oder Ihrer Ernährung?«
- »Beeinflusst Ihr Gewicht Ihr Selbstwertgefühl?«
- »Machen Sie sich Gedanken wegen Ihrer Figur?«
- »Essen Sie heimlich?«
- »Übergeben Sie sich, wenn Sie sich unangenehm voll fühlen?«
- »Machen Sie sich Sorgen, weil Sie manchmal mit dem Essen nicht aufhören können?«

Deutschsprachige essstörungsorientierte Fragebögen sind zugänglich und können die Früherkennung unterstützen (s. unten.)

Besondere Aufmerksamkeit sollte folgenden Personengruppen zukommen:

- Patientinnen mit niedrigem Körpergewicht
- Patientinnen mit Amenorrhoe oder Infertilität
- Patientinnen mit Zahnschäden
- Patientinnen, die mit Sorgen über ihr Gewicht in die Sprechstunde kommen, aber normalgewichtig sind
- Übergewichtige Patientinnen, die zum Arzt kommen, weil Diäten fehlschlagen
- Patientinnen mit gastrointestinalen Störungen, die nicht eindeutig einer anderen medizinischen Ursache zugeordnet werden können
- Kinder mit Wachstumsverzögerung
- Patientinnen, die im Unterhaltungsbereich, in der Mode- oder Ernährungsbranche arbeiten
- Leistungssportlerinnen
- Kinder, deren Eltern sich besorgt zeigen über ihr Gewicht und Essverhalten

2.2 Ausführliche Diagnostik bei Verdacht auf eine Essstörung

2.2.1 Körperliche und psychische Merkmale

Unter- oder Übergewicht

Die Patientin sollte hierzu in Unterbekleidung und ohne Schuhe mit geeichtem Instrumentarium gewogen und gemessen werden. Die Auswertung und Bewertung der Messwerte ist anhand von geeigneten Formeln ($BMI = kg/m^2$), Normbereichen oder altersbezogenen Perzentilkurven vorzunehmen. Neben dem aktuellen Gewicht ist der Gewichtsverlauf (z. B. Schnelligkeit der Gewichtsabnahme) von Bedeutung.

Körpergewicht und Selbstwertgefühl

Um die Angaben einer Patientin zum Essverhalten (intensive gedankliche Beschäftigung mit Nahrung und nahrungsbezogenen Themen; Angst, zu dick zu sein, trotz Untergewichts oder normalen Gewichts etc.) richtig bewerten zu können, ist es wichtig, auch die normativen altersbezogenen Einstellungen und den kulturellen Hintergrund zu kennen. Restriktives Essverhalten kann auch durch asketische Ideale motiviert sein, also dem Gedanken, sich durch Selbstkontrolle und Verzicht spirituellen Zielen anzunähern. Differenzialdiagnostisch ist genuine Appetitlosigkeit im Rahmen schwerer depressiver Episoden oder körperlicher Erkrankungen zu diskutieren.

Eine Selbstbewertung als »zu dick« ist auch bei gesunden jungen Frauen in der westlichen Welt häufig. Der Aspekt des Unangemessenen oder Pathologischen ergibt sich nicht allein aus dem Vorhandensein dieser Selbstbewertung, sondern daraus, dass derartige Gedanken wesentlichen Raum einnehmen, die Betroffenen keine kritische Distanz dazu einnehmen können, diese Gedanken das Selbstwertgefühl der Betroffenen erheblich vermindern oder dass hierdurch dysfunktionales Verhalten unterhalten wird.

Einschränkung der Kalorienzufuhr

Bei Essstörungen findet sich typischerweise ein Bündel von zielorientierten Verhaltensweisen, die dazu dienen, die Zufuhr von Kalorien einzuschränken:

- Hochfrequentes Wiegen, um Veränderungen des Körpergewichts engmaschig zu kontrollieren
- Vermeiden von hochkalorischen, fetthaltigen oder kohlenhydrathaltigen Nahrungsmitteln
- Auslassen von Mahlzeitbestandteilen wie Nachtisch oder einer ganzen Mahlzeit
- Kauen und Ausspucken
- Bilanzieren von Mahlzeiten durch den Erwerb von Kalorienwissen und Kalorienzählen (Abwiegen)
- Vermeiden von Nahrungsmitteln, deren Kaloriengehalt nicht eindeutig bestimmbar ist wie von anderen gekochten komplexen Speisen
- Verwenden von Süßstoffen, Fettersatzstoffen und Light-Produkten
- Verwenden von pharmakologischen Appetitzüglern oder Nikotin zur Appetitkontrolle
- Verändern des Mahlzeitenrhythmus, beispielsweise durch Beschränkung der Zufuhr auf eine einzige Mahlzeit pro Tag oder durch eine selbst auferlegte Struktur mit einer Vielzahl von Kleinstmahlzeiten
- Exzessiver Konsum von Flüssigkeiten vor den Mahlzeiten, um die Nahrungsaufnahme zu begrenzen
- Flüssigkeitseinschränkung (insbesondere bei jüngeren Patientinnen)
- Auswahl und Zufuhr von unattraktiven oder z. B. durch Versalzen ungenießbar gemachten Nahrungsmitteln
- Nutzen von Ekelkonditionierungen, um die Zufuhr von attraktiven Nahrungsmitteln zu blockieren (z. B. die Vorstellung, dass Schokolade durch Mäusekot verunreinigt ist)
- Nicht in Gemeinschaft essen, um eine Ablenkung beim Essen oder andere soziale Einflüsse zu vermeiden
- Nutzen von einengenden Bauchgürteln, beengender Kleidung oder Muskelanspannung, um beim Essen ein frühzeitiges Völlegefühl zu erzeugen
- Hochfrequente Kontrolle des Umfangs von Körperteilen durch Maßbänder, von Hautfaltendicken oder Überprüfung des eigenen Aussehens im Spiegel – mit dem Ziel, die Motivation für Nahrungsrestriktion aufrechtzuerhalten
- Nutzen von Zungenpiercings oder Selbstverletzungen im Mundraum, um die Nahrungsaufnahme zu erschweren

Essanfälle

Der Begriff »Essanfall« beschreibt eine Episode von Nahrungszufuhr, bei der die übliche Kontrolle verloren geht oder nicht ausgeübt wird. Werden dabei tatsächlich Nahrungsmengen zugeführt, die von ihrer Kalorienzahl den Rahmen einer normalen Mahlzeit sprengen, spricht man von einem objektiven Essanfall. Eine genaue Kaloriengrenze ist nicht definiert, häufig werden aber 1000 kcal als Grenze angenommen (eine Ausnahme von dieser Regel stellen Mahlzeiten dar, die an Tagen mit intensiver körperlicher Arbeit oder sportlicher Betätigung erfolgen) Nahrungsmittelaufnahmen, die ungeplant oder unerwünscht sind, aber objektiv keine aus dem Rahmen fallenden Mengen darstellen, können subjektiv ebenfalls als Essanfälle wahrgenommen werden. Typischerweise werden bei Essanfällen Nahrungsmittel gegessen, die ansonsten verboten sind. Bei einer langzeitig bestehenden Essstörung werden Essanfälle häufig genau geplant, das heißt, es werden für einen Essanfall geeignete Nahrungsmittel eingekauft und es wird dafür gesorgt, dass niemand den Essanfall stört.

Gegensteuerndes Verhalten

Hier handelt es sich um ein Spektrum zielorientierter Verhaltensweisen, um aufgenommene Energie oder Flüssigkeiten rasch wieder aus dem Organismus zu entfernen. Alle Maßnahmen, die Erbrechen oder Diarrhoe fördern, werden als abführendes Verhalten, »Purging-Behavior«, zusammengefasst:

Typisches Purging-Verhalten

- Erbrechen kann dabei automatisiert erfolgen, nach mechanischer Reizung des Rachenraums oder unterstützt durch chemische Substanzen, die Erbrechen fördern, wie Radix Ipecacuanha oder Salzlösungen
- Pflanzliche oder synthetisch hergestellte Laxanzien
- Pflanzliche oder synthetisch hergestellte wassertreibende Substanzen (Diuretika)
- Schilddrüsenhormone (um den Grundumsatz zu erhöhen)
- Sport und Exposition gegenüber Kälte und Hitze (z. B. Sauna)
- Weglassen von Insulin bei Patientinnen mit Typ-1-Diabetes, um einen renalen Verlust von Glukose zu induzieren

Beurteilung der Verhaltensweisen

Einzelne Verhaltensweisen, die bei Essstörungen auftreten, werden auch bei gesunden Männern und Frauen insbesondere in der Adoleszenz beobachtet (z. B. Diäten, induziertes Erbrechen, intensiver Sport zur Gewichtskontrolle) Die Bewertung von Verhaltensweisen als pathologisch kann dabei nicht ausschließlich auf Frequenzen oder Intensitäten gestützt werden. Vielmehr ist in jedem Einzelfall zu prüfen, ob sich aus dem spezifischen Verhalten eine relevante Beeinträchtigung oder Gefährdung der körperlichen Gesundheit, der psychosozialen Funktionsfähigkeit oder ein erheblicher subjektiver Leidensdruck ergibt.

Diagnosestellung

Falls der Verdacht einer Essstörung nach den vorangegangenen Schritten fortbesteht, sollte formal überprüft werden, ob die Kriterien einer Essstörung nach einem operationalisierten Diagnosesystem wie ICD-10 oder DSM-IV erfüllt werden. Die weiterführende Diagnostik sollte Checklisten oder strukturierte Interviews vorsehen (s. unten.) Um allen Frauen und Männern, die unter einer Essstörung leiden, adäquate Hilfe zukommen zu lassen, ist es wichtig, auch die diagnostischen Kategorien atypischer oder nicht näher bezeichneter (NNB) Essstörungen anzuwenden. Versorgungsepidemiologische Studien zeigen, dass die aktuellen DSM- und ICD-Hauptkategorien nur etwa 40 bis 60 % der Patientinnen mit einer klinisch bedeutsamen Essstörung erfassen.

2.3 Diagnostische Zugänge und Methoden

2.3.1 Klassifikatorische Diagnostik im Erwachsenenalter

Diagnostisches Interview für psychische Störungen (DIPS für DSM-IV)

Das DIPS ist ein umfassendes diagnostisches Interview zur Erfassung und Diagnostik der für den klinischen Bereich wichtigsten psychischen Störungen: Angststörungen, affektive Störungen, somatoforme Störungen, Essstörungen, Schlafstörungen, Störungen im Zusammenhang mit psychotropen Substanzen und die Borderline-Persönlichkeitsstörung. Zusätzlich werden Dokumentationsmöglichkeiten für psychosoziale Daten, Problembereiche, Behandlungsgeschichte, Familiengeschichte, Medikation, körperliche Erkrankungen und Einschätzung des Schweregrades der jeweiligen Störung gegeben. Die Interrater-Reliabilität kann überwiegend als sehr gut bezeichnet werden, lediglich bei den somatoformen Störungen und den Schlafstörungen lagen die Kappa-Koeffizienten im genügenden bzw. guten Bereich. Die Durchführungszeit liegt zwischen 60 und 160 Minuten. Das Vorgehen ist durch Sprungbefehle ökonomisiert. Die Anwendung des DIPS setzt Training, Lektüre der Handanweisung und Beachtung der darin enthaltenen Regeln voraus. Der besondere Wert des DIPS für den Nutzer im Rahmen der Diagnostik von Essstörungen liegt in der systematischen Erfassung der Komorbidität. Eine Limitation des Vorgehens besteht darin, dass fast ausschließlich diagnostisch relevante Symptome erfasst werden. Das Interview ist auch im klinischen Alltag anwendbar. Nach einer Eingangsexploration zu psychosozialen Daten und Problembereichen werden Screeningfragen gestellt. Die Fragen zu Essstörungen beziehen sich zunächst auf Körpergröße, aktuelles Gewicht, höchstes und niedrigstes Gewicht im Erwachsenenalter. Weiterhin: »Gab es jemals eine Zeit, in der Sie viel weniger wogen, als Sie nach Meinung anderer Leute wiegen sollten, oder in der Sie stark abgenommen haben?« »Haben Sie Essanfälle oder Heißhungerphasen, bei denen Sie in kurzer Zeit sehr viel essen, das heißt, sehr viel mehr als andere Menschen unter ähnlichen Umständen essen würden?« Es werden dann die Kriterien der AN (inklusive Subtypen), der BN (inklusive Subtypen) und der BES abgeprüft.

Strukturiertes Klinisches Interview für DSM-IV (SKID), Achse I und II

Das SKID ist ein umfassendes und komplexes diagnostisches Interview zur Erfassung und Diagnostik ausgewählter psychischer Syndrome und Störungen, wie sie im Diagnostischen und Statistischen Manual für Psychische Störungen (DSM-IV) auf der Achse I (akute psychische Störungen) und II (Persönlichkeitsstörungen) definiert werden. Außerdem werden Kodierungsmöglichkeiten für die Achse III (körperliche Störungen), Achse IV (psychosoziale Beeinträchtigung) und Achse V (psychosoziales Funktionsniveau) angeboten. Die Interrater-Reliabilität des Interviews kann als gut bis sehr gut bewertet werden. Die Durchführungszeit für das SKID I liegt zwischen 80 und 120 Minuten, für das SKID II zwischen 80 und 180 Minuten. Die Anwendung des SKID setzt Training, Lektüre der Handanweisung und Beachtung der darin enthaltenen Regeln voraus. Der besondere Wert des SKID für den Nutzer im Rahmen der Diagnostik von Essstörungen liegt in der systematischen Erfassung der Komorbidität. Die Limitation des Vorgehens besteht darin, dass ausschließlich diagnostisch relevante Symptome erfasst werden. Das Interview ist auch im klinischen Alltag anwendbar.

Nach einer Eingangsexploration zu sozialen Daten, Ausbildung und Beruf und zur derzeitigen Problematik werden Screeningfragen gestellt. Die Fragen mit Bezug zu Essstörungen sind: »Kam es schon einmal vor, dass andere Menschen sagten, Sie seien zu dünn?« und »Hatten Sie jemals Essanfälle, bei denen Sie das Gefühl hatten, Ihr Essverhalten nicht mehr kontrollieren zu können?«. In der Sektion H werden dann die Kriterien von Essstörungen, der Subtypen und des Krankheitsstadiums erfasst: H1 bis H10 AN, H11 bis H24 BN und H24 bis H38 BES. Das Vorgehen ist durch Sprungbefehle ökonomisiert.

Internationale Diagnose-Checklisten (IDCL)

Durch internationale Diagnose-Checklisten für DSM-IV und ICD-10 besteht für die Forschung und Praxis die Möglichkeit, eine standardisierte und ökonomische Befunderhebung nach den neuen Klassifikationssystemen DSM-IV und ICD-10 (zwei Checklisten-Sets/IDCL für ICD-10 und IDCL für DSM-IV) durchzuführen. Insbesondere Diagnostikern, die bereits in standardisierten Interviews (wie dem SKID) erfahren sind, ermöglichen die IDCL ein noch rascheres Vorgehen. Als Störungsbereiche sind psychotische Störungen, affektive Störungen, Angststörungen, somatoforme Störungen, Störungen durch die Einnahme psychotroper Substanzen, Essstörungen und organisch bedingte psychische Störungen berücksichtigt worden, darüber hinaus auch der Bereich der Persönlichkeitsstörungen. Anhand von 32 Checklisten können damit die häufigsten und wichtigsten Störungsbilder der Achse I (Klinische Syndrome) und der Achse II (Persönlichkeitsstörungen) des DSM-IV bzw. der ICD-10 valide und reliabel diagnostiziert werden. Die Test-Retest-Reliabilität und die Interrater-Reliabilität sind für alle untersuchten Störungsbereiche (affektive Störungen, Angststörungen, Störungen durch Konsum psychotroper Substanzen) zufriedenstellend bis sehr gut. Jede Checkliste bezieht sich auf eine Diagnose. Der besondere Wert der IDCL für den Nutzer im Rahmen der Diagnostik von Essstörungen liegt in der systematischen Erfassung der Komorbidität bei gleichzeitig sehr hoher Zeiteffizienz im klinischen Alltag. Die Limitation des Vorgehens besteht darin, dass ausschließlich diagnostisch relevante Symptome erfasst werden. Sprungbefehle fehlen, die Struktur der Checklisten lässt eine unvollständige Durchführung zu, sodass Erfahrung mit anderen, höher strukturierten diagnostischen Verfahren in der Vorbereitung hilfreich ist.

2.3.2 Klassifikatorische Diagnostik im Kindes- und Jugendalter

Diagnostische Interviews bei psychischen Störungen im Kindes- und Jugendalter (Kinder-DIPS)

Das strukturierte diagnostische Interview zur Erfassung psychischer Störungen des Kindes- und Jugendalters stellt eine Ergänzung des für das Erwachsenenalter konzipierten Diagnostischen Interviews bei psychischen Störungen (DIPS) dar. Es umfasst eine Kinderversion zur direkten Befragung des Kindes bzw. Jugendlichen sowie eine parallele Elternversion zur Befragung eines Elternteils oder sonstiger Erziehungspersonen (Schneider et al. 2008) Im Hauptteil des Interviews werden affektive und Angststörungen, externalisierende Verhaltensstörungen, Zwangs-, Ess- und Ausscheidungsstörungen erfragt. Darüber hinaus enthält das Kinder-DIPS einen Screeningabschnitt für Alkohol-, Drogen- und Medikamentenmissbrauch sowie für nicht organische Psychosen. Das Kinder-DIPS wird als reliables (Kappa-Werte: .50–.89, Yule's Y-Werte: .60–.81 für die Retest-Reliabilität der Oberklassen) und valides Instrument zur Erfassung der für die Diagnosestellung nach DSM-IV oder ICD-10 erforderlichen Diagnosekriterien angesehen.

Analog zum DIPS setzt die Anwendung des Kinder-DIPS ein Training, die Lektüre der Handanweisung sowie die Beachtung der darin enthaltenen Regeln voraus. Im Rahmen der Diagnostik von Essstörungen liegt der besondere Wert des Kinder-DIPS in einer zuverlässigen Abklärung psychischer Komorbiditäten. Das Kinder-DIPS ist in Praxis- und Forschungseinrichtungen einsetzbar. Eine Limitation des Instruments stellt der hohe zeitliche Aufwand für die Durchführung dar.

Kiddie-Sads-Present and Lifetime Version (K-SADS-PL)

Die deutsche Version (Delmo et al. 2000) der Kiddie-Sads-Present and Lifetime Version (Chambers et al. 1985; Kaufman et al. 1997) ist ein semi-strukturiertes diagnostisches Interview, das für die Erfassung gegenwärtiger und zurückliegender Episoden psychischer Störungen bei Kindern und Heranwachsenden nach DSM-III-R und DSM-IV entwickelt wurde. Für die Erfassung der Symptome werden vorformulierte fakultative Fragen und obligatorisch zu erfassende Symptomkriterien vorgegeben. Folgende Diagnosen und Störungen können mit dem K-SADS-PL erfragt werden: Major Depression, Dysthymie, Manie, Hypomanie, Zyklothymie, schizoaffektive Störungen, Schizophrenie, schizophreniforme Störung, kurze reaktive Psychose, Panikstörung, Agoraphobie, Störung mit Trennungsangst, Vermeidungsstörung im Kindes- und Jugendalter, einfache Phobie, soziale Phobie, Überängstlichkeit, generalisierte Angststörung, Zwangsstörung, Aufmerksamkeits-/Hyperaktivitätsstörung, Verhaltensstörung, oppositionelles Trotzverhalten, Enuresis, Enkopresis, AN, BN, vorübergehende Tic-Störung, Tourette-Syndrom, chronische motorische oder vokale Tics, Alkoholmissbrauch, Substanzmissbrauch, posttraumatische Stressstörung und Anpassungsstörungen. Das K-SADS-PL wird durchgeführt, indem zunächst die Eltern (ggf. ein Elternteil) und das Kind nacheinander befragt werden; aus den erhaltenen Informationen wird eine zusammenfassende Beurteilung generiert. Untersuchungen zur Interrater-Reliabilität (93 bis 100 % Übereinstimmung) sowie zur Retest-Reliabilität (Kappa-Werte: .63–1) ergaben gute bis exzellente Ergebnisse (Kaufman et al. 2000).

Zur reliablen und validen Anwendung des K-SADS-PL ist ein spezielles Training notwendig. Im Rahmen der Diagnostik von Essstörungen liegt der besondere Wert des K-SADS-PL in einer zuverlässigen Abklärung psychischer Komorbiditäten. Es kann sowohl in der Klinik als auch in der Praxis eingesetzt werden. Somatoforme Störungen können mit Hilfe des K-SADS-PL leider nicht diagnostiziert werden, was eine Limitation des Instruments darstellt. Der hohe zeitliche Aufwand für die Durchführung des K-SADS-PL stellt eine weitere Einschränkung dar.

2.4 Vertiefende, auf die Therapieplanung ausgerichtete Diagnostik

2.4.1 Strukturierte Interviewleitfäden zur Erfassung der Essstörungen (Erwachsenenalter)

Durch die Nutzung von Interviewleitfäden wie dem Diagnostischen Interview psychischer Störungen (DIPS; Margraf et al. 1994) oder dem Strukturierten Klinischen Interview für DSM-IV (SKID; Wittchen et al. 1997) kann die Zuverlässigkeit von Diagnosen deutlich erhöht werden (vgl. z. B. Wittchen et al. 1988) Allerdings bieten die beiden im deutschen Sprachraum meistverbreiteten Interviewleitfäden für den Bereich der psychischen Störungen – das DIPS (Margraf et al. 1994) und das SKID (Wittchen et al. 1997) – gerade bei klinischen Essstörungen kaum hinreichende Informationen für die Therapieplanung. Vor diesem Hintergrund sind Leitfäden entwickelt worden, die nicht nur die diagnostischen Kriterien klinischer Essstörungen abdecken, sondern darüber hinaus auch unmittelbar therapierelevante Informationen liefern, beispielsweise über individuelle Diätregeln von Patientinnen. Anders als bei Fragebogenverfahren ist die Zahl der für den deutschen Sprachraum vorliegenden Interviewleitfäden im Bereich klinischer Essstörungen sehr beschränkt: Nur zu zwei Interviews (Eating Disorder Examination [EDE] und Strukturiertes Inventar für Anorektische und Bulimische Essstörungen zur Expertenbeurteilung [SIAB-EX]) liegen ausführliche und für den deutschen Sprachraum gültige Evaluationsbefunde vor.

Eating Disorder Examination (EDE)

Das Eating Disorder Examination (Fairburn u. Cooper 1993; deutschsprachige Fassung: Hilbert et al. 2004; Hilbert u. Tuschen-Caffier 2006) ist ein international in Forschung und Praxis weit verbreitetes strukturiertes Experteninterview zur Erfassung der spezifischen Psychopathologie von Essstörungen. Die bei Essstörungen erfasste spezifische Psychopathologie umfasst Einschränkungen der Nahrungsaufnahme, die sich in Fasten, Schlankheitsdiäten oder in einem gezügelten Essverhalten (restrained eating) äußern können. Parameter eines gezügelten Essverhaltens, z. B. der Versuch, über lange Zeitperioden Nahrungsaufnahme zu vermeiden oder Diätregeln zu befolgen, werden im EDE durch die Restraint Scale (Gezügeltes Essen) erfasst. Weitere Auffälligkeiten im Bereich des Essens wie eine Konzentrationsbeeinträchtigung aufgrund des Nachdenkens über das Essen oder Schuldgefühle beim Essen beschreibt die Eating Concern Scale (Essensbezogene Sorgen) Ein weiteres zentrales Merkmal sind Störungen in der Bewertung von Figur und Gewicht (Weight Concern, Shape Concern) Dies äußert sich in einer erhöhten Bedeutung von Figur oder Gewicht für das Selbstwertgefühl, in Konzentrationsbeeinträchtigungen aufgrund des Nachdenkens über Figur und Gewicht oder in der Angst, dick(er) zu werden (◘ Tab. 2.1).

Neben den Items der vier Skalen des EDE erlauben 14 diagnostische Items eine differenzialdiagnostische Einordnung der AN, BN und der BES nach den Kriterien des DSM-IV (mit ergänzenden Items kann nach ICD-10 diagnostiziert werden). Darüber hinaus können optional mit Hilfe weiterer Items soziodemographische Daten und Merkmale der Entstehung und Aufrechterhaltung der Essproblematik dokumentiert werden. Für die Durchführung liegen neben einem ausführlich dokumentierten Manual ein Interviewleitfaden, ein Kodierungs- und ein Auswertungsbogen für Subskalenwerte vor (Hilbert u. Tuschen-Caffier 2006) Bezüglich der psychometrischen Gütekriterien liegt die Inter-rater-Reliabilität für die Subskalen des EDE zwischen $.92 \leq r \leq .99$. Die internen Konsistenzen der Subskalen lagen bei $.73 \leq$ Cronbach $\alpha \leq .86$ (Gesamtwert: $\alpha = .93$) Die Reliabilität des EDE ist somit insgesamt als hoch zu bezeichnen. Für die konvergente Validität sprechen hohe Korrelationen zwischen den EDE-Subskalen Shape Concern und Weight Concern und Selbstbeurteilungsskalen zum Körperbild. Die EDE-Subskalen Restraint und Eating Concern zeigen signifikante Zusammenhänge mit dem in Ernährungstagebüchern protokollierten Essverhalten, beispielsweise Mahlzeiten- oder Essanfallshäufigkeit oder Nährstoffaufnahme. Die Subskalen des EDE unterscheiden zwischen

Gruppen mit verschiedenen Essstörungsdiagnosen, was auf diskriminative Validität hinweist. Zudem bilden die Subskalen des EDE Veränderungen durch psychologische Psychotherapie sensitiv ab (Hilbert et al. 2004) Für den deutschsprachigen Raum sind die Materialien in elektronischer Form frei verfügbar (http://www.vfp-muenster.de/publikationen/online.html).

Das EDE ist für die Essstörungsdiagnostik Erwachsener in der klinisch psychologischen Praxis und Forschung sehr gut geeignet. Die Durchführungszeit des EDE beträgt etwa 45 Minuten. Eine reliable und valide Durchführung des Experteninterviews wird – wie bei der Durchführung von Experteninterviews generell – optimiert, wenn neben der Durcharbeitung des Manuals zusätzlich ein spezielles Training absolviert wird. Ein Vorteil des Interviews liegt darin, dass es speziell auf die Essstörungspsychopathologie fokussiert, sodass sich bei der Kombination mit den oben erwähnten strukturierten Interviews zur Erfassung der allgemeinen Psychopathologie kaum Redundanzen ergeben. Auch ist die Durchführung des Interviews mit einer Länge von 45 bis 60 Minuten für Patientinnen auch bezüglich der Zeitdauer zumutbar. Selbst wenn noch weniger Zeit für die Diagnostik zur Verfügung steht, ist es ferner möglich, sich lediglich auf die Fragen zur Diagnosestellung zu beschränken.

Strukturiertes Inventar für Anorektische und Bulimische Essstörungen zur Expertenbeurteilung (SIAB-EX)

Das Strukturierte Inventar für Anorektische und Bulimische Essstörungen (Fichter u. Quadflieg 1999a, 2001, 2004; Fichter et al. 1998a) ermöglicht als Experteninterview sowohl die Erfassung essstörungsspezifischer Symptome als auch die Erfassung von Symptomen, beispielsweise Ängste und Beeinträchtigungen in der sozialen Kompetenz, die häufig mit Essstörungen einhergehen. Das SIAB-EX ist somit im Vergleich zum EDE nicht ausschließlich auf die Psychopathologie der Essstörungen, sondern zusätzlich auf assoziierte Symptome von Essstörungen ausgerichtet. Das Inventar umfasst 87 Items, von denen 65 den sechs Subskalen zugeordnet sind. Weitere 22 Items ohne Subskalenzuordnung erheben differenzialdiagnostisch relevante Informationen. Das SIAB-EX ist für die Essstörungsdiagnostik Erwachsener und Jugendlicher in der klinisch-psychologischen Praxis und Forschung geeignet. Die Durchführungszeit beträgt zwischen 30 und 60 Minuten. Die internen Konsistenzen der Subskalen weisen auf überwiegend homogene Subskalen hin (Gesamtwert für aktuelle Diagnosen: Cronbach $\alpha = .92$; frühere Diagnosen: $\alpha = .93$) Für die Konstruktvalidität des SIAB-EX spricht die hauptkomponentenanalytisch hergeleitete Subskalenstruktur. Des Weiteren wurde die konvergente Validität des Verfahrens durch Korrelationen mit konzeptverwandten Selbstbeurteilungsskalen belegt. Die Subskalen des SIAB-EX und des EDE zeigten teilweise deutliche Übereinstimmungen. Für die Änderungssensitivität des SIAB-EX sprechen signifikante Symptomverbesserungen nach stationärer Psychotherapie und Gewichtsreduktion.

Das SIAB-EX erfasst die Zeiträume früher (Lifetime) sowie den jetzigen Zustand anhand folgender Subskalen:

- Körperschema und Schlankheitsideal,
- allgemeine Psychopathologie,
- Sexualität und (nach Integration) soziale Integration,
- bulimische Symptome,
- gegensteuernde Maßnahmen, Fasten, Substanzmissbrauch,
- atypische Essanfälle.

Die Items sind von 0 (liegt nicht vor) bis 4 (sehr stark/sehr häufig) skaliert. Es kann ein Gesamt-Score berechnet werden sowie Scores für jede Subskala. Subskalen oder die diagnostischen Items können auch isoliert für sich verwendet werden. Wird z. B. in einer Untersuchung für die Allgemeine Psychopathologie SKID oder DIPS verwendet, könnte man die relativ umfangreiche Subskala »Allgemeine Psychopathologie«, ggf. auch weitere Skalen weglassen.

Das Instrument ist sehr gut brauchbar für die Diagnosestellung, Therapieplanung und für Verlaufserhebungen. Für eine reliable und valide Durchführung des Experteninterviews liegt ein umfangreiches Manual mit »Ankerbeispielen« aus der Praxis und mit Definitionen vor.

2.4.2 Strukturierte Interviewleitfäden zur Erfassung der Essstörungen (Kindes- und Jugendalter)

Das Eating Disorder Examination für Kinder (ChEDE; dt. Hilbert, im Druck; engl. Bryant-Waugh et al. 1996; Fairburn u. Cooper 1993) ist die für Kinder und Jugendliche adaptierte Version des Essstörungsinterviews Eating Disorder Examination (EDE; dt. Hilbert u. Tuschen-Caffier 2006) Das ChEDE erfasst in kindgerechter Sprache mit vier Subskalen zum gezügelten Essverhalten, zu Sorgen über das Essen, Gewicht und Figur die spezifische Essstörungspsychopathologie (22 Items); 14 diagnostische Items ermöglichen die Diagnosestellung von Essstörungen nach DSM-IV. Die deutschsprachige Übersetzung des ChEDE wird derzeit anhand von bevölkerungsbasierten und klinischen Stichproben validiert. In einer nicht klinischen Teilstichprobe von Kindern mit versus ohne Kontrollverlust über das Essverhalten zeigten Items und Kennwerte des ChEDE hohe Interrater-Reliabilitäten. Die Subskalen verfügten über adäquate interne Konsistenz und Stabilität. Belege für die konvergente und diskriminative Validität liegen vor. Diese ersten Ergebnisse weisen darauf hin, dass die deutschsprachige Version des ChEDE für eine reliable und valide Diagnostik der Essstörungspsychopathologie im Kindesalter geeignet ist. Zu den Limitationen des ChEDE zählt der Zeitaufwand der Gesamtdurchführung (ca. 45 Minuten). Dieser kann für diagnostische Zwecke dadurch begrenzt werden, dass allein die zur Diagnosestellung relevanten Items vorgegeben werden. Eine weitere Limitation ist die noch schmale Datenbasis zur deutschsprachigen Übersetzung.

2.5 Fragebogenverfahren für klinische Essstörungen

Für die psychologische Diagnostik der Psychopathologie klinisch relevanter Essstörungen steht eine beträchtliche Anzahl an Verfahren zur Verfügung, die hier nicht alle beschrieben werden können. Die Auswahl der Verfahren orientierte sich vor allem daran, ob die Verfahren im klinischen Kontext einsetzbar und sinnvoll sind sowie an deren Verfügbarkeit.

2.5.1 Fragebogenverfahren für das Erwachsenenalter

Eating Disorder Examination-Questionnaire (EDE-Q)

Das Eating Disorder Examination-Questionnaire von Fairburn und Beglin (1994; dt. Übersetzung: Hilbert u. Tuschen-Caffier 2006; Hilbert et al. 2007) ist die Fragebogenversion des strukturierten Experteninterviews Eating Disorder Examination EDE (Fairburn u. Cooper 1993) Analog zum EDE erfasst das EDE-Q mit vier Subskalen Merkmale der spezifischen Psychopathologie von Essstörungen. Die Restraint Scale (Gezügeltes Essen) und die Eating Concern Scale (Essensbezogene Sorgen) beschreiben Auffälligkeiten im Essverhalten, z. B. eine Einschränkung der Nahrungsaufnahme durch das Befolgen von Diätregeln oder Schuldgefühle beim Essen. Die Weight Concern Scale (Gewichtssorgen) und die Shape Concern Scale (Figursorgen) erfragen eine erhöhte Bedeutung von Figur oder Gewicht für das Selbstwertgefühl. Darüber hinaus werden diagnostisch relevante Kernmerkmale wie verschiedene Arten von Essanfällen bzw. des Überessens, selbst herbeigeführtes Erbrechen sowie Missbrauch von Diuretika und Laxanzien erhoben. Die 28 Items des EDE-Q entsprechen dem Inhalt der obligatorischen Fragen des EDE. Alle Items beziehen sich auf den Zeitraum der letzten 28 Tage. Wie im EDE sind 22 Items vier Subskalen zugeordnet. Häufigkeiten und/oder Intensitäten werden auf siebenstufigen verankerten Ratingskalen eingeschätzt (0 = »Merkmal war nicht vorhanden« bis 6 = »Merkmal war jeden Tag bzw. in extremer Ausprägung vorhanden«) Weitere 6 Items ohne Subskalenzuordnung erfassen das Auftreten und die Häufigkeiten diagnostisch relevanter Kernmerkmale, beispielsweise Essanfälle, selbst induziertes Erbrechen oder Missbrauch von Diuretika und Laxanzien.

Das EDE-Q ist für Erwachsene und Jugendliche geeignet und ermöglicht eine Erfassung von Selbstbeurteilungen der spezifischen Essstörungspsychopathologie in der klinisch-psychologischen Praxis und Forschung. Das EDE-Q ist beschreibend oder als initiales Screeningverfahren in einem mehrstufigen diagnostischen Prozess einsetzbar. Im Vergleich zum EDE gilt die Verwendung des EDE-Q insbesondere dann als indiziert, wenn aus Gründen der Ökonomie ein strukturiertes Experteninterview wie das EDE nicht durchgeführt werden kann. Die Durchführungszeit des EDE-Q beträgt in der Regel weniger als 15 Minuten.

Die Auswertung des EDE-Q erfolgt durch die Berechnung von Subskalenmittelwerten und Auswertungen einzelner diagnostischer Items; ein Gesamt(mittel)wert aus den 22 Items mit Subskalenzuordnung kann berechnet werden.

Die psychometrische Evaluation zeigte gute interne Konsistenzen der Subskalen von $.84 \leq$ Cronbach $\alpha \leq .93$. Über einen Zeitraum von drei Monaten lag die Retest-Reliabilität der Subskalen bei $.68 \leq rtt \leq .74$. Die Reliabilität des EDE-Q ist somit als gut zu bezeichnen. Referenzwerte liegen für Frauen vor (vgl. Hilbert et al. 2007). Der Fragebogen und die für die Auswertung erforderlichen Materialien sind elektronisch verfügbar (http://www.vfp-muenster.de/publikationen/online.html)

Limitationen ergeben sich – wie bei allen Selbsteinschätzungsskalen – dahingehend, dass das EDE-Q kein Instrument zur Erfassung von klinischen Diagnosen ist, sondern lediglich als Screeninginstrument und zur Quantifizierung des Verlaufs der Essstörungen aus Sicht der Patientinnen einsetzbar ist. Ein strukturiertes Experteninterview zur Diagnosestellung (EDE oder SIAB-EX) ist durch das EDE-Q nicht ersetzbar.

Eating Disorder Inventory (EDI, EDI-2)

Das EDI (Garner et al. 1983; deutschsprachige Übersetzungen u. a. Paul u. Thiel 2004; Rathner u. Waldherr 1997) zielt darauf ab, Symptome zu erfassen, die häufig mit den Störungsbildern der AN und der BN verknüpft sind. Eine aktuelle Version (EDI-2, Garner 1991) umfasst 91 Items bzw. 11 Skalen: (1) Schlankheitsstreben, (2) Bulimie, (3) Körperunzufriedenheit, (4) Minderwertigkeitsgefühle, (5) Perfektionismus, (6) Zwischenmenschliches Misstrauen, (7) Interozeption, (8) Angst vor dem Erwachsenwerden, (9) Askese, (10) Impulsregulierung sowie (11) Soziale Unsicherheit. Durch diese Erweiterung beziehen sich letztlich nur noch ca. 25 % der Items auf die Primärsymptomatik von Essstörungen. Vom EDI bzw. EDI-2 existieren mehrere Versionen (z. B. Paul u. Thiel 2004; Rathner u. Rainer 1997; Rathner u. Waldherr 1997). Die weiteste Verbreitung dürfte dabei die Version von Paul und Thiel (2004) haben. Unabhängig von Itemkodierung und Übersetzungsvariante zeigt sich eine hohe Übereinstimmung in den Evaluationsbefunden des EDI (z. B. Rathner u. Waldherr 1997; Thiel et al. 1997). So sind die internen Konsistenzen der drei Skalen in klinischen Gruppen gut bis sehr gut. In nicht klinischen Gruppen, und hier besonders bei männlichen Probanden, fallen nur bei der Skala »Bulimie« die Werte in den suboptimalen Bereich ab. Die diskriminative Validität der drei Skalen zeigt sich in Mittelwertsunterschieden zwischen klinischen und nicht klinischen Gruppen. Die Befunde zur faktoriellen Validität sind hingegen uneindeutig. Dies könnte jedoch in erster Linie darauf zurückzuführen sein, dass die Skala »Schlankheitsstreben« auch Aspekte der Figurunzufriedenheit erfasst, wie Ergebnisse zur Konstruktvalidität zeigten. Für die Änderungssensitivität des Verfahrens spricht, dass sich in einer Reihe von Therapiestudien zum Teil Verbesserungen in den Skalenwerten ergaben. Die Brauchbarkeit für den klinischen Alltag ist insbesondere für die essstörungsorientierten Subskalen »Schlankheitsstreben«, »Bulimie« und »Körperunzufriedenheit« gegeben. Diese Skalen weisen auch gute psychometrische Kennwerte auf. Bei Jugendlichen wurden die psychometrischen Gütekriterien des EDI-2 von Paul und Thiel (2004) ebenfalls überprüft (Salbach-Andrae et al., 2010). Die Werte der inneren Konsistenzen sind für die Patientinnengruppe als hoch, für die weibliche und männliche Kontrollgruppen als befriedigend bis ausreichend einzustufen. Mittelwertsvergleiche der einzelnen Skalen des EDI-2 zwischen essgestörten Patientinnen und Kontrollprobanden zeigen, dass der EDI-2 gut zwischen den verschiedenen Gruppen Jugendlicher differenzieren kann.

Limitationen des EDI-2 ergeben sich demnach dahingehend, dass nicht alle Subskalen gute psychometrische Kennwerte aufweisen. Zudem handelt es sich um ein Selbstbeurteilungsinstrument mit den damit üblicherweise verbundenen Einschränkungen (z. B. Antworttendenzen). Als Screeninginstrument und zur Quantifizierung von Verläufen aus der Sicht der Patientinnen kann das Verfahren – insbesondere die drei störungsorientierten Skalen: (1) Schlankheitsstreben, (2) Bulimie, (3) Körperunzufriedenheit – in der klinischen Praxis und Forschung von Nutzen sein.

Fragebogen zum Essverhalten (FEV)

Der FEV ist die deutsche Version des Three-Factor Eating Questionnaire TFEQ (Pudel u. Westenhöfer 1989; Stunkard u. Messick 1985) Der Fragebogen besteht aus 44 Items, die dichotom mit »trifft zu« oder »trifft nicht zu« beantwortet werden müssen; 13 Items, die auf einer vierstufigen Skala von »nie« bis »immer« beantwortet werden müssen, und drei Fragen mit sechs bis acht Wahlmöglichkeiten. Das Verfahren erlaubt die Erfassung von drei Faktoren des Essverhaltens:

- kognitive Kontrolle (Beispiel-Items: »Wenn ich die Kalorienmenge erreicht habe, die ich mir als Grenze gesetzt habe, gelingt es mir meistens, mit dem Essen aufzuhören.« »Ich esse absichtlich kleine Portionen, um nicht zuzunehmen.«),
- Störbarkeit des Essverhaltens (»Ich kann mich bei einem leckeren Duft nur schwer vom Essen zurückhalten, auch wenn ich vor kurzer Zeit erst gegessen habe.« »Ich esse gewöhnlich zu viel, wenn ich in Gesellschaft bin, z. B. bei Festen und Einladungen.«),
- erlebte Hungergefühle (»Ich bin meistens so hungrig, dass ich öfter zwischen den Mahlzeiten esse.« »Weil ich zu großen Appetit habe, fällt es mir schwer, eine Diät einzuhalten.«)

Der Fragebogen verfügt über eine gute interne Konsistenz. Es liegen Referenzwerte für große Bevölkerungsstichproben vor. Die Faktorenstruktur des Bogens ist allerdings umstritten. Gut anerkannt ist nur der Faktor »kognitive Kontrolle«. Insgesamt handelt es sich um den weltweit zur Untersuchung von Essverhalten am meisten eingesetzten Bogen. Dabei wurde er aber überwiegend bei Patientinnen mit Übergewicht und BES erprobt und kann bei Beachtung der Limitation Kooperationsbereitschaft zum Screening auf das Vorliegen von Essstörungen in der klinischen Praxis eingesetzt werden. Weiterhin eignet sich der Fragebogen zur Quantifizierung des Ausmaßes von gezügeltem Essverhalten und Störbarkeit des Essverhaltens im Therapieverlauf.

Strukturiertes Inventar für Anorektische und Bulimische Essstörungen zur Selbsteinschätzung (SIAB-S)

Das Strukturierte Inventar für Anorektische und Bulimische Essstörungen zur Selbsteinschätzung von Fichter und Quadflieg (1999a, 2001) ist die Fragebogenversion des Inventars zur Expertenbeurteilung SIAB-EX. Anhand des Verfahrens können aus der Sicht der Patientinnen sowohl Symptome von Essstörungen als auch Symptome von psychischen Störungen erfasst werden, die häufig mit Essstörungen einhergehen. Die 87 Items des SIAB-S entsprechen inhaltlich den Items des Experteninterviews (SIAB-EX), nur dass sie für den Laien allgemein verständlich formuliert sind. Auch die Subskalenzuordnung stimmt weitgehend überein. Bei jedem Item werden zunächst die aktuellen Ausprägungen eines Symptoms erfragt, bezogen auf die letzten drei Monate; danach wird nach dem Vorkommen der Symptome in der weiter zurückliegenden Vergangenheit gefragt.

Das SIAB-S ist für die Essstörungsdiagnostik Erwachsener und Jugendlicher in der klinisch-psychologischen Praxis und Forschung geeignet. Die Durchführungszeit des SIAB-S umfasst 30 Minuten. Die internen Konsistenzen der Subskalen des SIAB-S können überwiegend als zufriedenstellend beurteilt werden. Die Subskalen des SIAB-S sind zum Teil deutlich korreliert.

Die konvergente Validität des SIAB-S wird durch eine Reihe inhaltlich plausibler Korrelationen mit konzeptverwandten Selbstbeurteilungsfragebögen und dem Eating Disorder Examination bestätigt. Des Weiteren weist die hauptkomponentenanalytisch hergeleitete Subskalenstruktur des SIAB-S auf die Konstruktvalidität des Verfahrens hin. Die inhaltlich-logische Validität des Verfahrens ist gegeben. Die diagnostische Sensitivität des SIAB-S hinsichtlich einer Unterscheidung von definierten Essstörungen (AN und BN) und nicht näher bezeichneten Essstörungen wurde belegt. Für die Änderungssensitivität von Subskalen des SIAB-S und des Gesamtwerts sprechen signifikante Veränderungen durch stationäre Psychotherapie im Anschluss an und nach mehrjährigen Follow-up-Zeiträumen (z. B. Fichter u. Quadflieg 1997, 1999b; Fichter et al. 1998b). Referenzwerte liegen überwiegend für Frauen vor.

Limitationen ergeben sich – wie bei allen Selbsteinschätzungsskalen – dahingehend, dass das Verfahren zwar als Screeninginstrument und zur Quantifizierung des Verlaufs der Essstörungen einsetzbar ist, das Expertenurteil anhand einer strukturierten Diagnostik (z. B. EDE oder SIAB-EX) aber nicht ersetzt.

2.5.2 Fragebogenverfahren für das Kindes- und Jugendalter

Anorectic Behavior Observation Scale (ABOS)

Die Anorectic Behavior Observation Scale ist ein mehrdimensionaler psychometrischer, von den Eltern auszufüllender Fragebogen zur Erhebung von Essstörungssymptomen bei Kindern und Jugendlichen anhand der Einschätzung von Eltern (bzw. Bezugspersonen) Der Test besteht aus 30 Items, die in geschlossenem Antwortformat auf einer dreistufigen Skala zu beurteilen sind. In die Skalenauswertung gehen alle 30 Items ein, die drei Subskalen zugeordnet werden. 16 Items entfallen auf die Subskala »Auffälliges Essverhalten«, sieben Items auf die Subskala »Bulimie-ähnliches Verhalten« und sieben Items auf die Subskala »Hyperaktivität«. Die drei Subskalen werden außerdem zu einem Gesamtwert aggregiert. Die mittlere interne Konsistenz (Cronbachs α) der Gesamtskala sowie der drei Skalen lag über die gesamte deutsche Stichprobe hinweg zwischen $\alpha = .75 - .95$. Mittels konfirmatorischer Faktorenanalyse konnte an einer deutschen Stichprobe die Drei-Faktoren-Struktur von Vandereycken und Meermann (2003) bestätigt werden. Außerdem zeigte die Überprüfung der Kriteriumsvalidität, dass die Eltern essgestörter Patientinnen signifikant höhere Werte angaben, verglichen mit den Eltern der Kontrollgruppe (Salbach-Andrae et al. 2008)

Der Fragebogen ist aufgrund der Klarheit und Kürze in Durchführung (5 bis 10 Minuten) und Auswertung (10 Minuten) schnell und einfach anwendbar und erfordert kein besonderes Training. Der Vorteil des Instruments liegt in der schnellen Erfassung von Fremdbeurteilungen der spezifischen Essstörungspsychopathologie, was vor allem im Kindes- und Jugendalter unerlässlich ist. Die ABOS kann in der klinischen Praxis sowie im Rahmen klinisch-psychologischer Forschung eingesetzt werden. Eine Limitation besteht in der fehlenden Normierung des Instruments.

Eating Disorder Examination-Questionnaire für Kinder (ChEDE-Q)

Der Eating Disorder Examination-Questionnaire für Kinder (dt. Hilbert, im Druck; engl. TODAY Study Group 2007) ist die auf dem Essstörungsinterview Eating Disorder Examination für Kinder (ChEDE; dt. Hilbert, im Druck; engl. Bryant-Waugh et al. 1996; Fairburn u. Cooper 1993) beruhende, für Kinder und Jugendliche adaptierte Version des Essstörungsfragebogens Eating Disorder Examination-Questionnaire (dt. Hilbert u. Tuschen-Caffier 2006; engl. Fairburn u. Beglin 1994) Der ChEDE-Q erfasst mit 22 in kindgerechter Sprache formulierten Items, die vier Subskalen zum gezügelten Essverhalten, zu Sorgen über das Essen und zu Sorgen über Gewicht und Figur zugeordnet sind, die spezifische Essstörungspsychopathologie. Sechs diagnostische Items geben Aufschluss über die Ausprägung diagnostischer Kernmerkmale, z. B. Essanfälle oder selbst herbeigeführtes Erbrechen. Die deutschsprachige Übersetzung des ChEDE-Q wurde in einer bevölkerungsbasierten Stichprobe an 8- bis 13-jährigen Kindern sowie an Teilstichproben von Kindern mit versus ohne Kontrollverlust über das Essverhalten teststatistisch überprüft (Hilbert et al. 2008) Subskalen und Gesamtwert des ChEDE-Q erwiesen sich überwiegend als intern konsistent und über einen Zeitraum von 7,5 Monaten hinweg stabil. Seine faktorielle Struktur wurde größtenteils reproduziert. Die Kennwerte des ChEDE-Q waren signifikant mit denen des ChEDE sowie mit denen konzeptverwandter Fragebögen korreliert. Darüber hinaus zeigte der ChEDE-Q in der Unterscheidung von Kindern mit versus ohne Kontrollverlust über das Essverhalten eine gute diskriminative Validität. Die deutschsprachige Version des ChEDE-Q ist somit für eine reliable und valide dimensionale Diagnostik der Essstörungspsychopathologie im Kindesalter geeignet. Als Limitation ergibt sich, dass das Screeninginstrument zwar die spezifische Essstörungspsychopathologie erfasst, aber ein strukturiertes Interview zur Diagnosestellung nicht ersetzt. Eine Elternversion des Verfahrens (im Sinne der Einschätzung des Essverhaltens des Kindes durch die Eltern) befindet sich in Ausarbeitung.

2.6 Medizinische Diagnostik

Im allgemeinärztlichen Bereich sollte die medizinische Diagnostik als Minimum folgende Elemente enthalten (KKP):

- Körpergröße und Körpergewicht (Bewertung mit Hilfe des BMI oder mit Perzentilkurven bei Jugendlichen),
- Blutdruck und Puls.

Zur Abschätzung der vitalen Gefährdung durch Untergewicht und Folgen des Erbrechens können folgende Elemente hinzugezogen werden:

- Körpertemperatur,
- Inspektion der Körperperipherie (Durchblutung, Ödeme),
- Auskultation des Herzens, Orthostasetest,
- Blutbild,
- Blutsenkung,
- Harnstoff,
- Elektrolyte,
- Kreatinin,
- Leberfunktionstest,
- Blutglukose,
- Urinstatus,
- Elektrokardiogramm.

Die medizinische Diagnostik dient vor allem der Gefahrenabwehr, indem Komplikationen der Essstörung erkannt werden, und in selteneren Fällen auch der differenzialdiagnostischen Abklärung.

2.6.1 Empfohlene initiale Diagnostik

Anthropometrie

- Größe
- Gewicht
- Puls
- Blutdruck

Internistische Untersuchung

- Auskultation Thorax
- Palpation Abdomen
- Erhebung des Gefäßstatus
- Inspektion Mundhöhle, Speicheldrüsen
- Inspektion Hautoberfläche

Neurologische Untersuchung

- höhere kortikale Funktionen (z. B. Gedächtnis, Rechnen, Praxie)
- Stand und Gang
- Hirnnerven
- motorisches System
- Feinbewegungen und Koordination
- Sensibilität
- Muskeleigenreflexe
- autonomes Nervensystem

Elektrokardiogramm

- Herzfrequenz
- Herzratenvariabilität

Labor

- Blutbild
- Blutkörperchensenkungsgeschwindigkeit oder C-reaktives Protein
- Glukose
- Elektrolyte (Natrium, Kalium, Kalzium, Magnesium, Phosphat)
- Nierenstatus (z. B. Kreatinin)
- Leberstatus (z. B. GGT)
- Amylase
- Urinstatus
- TSH

Weitere diagnostische Schritte können sich aus pathologischen Befunden dieser Initialdiagnostik ergeben, weiterhin müssen in Abhängigkeit von Initialbefund und Ausprägung der Symptomatik (Untergewicht, Purging-Verhalten) Intervalle für Follow-up-Untersuchungen festgelegt werden. Diese Intervalle können von täglicher Untersuchung bis zu einem Intervall von einem Jahr variieren.

2.6.2 Anthropometrie

Body-Mass-Index

Patientinnen mit Beginn einer Essstörung in der Adoleszenz bleiben häufig in ihrem Längenwachstum zurück. Bei einem BMI von unter 15 kg/m^2 bei Erwachsenen sollte eine stationäre Therapie erwogen werden. Ein BMI unter 13 kg/m^2 stellt bezüglich der Mortalität einen besonderen Gefährdungsfaktor dar. Wichtig ist eine Gewichtserfassung mit geeichtem Instrumentarium, vorzugsweise durch den betreuenden Arzt oder Psychologen selbst. Die Patientin sollte in Unterkleidung ohne Schuhe gewogen und gemessen werden. Die Delegation dieser Leistung an Hilfspersonen oder Übernahme der Angaben der Patientinnen selbst ist mit einem signifikanten Fehlbewertungsrisiko verbunden (beispielsweise Unterschätzung des Risikos durch Untergewicht aufgrund einer fehlerhaft niedrigen Größenangabe oder Wägung nach Konsum größerer Flüssigkeitsmengen)

Als Bewertungsmaßstab zur Beurteilung des Körpergewichtes wird der Body-Mass-Index (BMI) verwendet. Er errechnet sich nach der Formel BMI = Körpergewicht (kg)/Körpergröße (m^2) Eine Person mit 60 kg Körpergewicht und 1,70 m Körpergröße hat z. B. einen BMI von 20,8 kg/m^2. In der Literatur finden sich detaillierte Angaben zur Verteilung des BMI in verschiedenen Referenzpopulationen und Altersgruppen sowie zum Zusammenhang zwischen BMI und verschiedenen Gesundheitsrisiken. Für klinische Zwecke kann der BMI bei Erwachsenen beider Geschlechter unter Verwendung der folgenden Einteilung interpretiert werden (WHO Global Database on Body Mass Index, WHO technical report 854):

- hochgradiges Untergewicht BMI <16 kg/m^2,
- mäßiggradiges Untergewicht BMI 16 bis 16,99 kg/m^2,
- leichtgradiges Untergewicht BMI 17 bis 18,49 kg/m^2,
- Normalbereich BMI 18,50 bis 24,99 kg/m^2,
- Übergewicht BMI 25 bis 29,99 kg/m^2,
- Adipositas Grad I BMI 30 bis 34,99 kg/m^2,
- Adipositas Grad II BMI 35 bis 39,99 kg/m^2,
- Adipositas Grad III BMI ≥ 40 kg/m^2.

Unter klinischen Gesichtspunkten kann das hochgradige Untergewicht noch in zwei Stufen unterteilt werden: hochgradiges Untergewicht Grad I mit BMI 13,0 bis 15,99 und hochgradiges Untergewicht Grad II mit BMI < 13,0 kg/m^2. Das Rational hierfür ist die deutlich erhöhte Mortalität bei Patientinnen mit AN unterhalb eines BMI von 13,0 kg/m^2.

Bei der Verwendung des BMI zur Bewertung des Gesundheitsrisikos sind folgende Limitationen zu beachten: Der BMI hat eine hohe, aber keine sehr hohe Korrelation mit der Fettmasse und mit der Muskelmasse. Der wichtigste Moderator dieser Beziehung ist Sport. Menschen, die intensiv Kraft-Ausdauer-Leistung trainieren, können übergewichtig oder sogar adipös sein, ohne ein vergrößertes Fettkompartiment zu haben. Umgekehrt können übergewichtige, körperlich inaktive Patientinnen eine kleinere Muskelmasse haben als hyperaktive Patientinnen mit AN. Bei der Bewertung des mit einem erhöhten BMI verbundenen Gesundheitsrisikos ist zu beachten, dass die Fettverteilung zwischen dem viszeralen und subkutanen Kompartiment im BMI nicht abgebildet ist. So können bereits normalgewichtige Personen ein erhöhtes viszerales Fettkompartiment haben und übergewichtige Personen ein unauffälliges viszerales Fettkompartiment. Bei der Risikobewertung im untergewichtigen Bereich ist zu beachten, dass ein stabiles Untergewicht bezüglich kardiovaskulärer Risiken weniger riskant ist als ein schneller Gewichtsverlust in diesem Bereich. Weiterhin ist zu berücksichtigen, dass eine Zunahme des Wasserkompartiments, z. B. bei Ödemen, das Risiko bei Untergewicht verschleiern kann.

Für Kinder und Adoleszente ist es sinnvoll, BMI-Perzentiltabellen zu verwenden, die in den meisten Lehrbüchern der Pädiatrie enthalten sind. Hilfreich sind dabei auch verschiedene Internet-Webseiten, die BMI-Rechner und Perzentiltabellen für Jugendliche anbieten. In aktuellen Übersichten (Hebebrand 2009; Herpertz-Dahlmann 2009) wird als Richtwert für das anzustrebende Zielgewicht die 25. Altersperzentile, nach Möglichkeit mindestens die 10. Altersperzentile genannt. In einer Studie (Golden et al. 2008) lag der Mittelwert für den BMI bei Wiedereinsetzen der Menstruation bei adoleszenten Patientinnen mit AN auf der 27. Perzentile, bei 50 % der Probandinnen setzte die Menstruation zwischen der 14. und 39. Perzentile wieder ein. Als Kriterium für Untergewicht wird in den Leitlinien der Fachgesellschaft ein Unterschreiten der 10. BMI-Perzentile, als extremes Untergewicht und Indikation für eine stationäre Behandlung das Unterschreiten der 3. BMI-Perzentile bei Kindern und Jugendlichen definiert (DGKJPP 2007)

Entsprechend den Vorgaben der ECOG (Poskitt 1995) empfiehlt die AGA (Arbeitsgemeinschaft Adipositas im Kindes- und Jugendalter 2009) die Verwendung des 90. bzw. des 97. Perzentils der oben vorgestellten Referenzdaten als Grenzwert zur

Definition von Übergewicht bzw. Adipositas. Die extreme Adipositas wird über einen BMI > 99,5. Perzentil definiert. Diese rein statistische Festlegung der Grenzwerte ermöglicht bei Verwendung der neuen Referenzstichprobe für deutsche Kinder und Jugendliche einen nahezu kontinuierlichen Übergang zu den o. g. festen Grenzwerten im Erwachsenenalter.

Herzfrequenz, Blutdruck und Orthostasetest

Eine Bradykardie mit einer Herzfrequenz von unter 40/Minute, eine Tachykardie mit einer Herzfrequenz von über 110/Minute in Ruhe, ein Blutdruck von unter 90/60 mmHg, ein Abfall des Blutdrucks von > 20 mmHg oder ein Anstieg von > 20 der Herzfrequenz im Orthostasetest sind Gefährdungsindikatoren, bei denen die Notwendigkeit einer stationären Behandlung überprüft werden sollte. Etwa 43 % der Patientinnen mit einer AN haben eine Herzfrequenz von weniger als 60/Minute, etwa 17 % von weniger als 50/Minute.

Körpertemperatur

Bei bis zu 22 % der Patientinnen mit AN besteht eine Hypothermie mit weniger als 36,0°C. Eine zentral gemessene Körpertemperatur von 36,0°C oder niedriger stellt einen Gefährdungsindikator dar und sollte veranlassen, die Notwendigkeit einer stationären Behandlung zu überprüfen.

2.6.3 Internistische Untersuchung

Thorax

Bei AN besteht gehäuft ein Mitralklappenprolaps. Spezifische therapeutische Konsequenzen lassen sich allerdings hiervon nicht ableiten. Arrhythmogene Effekte eines Mitralklappenprolaps stellen bei ausgeprägt untergewichtigen Patientinnen einen zusätzlichen Gefährdungsfaktor dar.

Abdomen

Häufig bei allen Formen von Essstörungen sind Veränderungen der gastrointestinalen Motilität. Selten ist ein akutes Abdomen beispielsweise bei akuter Magendilatation. Dies stellt eine akute vitale Gefährdung dar.

Gefäßstatus

Häufig bei AN ist eine Akrozyanose. Diese Patientinnen sind bei Kälteexposition erhöht durch Erfrierungen gefährdet.

Mundhöhle, Speicheldrüsen

Insbesondere Patientinnen, die erbrechen, haben häufiger Zahnschäden mit charakteristischen Mustern von Erosionen, Veränderungen der Mundschleimhaut und Vergrößerung der Ohrspeicheldrüsen und Zungengrundspeicheldrüsen. Die Konzentration der Speichel-Amylase im Serum ist bei Patientinnen mit Essstörung in Abhängigkeit von der bulimischen Symptomatik erhöht. Die Betroffenen benötigen regelmäßige zahnärztliche Kontrollen, Behandlung und eine gezielte Beratung zur Zahnpflege. Die ausgeprägten Zahnschäden können eine schwerwiegende lebenslange gesundheitliche Belastung bilden. Die Vergrößerung der Ohrspeicheldrüsen und Zungengrundspeicheldrüsen ist ein wichtiges Element der Blickdiagnostik bei Essstörungen.

Hautoberfläche

Trockene Haut, Haarverlust, Akne, Störungen der Hautpigmentierung, Gelbfärbung der Haut bei Hyperkarotinämie, Petechien, neurodermitische Veränderungen, Livedo-Vaskulitis, Intertrigo, generalisierter Juckreiz, Hautinfektionen und Striae distensae werden bei allen Formen von Essstörungen beobachtet. Bei untergewichtigen Patientinnen besteht häufig eine typische Lanugo-Behaarung. Patientinnen, die Erbrechen induzieren, können Schwielen am Handrücken der dominanten Hand aufweisen (Russell's Sign) Häufig stellen die Betroffenen keine Beziehung zwischen der Essstörung und den Hautveränderungen her. Manchmal werden die Hautveränderungen als »Allergien« gedeutet. Hieraus abgeleitete Diäten können die Essstörung verschlimmern.

Knochendichte

Die Knochendichte ist bei AN frühzeitig erheblich vermindert. Eine routinemäßige Untersuchung der Knochendichte kann nicht empfohlen werden, da sich hieraus keine spezifischen weiteren diagnostischen oder therapeutischen Konsequenzen ergeben. Die Indikation ergibt sich aus Spontanfrakturen.

2.6.4 Labor

Blutbild

Bei etwa 34 % der anorektischen Patientinnen besteht eine milde Leukopenie, selten findet sich eine ausgeprägte Leukopenie. Eine Thrombozytopenie besteht bei etwa 5 %. Hämatokrit und mittleres korpuskuläres Volumen (MCV) sind meist im unteren Referenzbereich. Ausgeprägte Veränderungen des Blutbilds sind Gefahrenindikatoren. Eine stationäre Behandlung muss erwogen werden.

Elektrolyte

Unter intensivem Erbrechen, aber auch Wiederernährung können rasche Veränderungen der Elektrolytkonzentrationen auftreten. Insbesondere bei Dehydratation kann Kalium im Serum im Referenzbereich, das intrazelluläre Kalium aber erheblich vermindert sein. Etwa 20 % der Patientinnen mit Essstörung weisen eine Hypokaliämie auf, etwa 7 % eine Hyponatriämie und etwa 6 % niedrige Konzentrationen von Kalzium. Hypophosphatämie tritt vor allem bei parenteraler Wiederernährung auf, kann aber auch Folge von hohem Kohlenhydratkonsum nach einer längeren Fastenphase sein. Ähnliche Zusammenhänge gelten auch für Hypomagnesämie. Eine Konzentration von Kalium von 3,0 mmol/l ist ein Gefahrenindikator, insbesondere in Verbindung mit EKG-Veränderungen. Eine stationäre Behandlung muss erwogen werden.

Blutglukose

Auch bei ausgeprägter Mangelernährung ist die Blutglukose meist im unteren Referenzbereich. Im Zusammenwirken mit anderen Faktoren wie Infektionskrankheiten oder Intoxikationen können lebensbedrohliche Hypoglykämien auftreten. Eine Glukosekonzentration von weniger als 60 mg/dl ist ein Gefahrenindikator. Eine stationäre Behandlung muss erwogen werden.

Niere

Aufgrund der verminderten Muskelmasse sind die Konzentrationen von Kreatinin bei AN typischerweise im niedrigen Referenzbereich. Chronische Hypokaliämie, insbesondere bei andauerndem Erbrechen und Laxanzienmissbrauch, können bei einzelnen Patientinnen mit einer Essstörung zu Nierenversagen durch hypokaliämischer Nephropathie führen. Bereits geringfügige Überschreitungen des oberen Referenzbereichs sollten deshalb zu weiterer Diagnostik führen.

Leber

Etwa 12 % der Patientinnen weisen erhöhte Konzentrationen von Leberenzymen auf. Eine akute schwere Schädigung der Leber kann bei AN auftreten. Überschreitungen des Referenzbereichs sollten zu weiterer Diagnostik führen.

Nebenniere

Die Sekretion des Stresshormons Kortisol ist bei AN regelmäßig und bei anderen Formen von Essstörungen in Einzelfällen gesteigert. Eine routinemäßige Bestimmung von Kortisol kann nicht empfohlen werden, da sich hieraus keine spezifischen weiteren diagnostischen oder therapeutischen Konsequenzen ergeben.

Schilddrüse

Bei AN bestehen regelmäßig, bei BN in Einzelfällen verminderte Konzentrationen von Trijodothyronin (»low-T3-Syndrom«) Die Empfehlung, ausschließlich TSH zu bestimmen, richtet sich auf die Notwendigkeit, nicht direkt mit einer Essstörung in Beziehung stehende Schilddrüsenerkrankungen auszuschließen (z. B. Hashimoto-Thyreoiditis) Eine routinemäßige Bestimmung von T3 kann nicht empfohlen werden, da sich hieraus keine spezifischen weiteren diagnostischen oder therapeutischen Konsequenzen ergeben.

Sexualhormone

Bei AN finden sich regelmäßig verminderte Konzentrationen von Östradiol, Progesteron und Luteinisierungshormon (LH) Auch die anderen Formen von Essstörungen weisen häufig Störungen der Sexualhormonsekretion auf. Eine routinemäßige Bestimmung von Sexualhormonen kann nicht empfohlen werden, da sich hieraus keine spezifischen weiteren diagnostischen oder therapeutischen Konsequenzen ergeben.

2.6.5 Neurologische Untersuchung

Bildgebende Untersuchungen des Gehirns

Häufige Befunde bei AN und BN sind Erweiterungen der äußeren und inneren Liquorräume. Eine routinemäßige bildgebende Untersuchung des Gehirns (CT oder MRT) kann nicht empfohlen werden, da sich hieraus keine spezifischen weiteren diagnostischen oder therapeutischen Konsequenzen ergeben. Die Indikation ergibt sich aus Auffälligkeiten des neurologischen Befundes.

2.7 Differenzialdiagnostische Überlegungen

Die Diagnose einer Essstörung ist nur selten eine Ausschlussdiagnose. AN ist die häufigste Ursache von ausgeprägtem Untergewicht in der Adoleszenz und im jungen Erwachsenenalter in der westlichen Gesellschaft. Eine Schwierigkeit besteht in der Abgrenzung AN mit leichtgradigem Untergewicht zu konstitutionellen Formen von Untergewicht. Bei konstitutionellem Untergewicht fehlen die psychischen Merkmale einer Essstörung, die endokrinologischen Funktionen sind unauffällig, es besteht insbesondere keine Amenorrhoe. Eine schwierige Abgrenzung besteht zwischen der BES und nicht durch eine Essstörung bedingtem Übergewicht. Hier ist zu beachten, dass die häufigste Ursache von Übergewicht Bewegungsmangel ist, und die nicht essgestörten Übergewichtigen nur Formen von Überernährung aufweisen, die nicht als Essanfälle klassifiziert werden können. Neurologische oder endokrinologische Erkrankungen, die die körperlichen und psychischen Merkmale einer bulimischen Essstörung imitieren, sind selten.

Bei untergewichtigen Patientinnen sind differenzialdiagnostisch zu erwägen:
- Tumorerkrankungen (Gehirn, Magen, Pankreas, Lunge, Lymphome, Leukämie),
- endokrinologische Erkrankungen (Diabetes, Hyperthyreose, Nebenniereninsuffizienz),
- gastrointestinale Erkrankungen (Sprue, zystische Fibrose, Oesophagusstenose, chronische Okklusion der Arteria mesenterica superior, Morbus Crohn, Colitis Ulcerosa),
- infektiöse Erkrankungen (Tuberkulose, Parasitosen, systemische Pilzerkrankungen, HIV),
- psychische Störungen (Depression, Angst- und Zwangsstörungen, somatoforme Störungen, Schizophrenie),
- Drogen und Substanzmissbrauch (Polytoxikomanie, Heroin, Amphetamine)

Bei Patientinnen mit Erbrechen sind differenzialdiagnostisch zu erwägen:
- Tumorerkrankungen des Gehirns (insbesondere hypothalamische Tumoren),
- endokrinologische Erkrankungen (Diabetes, Schwangerschaftserbrechen),
- gastrointestinale Erkrankungen (Magen- oder Duodenalulcera, chronische Pankreatitis, intestinale Parasitosen, Bindegewebsstörungen mit Beteiligung des Gastrointestinaltraktes wie Sklerodermie)

Aus den genannten Erkrankungen ergibt sich allerdings nur selten ein ähnliches zeitliches Verhaltensmuster von Erbrechen wie bei einer typischen Essstörung.

Bei Patientinnen mit Übergewicht sind differenzialdiagnostisch zu erwägen:
- Bewegungsmangel, z. B. sitzender Lebensstil, große Anzahl von Stunden vor einem Bildschirm, ungünstige Nahrungszusammensetzung,
- schlechte Nahrungsqualität (»Junk Food«, zuckerhaltige Getränke, fettreiche Ernährung),
- Konsum von Alkohol, Cannabis oder anderen appetitsteigernden Substanzen,
- endokrine Erkrankungen (Cushing Syndrom, Hypothyreoidismus, Insulinome),
- neurologische Störungen (Schädigung des medialen Hypothalamus, Kraniopharyngeom),
- genetische Syndrome.

2.8 Anhang: Tabellen

Tab. 2.1 Bereiche klinisch relevanter Essstörungen, die durch das EDE abgefragt werden. (Mod. nach Hilbert u. Tuschen-Caffier 2006)

Restraint Scale (5 Items)	Eating Concern Scale (5 Items)
Gezügeltes Essverhalten	Beschäftigung mit Nahrungsmitteln, Essen oder Kalorien
Essensvermeidung	Essen in Gesellschaft
Leerer Magen	Heimliches Essen
Vermeidung von Nahrungsmitteln	Schuldgefühle aufgrund des Essens
Diätregeln	Angst, die Kontrolle über das Essen zu verlieren
Weight Concern Scale (5 Items)	**Shape Concern Scale (8 Items)**
Wunsch, abzunehmen	Angst vor Gewichtszunahme
Reaktion auf vorgeschriebenes Wiegen	Unzufriedenheit mit der Figur
Unzufriedenheit mit dem Gewicht	Gefühl, dick zu sein
Beschäftigung mit Figur oder Gewicht	Flacher Bauch
Wichtigkeit des Gewichts	Beschäftigung mit Figur oder Gewicht
	Wichtigkeit der Figur
	Unbehagen beim Betrachten des Körpers
	Unbehagen beim Entkleiden

2.9 Literatur

Arbeitsgemeinschaft Adipositas im Kindes- und Jugendalter (2009). S3-Leitlinie zur Therapie der Adipositas im Kindes- und Jugendalter. http://www.a-g-a.de/Leitlinies3.pdf.

Bryant-Waugh R, Cooper P, Taylor C, Lask B (1996). The use of the eating disorder examination with children: A pilot study. *International Journal of Eating Disorders, 19,* 391-397.

Chambers, W. J, Puig-Antich, J, Hirsch, M, Paez, P, Ambrosini, P. J, Tabrizi, M. A, Davies, M. (1985). The assessment of affective disorders in children and adolescents by semistructured interview: test-retest reliability of the Schedule for Affective Disorders and Schizophrenia for School-Age-Children, Present Episode Version. *Archives of General Psychiatry, 42,* 696-702.

Delmo, C, Weiffenbach, O, Gabriel, M, Poustka, F. (2000). K-SADS- PL. Kiddie-Sads-Present and Lifetime Version (DSM-III-R, DSM-IV-, ICD-10-Algorithmus). Screening Interview, 3th ed. Frankfurt a. M.

Deutsche Gesellschaft für Kinder- und Jugendpsychiatrie und Psychotherapie et al. (DGKJPP) (2007). Leitlinien zur Diagnostik und Therapie von psychischen Störungen im Säuglings-, Kindes- und Jugendalter. Deutscher Ärzte Verlag, 3. überarbeitete Aufl.

Fairburn, C, Beglin, S. (1994). The assessement of eating disorders: Interview or self-report questionnaire? *International Journal of Eating Disorders, 16,* 363-370.

Fairburn, C. G, Cooper, P. J. (1993). The Eating Disorder Examination (12th ed.). In: Fairburn, C. G, Wilson, G. T. (eds.). Binge eating. Nature, assessment, and treatment. New York: Guilford Press, 317-360.

Fairburn, C. G, Cooper, Z, Bohn, K, O'Connor, M. E, Doll, H. A, Palmer, R. L. (2007). The severity and status of eating disorder NOS: implications for DSM-V. *Behaviour Research and Therapy, 45,* 1705-1715.

Fichter, M. M, Quadflieg, N. (1999a). Strukturiertes Inventar für Anorektische und Bulimische Essstörungen nach ICD-10 (SIAB). Göttingen: Hogrefe.

Fichter, M. M, Quadflieg, N. (1999b). Six-year course and outcome of anorexia nervosa. *International Journal of Eating Disorders, 26,* 359-385.

Fichter, M. M, Quadflieg, N. (2001). Das Strukturierte Inventar für anorektische und bulimische Essstörungen nach DSM-IV und ICD-10 zur Expertenbeurteilung (SIAB-EX) und dazugehöriger Fragebogen zur Selbsteinschätzung (SIAB-S). *Verhaltenstherapie, 11,* 314-325.

Fichter, M. M, Quadflieg, N. (1997). Six-year course of bulimia nervosa. International *Journal of Eating Disorders, 22,* 361-384.

Fichter, M. M, Herpertz, S, Quadflieg, N, Herpertz-Dahlmann, B. (1998a). Structured interview for anorexic and bulimic disorders for DSM-IV and ICD-10: Updated (third) revision. *International Journal of Eating Disorders, 24,* 227-249.

Fichter, M. M, Quadflieg, N, Gnutzmann, A. (1998b). Binge eating disorder: Treatment outcome over a 6-year course. *Journal of Psychosomatic Research, 44,* 385-405.

Garner, D. M. (1991). Eating Disorder Inventory-2. Odessa, FL: Psychological Assessment Resources.

Garner, D.M, Olmstead, M.P, Polivy, J. (1983). Development and validation of a multidimensional eating disorder inventory for anorexia nervosa and bulimia. *International Journal of Eating Disorders, 2 (2),* 15- 34.

Golden, N. H, Jacobson, M. S, Sterling, W. M, Hertz, S. (2008). Treatment goal weight in adolescents with anorexia nervosa: use of BMI percentiles. *Int J Eat Disord, 41 (4),* 301-306.

Hebebrand, J. (2009). Diagnostic Issues in Eating Disorders and Obesity. Child and *Adolescent Psychiatric Clinic of North America, 18 (1),* 1-16.

Hebebrand, J, Himmelmann, G. W, Heseker, H, Schäfer, H, Remschmidt, H. (1996). Use of percentiles for the body mass index in anorexia nervosa: diagnostic, epidemiological and therapeutic considerations. *International Journal of Eating Disorders, 19,* 359-369.

Herpertz-Dahlmann, B. (2009). Adolescent Eating Disorders: Definitions, Symptomatology, Epidemiology and Comorbidity. *Child and Adolescent Psychiatric Clinic of North America, 18 (1),* 31-47.

Hilbert, A. (im Druck). Eating Disorder Examination für Kinder: Deutschsprachige Übersetzung (Bd. 03). Münster: Verlag für Psychotherapie. http://www.vfp-muenster.de/publikationen/online.html).

Hilbert, A. (im Druck). Eating Disorder Examination-Questionnaire für Kinder: Deutschsprachige Übersetzung (Bd. 04). Münster: Verlag für Psychotherapie. http://www.vfp-muenster.de/publikationen/online.html).

Hilbert, A. (im Druck). Child Eating DisorderExamination-Questionnaire. In: Barkmann, S, Schulte-Markwort, M, Brähler, E. (Hrsg.): Fragebögen zur Diagnostik psychischer Störungen des Kindes- und Jugendalters. Göttingen: Hogrefe.

Hilbert, A, Hartmann, A, Czaja, J. (2008). Child Eating Disorder Examination-Questionnaire: Psychometrische Eigenschaften der deutschsprachigen Übersetzung. *Klinische Diagnostik und Evaluation, 1,* 447-463.

Hilbert, A, Tuschen-Caffier, B, Karwautz, A, Niederhofer, H, Munsch, S. (2007). Eating Disorder Examination – Questionnaire: Evaluation der deutschsprachigen Übersetzung. *Diagnostica. 53,* 144-154.

Hilbert, A, Tuschen-Caffier, B. (2006). Eating Disorder Examination: Deutschsprachige Übersetzung. Münster: Verlag für Psychotherapie (http://www.vfp-muenster.de/publikationen/online.html).

Hilbert, A, Tuschen-Caffier, B. (2006). Eating Disorder Examination- Questionnaire: Deutschsprachige Übersetzung. Münster: Verlag für Psychotherapie (http://www.vfp-muenster.de/publikationen/online.html).

Hilbert, A, Tuschen-Caffier, B, Ohms, M. (2004). Eating Disorder Examination: Deutschsprachige Version des strukturierten Essstörungsinterviews. *Diagnostica, 50,* 98-106.

Hiller, W, Zaudig, M, Mombour, W. (1997). IDCL – Internationale Diagnosen Checklisten für ICD-10 und DSM-IV. Bern: Hans Huber.

Kaufman, J, Birmaher, B, Brent, D, Rao, U, Flynn, C, Moreci, P. et al. (1997). Schedule for Affective Disorders and Schizophrenia for School-Age Children-Present and Lifetime Version (K-SADS-PL): Initial Reliability and Validity Data. Journal of Amer *Academy of Child & Adolescent Psychiatry 36 (7),* 980-988.

Kaufman, J, Birmaher, B, Brent, D. A, Ryan, N. D, Rao, U. (2000). K-SADS-PL. *Journal of the American Academy of Child and Adolescent Psychiatry, 39,* 1208.

Margraf, J, Schneider, S, Ehlers, A. (1994). Diagnostisches Interview bei psychischen Störungen (DIPS). Berlin: Springer.

Morgan, J. F, Reid, F, Lacey, J. H. (1999). The SCOFF questionnaire: assessment of a new screening tool for eating disorders. *BMJ, 319,* 1467-1468.

Paul, T, Thiel, A. (2004). EDI-2. Eating Disorder Inventory-2. Göttingen: Hogrefe.

Pudel, V, Westenhöfer, J. (1989). Fragebogen zum Essverhalten (FEV). (1 ed.) Göttingen: Hogrefe.

Poskitt, E. M. (1995). Defining childhood obesity: the relative body mass index (BMI). European Childhood Obesity group. *Acta Paediatrica, 84 (8),* 961-963.

Rathner, G, Rainer, B. (1997). Normen für das Anorexia-Nervosa-Inventar zur Selbstbeurteilung bei weiblichen Adoleszenten der Risikogruppe für Essstoerungen. Zeitschrift für Klinische Psychologie. *Psychiatrie und Psychotherapie, 45 (3),* 302-318.

Rathner, G, Waldherr, K. (1997). Eating Disorder Inventory-2: Eine deutschsprachige Validierung mit Normen für weibliche und männliche Jugendliche. *Zeitschrift für Klinische Psychologie, Psychiatrie und Psychotherapie, 45,* 157-182.

Schäfer, H. et al. (1996). Body weight in acute anorexia nervosa and at follow-up assessed with percentiles for the body mass index: implications of a low body weight at referral. *International Journal of Eating Disorders, 19,* 347-357.

Salbach-Andrae, H, Schneider, N, Holzhausen, M, Frieler, K, Bohnekamp, I, Thiels, C. et al. (2008). The German version of the Anorectic Behavior Observation Scale (ABOS) European Child and Adolescent Psychiatry, Epub 2009 Jan 22.

Salbach-Andrae, H, Schneider, N, Bürger A, Pfeiffer, E, Lehmkuhl, U, Holzhausen. M. (2010). Psychometrische Gütekriterien des Eating Disorder Inventory (EDI-2) bei Jugendlichen. *Zeitschrift für Kinder- und Jugendpsychiatrie 38 (3),* 219-228.

Schneider, S, Unnewehr, S, Margraf, J. (2008). Kinder-DIPS: Diagnostisches Interview bei psychischen Störungen im Kindes- und Jugendalter. Berlin: Springer.

Stunkard, A.J, Messick, S. (1985). The three-factor eating questionnaire to measure dietary restraint, disinhibition and hunger. *Journal of Psychosomatic Research, 29,* 71-83.

Thiel, A, Jacobi, C, Horstmann, S, Paul, Th, Nutzinger, D. O, Schüßler, G. (1997). Eine deutschsprachige Version des Eating Disorder Inventory EDI 2. *Psychotherapie, Psychosomatik, medizinische Psychologie, 47,* 365-376.

TODAY Study Group (2007). Treatment options for type 2 diabetes in adolescents and youth: a study of the comparative efficacy of metformin alone or in combination with rosiglitazone or lifestyle intervention in adolescents with type 2 diabetes. *Pediatric Diabetes, 8,* 74-87.

Tuschen-Caffier, B, Pook, M, Hilbert, A. (2005). Diagnostik von Essstörungen und Adipositas. Göttingen: Hogrefe Verlag.

Vandereycken, W, Meermann, R. (2003). Anorectic Behavior Observation Scale. In: Magersucht und Bulimie. Ein Ratgeber für Betroffene und ihren Angehörigen, Bern: Huber, 36-37.

Wittchen, H-U, Semler, G, Schramm, E, Spengler, P. (1988). Diagnostik psychischer Störungen mit strukturierten und standardisierten Interviews: Konzepte und Vorgehensweisen. *Diagnostica, 34 (1),* 58-84.

Wittchen, H-U, Zaudig, M, Fydrich, T. (1997). Strukturiertes klinisches Interview für DSM-IV (SKID). Göttingen: Hogrefe.

Die therapeutische Beziehung zu Patientinnen mit der Diagnose einer Essstörung

Burkard Jäger, Stephan Herpertz, Harriet Salbach-Andrae, Ulrich Hagenah, Brunna Tuschen-Caffier

3

3.1 Therapiemotivation

Patientinnen mit der Diagnose einer Essstörung sind zum Zeitpunkt der Suche nach einer psychotherapeutischen Behandlung oder Erstvorstellung zumeist ambivalent hinsichtlich der Veränderung ihrer Essprobleme (z. B. Normalisierung ihres Essverhaltens vs. restriktives Essverhalten, um das Körpergewicht niedrig zu halten). Auch die Bereitschaft, mit der Essstörung einhergehende Gedanken und Gefühle offen zum Ausdruck zu bringen, ist zu Beginn der Behandlung – und zum Teil auch im gesamten Therapieprozess – ambivalent oder sogar gering ausgeprägt (z. B. kann es einer Patientin mit AN schwerfallen, ihren Stolz über ihr niedriges Körpergewicht zu thematisieren). Auch erleben Patientinnen im Verlauf ihrer häufig chronischen Erkrankung erfolglose Behandlungen nicht selten als Bestätigung ihrer negativen Sicht auf die eigene Person (z. B. Gefühle geringer Selbstwirksamkeit, Hoffnungslosigkeit, Selbstwertprobleme). Bei Patientinnen mit AN lassen sich nicht selten Überzeugungen mit identitätsstiftendem Charakter beobachten (z. B.: »Wenn ich dem Essen widerstehe, bin ich stark und kann stolz auf mich sein.«). Schamgefühle hindern nicht selten Patientinnen mit BN oder BES daran, über die Essstörungssymptomatik, deren Ausmaß und die damit verbundenen seelischen Probleme offen zu sprechen. Für Männer mit Essstörungen kann die Therapiemotivation ferner dadurch erschwert sein, dass sie vermeintlich unter einer »weiblichen« Störung leiden. Die genannten Beispiele machen deutlich, dass der Gestaltung der therapeutischen Beziehung bei Patientinnen mit Essstörungen eine wichtige Bedeutung zukommt.

3.2 Die Gestaltung der therapeutischen Beziehung

Vor dem Hintergrund der häufig ambivalenten Therapiemotivation dieser Patientinnen ist insbesondere zu Beginn der Behandlung eine empathische, wertungsfreie, nicht vorwurfsvolle Haltung gegenüber den Schilderungen ihrer Probleme angezeigt. Soweit die körperliche und/oder psychische Situation der Patientinnen kein unmittelbares Eingreifen notwendig macht (▶ Kap. 8 »Körperliche Folgeerkrankungen von Essstörungen« und ▶ Kap. 4 »Anorexia nervosa« [▶ Abschn. »Stationäre Behandlung« und Abschn. »Zwangsbehandlung« in 4.3.2]), sollte die Entwicklung eines tragfähigen Arbeitsbündnisses im Vordergrund stehen. Für dieses Ziel empfehlen die verschiedenen therapeutischen Ansätze konkrete Strategien zur Gestaltung der therapeutischen Beziehung (▶ Abschn. »Aus der Perspektive der Verhaltenstherapie« in 3.2.1 und ▶ Abschn. »Aus der Perspektive der tiefenpsychologischen Psychotherapie« in 3.2.2).

Wegen der drohenden Chronifizierung der Essstörungen mit ihren körperlichen und psychischen Komplikationen steht die Behandlungsmotivation im Vordergrund der ersten Gespräche. Dazu gehören eine ausführliche und sachliche Information über die Essstörung, einschließlich ihrer Risiken, ohne Ängstigung der Patientin. Insbesondere bei Patientinnen mit AN müssen kognitive Beeinträchtigungen aufgrund der Kachexie beachtet werden. Die Information über das Krankheitsbild sollte grundlegende Informationen über Klinik, Ursachen und Verlauf sowie die möglichen Komplikationen und Komorbiditäten beinhalten. Günstig ist es, wenn das vermittelte Krankheitsmodell inhaltlich die beabsichtigte Behandlung begründet. In einem ersten Gespräch, in dem die Patientinnen über Behandlungsmöglichkeiten informiert werden, sollten bereits die verschiedenen Alternativen aussichtsreicher Therapiemöglichkeiten skizziert werden (▶ Therapieabschnitte in Kap. 4 »Anorexia nervosa« [▶ Abschn. 4.2]; ▶ Therapieabschnitte in Kap. 5 »Bulimia nervosa« [▶ Abschn. 5.2.3 bis 5.2.7]; ▶ Kap. 6 »Binge-Eating-Störung« [▶ Abschn. 6.3.2 und 6.3.3]), wobei regionale Zugänglichkeiten berücksichtigt werden müssen.

Im Weiteren ist dann ein Konsens mit der Patientin über das weitere Vorgehen anzustreben und mit ihr gemeinsam ein Behandlungsplan zu besprechen. Es ist zumeist nützlich, ihr zu verdeutlichen, dass sie die wichtigen Therapieentscheidungen trifft und eine psychotherapeutische Behandlung auf ihre Veränderungswünsche und ihre Kooperation angewiesen ist.

Die Gestaltung der therapeutischen Beziehung ist auch bei der Behandlung von Kindern und Jugendlichen mit Essstörungen von besonderer Bedeutung. Da die Einbeziehung der Eltern bzw. Sorgeberechtigten in den therapeutischen Prozess als essenziell anzusehen wird, achtet der Therapeut darauf, sowohl mit dem Kind/Jugendlichen als auch mit den Eltern und gegebenenfalls mit weiteren Bezugspersonen eine tragfähige therapeutische Beziehung aufzubauen. Klinischen Erfahrungen zufolge kann es förderlich sein, wenn das Kind bzw. der/die Jugendliche wahrnimmt, dass die Beziehung zwischen Eltern/Sorgeberechtigten und Therapeut positiv ist. Der Therapeut sollte dabei aber stets darauf achten, dass er allparteilich ist. Das heißt, er sollte weder als Verbündeter der Eltern gegen das Kind bzw. den Jugendlichen noch als Verbündeter des Kindes bzw. Jugendlichen gegen die Eltern bzw. Sorgeberechtigten auftreten (Borg-Laufs 2009).

Kinder und Jugendliche mit Essstörungen werden oft auf Wunsch ihrer Eltern bzw. Sorgeberechtigten zur Behandlung »geschickt«, sodass nicht unbedingt davon ausgegangen werden kann, dass auch das Kind/der Jugendliche bereits zur Änderung der Essstörung bereit ist. Es kommt sogar vor, dass Eltern bzw. Sorgeberechtigte in Anwesenheit ihres Kindes sehr ausführlich das inadäquate Essverhalten thematisieren. Dies kann Scham- und Schuldgefühle seitens des Kindes bzw. Jugendlichen auslösen und sollte durch den Therapeuten verhindert werden.

Darüber hinaus wird Kindern bzw. Jugendlichen nicht selten durch Angehörige und Freunde vermittelt, wie gefährlich und unvernünftig ihr Essverhalten ist. Dies kann aber eher zu Reaktanz auf Seiten der betroffenen Kinder/Jugendlichen führen. Daher ist es – ähnlich wie bei der Behandlung von Erwachsenen – wichtig, dass die an einer Essstörung leidenden Kinder bzw. Jugendlichen in der Therapie erfahren, dass der Therapeut ihr gestörtes Essverhalten und ihr damit verbundenes Verhalten nachvollziehen kann und nicht verurteilt. Bei der Gestaltung der therapeutischen Beziehung ist ferner der Entwicklungsstand des Kindes/Jugendlichen zu berücksichtigen.

In der Regel sollte die therapeutische Haltung eine gewisse Gelassenheit gegenüber der Symptomatik zum Ausdruck bringen. Die Essstörung besteht zumeist seit Monaten oder Jahren, wozu nicht zuletzt auch die nicht zu unterschätzende Kompensationsfähigkeit des menschlichen Organismus gegenüber Hungerzuständen beiträgt. Ausgenommen sind akute körperliche bzw. psychische Gefährdungssituationen, z. B. bei Patientinnen mit AN, die nicht selten mit einer unzureichenden Entscheidungsfähigkeit einhergehen. In einem solchen Fall muss der Therapeut auch die Möglichkeit der Zwangsbehandlung in Erwägung ziehen (Thiel u. Paul 2008; ▶ Abschn. »Zwangsbehandlung« in 4.2.3).

Sowohl die ambulante als auch die stationäre Behandlung von Patientinnen mit Essstörungen stellen sich derzeit in Deutschland immer noch unzureichend dar. Die oft langen Wartezeiten machen eine Interimsversorgung notwendig. In der Regel ist es der Hausarzt, auf den in dieser Zeit, ähnlich einem Case-Manager, die Aufgabe zukommt, die Patientin durch die verschiedenen Versorgungsbereiche zu führen und eventuell nach Behandlungsalternativen zu suchen. Dabei sollten sich die hausärztlichen Bemühungen darauf richten, eine weitere Gewichtsabnahme zu vermeiden. Viele Patientinnen wollen eine solche Zeit nutzen, es »doch alleine zu schaffen«. Ein derartiger Versuch kann – die somatische Stabilität vorausgesetzt – befürwortet werden, sollte aber realistischerweise durch verbindliche »Kontrolltermine«, z. B. nach vier und acht Wochen, begleitet werden. Ein solches »offenes Vorgehen«, das die Kompetenzen der Patientin einbezieht, ist oftmals die Voraussetzung für den Aufbau einer tragfähigen Therapiemotivation.

3.2.1 Aus der Perspektive der Verhaltenstherapie

Gesprächsführung in der diagnostischen Phase

In der Verhaltenstherapie (VT) wird angestrebt, vor Therapiebeginn eine ausführliche Diagnostik der Essstörungspathologie, der komorbiden psychischen Störungen und medizinischen Probleme zu erfassen (▶ Kap. 2 »Diagnostik von Essstörungen«). Ziel der diagnostischen Gespräche ist es aber auch, eine tragfähige Beziehung mit den Patientinnen aufzubauen. Hierfür werden spezifische Techniken eingesetzt. Den Beginn der diagnostischen Gespräche bildet das Erstgespräch, das insbesondere zum Ziel hat, einen guten Kontakt zur Patientin aufzubauen. Des Weiteren soll ein erster Eindruck von der Symptomatik gewonnen werden, danach werden die Patientinnen über das weitere Vorgehen (weitere diagnostische Erhebungen, Therapiestrategien, -ablauf) informiert. Damit es gelingt, einen guten Kontakt aufzubauen, setzt der Therapeut im Erstgespräch (wie auch in der gesamten Therapie) Strategien der Gesprächsführung ein, die der Entpathologisierung von Gedanken, Gefühlen oder Verhaltensweisen dienen, über die Patientinnen in der Regel nur ungern oder unter starken Scham- und Schuldgefühlen berichten (vgl. Frank u. Frank 2009). In ◘ Tab. 3.1 sind einige Beispiele dazu aufgeführt (► Abschn. 3.4: Anhang).

Erfahrungsgemäß führt das Entpathologisieren auf Seiten der Patientinnen dazu, dass sie offener über schwierige Themen (z. B. Essanfälle, Erbrechen) sprechen können. Zudem wird der Therapeut nun als jemand erlebt, der sich mit Essproblemen offensichtlich gut auskennt, wenn es ihm gelingt, detailliert Bespiele zu bringen. Dadurch wird vermutlich die Entwicklung einer vertrauensvollen Therapeut-Patientin-Beziehung gefördert.

Zum Abschluss des Erstgespräches werden die Patientinnen darüber informiert, dass sie sich zunächst einer umfassenden medizinischen und psychologischen Diagnostik unterziehen müssen, anhand derer abgeklärt wird, ob eine Psychotherapie erfolgversprechend ist. Ebenso kann auch erst nach der Diagnostik ein individueller Therapieplan erarbeitet werden. Mit der Durchführung der Diagnostik ist also noch keine Therapiezusage verbunden.

Gesprächsführung im Rahmen der kognitiven Vorbereitung auf die Psychotherapie

Nachdem die weiteren diagnostischen Erhebungen durchgeführt wurden (► Kap. 2 »Diagnostik von Essstörungen«), findet eine Sitzung zur kognitiven Vorbereitung auf die Behandlung statt. In dieser Sitzung werden der Patientin die wesentlichen diagnostischen Befunde zurückgemeldet, und gemeinsam wird ein Modell der Ätiologie der (individuellen) Essstörungsproblematik sowie der Veränderbarkeit (Therapiemodell) der Probleme erarbeitet (zur Vertiefung: Tuschen-Caffier et al. 2005). Bei der kognitiven Vorbereitung auf die Behandlung sollte der Therapeut eine Reihe von Regeln zur Gesprächsführung beachten, die erheblich zur Motivierung für eine Therapie beitragen können.

So ist darauf zu achten, dass die Patientin das Erklärungsmodell gut versteht und behalten kann und dass sie es außerdem glaubwürdig findet und für sich selbst annehmen kann (Fiegenbaum et al. 1992; Tuschen-Caffier et al. 2005). Bei der Vermittlung eines glaubwürdigen Erklärungsmodells während der Sitzung zur kognitiven Vorbereitung auf die Therapie wird weitgehend interaktiv vorgegangen.

Die Patientinnen werden angeleitet, das Erklärungsmodell anhand eigener Beispiele durchzuspielen. Sie werden durch konkrete Fragen zu eigenen Schlussfolgerungen angeregt und nicht zuletzt ausdrücklich gebeten, ihre Bedenken, Zweifel und Fragen frei zu äußern und – wenn möglich – auch eigene Erfahrungen zu berichten, die mit dem Erklärungsmodell in Widerspruch zu stehen scheinen. Die Aufgabe des Therapeuten besteht dann darin, nach der Methode des geleiteten Entdeckens die offenen Fragen von den Patientinnen selbst beantworten zu lassen und die Kompatibilität ihrer Erfahrungen mit dem Modell zur Erklärung der Essstörung herauszuarbeiten. Bei der Gesprächsführung achtet der Therapeut darauf, mögliche Einwände zu antizipieren und in das Erklärungsmodell zu integrieren. Dies gilt auch für die Ableitung des Veränderungsmodells, das heißt für den Therapievorschlag. Die Patientinnen werden angeregt, ungeachtet der Umsetzbarkeit, zunächst so viele Ideen wie möglich zur Veränderung der Problematik zu generieren (z. B. weiterhin Diät halten und als »Ausgleich« gegenüber Mangelzuständen Vitamintabletten einnehmen; vielseitiger essen; mehr Sport treiben etc.). Anschließend werden sie aufgefordert, sich vorzustellen, dass sie ab sofort ihr Essverhalten in gesundheitsförderlicher Richtung verändern (z. B. regelmäßiger und ausgewogener essen), und sie werden dann nach ihren Erwartungen in Bezug auf kurz- und langfristige Folgen befragt. Dabei finden insbesondere Strategien der kognitiven Therapie Anwendung (z. B.: »Was spricht für bzw. gegen eine Gewichtszunahme?« etc.). Zum Abschluss des Gesprächs fasst der Therapeut die besprochenen Vor- und Nachteile für oder gegen die Therapie nochmals zusammen, greift die Bedenken der Patientin auf, zeigt Verständnis für ihre Bedenken und räumt – sofern dies ihr Gesundheitszustand erlaubt – eine Bedenkzeit ein, innerhalb derer sie sich für oder gegen die Therapie entscheiden kann. Die

Selbstständigkeit der Entscheidung, das wiederholte Abwägen der Vor- und Nachteile der Therapie auf der Grundlage einer detaillierten Information über die Anforderungen der Therapie sowie über mögliche Folgen bei Nichtbehandlung (z. B. Fortbestehen der Essstörung; gravierende körperliche Folgen wie Herzrhythmusstörungen bis hin zum Herzstillstand), ist eine gute Möglichkeit, um Eigenmotivation und Kooperationsbereitschaft auf Seiten der Patientinnen herzustellen.

Gesprächsführung im Verlauf einer verhaltenstherapeutischen Behandlung

Während der gesamten Therapie berücksichtigt der Therapeut bei seiner Gesprächsführung, dass Patientinnen mit Essstörungen in der Regel eine ambivalente Änderungsmotivation haben (z. B. die Essanfälle loswerden, aber nicht zunehmen wollen). Nicht nur, aber gerade auch sie reagieren häufig sozusagen mit Widerstand oder Reaktanz, wenn sie sich zu bestimmten Veränderungen gedrängt fühlen. So ist es beispielsweise für viele Patientinnen mit einer AN oder BN äußerst aversiv, gemeinsam mit dem Therapeuten eine Mahlzeit einzunehmen. Sie fühlen sich beobachtet, kontrolliert und unter Druck gesetzt, ihren Teller leer essen zu müssen. Sie setzen daher mehr oder weniger offensichtlich Vermeidungsstrategien ein (z. B. Termine hinauszögern oder absagen); ferner zeigen sie Reaktanz gegenüber den als unangenehm erlebten Veränderungsversuchen des Therapeuten, indem sie sich beispielsweise nicht an Vereinbarungen halten (z. B. weiterhin ausschließlich kalorienarme Nahrungsmittel essen). Der Therapeut sollte vermeiden, durch die Art seiner Gesprächsführung in die Rolle einer sanktionierenden Erziehungsperson zu rutschen und quasi mit »erhobenem Zeigefinger« darüber zu wachen, dass die Patientinnen den Empfehlungen Folge leisten. Stattdessen macht er immer wieder deutlich, dass letztlich die Patientin selbst für den Therapieerfolg und für das Tempo der Veränderungen verantwortlich ist. Entsprechend der Reaktanztheorie (zum Überblick vgl. Dickenberger et al. 1993; Eagly u. Chaiken 1993) ist zu erwarten, dass die Patientin ihre Überzeugungen und Ziele umso mehr verteidigen wird, je stärker sie sich vom Therapeuten zu einer Einstellungs- bzw. Verhaltensänderung gedrängt fühlt. Das bedeutet: Je stärker der Therapeut die Patientinnen argumentativ zu überzeugen versucht, desto mehr werden sie ihre Denk- und Argumentationsweise im Sinne eines »Bumerang-Effekts« dagegen absetzen. Dieser so genannte Widerstand kann konstruktiv aufgelöst werden, wenn der Therapeut die Gedanken, Gefühle, Ziele etc. der Patientin ernst nimmt, seine eigene Position relativiert und deutlich macht, dass ihre Sichtweise durchaus nachvollziehbar ist. Gleichzeitig werden eher beiläufig Informationen vermittelt, die die Motivation für Veränderung wecken können.

Beispiel

»Jeder anderen Patientin würde ich empfehlen, die Ernährung umzustellen, denn dadurch gehen die Essanfälle erfahrungsgemäß deutlich zurück. Aber Sie sind sich da ja ganz sicher, dass das bei Ihnen nicht helfen wird ... Und so, wie ich Sie einschätze, sagen Sie das ja nicht nur so daher, sondern Sie haben da bestimmt Erfahrungen gemacht oder Überlegungen angestellt, die Ihre Ansicht untermauern. Lassen Sie uns doch zunächst mal darüber reden ...«

(Weitere Beispiele zu dieser so genannten systemimmanenten Gesprächsführung im Rahmen der Kognitiven Therapie in: Tuschen-Caffier u. Florin 2002; Tuschen-Caffier 2005)

Therapeutische Aufgaben, beispielsweise Expositionen gegenüber der Figur oder ein veränderter Essstil, werden als Aufgaben eingeführt, anhand derer die Patientinnen mit Unterstützung des Therapeuten herausfinden können, inwiefern die in der kognitiven Vorbereitung erarbeiteten Erklärungsmuster angemessen sind. Ferner sollen die Verhaltensexperimente dazu dienen, Einflussmöglichkeiten auf die Wirkmechanismen ihrer Probleme zu erproben. Wenn therapeutische Aufgaben als Verhaltensexperimente vorgestellt werden, sind die Patientinnen häufig motivierter, auch stark angstbesetzte Änderungen (z. B. Veränderung des Essverhaltens in Richtung eines normalgesunden Essstils) auszuprobieren.

Bei »lästigen« therapeutischen Aufgaben (z. B. das kontinuierliche Ausfüllen von Ernährungsprotokollen) nimmt der Therapeut möglichst Gefühle (z. B. Ärger) und Verhaltensweisen (z. B. die Protokolle rückwirkend für die gesamte Woche ausfüllen) vorweg und betont, dass es in der Hand der Patientin liegt, ob sie die beste Therapie (das heißt maßgeschneidert auf ihre Problemlage) oder die zweit- bzw. drittbeste Therapie wählen möchte. Wichtig ist hierbei, dass der Therapeut dieses Konzept der Selbstverantwortung für seinen Therapieerfolg als therapeutische Haltung verinnerlicht hat und seinen Patientinnen so auch authentisch vermitteln kann.

Typisch für die Gesprächsführung in der Verhaltenstherapie ist demnach die aktive Berücksichtigung der Ziele, Wünsche, Gefühle und Gedanken der Patientinnen im gesamten Therapieverlauf. Dies gilt auch für die Phase der allmählichen Beendigung der Therapie (Hoffmann 2009). Der Therapeut zieht gemeinsam mit den Patientinnen Bilanz über die erreichten Therapieziele und über die gegebenenfalls noch erforderlichen therapeutischen Schritte. Entsprechend dem Grundkonzept der Verhaltenstherapie sollen die Patientinnen zu ihren eigenen Problemlösern werden und aktiv in den Prozess der Beendigung der Therapie einbezogen werden.

3.2.2 Aus der Perspektive der psychodynamischen Psychotherapie

Die Behandlung der AN und BN ist häufig eine Behandlung junger Menschen, speziell adoleszenter Mädchen oder junger Frauen, was erhebliche Behandlungsimplikationen nach sich zieht, insbesondere für die psychodynamisch wichtigen Übertragungsprozesse zwischen Therapeut und Patient (Fichter u. Herpertz 2008). Die Adoleszenz bzw. das junge Erwachsenenalter stellt eine erhebliche psychosexuelle und soziale Herausforderung dar. Die Konstituierung des Selbstbildes (-wertes) ist ein kontinuierlicher Prozess, der seinen Ausgang von der frühen Kindheit nimmt, sicherlich aber in der Lebensphase der Pubertät, Adoleszenz und des frühen Erwachsenenalters dem Individuum die anspruchsvollsten Entwicklungsschritte abverlangt. Im Hinblick auf die eigene, »private« wie auch berufliche Lebensgestaltung werden bedeutsame Entscheidungen gefordert, und die »erwachsene« Lebenserfahrung, dass jede Entscheidung für etwas auch eine Entscheidung gegen etwas bedeutet oder zumindest bedeuten kann, wird in den unterschiedlichsten Lebensbereichen spürbar. Umso folgerichtiger erscheint eine therapeutische Haltung, die zwischen einer reflektierten, engagierten Parteilichkeit und der notwendigen Abstinenz keine unüberbrückbaren Differenzen sieht und ein dynamisches Wechselspiel aus psychoedukativen und genuin psychotherapeutischen Behandlungsstrategien zulassen kann. Dazu gehört neben der empathischen Solidarisierung auch das Sprechen eines »Machtworts« im Sinne einer strukturierenden Maßnahme. Auch kann die Hilfs-Ich-Funktion des Therapeuten bei wichtigen Entscheidungsprozessen im Hier und Jetzt ebenso bedeutsam sein wie die Deutung und das Durcharbeiten repetitiver neurotischer, insbesondere interpersoneller Verhaltensmuster. Der für diese Lebensphase charakteristische Autonomie-Abhängigkeit-Konflikt und die damit einhergehende ambivalent erlebte Vater- bzw. Mutterbeziehung finden sich in der Regel in der therapeutischen Beziehung wieder und können produktiv genutzt werden. Gerade die unspezifischen Prädiktorvariablen des Psychotherapieprozesses wie Interesse, Neugierde, Engagement, Authentizität und Verlässlichkeit werden auf dem Hintergrund der Elternübertragung einer sehr kritischen Prüfung unterzogen (»Gilt mir wirklich das Interesse, ist es echt, kann ich mich auf sie oder ihn verlassen?«).

Erhebliche Konflikte des Selbstwerterlebens, wie sie für Menschen mit Essstörungen pathognomonisch sind, bedürfen einer ressourcenorientierten Psychotherapie. Weniger die Defizite in der bisherigen Entwicklung sind aufzugreifen, sondern die Fähigkeiten und bisher erbrachten Leistungen sind hervorzuheben. Gleichzeitig gilt es, die Genese der Selbstwertproblematik, die in der Regel in interpersonellen Konflikten, insbesondere mit den Eltern, zu suchen ist (hohe Leistungserwartungen, »Anerkennung und Zuneigung kann ich nur mittels Leistung bekommen«) herauszuarbeiten, um letztlich auch korrektive Erfahrungen machen zu können. Eine wohlwollende, die Ressourcen der Patientin fördernde (z. B. väterliche oder mütterliche) Übertragungsbeziehung bietet die Möglichkeit, positive Korrekturen im Selbstwerterleben zu machen, die dann aus der Therapie in andere Beziehungen transferiert werden können.

Ein wichtiges Therapieelement psychodynamischer Behandlungsmethoden ist die produktive

Nutzung (z. B. Durcharbeiten) der Symptombildung als Ausdruck der Wiederholung des Konfliktgeschehens in der therapeutischen Beziehung. Der Starvation und Gewichtsabnahme als Kernsymptome der Magersucht sind aber enge Grenzen gesetzt, und sie können für den therapeutischen Prozess nur bedingt genutzt werden. Strukturgebende Handlungselemente (z. B. ein Behandlungsvertrag mit einem vor der Behandlung zu definierenden Zielgewicht) sind sowohl vor dem Hintergrund der passager biologischen als auch der strukturellen Störungsanteile unabdingbare Voraussetzungen für den Behandlungserfolg.

Unter Anwendung des psychoanalytischen Konstrukts des »Arbeitsbündnisses« (Greenson 1989) sind »Vertragsverstöße« etwa im Sinne einer Unterschreitung des Vertragsgewichts besprechbar und auf ihren Zusammenhang mit aktuellen, psychodynamisch verstehbaren Konflikten zu thematisieren. Jede Änderung des Vertrags, etwa durch implizite oder explizite Akzeptanz eines gegenüber dem initialen Vertragsgewicht niedrigeren Körpergewichts, kommt allerdings seiner Infragestellung gleich. Die Folge ist eine Verunsicherung nicht nur der anorektischen Patientin, sondern auch des Therapeuten im Hinblick auf den »anorektischen Sog«, der in der Regel mit schwerwiegenden Störungen auch auf der therapeutischen Beziehungsebene einhergeht (Herpertz 2006).

Im Fall der BES muss für das zumeist gleichzeitig bestehende, oft deutliche Übergewicht ein eigenständiger Einfluss auf die therapeutische Beziehung (Übertragung, Gegenübertragung) angenommen werden. Auf den therapeutischen Prozess bezogen, dürften diese Einflussvariablen bisher kaum untersucht worden sein, jedoch werden die nicht selten auch unbewussten gesellschaftlichen Vorurteile und Diskriminierungen gegenüber adipösen Menschen wahrscheinlich auch vor Psychotherapeuten nicht Halt machen. Auch dürfte das Krankheitsverständnis sowohl des Therapeuten als auch der Patientin den Therapieprozess entscheidend beeinflussen, insbesondere wenn sie divergent sind. Monokausale Erklärungsmodelle (»Willenssache« vs. »schwere Knochen«) sowohl von Seiten des Therapeuten als auch von Seiten der Patientinnen sind nicht zielführend und laufen Gefahr, die Patientinnen entweder zu entmutigen oder ihnen jegliche Verantwortung und damit auch Selbstwirksamkeit abzusprechen. Für die psychotherapeutische Arbeit gilt vielmehr, zusammen mit der Patientin den Rahmen zu bemessen, innerhalb dessen eine Gewichtsabnahme und -stabilisierung möglich ist (Körpergewicht der Eltern und Großeltern, Beginn der Adipositas, Anzahl bisheriger frustraner Gewichtsreduktionsmaßnahmen etc.). Auch sollten psychische Störungen und intra- bzw. interpsychische Konflikte im Hinblick auf Ursache und Folge abgeklärt werden, um schließlich die Patientinnen in ihrem Selbstwerterleben als übergewichtige bzw. adipöse Menschen zu stärken. Gerade im Hinblick auf die Selbstwirksamkeit als wichtige Determinante des Selbstwerterlebens der Patientinnen ist eine therapeutische Haltung von Vorteil, die weniger die Gewichtsabnahme, sondern vielmehr die Gewichtsstabilisierung favorisiert.

3.2.3 Informiertheit und Konsens vs. Zwangsmaßnahmen

In seltenen Fällen, die fast ausschließlich anorektische Patientinnen betreffen, kann aufgrund kognitiver Einschränkungen und Krankheitsfolgen nicht mehr von einer folgenorientierten Entscheidungsfähigkeit ausgegangen werden. Hier müssen die Behandlungsentscheidungen durch andere Personen übernommen werden (in der Regel durch den Arzt). Auch diese Zwangsmaßnahmen (via Unterbringung nach PsychKG, die Einrichtung einer Betreuung oder die Einbeziehung psychosozialer Dienste, ▶ Abschn. »Zwangsbehandlung« in 4.2.3) sollten der Patientin selbstverständlich erläutert werden.

Kindern und Jugendlichen sollten ebenfalls alle notwendigen Behandlungsschritte erläutert werden und ihr Einverständnis angestrebt werden. Verweigern minderjährige Patientinnen die Behandlung, so kann eine Behandlung auch ohne explizites Einverständnis eingeleitet werden. Ein solches Vorgehen muss allerdings durch eine zu beantragende familienrichterliche Genehmigung nach § 1631b BGB legitimiert werden (▶ Abschn. »Zwangsbehandlung bei Kindern und Jugendlichen« in 4.2.3).

3.3 Die Rolle der Angehörigen

Eine Essstörung birgt immer auch interpersonelle Probleme (Auswirkungen auf Familienangehörige, Partner und Freunde). Häufig ist von dysfunktionalen Interaktionsmustern zwischen der essgestörten Patientin und den anderen Mitgliedern der (Herkunfts-)Familie auszugehen. Bei allen essgestörten Patientinnen sind daher bereits im Rahmen der Diagnostik diese wechselseitigen Einflüsse im jeweiligen familiären Kontext abzuklären.

Angehörige und Partner stehen einer Essstörung häufig hilflos und verzweifelt gegenüber. Diese Hilflosigkeit ist oft kein guter Ratgeber bei dem Versuch, sich »richtig« und hilfreich zu verhalten, und führt nicht selten zu heftigen Schuldgefühlen und/oder aggressiven, vorwurfsvollen Einstellungen gegenüber der essgestörten Patientin.

Die Einbeziehung von Angehörigen in die Therapie sollte ungeachtet der therapeutischen Ausrichtung unter Berücksichtigung des Alters der Patientin, ihrer zwischenmenschlichen Beziehungen (Familie, Partnerschaft) und des Gefährdungsgrades der Essstörung frühzeitig erwogen werden. Die Einbeziehung von Angehörigen bietet zudem die Chance, fremdanamnestische Informationen zu erhalten. Bei Kindern und Jugendlichen gehört die Integration der Eltern in den therapeutischen Prozess zu den wesentlichen Pfeilern der Behandlung.

Die Information von Angehörigen hat eine wichtige, insbesondere entängstigende Funktion für die Behandlung. Schon im Vorfeld der Therapie benötigen Angehörige Informationen, um effektiv kooperieren zu können. Die Informationen sollten in der Regel im Beisein der Betroffenen gegeben werden und können Folgendes beinhalten:

- die Ursachen von Essstörungen,
- die aufrechterhaltenden Bedingungen,
- die Prognose und den zu erwartenden Verlauf,
- die körperlichen Risiken und möglichen Folgeschäden,
- adäquate Behandlungsmöglichkeiten,
- die individuelle Behandlungsplanung,
- Methoden von Psychotherapie,
- Risiken und mögliche Nebenwirkungen der Behandlung,
- Empfehlungen für den Umgang mit der Patientin.

Die Bundeszentrale für Gesundheitliche Aufklärung stellt vielfältige Informationen für Angehörige als Broschüren wie auch im Internet bereit (www.bzga-essstoerungen.de). Über Angehörigenthemen bei einer Vielzahl psychischer Erkrankungen informiert z. B. der Bundesverband der Angehörigen psychisch Kranker (BApK, http://www.bapk.de). Im Buchhandel sind Patientinnen- und auch Angehörigenratgeber erhältlich. In vielen großen Städten gibt es Kontakt-, Informations- und Beratungsstellen im Selbsthilfebereich, die Listen und Kontaktmöglichkeiten von Selbsthilfegruppen zur Verfügung stellen. Auch viele Internet-Portale zu Essstörungen bieten sinnvolle Informationen. Allerdings sind andere Internet-Portale auch kritisch zu hinterfragen. Im Falle psychischer Belastung, Überforderung oder eigener psychischer Störungen kann auch für Angehörige eine professionelle Hilfe sinnvoll sein.

3.4 Anhang: Tabellen

Tab. 3.1 Beispiel für Aspekte der Gesprächsführung im Rahmen der Strategie »Entpathologisierung« (Mod. nach Tuschen-Caffier et al. 2005)

Art des Problems	Beispiele für Entpathologisierung
Erfolglose Versuche der Gewichtsreduktion bei Adipositas	Hinweis auf genetische Aspekte, die es schwerer machen, ein bestimmtes Gewicht zu erzielen oder zu halten
Diäten als Auslöser für BN	Diäthalten ist in unserer Gesellschaft weit verbreitet In den Medien werden ständig neue Diäten angepriesen
Mangelnde Bereitschaft, bei AN über das Essproblem zu reden	Hinweis darauf, dass das Verhalten sehr nachvollziehbar und verständlich ist, wenn man von den Eltern (dem Arzt etc.) geschickt wird Verbalisation von Gedanken und Gefühlen, die der Therapeut z. B. hätte, wenn er in der Lage der Patientin bzw. des Patienten wäre (z. B. Wut auf die Eltern, Skepsis, ob der Therapeut insgeheim ein »Komplize« der Eltern ist)
Essanfälle bei BN	Hinweis darauf, dass der Körper ganz normal reagiert: Zwischenzeitlich erhält er zu wenig Nahrung und ist mangelernährt, dann holt er sich, was er braucht
Stress als Auslöser für Essanfälle bei der BES	Essen ist zunächst ein »guter« Problemlöser: Man wird müde, man lenkt sich von unangenehmen Gefühlen ab, Essen schmeckt gut

3.5 Literatur

Borg-Laufs, M. (2009). Erstkontakt und Beziehungsgestaltung mit Kindern und Jugendlichen. In: Schneider, S.; Margraf, J. (Hrsg.). Lehrbuch der Verhaltenstherapie, Band 3: Störungen im Kindes- und Jugendalter. Berlin: Springer, 183-192.

Dickenberger, D.; Gniech, G.; Grabitz, H.-J. (1993). Die Theorie der psychologischen Reaktanz. In: Frey, D.; Irle, M. (Hrsg.). Theorien der Sozialpsychologie. Band 1: Kognitive Theorie (2. überarbeitete Auflage).

Eagly, A.; Chaiken, S. (1993). The psychology of attitudes. Fort Worth: Harcourt Brace Jovanovich College.

Fichter, M.; Herpertz, S. (2008). Störungsorientierte Psychotherapie bei anorektischen und bulimischen Essstörungen. In: Herpertz, S.; Caspar, F.; Mundt C. (Hrsg.): Störungsorientierte Psychotherapie. Elsevier Verlag, Urban & Fischer, 523-540.

Fiegenbaum, W.; Freitag, M.; Frank, B. (1992). Kognitive Vorbereitung auf Reizkonfrontationstherapien. In: Margraf, J.; Brengelmann, C. (Hrsg.): Die Therapeut-Patient-Beziehung in der Verhaltenstherapie. München: Röttger, 89-108.

Frank, M.; Frank, B. (2009). Das Erstgespräch in der Verhaltenstherapie. In: J. Margraf, J.; Schneider, S. (Hrsg.): Lehrbuch der Verhaltenstherapie. Band 1: Grundlagen, Diagnostik, Verfahren, Rahmenbedingungen (3. rev. Auflage). Göttingen: Hogrefe, 475-483.

Greenson, R. R. (1989): Technik und Praxis der Psychoanalyse. Stuttgart: Klett-Kotta.

Heatherton, T. F.; Baumeister, R. F. (1991). Binge eating as an escape from self-awareness. *Psychol Bull, 110,* 86-108.

Herpertz, S. (2006): Essstörungen. In: Reimer, C.; Rüger, U.: Psychodynamische Psychotherapie. Lehrbuch der tiefenpsychologisch fundierten Psychotherapieverfahren (3. Auflage). Springer Medizin, 319-329.

Herpertz, S.; de Zwaan, M. (2008): Psychotherapie der Adipositas – eine schwierige Beziehung. *Psychotherapie im Dialog, 9,* 326-329.

Hoffmann, N. (2009). Therapeutische Beziehung und Gesprächsführung. In: Margraf, J.; Schneider, S. (Hrsg.): Lehrbuch der Verhaltenstherapie. Band 1: Grundlagen, Diagnostik, Verfahren, Rahmenbedingungen (3. rev. Auflage). Göttingen: Hogrefe, 467-483.

Thiel, A.; Paul, Th. (2008). Zwangsbehandlung bei Anorexia nervosa. In: Herpertz, S.; de Zwaan, M.; Zipfel, S. (Hrsg.): Handbuch Essstörungen und Adipositas. Heidelberg: Springer Verlag, 232-235.

Tuschen-Caffier, B. (2005). Konfrontation mit dem eigenen Körperbild. In: Wittchen, H.-U.; Neudeck, P. (Hrsg.): Konfrontationstherapie bei psychischen Störungen. Theorie und Praxis. Göttingen: Hogrefe, 227-248.

Tuschen-Caffier, B.; Pook, M.; Hilbert, A. (2005). Diagnostik von Essstörungen und Adipositas. Göttingen: Hogrefe Verlag.

Tuschen-Caffier, B.; Florin, I. (2002). Teufelskreis Bulimie: Ein Manual zur psychologischen Therapie. Göttingen, Münster: Hogrefe & Verlag für Psychotherapie.

Anorexia nervosa

Almut Zeeck, Ulrich Cuntz, Armin Hartmann, Ulrich Hagenah, Hans-Christoph Friederich, Gaby Gross, Kristian Holtkamp, Stephan Zipfel

4.1 Krankheitsbild

4.1.1 Klinische Merkmale

Als »Anorexia nervosa« wird eine Erkrankung bezeichnet, bei der durch restriktives Essverhalten und andere Verhaltensweisen ein Gewichtsverlust herbeigeführt wird. Das Körpergewicht liegt mindestens 15 % unter dem für Geschlecht, Größe und Alter zu erwartenden Gewicht bzw. bei Erwachsenen unterhalb von 17,5 kg/m² (Body-Mass-Index, BMI). Bei Kindern und Jugendlichen ist die Verwendung des BMI bzw. das Gewichtskriterium von 17,5 kg/m² nicht angebracht. Vielmehr wird als Definitionskriterium hier ein Unterschreiten der 10. Altersperzentile vorgeschlagen (Herpertz-Dahlmann et al. 2005). Betroffene zeigen trotz bestehenden Untergewichts eine deutliche Angst, zu dick zu sein, und/oder ein ausgeprägtes Bestreben nach »Schlankheit«.

Um das Körpergewicht niedrig zu halten oder zu reduzieren, wird die Nahrungszufuhr eingeschränkt – durch eine Beschränkung der Nahrungsmenge oder eine selektive Nahrungsauswahl (Vermeidung von Fetten bzw. Kohlenhydraten). Hinzu kommen können exzessive sportliche Betätigung, selbstinduziertes Erbrechen oder Abführmittelmissbrauch. Viele Patientinnen[1] entwickeln Essrituale, die am häufigsten in langsamem Essen, dem Kleinschneiden von Nahrung und einer festgelegten, hochselektiven Zusammenstellung der Nahrungsmittel bestehen.

Die Nahrungsrestriktion hat Folgen auf der körperlichen und der psychischen Ebene. Durch den Starvationszustand kommt es zu einer Störung des endokrinen Systems, die bei Frauen unter anderem in einem Sistieren der Monatsblutung ihren Ausdruck findet. Bei Kindern kann es zu einer Verzögerung der Pubertät mit einem Ausbleiben der Menarche und einer Stagnation der körperlichen Entwicklung kommen. Auf der psychischen Ebene herrscht zu Beginn nicht selten ein positives Gefühl von Leichtigkeit, Kontrolle und Euphorie vor, das später in Gleichgültigkeit, Reizbarkeit und eine depressive Stimmungslage übergeht. Das Körpererleben ist verändert: Während andere Menschen realistisch wahrgenommen werden können, wird der eigene Körper trotz und unabhängig vom Ausmaß des Untergewichts häufig als unförmig und »fett« erlebt.

Nicht selten beginnt die AN mit einem harmlos wirkenden Diätverhalten (oft: Weglassen von Süßigkeiten, vegetarische Ernährung). Auslöser können ein erster Auslandsaufenthalt, ein erstes Verliebtsein oder der Beginn zunehmender körperlicher Veränderungen in der Pubertät sein. Anerkennende Rückmeldungen anderer als Reaktion auf eine Gewichtsabnahme und vermehrte Aufmerksamkeit können als positive Verstärker wirksam werden. Sie treffen auf ein geringes Selbstwertgefühl und eine ausgeprägte Verunsicherung in der Phase des Erwachsenwerdens. Es stellt sich das Gefühl ein, dass eine erneute Gewichtszunahme unbedingt vermieden werden muss. Eine Kontrolle des Gewichts wird oft gleichgesetzt mit einem Gefühl, das eigene Leben wieder unter Kontrolle zu haben. Manchmal findet sich eine mehr oder weniger bewusste Angst vor den Anforderungen des Erwachsenwerdens bei gleichzeitig hohen Anforderungen an die eigene Leistungsfähigkeit.

Das nach außen sichtbare Untergewicht führt zu besorgten Reaktionen der Eltern und anderer Bezugspersonen. Die Gefährdung, die das Untergewicht mit sich bringt, wird von den Betroffenen selbst jedoch meist negiert, sodass es in Familien häufig zu ausgeprägten Spannungen kommt. Typischerweise suchen Patientinnen mit AN nicht aus eigenem Antrieb, sondern oft zunächst auf Druck anderer Personen professionelle Hilfe.

Die Erkrankung führt in der wichtigen Phase der Pubertät und Adoleszenz zu einem Sistieren der psychischen und körperlichen Entwicklung. Die Betroffenen verpassen wichtige soziale und sexuelle Erfahrungen und erleben Einbrüche bei ihrer schulischen und beruflichen Entwicklung. Bei chronischem Verlauf kann die AN zu einem Teil der Identität werden, der nur noch schwer aufzugeben ist.

Diagnostische Kriterien nach DSM-IV und ICD-10

Die diagnostischen Kriterien der AN sind ◘ Tab. 4.1 zu entnehmen (► Abschn. 4.4: Anhang). Es hat über

---

1 Es wird die weibliche Form verwandt, da zu 90 % Frauen/Mädchen unter einer Anorexia nervosa leiden. Die betroffenen Männer sind jeweils mit gemeint.

die Zeit unterschiedliche und mehrfach revidierte Klassifikationen von Essstörungen gegeben. Die Diskussion um eine möglichst angemessene und behandlungsrelevante Einteilung ist bis heute nicht abgeschlossen. Einzelne Kriterien, z. B. das Kriterium »Amenorrhoe«, ferner die Orientierung an einem Gewichtskriterium, das nur Alter, Größe und Geschlecht, aber nicht den Konstitutionstyp berücksichtigt, werden kritisiert (Garfinkel et al. 1996; Bartsch et al. 2003). Beumont und Touyz (2003) fordern, eine Schweregradeinteilung vorzunehmen, die die Schwere der Essstörung, die Beeinträchtigung psychosozialen Funktionierens und das Verlaufsstadium berücksichtigt (akute Episode, Teilremission, Rückfall, Chronifizierung). Hebebrand et al. (2004) schlagen stärker evidenzbasierte Kriterien vor und weisen darauf hin, wie sehr bei der AN physiologische und psychologische Auffälligkeiten in Abhängigkeit vom Ausmaß des Hungerzustands und seiner Chronizität interagieren. Sie kritisieren auch den im DSM gebräuchlichen Terminus »Weigerung, ein minimales Gewicht zu halten«, da hiermit ein bewusster, willentlicher Prozess impliziert wird.

Im Hinblick auf die Einteilung von Essstörungen kommt erschwerend hinzu, dass es im Verlauf der Erkrankung Übergänge zwischen den verschiedenen Formen von Essstörungen gibt, die von den Klassifikationssystemen nicht berücksichtigt werden. Vermutlich in ca. einem Drittel bis der Hälfte der Fälle geht eine AN später in eine BN über (Bulik et al. 1997a; Eddy et al. 2008a). Auch um die Einteilung der Subgruppen der AN gibt es eine Diskussion, die bis heute nicht abgeschlossen ist (Eddy et al. 2008a).

Besonderheiten bei Kindern und Jugendlichen

Die AN kann im Einzelfall bereits bei jungen Kindern ungefähr im achten Lebensjahr beobachtet werden (► Kap. 1). Bei adoleszenten Mädchen stellt die AN die dritthäufigste chronische Erkrankung dar (Nicholls u. Viner 2005). Die kindliche AN mit Beginn vor Eintritt der Pubertät (präpuberale Form) oder vor Eintritt der Menarche (prämenarchale Formen) geht häufig mit einem Stillstand oder einer Verzögerung der pubertären Entwicklung oder des Wachstums einher. Das Kriterium der Amenorrhoe im Zusammenhang mit einer endokrinen Störung auf der Hypothalamus-Hypophysen-Gonaden-Achse liefert wenig Anhaltspunkte bei jungen Patientinnen, die noch nie oder noch nicht regelmäßig ihre Periode hatten.

Bei Erkrankungsbeginn in der Kindheit oder zu Beginn der Adoleszenz wird die Gewichtsabnahme beziehungsweise fehlende Gewichtszunahme fast ausschließlich durch restriktives Essverhalten und/oder verstärkte körperliche Aktivität erzielt (Geist et al. 1998). Binge-Purging-Verhalten ist in dieser Altersgruppe deutlich seltener, was unter anderem auf noch geringe Autonomie im Alltag und eine höhere soziale Kontrolle durch das Umfeld (geregelte Mahlzeiten im Familienrahmen, erschwerter Zugang zur Beschaffung von Medikamenten) zurückgeführt werden kann. Dementsprechend muss das Binge-Purging-Verhalten in dieser Altersgruppe als besonders schwerwiegend bewertet werden. Bei kindlichen Patientinnen kann gelegentlich zusätzlich eine Einschränkung oder auch vollständige Verweigerung der Flüssigkeitsaufnahme beobachtet werden (Lowinger et al. 1999). Gewichtsphobische Ängste beziehen sich bei Kindern und Jugendlichen häufig weniger auf eine Gewichtsschwelle im engeren Sinne, sondern beispielsweise auf Kleidungsgrößen oder gemessenen Taillenumfang.

Da Kinder gegenüber Erwachsenen oder Jugendlichen über eine bedeutend geringere Fettmasse verfügen, sind die somatischen Folgen des Hungerns bei den frühen Essstörungsformen meist gravierender. Bei Kindern und Jugendlichen treffen die Hungerfolgen ferner eine besonders vulnerable Phase der Entwicklung mit möglichen Auswirkungen auf Knochendichte, Längenwachstum und Hirnreifung.

4.1.2 Komorbidität und Krankheitsverlauf

Komorbidität mit psychischen Erkrankungen

Bei der AN gibt es häufig eine Komorbidität mit anderen psychischen Erkrankungen, vor allem mit Depressionen, Angststörungen oder Zwangserkrankungen (O'Brien u. Vincent 2003). Ferner findet sich eine erhöhte Rate an Persönlichkeitsstörungen, wobei die Angaben stark schwanken (0 bis 58 %; Cassin u. von Ranson 2005; Bornstein 2001). Bei jugendlichen Patientinnen mit AN liegen nur wenige Studien zur psychischen Komorbidität vor, die aber auf ähnlich hohe Komordiditätsraten hindeuten (Zaider et al. 2000; Lewinsohn et al. 1993; Stein et al. 1997; Salbach-Andrae et al. 2008a).

Die Erfassung zusätzlicher Störungen ist für Hinweise auf die Ätiologie, die Art der Essstörungspathologie, den Behandlungserfolg und die Prognose bedeutsam (Lilenfeld et al. 2006). Die Beziehungen zwischen anorektischer Symptomatik und komorbiden Störungen sind jedoch komplex. Es ist bis heute ungeklärt, inwieweit komorbide Störungen Ursache oder Folge der AN oder aber Ergebnis eines gemeinsamen prädisponierenden Faktors sind. Im Verlauf kommt es zu einer wechselseitigen Beeinflussung, die in der Therapie berücksichtigt werden muss.

Die Angaben zur Prävalenz depressiver Störungen bei AN variieren stark mit Angaben von 31 bis zu 89 % (Godart et al. 2007). Godart et al. (2007) weisen auf die methodischen Einschränkungen und die Heterogenität der untersuchten Stichproben hin. Insgesamt wird eine Lebenszeitprävalenz von 40 % (im Vergleich zu 15,9 % in der Bevölkerung) angenommen. Der Starvationszustand scheint bei den hohen Prävalenzraten eine Rolle zu spielen, möglicherweise auch über die Exazerbation einer Prädisposition zu depressiven Reaktionen (O'Brien u. Vincent, 2003). Angaben zur Prävalenz von Zwangsstörungen liegen bei 15 bis 69 % für die Lebenszeitprävalenz (Serpell et al. 2002) und bei 5 bis 37 % für die Punktprävalenz in klinischen Stichproben (Herzog et al. 1992b; Thornton u. Russell 1997). Bulik et al. (1997b) diskutieren ferner die zentrale Rolle von Angst in der Ätiologie und Aufrechterhaltung der AN und anderer Essstörungen. Sie fanden bei 60 % der AN-Patientinnen eine Komorbidität mit Angsterkrankungen. Godart et al. (2002) weisen in ihrem systematischen Review jedoch darauf hin, dass aufgrund der derzeitigen Studienlage noch keine verlässlichen Angaben zur Komorbidität der AN und Angststörungen gemacht werden können.

Einige Studien untersuchten die Komorbidität von AN und Persönlichkeitsstörungen. Bei der restriktiven AN findet sich eine Assoziation mit vermeidenden, abhängigen und anankastischen Persönlichkeitsstörungen. Vor allem die Beziehung zwischen anankastischer Persönlichkeitsstörung und AN wird intensiv diskutiert (Serpell et al. 2002; Lilenfeld et al. 2006).

Andere Arbeiten beschäftigten sich mit dem Zusammenhang von Persönlichkeitszügen und anorektischer Psychopathologie. Insgesamt kann davon ausgegangen werden, dass die Art der Essstörung durch prämorbide Persönlichkeitszüge mit bestimmt wird. Bei der AN finden sich vergleichsweise hohe Werte für Perfektionismus und Konfliktvermeidung (»harm avoidance«), ein geringer ausgeprägtes Neugierverhalten und ein größeres Beharrungsvermögen (Cassin u. von Ranson 2005; für eine Untersuchung bei Kindern: s. Hueg et al. 2006).

Krankheitsverlauf

Der Verlauf der Erkrankung erstreckt sich in der Regel über mehrere Jahre und ist sehr variabel. Selten tritt eine Heilung in den ersten zwei Jahren ein. Die mittlere Dauer bis zu einer Heilung betrug in einer Studie von Herzog et al. (1997b) durchschnittlich sechs Jahre. Die vorliegenden Verlaufsstudien beziehen sich allerdings auf Patientinnen, die medizinische oder psychologische Hilfe in Anspruch nahmen. Es liegen kaum Daten zu unbehandelten Fällen vor, sodass die Rate an Spontanremissionen weitgehend unklar ist. Eine finnische Verlaufsuntersuchung an Zwillingskohorten zeigte, dass 50 % der Fälle von AN vom Gesundheitssystem gar nicht erfasst werden. Nach fünf Jahren zeigten 67 % ein normalisiertes Gewicht, bekamen ihre Menstruation wieder und gaben weder Essanfälle noch selbstinduziertes Erbrechen an (Keski-Rahkonen et al. 2007). Trotzdem zeigen viele Betroffene auch nach Remission der Essstörung im längerfristigen Verlauf noch deutliche Probleme im Bereich sozialer Integration und zwischenmenschlicher Beziehungen (Wentz et al. 2001).

In einer Übersichtsarbeit von Steinhausen (2002), in die 119 Studien mit 5590 Patientinnen eingingen, fanden sich Heilungsraten von knapp 50 %. 30 % der Patientinnen besserten sich bzw. wiesen noch eine Restsymptomatik auf, und bei 20 % kam es zu einem chronischen Verlauf. 60 % erreichten langfristig ein angemessenes Gewicht. Je länger die Katamnesezeiträume waren, desto mehr remittierte Patientinnen fanden sich (nach mehr als zehn Jahren 73 %), desto höher lag aber auch die Sterberate. In ein aktuelles Review von Berkman et al. (2007) gingen 22 Verlaufsstudien zur AN ein: Eine prospektive Kohortenstudie (Göteborg-Studie; N = 51) zeigte bei 50 % der Patientinnen ein gutes Ergebnis nach den Morgan-Russell-Kriterien (die Symptomschwere wird im Hinblick auf Nahrungsaufnahme, Menstruationsstatus, psychische und soziale Situation beurteilt); 10 % wiesen nach zehn Jahren einen chronischen Verlauf auf. Fallserien, die dieselben Kriterien verwandten, fanden ein gutes Ergebnis in 28 bis 58 % und ein schlechtes in 11 bis 42 % der Fälle (Katamnesezeiträume zwischen sechs und zwölf Jahren). Eine Schwierigkeit beim Vergleich von Studien ergibt sich aus unterschiedlichen Definitionen für Remission und Outcome (Pike 1998) sowie dadurch, dass in der Regel nur behandelte Patientinnen erfasst wurden.

Die AN zeigt insgesamt eine deutlich erhöhte Sterberate. Die standardisierte Sterberate in den ersten zehn Jahren nach Erstdiagnose beträgt 9,6, was ein ca. zehnfach erhöhtes Sterberisiko im Vergleich zur Normalbevölkerung bedeutet (Nielsen 2001). Die Sterberate liegt damit dreimal höher als bei anderen psychischen Erkrankungen. Sie ist in den meisten Fällen auf medizinische Komplikationen oder Suizide zurückzuführen. Allerdings werden diese Daten auch kritisch diskutiert (Palmer 2003). Eine schwedische Untersuchung von Patientinnen, die stationär behandelt worden waren, ergab Hinweise darauf, dass die Sterberaten zurückgehen. Die Autoren bringen dies mit einer verbesserten Versorgung in spezialisierten Einheiten in Zusammenhang (u. a. mit Ernährungsmanagement, Suizidprävention) (Lindblad et al. 2006).

Die Prognose von jungen Patientinnen hat sich in den letzten zwei Dekaden deutlich verbessert und scheint in den meisten Fällen günstiger zu sein als die bei erwachsenen Patientinnen (bei Steinhausen [2002] fand sich eine Remissionsrate von 57,1 %). Es liegt jedoch nur eine begrenzte Anzahl an Follow-up-Studien vor. In Einzelfällen ist eine vollständige Heilung nach einer ersten Episode zu beobachten, besonders, wenn die körperliche und soziale Entwicklung bis dahin unauffällig verlaufen ist und der Entwicklung der Essstörung ein identifizierbares, belastendes Lebensereignis (z. B. Verlust eines Familienmitgliedes) vorausgegangen war (North et al. 1997). In jüngeren 10-Jahres-Katamnesen (Herpertz-Dahlmann et al. 2001; Strober et al. 1997; Wentz et al. 2001) fanden sich bei Nachuntersuchungen von im Jugendalter erstmals stationär behandelten Patientinnen keine Todesfälle mehr.

Prädiktoren

In der Übersichtsarbeit von Berkman et al. (2007) wurden eine Komorbidität mit anderen psychischen Erkrankungen (Angst, Depression, Suchterkrankungen) und ein schlechtes psychosoziales Funktionsniveau als Prädiktoren für einen ungünstigen Verlauf identifiziert. Die Übersicht von Steinhausen (2002) bestätigte Komorbidiät als ungünstigen Faktor. Es erwiesen sich zusätzlich Essanfälle und Purging-Verhalten (selbstinduziertes Erbrechen, Abführmittelmissbrauch) sowie ein chronischer Krankheitsverlauf als prognostisch ungünstig.

Einzelne Arbeiten geben ferner Hinweise auf schlechtere Remissionsraten bei Patientinnen mit Persönlichkeitsstörungen (Herzog et al. 1992a) und bei Patientinnen, die einen sehr niedrigen BMI aufwiesen oder während der Ersthospitalisation geringe Gewichtszunahmen zeigten (Zipfel et al. 2000; Kächele et al. 2001).

In der Arbeit von Berkman et al. (2007) finden sich auch Hinweise darauf, dass ein geringeres Alter bei Krankheitsbeginn mit einer günstigeren Prognose verbunden ist; die Autoren betonen jedoch, dass die Studienlage zu dieser Variable mit Vorsicht zu bewerten sei. Es zeigen sich hinsichtlich des längerfristigen Verlaufs keine Unterschiede in Zusammenhang mit Geschlecht, Ethnizität oder kultureller Zugehörigkeit (Berkman et al. 2007).

In einer Studie von Herzog et al. (1997a) fand sich ein Hinweis auf die prognostische Bedeutung medizinischer Parameter: Hohes Serum-Kreatinin und niedriges Serum-Albumin waren mit einem schlechteren Verlauf assoziiert. Hebebrand et al. (1997) zeigten, dass ein BMI bei stationärer Aufnahme von 13 kg/m^2 und kleiner mit einem erhöhten Risiko für einen chronischen Verlauf und höherer Letalität verbunden ist.

Die Studie von Keel et al. (2002) zeigte, dass es bei Patientinnen mit schwerer Pathologie (geringeres psychosoziales Funktionsniveau, Komorbidität mit Persönlichkeitsstörungen) insgesamt zu einer höheren Inanspruchnahme medizinischer Leistungen kommt. Die Befunde von Milos et al. (2003) weisen in eine ähnliche Richtung: Patientinnen mit Komorbidität hatten mehr professionelle Kontakte und wurden in intensiveren Settings behandelt.

4.1.3 Ätiologie und relevante Umgebungsbedingungen

Bei der AN ist ätiologisch von einem multikausalen Geschehen auszugehen, wobei biologische (genetische Faktoren), psychische und Umweltfaktoren (familiär, kulturell) zusammenwirken (Jacobi et al. 2004). Die Untersuchung von Risikofaktoren, die für das ätiologische Verständnis bestimmend ist, wird bei der AN durch die niedrige Prävalenz der Erkrankung sehr erschwert. Bisherige longitudinale Untersuchungen erlauben in der Mehrzahl keine Beurteilung für das Vollbild der AN bzw. keine differenzielle Betrachtung für die einzelnen Essstörungsgruppen. Ferner ist bisher wenig über das Zusammenwirken sowie die Spezifität einzelner Risikofaktoren bekannt.

Hochrisikogruppen für die Erkrankung

Frauen zeigen ein etwa zehnfach höheres Risiko, an einer AN zu erkranken, als Männer (Übersichtsarbeit von Jacobi et al. 2004). Es finden sich Hinweise darauf, dass Frühgeburt und perinatale Komplikationen möglicherweise das Risiko für die Entwicklung einer AN erhöhen (z. B. Foley et al. 2001; Cnattingius et al. 1999; Favaro et al. 2006; Shoebridge u. Gowers 2000). Eine weitere Studie fand jedoch keine Häufung obstetrischer Komplikationen, aber eine erhöhte Rate an Kindsverlusten bei vorangegangenen Schwangerschaften und ein erhöhtes Ausmaß mütterlicher Besorgtheit (Shoebridge u. Gowers 2000). Die biologischen Mechanismen für diesen Zusammenhang sind bisher unklar. Freizeit- und Spitzensportler in den ästhetisch geprägten Sportarten wie Gymnastik, Ballett und Tanz sowie in den Ausdauersportarten (z. B. Langstreckenlauf) und Sportarten mit Gewichtsklassen (z. B. Boxen, Ringen) werden, basierend auf Querschnittserhebungen, als Risikogruppen für die Entwicklung einer AN angesehen (z. B. Sundgot-Borgen u. Torstveit 2004; Tseng et al. 2007; Garner et al. 1987).

Soziokulturelle Aspekte

AN ist eine Erkrankung, die kulturunabhängig nachweisbar zu sein scheint, wobei die Prävalenz in den westlichen Industrienationen größer ist als in nicht industrialisierten Ländern (Makino et al. 2004; Hoek et al. 2005, 1998). Soziokulturelle Modelle der Ätiologie von Essstörungen sehen vor allem die Verinnerlichung des in den westlichen Ländern propagierten extrem schlanken Schönheitsideals junger Frauen sowie die damit häufig assoziierte Unzufriedenheit mit dem eigenen Körper als Risikofaktor für die Entwicklung eines gestörten Essverhaltens bzw. einer Reduzierung der Nahrungsaufnahme (Stice u. Whitenton 2002). Prospektive Verlaufsuntersuchungen zeigen, dass junge Frauen, die mit dem eigenen Körper unzufrieden sind, ein erhöhtes Risiko für die Entwicklung eines gestörten Essverhaltens aufweisen (Killen et al. 1996; Ghaderi u. Scott 2001; The McKnight Investigators 2003). Der Nachweis, dass auch das Risiko für das Vollbild der AN zunimmt, konnte bisher in prospektiven Untersuchungen jedoch nicht erbracht werden.

Genetische und neurobiologische Aspekte

Die hohe Transmission der AN in Familien spricht für eine gemeinsame genetische Prädisposition. Die Heritabilität[2] der AN wird, basierend auf aktuellen Zwillingsstudien, zwischen 48 und 76 % geschätzt (z. B. Kortegaard et al. 2001; Klump et al. 2001; Wade et al. 2000; Bulik et al. 2006). Weibliche Angehörige ersten Grades zeigen im Vergleich zu Frauen ohne familiäre Belastung ein ca. elffach höheres Risiko, ebenfalls am Vollbild einer AN zu erkranken.

Molekulargenetische Untersuchungen deuten darauf hin, dass kein einzelner Gendefekt, sondern zahlreiche Gene in unterschiedlichem Ausmaß zur Ausbildung der verschiedenen phänotypischen Merkmale der AN beitragen (Bulik et al. 2000). Die derzeitige Befundlage zu Kandidatengenen der AN ist häufig uneinheitlich, für positive Befunde steht eine unabhängige Replikation noch aus. Als potenzielle Kandidatengene aufgrund bisheriger Untersuchungen werden bestimmte Rezeptorsubtypen des serotonergen ($5\text{-}HT_{1D}$, $5\text{-}HT_{2A}$), dopaminergen

2 Heritabilität ist ein Maß für die Erblichkeit von Eigenschaften.

(DRD_2, DRD_4) und opioiden (δ_1) Stoffwechselsystems sowie ein Polymorphismus des BDNF-Gens (brain derived neurotrophic factors) angesehen.

Neben den molekularbiologischen Untersuchungen eröffnet die funktionelle Bildgebung des Gehirns (PET, f-MRT) neue Möglichkeiten, die neurobiologischen Aspekte der AN besser zu verstehen. Bei gesundeten Patientinnen finden sich Veränderungen im serotonergen und dopaminergen Neurotransmittersystem im Bereich des präfrontalen und mesialen temporalen Kortex sowie des ventralen Striatums, die auf eine mögliche Dysregulation im Belohnungssystem und der Affektregulation hinweisen (Frank et al. 2005; Bailer et al. 2005; Frank et al. 2002; Bailer 2008).

Individuelle und entwicklungspsychologische Faktoren

Ein gestörtes Essverhalten (z. B. Fütterstörung) sowie vermehrte gastrointestinale Probleme im Säuglings- und Kleinkindalter sind mit einem erhöhten Risiko für die Entwicklung einer AN vergesellschaftet (Kotler et al. 2001; Rastam 1992; Marchi u. Cohen 1990).

Retrospektive Erhebungen machten deutlich, dass ein vermehrtes Schlankheitsstreben sowie ein restriktives Essverhalten der Entwicklung einer AN vorausgehen (Übersichtsarbeiten von Jacobi et al. 2004; Stice 2002; Striegel-Moore u. Bulik 2007). In Längsschnittuntersuchungen konnten bisher jedoch lediglich Zusammenhänge zwischen diesen Risikofaktoren und subklinischen Ausprägungen, nicht jedoch dem Vollbild der AN nachgewiesen werden (Patton et al. 1990, 1999; Killen et al. 1994, 1996; Ghaderi u. Scott 2001; Leon et al. 1995).

Patientinnen mit AN zeigen eine hohe psychische Komorbidität für Angsterkrankungen, einschließlich Zwangserkrankungen (▶ Abschn. »Komorbidität mit psychischen Erkrankungen« in 4.1.2), die in 54 bis 62 % dem Erkrankungsbeginn vorausgehen (Deep et al. 1995; Godart et al. 2000; Bulik et al. 1997b; Kaye et al. 2004). Die Repräsentativität der Ergebnisse ist aufgrund der retrospektiven Erhebung erkrankter bzw. gesundeter Patientinnen eingeschränkt. Ferner sind prämorbide Angsterkrankungen nicht als spezifischer Risikofaktor anzusehen, da sie auch im Vorfeld anderer psychischer Erkrankungen beobachtet werden.

Ein vermindertes Selbstwertgefühl bzw. negatives Selbstkonzept ist regelmäßig bei Patientinnen mit einer AN anzutreffen. Inwieweit ein negatives Selbstwertgefühl der Erkrankung vorausgeht und als ein Risikofaktor für das Auftreten einer AN abgesehen werden kann, ist aber noch weitestgehend unbekannt (Jacobi et al. 2004; Button et al. 1996).

Die Persönlichkeitsstruktur betreffend zeigte sich in longitudinalen Untersuchungen, dass eine prämorbide Persönlichkeitsstruktur mit Affektlabilität und Überwiegen negativer Affekte (Neurotizismus) ein Risiko für die Entwicklung einer AN darstellt (Cervera et al. 2003; Bulik et al. 2006). In retrospektiven Erhebungen war prämorbid gehäuft eine ängstlich-vermeidende sowie anankastische Persönlichkeitsstruktur zu beobachten (Rastam 1992; Lilenfeld et al. 2006; Cassin u. von Ranson 2005).

Aus entwicklungspsychologischer Sicht wird im Zusammenhang mit dem bevorzugten Beginn der Erkrankung in der Pubertät diskutiert, dass Mädchen, die eine AN entwickeln, bei der Bewältigung alterstypischer Entwicklungsschritte größere Schwierigkeiten haben. Bedeutsam in dieser Entwicklungsphase sind unter anderem die Auseinandersetzung mit der körperlichen Reifung und der damit verbundenen Veränderung des Körperbildes sowie die Identitätsbildung als Frau, die Lösung von primären Bezugspersonen und die Entwicklung eines autonomen, erwachsenen Selbst. Aus psychodynamischer Sicht wird die anorektische Symptombildung als dysfunktionaler Versuch einer Identitätsbildung, der Abgrenzung bzw. Autonomiebildung sowie der Befriedigung des Bedürfnisses nach Selbstkontrolle verstanden (Herzog et al. 2006b).

Familiäre Faktoren

Die bisherigen longitudinalen Untersuchungen erlauben keine Differenzierung, inwieweit bestimmte familiäre Strukturen und Interaktionen ein Risiko für die Entwicklung einer AN darstellen oder aber Folge der Erkrankung sind (Calam u. Waller 1998; Button et al. 1996; Attie u. Brooks-Gunn 1989). Querschnittserhebungen legen nahe, dass pathologische familiäre Strukturen und Funktionen eher mit der Schwere und der Chronizität der AN assoziiert und weniger ätiologisch bedeutsam sind (Jacobi et al. 2004).

Aufrechterhaltende Faktoren

Für das Erkrankungsbild der AN liegen bisher keine prospektiven Untersuchungen vor, die gezielt den Einfluss von potenziellen aufrechterhaltenden Faktoren bzw. deren experimentelle Veränderung im Hinblick auf den Symptomverlauf untersucht haben (Stice 2002). Angaben zu aufrechterhaltenden Faktoren für das Erkrankungsbild beruhen weitestgehend auf »Outcome«-Studien.

Die AN vom Purging-Typ sowie das Vorliegen einer komorbiden zwanghaften Persönlichkeitsstruktur sind häufiger mit einer ungünstigen Prognose bzw. Chronifizierung vergesellschaftet (Steinhausen 2002; Fichter et al. 2006; zu Verlaufsprädiktoren: ► Abschn. »Prädiktoren« in 4.1.2)

In familientherapeutischen Interventionsstudien konnte wiederholt nachgewiesen werden, dass pathologische familiäre Interaktionen mit einem negativen Outcome assoziiert sind (Herzog et al. 2000; Russell et al. 1987; Robin et al. 1999; Eisler et al. 2000). Eine histrionische Persönlichkeitsstruktur sowie eine gute Eltern-Kind-Beziehung hingegen gelten als prognostisch günstige Faktoren (Steinhausen 2002). Ferner scheinen die Folgen des Hungerzustandes (Starvation) entscheidend zur Aufrechterhaltung der Psychopathologie und Erkrankung beizutragen (Keys et al. 1950; Pietrowsky et al. 2002; Morris u. Dolan 2001).

4.2 Therapie

Für die Behandlung der AN gibt es in Deutschland grundsätzlich drei mögliche Behandlungssettings: das stationäre Setting, das teilstationäre/tagesklinische Setting und das ambulante Setting. Da der Heilungsprozess in der Regel einen Zeitraum von vielen Monaten – wenn nicht: Jahren – umfasst, macht er einen »Gesamtbehandlungsplan« erforderlich, bei dem unterschiedliche Settings chronologische Abschnitte der Therapie darstellen können. Die Prinzipien einer »stepped care« (d. h., die Entscheidung für ein intensiveres Setting ist dann gegeben, wenn das weniger intensive sich als nicht ausreichend erweist) sind häufig nicht angemessen, da schon zu einem frühen Zeitpunkt beispielsweise eine stationäre Therapie notwendig sein kann (Wilson et al. 2000). In der Regel finden sich Kombinationsbehandlungen mit mehreren Beteiligten: z. B. einem Psychotherapeuten, einem Hausarzt, einer Ernährungsberaterin oder einem Familientherapeuten. Es ist eine engmaschige Abstimmung unter diesen Behandlern sinnvoll, was jedoch aufgrund von fehlender Vernetzung der unterschiedlichen Behandlungsebenen häufig ein Problem ist. Problematisch ist ferner, dass Krankenkassen die Kosten für eine eigentlich erforderliche multimodale ambulante Therapie in der Regel nicht übernehmen. Ausnahmen sind einzelne regional organisierte integrierte Behandlungsverbünde. Probleme in der Versorgung in Deutschland bestehen hinsichtlich spezifischer Angebote für Patientinnen mit einem schweren, chronifizierten Verlauf der Erkrankung, der Behandlung von extrem untergewichtigen Patientinnen mit medizinischem Überwachungsbedarf sowie im Hinblick auf Angebote für Patientinnen, die zunächst für eine Behandlung motiviert werden müssten.

Bisher liegen kaum Daten zur Inanspruchnahme medizinischer Versorgungsleistungen durch Patientinnen mit AN vor. Darum ist kaum bekannt, inwieweit und in welcher Intensität anorektische Patientinnen ambulant, tagesklinisch und stationär behandelt werden. Internationale Studien hierzu sind meist geprägt durch die Versorgungslage in den jeweiligen Ländern und daher nur schwer vergleichbar. So stehen beispielsweise im Gegensatz zur amerikanischen Situation in Deutschland deutlich mehr spezialisierte stationäre und teilstationäre Behandlungsmöglichkeiten zur Verfügung.

Der bisher einzige Review-Artikel, der randomisierte kontrollierte Studien und Fallstudien zur langfristigen Wirksamkeit ambulanter versus stationärer Therapie der AN ausgewertet hat, kann aufgrund methodischer Mängel der verfügbaren Originalliteratur keine eindeutigen Aussagen treffen (Meads et al. 2001). Aktuell sind somit keine gesicherten empirischen Daten verfügbar, die eine evidenzbasierte Entscheidung für ein bestimmtes Setting in der Behandlung der AN leiten könnten (Striegel-Moore 2005; Fairburn 2005). Vandereycken (2003) zufolge ist die Wahl des Therapiesettings für AN-Patientinnen momentan vom klinischen Urteil einerseits und der Verfügbarkeit entsprechender Behandlungsplätze andererseits abhängig. In der Regel bedeutet dies in Deutschland bei einem Vollbild einer

AN mit ausgeprägtem Untergewicht zunächst eine stationäre Behandlung.

Vor dem Hintergrund der empirischen Befundlage und den Versorgungsrealitäten des jeweiligen Landes sind auch die Empfehlungen der britischen NICE-Guidelines (National Institute of Clinical Excellence 2004) und der American Psychiatric Association (APA) (American Psychiatric Association 2000, 2006) zu sehen. Der APA zufolge sollte die Entscheidung zu einer stationären Aufnahme von psychologischen und behavioralen Aspekten abhängig gemacht werden, etwa der rapiden oder anhaltenden Einschränkung der Nahrungsaufnahme, einer Gewichtsabnahme trotz intensiver ambulanter oder teilstationärer Interventionen, dem Auftreten zusätzlicher Stressoren, die mit einer Normalisierung des Essverhaltens interferieren (z. B. eine Virusinfektion) oder komorbider psychischer Probleme, die einer Krankenhauseinweisung bedürfen. Eine stationäre Behandlung wird demzufolge als eine Option betrachtet, die ab einer gewissen Schwere der Erkrankung angezeigt ist (Vandereycken 2003).

Patientinnen sollten grundsätzlich frühzeitig behandelt werden, wobei es um zwei Zielsetzungen geht: die Behandlung der akuten Symptomatik sowie das Vermeiden einer Chronifizierung.

Trotz intensiver therapeutischer Bemühungen weist die Mehrzahl der Patientinnen nach einer Behandlung zumindest noch Restsymptome der Erkrankung auf, was eine gute Nachsorge erforderlich macht. Auch sollte das Ende jeder AN-Behandlung Aspekte einer »Rückfallprophylaxe« beinhalten (Fairburn 2008). Patientinnen sollten unter anderem darauf vorbereitet werden, dass eine erneute Verstärkung der Symptomatik nach der Therapie auftreten kann, aber keine Katastrophe darstellen muss, wenn sie auf die in der Therapie erarbeiteten Bewältigungsmuster zurückgreifen können.

Empfehlung

- Die Behandlung sollte störungsorientiert sein und die körperlichen Aspekte der Erkrankung berücksichtigen (KKP).
- Ambulante, teilstationäre und stationäre Behandlungen sollten in Einrichtungen oder bei Therapeuten erfolgen, die Expertise in der Therapie mit Essstörungen haben und störungsspezifische Therapieelemente bereithalten (KKP).
- Patientinnen mit AN soll frühzeitig eine Behandlung angeboten werden, um eine Chronifizierung zu vermeiden (A).
- Bei der Behandlung sollte berücksichtigt werden, dass der Heilungsprozess in der Regel einen Zeitraum von vielen Monaten, wenn nicht: Jahren umfasst (KKP).
- Es sollte eine Kontinuität in der Behandlung angestrebt werden (KKP).
- Die beteiligten Stellen der Versorgung (niedergelassene Therapeuten, Beratungsstellen, Kliniken, Hausärzte) sollten sich um eine engmaschige Absprache und Kommunikation bemühen (KKP).
- Wegen eines erhöhten Risikos für Rückfälle erfordern Übergänge zwischen Settings (vor allem in weniger intensive Settings: stationär → ambulant) besondere Aufmerksamkeit und Vernetzung der Therapeuten, um die therapeutische Kontinuität zu erhalten (B).

4.2.1 Behandlungsziele

Die Ziele bei der Behandlung der AN sind eine Normalisierung des Körpergewichtes und Essverhaltens sowie eine Bewältigung psychischer Schwierigkeiten. Dies schließt eine Behandlung von körperlichen und psychischen Folgeerkrankungen mit ein (▶ Kap. 8 »Körperliche Folgeerkrankungen von Essstörungen«).

Bei Kindern und Jugendlichen geht es vorrangig um die Vermeidung einer Chronifizierung der Erkrankung sowie Hilfen bei der Bewältigung alterstypischer Entwicklungsaufgaben. Bei noch kurzer Krankheitsdauer hat die Normalisierung von Ernährung und Gewicht höchste Priorität. Da eine Krankheitseinsicht bei Kindern und jüngeren Jugendlichen zumeist sehr eingeschränkt ist, müssen die Sorgeberechtigten bzw. nahe Angehörige in der ersten Behandlungsphase wichtige Aufgaben und

Entscheidungen hinsichtlich der durchzuführenden Behandlung mit übernehmen und oft auch durchsetzen. Andererseits besteht eine wichtige Aufgabe der Adoleszenz darin, Autonomie zu entwickeln. Dies bedeutet bei zunehmender Stabilisierung von Gewicht und Essverhalten, die Konflikt- und Abgrenzungsfähigkeit der Patientinnen zu stärken und auch die Notwendigkeit von Konflikten mit nahen Bezugspersonen zu thematisieren.

4.2.2 Behandlungsvoraussetzungen

Motivation

Patientinnen mit AN stehen einer Veränderung ihres Gewichtes und Essverhaltens in der Regel hochambivalent gegenüber. Die psychischen Folgen von Hunger und Untergewicht (z. B. kognitive Beeinträchtigungen, Rigidität, Depressivität) beeinträchtigen die Fähigkeit zur Krankheitseinsicht, die Behandlungsmotivation und die Mitarbeit im therapeutischen Prozess (Connan u. Treasure 2000); die Symptome der Essstörungen werden häufig als weitgehend ich-synton wahrgenommen (Kaplan u. Garfinkel 1999; Vitousek et al. 1998). Blake et al. (1997) haben motivationale Aspekte bei AN-Patientinnen zum Zeitpunkt der Erstvorstellung zu einer Behandlung untersucht und fanden, dass sich die Hälfte gedanklich nicht mit einer möglichen Veränderung auseinandersetzte und auch nicht zu einer Verhaltensänderung bereit war. Entsprechend stellt der vorzeitige Therapieabbruch in der Behandlung der AN ein häufiges Problem dar (Mahon 2000). Ein therapeutischer Ansatz, der sich speziell der Verbesserung der Motivation anorektischer Patientinnen widmet, ist die »Motivational Enhancement Therapy«, die von Treasure und Ward (1997) entwickelt wurde. Insgesamt besteht ein großer Bedarf, strukturierte Programme zur Motivierung von Patientinnen mit AN in der Versorgungslandschaft in Deutschland zu etablieren, da niedergelassene Therapeuten und die meisten Kliniken nur ausreichend motivierten Patientinnen eine Behandlung anbieten.

Bei Kindern und Jugendlichen mindert die in dieser Altersgruppe noch begrenzte Introspektions- und Einsichtsfähigkeit die Bereitschaft zu einer Behandlung zusätzlich. Prinzipiell sollte bei allen notwendigen Behandlungsschritten ein Einverständnis der Jugendlichen angestrebt werden. Bei ausgeprägter krankheitsbedingter kognitiver Einengung durch den Starvationsprozess oder massiver Gewichtsphobie sollte bei noch nicht unmittelbar drohender vitaler Gefährdung eine Behandlung auch ohne explizites Einverständnis der Jugendlichen eingeleitet werden. In diesem Fall müssen die Personensorgeberechtigten aber eine familienrichterliche Genehmigung nach § 1631b BGB beantragen, die eine solche Behandlung legitimiert (► Abschn. »Zwangsbehandlung« in 4.2.3).

Dies führt zu einer krankheitsbedingten Einschränkung von Autonomie und muss häufig im späteren Verlauf mit den Jugendlichen, aber auch mit der Familie bearbeitet werden.

Empfehlung

- Patientinnen mit AN stehen einer Veränderung ihres Gewichtes und Essverhaltens in der Regel hochambivalent gegenüber. Das Arbeiten an der Motivation und Ambivalenz ist daher eine zentrale Aufgabe der Behandler und sollte über den gesamten Behandlungsprozess im Auge behalten werden (B).
- Bei Kindern und Jugendlichen sollten die Sorgeberechtigten bzw. nahe Angehörige ausführlich über die Erkrankung und Behandlungsmöglichkeiten informiert und in die Behandlung mit einbezogen werden (A).

Therapeutische Beziehung

Eine authentische, tragfähige Beziehung, in der der Therapeut bzw. das Behandlerteam ein deutliches Interesse für die Patientin als Individuum zeigt, ist essenziell für den Behandlungserfolg. Sie ist nicht hinreichend für eine Veränderung, aber notwendig und die Voraussetzung dafür, dass sich eine Patientin auf die Therapie einlassen kann.

Ziel ist die Zusammenarbeit zwischen Therapeut/Behandlerteam und Patientin bei der Identifizierung von Problemen und deren Lösung. Bei Patientinnen mit AN ist der Therapeut/das Behandlerteam in besonderer Weise gefordert, eine Balance zwischen empathischem Verstehen einerseits und

Grenzsetzung bzw. Konsequenz andererseits herzustellen. Bei therapeutischen Grenzsetzungen kann es zu heftigen emotionalen Reaktionen sowohl bei den Patientinnen als auch bei den Behandlern kommen, die vom Therapeuten/Behandlerteam wahrgenommen und professionell beantwortet werden müssen (▶ auch Kap. 3 »Die therapeutische Beziehung zu Patientinnen mit der Diagnose einer Essstörung«).

4.2.3 Behandlungssettings

Hausärztliche vs. fachpsychotherapeutische/-ärztliche Behandlung

Haus- und Fachärzten kommt eine wichtige Rolle bei der Ersterkennung und der begleitenden körperlichen Betreuung der AN zu. Sie sollten Betroffene dazu motivieren, eine fachpsychotherapeutische Behandlung aufzunehmen bzw. diese von medizinischer Seite zu unterstützen. Aufgrund der erheblichen körperlichen Komorbiditäten (▶ Abschn. »Komorbidität mit psychischen Erkrankungen« in 4.1.2) sollten Ärzte und Psychotherapeuten eng zusammenarbeiten und sich absprechen.

Empfehlung

- Haus- und Fachärzten kommt eine wichtige Rolle bei der Ersterkennung und der begleitenden körperlichen Betreuung der AN zu. Sie sollten Betroffene dazu motivieren, eine psychotherapeutische Behandlung aufzunehmen, und diese von medizinischer Seite unterstützen (KKP).
- Zur Beurteilung des medizinischen Risikos bzw. körperlicher Komplikationen sollten neben der Gewichtsentwicklung weitere Untersuchungsparameter wie Laborwerte und physische Zeichen beachtet werden (▶ Kap. 8 »Körperliche Folgeerkrankungen von Essstörungen«) (KKP).
- Patientinnen mit AN sollten in Abhängigkeit von der körperlichen Situation aktiv und regelmäßig zu Verlaufsuntersuchungen einbestellt werden (KKP).

Ambulante Behandlung

Die ambulante Behandlung bei AN sollte primär eine psychotherapeutische sein (▶ Kap. 4.2.4 »Psychotherapie«). Ergänzend sollte der Hausarzt ein körperliches Monitoring durchführen (▶ Kap. 4.3 »Begleitsymptome und psychische Komorbidität«). Das Hinzuziehen einer mit in der Behandlung von Patientinnen mit AN erfahrenen Ernährungsberaterin kann sinnvoll sein. Der ambulante Psychotherapeut stellt dabei die entscheidende Schnittstelle in der Behandlung dar. Die regelmäßige Gewichtskontrolle sollte vom Psychotherapeuten bzw. Ambulanzpersonal oder Hausarzt übernommen werden und in Abhängigkeit von der Ausprägung des Untergewichts und der Frequenz der Therapiesitzungen ein- bis zweimal wöchentlich stattfinden. Eine zusätzliche sozialtherapeutische Unterstützung kann sinnvoll sein, wenn Probleme hinsichtlich Schule, Ausbildung, Beruf oder Wohnsituation bestehen. Es ist im Einzelfall zu prüfen, inwieweit deutlich untergewichtige Patientinnen in der Lage sind, weiter am Sportunterricht teilzunehmen und den Schulbesuch fortzusetzen.

Der Beginn einer ambulanten Therapie sollte unbedingt zeitnah erfolgen, was in vielen Regionen Deutschlands problematisch sein kann. Bei längeren Wartezeiten auf eine ambulante Psychotherapie muss daher auch eine stationäre Behandlung erwogen werden, unter anderem, um eine Chronifizierung zu verhindern.

Ein die Einzeltherapie ergänzendes Gruppenangebot kann im ambulanten Setting günstig sein. Patientinnen mit AN haben häufig soziale Ängste, sind leicht verunsicherbar und angepasst. Eine Gruppentherapie bietet dann eine gute Möglichkeit, soziale Fertigkeiten zu verbessern, neue Beziehungserfahrungen zu ermöglichen und Rückmeldungen von anderen zu bekommen, die zur Korrektur dysfunktionaler Überzeugungen (z. B.: »Andere mögen mich nur, wenn ich dünn bin«) führen können.

Empfehlung

- Das ambulante Behandlungsverfahren erster Wahl bei Patientinnen mit AN sollte eine evidenzbasierte Psychotherapie sein (B).
- Vor Beginn einer ambulanten Therapie sollten die Rahmenbedingungen mit der Patientin (und ggf. den Sorgeberechtigten) klar besprochen werden: Umgang mit Wiegen, Vorgehen bei Gewichtsabnahme, Kontakte mit dem Hausarzt, Umgang mit der Familie (KKP).
- Vorrangiges Ziel der ambulanten Therapie von Patientinnen mit AN ist die Normalisierung von Essverhalten und Gewicht und Arbeit an den damit verbundenen psychischen Symptomen und Schwierigkeiten (KKP).
- Die Überprüfung der Wirksamkeit einer ambulanten Psychotherapie sollte kontinuierlich anhand eines Gewichtsmonitorings erfolgen (KKP).
- Sind an der Therapie der AN mehrere Behandler beteiligt (wie z. B. Hausarzt, Psychotherapeut, Sozialarbeiter, Ernährungsberater, Familientherapeut), sollten diese sich regelmäßig untereinander absprechen (KKP).
- Bei einer Verschlechterung oder stagnierenden Entwicklung im Rahmen einer ambulanten Psychotherapie sollten intensivere Behandlungsangebote gemacht werden. Dies kann eine Kombination von Behandlungsmethoden im ambulanten Rahmen sein oder aber ein tagesklinischer oder stationärer Behandlungsabschnitt (O).
- Auch wenn viele jugendliche Patientinnen mit AN eine hohe Leistungsbereitschaft und gute Schulleistungen zeigen, müssen aufgrund der eingeschränkten Ernährungssituation Eingrenzungen des Sportunterrichts und des Schulbesuchs erwogen werden (KKP).
- Nach Abschluss einer ambulanten Psychotherapie sollten in regelmäßigen Abständen über einen Zeitraum von mindestens einem Jahr Folgetermine angeboten werden, die die Rezidivprophylaxe und die Aufrechterhaltung des Therapieergebnisses zum Ziel haben (KKP).

Tagesklinische Behandlung

Tagesklinische Behandlungen kommen bei Patientinnen in Betracht, die ambulant nicht mehr ausreichend zu betreuen sind bzw. bei denen der ambulante Therapieprozess stagniert. Ein tagesklinischer Aufenthalt kann somit der Intensivierung eines ambulanten Therapieprozesses dienen. Er ermöglicht komplexe Interventionen auf psychologischer und körperlicher Ebene, ohne dass die Patientinnen den Bezug zu ihrer Lebenssituation verlieren. An eine tagesklinische Behandlung ist auch bei mäßig gefährdeten Patientinnen mit chronischer AN zu denken, bei denen eine ambulante Therapie zur Bewältigung der zwischenmenschlichen und sozialen Probleme nicht ausreicht; insbesondere dann, wenn diese schon mehrfach stationäre Behandlungen durchlaufen haben und in engem Kontakt mit ihrer Alltagssituation bleiben sollen. Tagesklinische Behandlungen können ferner im Anschluss an eine stationäre Therapie den Übergang in die ambulante Situation vorbereiten (»Step-down«-Ansatz). Patientinnen mit AN sollten jedoch nur dann in Tageskliniken behandelt werden, wenn diese spezifische Programme für anorektische Patientinnen anbieten. Solche Tageskliniken sind bei der derzeitigen Versorgungslage in Deutschland bislang jedoch kaum vorhanden.

Im Vergleich zur ambulanten Psychotherapie bietet eine Tagesklinik Patientinnen die Möglichkeit strukturierter, supervidierter Essenssituationen, eine Tagesstruktur und ein multimodales Therapieangebot, das neben Einzel- und Gruppentherapie auch Körpertherapie, Bewegungsangebote und Essbegleitung umfasst. Zu beachten ist, dass Patientinnen aber auch überfordert sein können, wenn sie Mahlzeiten abends und am Wochenende eigenständig zubereiten und einnehmen müssen (die meisten Tageskliniken haben an fünf Tagen pro Woche geöffnet). Tagesklinische Behandlung erfordert daher eine ausreichende Motivation und ist für Patientinnen mit ausgeprägtem Untergewicht (BMI < 15) und sehr ausgeprägter bulimischer Symptomatik oft nicht ausreichend (Zeeck 2008).

Empfehlung

- Patientinnen mit AN sollten nur in Tageskliniken behandelt werden, die spezifische Konzepte für anorektische Patientinnen anbieten (B).
- Bei folgenden Gruppen kann an eine tagesklinische Behandlung gedacht werden:
  - bei chronischen Verläufen mit wiederholten stationären Aufenthalten in der Vorgeschichte, wenn das Ziel in einer Verbesserung der sozialen Einbindung und der Tagesstrukturierung besteht,
  - bei gut motivierten Patientinnen ohne Komorbidität und nur mäßigem Untergewicht, bei denen sich eine ambulante Therapie als nicht ausreichend erweist (Intensivierung ambulanter Therapie),
  - bei Patientinnen, bei denen im Anschluss an eine stationäre Behandlung der Übergang in die ambulante Situation vorbereitet werden soll (»Transfer« der erreichten Veränderungen in die Alltagssituation; »Step-down«-Approach),
  - bei Kindern und Jugendlichen, bei denen die Familie engmaschig in den Behandlungsprozess mit eingebunden werden kann (KKP).

Stationäre Behandlung

Anorektische Patientinnen mit ausgeprägtem Untergewicht werden in Deutschland vorrangig stationär behandelt. Therapeutische Gründe dafür sind vor allem die körperliche Gefährdung und die Möglichkeit, durch engmaschige Vorgaben und kontinuierliche Supervision des Essverhaltens Veränderungen zu erarbeiten, die im ambulanten Rahmen aufgrund ausgeprägter Ängste und starrer Essrituale kaum erreichbar sind. Stationäre Behandlungen bedeuten eine Distanz zur Alltagssituation, die beispielsweise bei familiären Verstrickungen oder pathologischen Gewohnheiten günstig sein kann. Gegen Ende einer stationären Therapie ist es jedoch wichtig, den Transfer erreichter Veränderungen in den Alltag zu unterstützen. Dies kann bei wohnortfernen Behandlungen zu einem Schnittstellenproblem führen.

Patientinnen, die mit sehr starkem Untergewicht aufgenommen werden, erreichen während einer stationären Behandlung oft nicht das wünschenswerte Zielgewicht; bei ihnen ist eine Wiederaufnahme nach einem angemessenen Zeitraum (im Sinne einer Intervalltherapie) zu überlegen und in besonderem Maße zu prüfen, ob eine personelle Kontinuität in der therapeutischen Beziehung ermöglicht werden kann.

Aufgrund der mit einem Klinikaufenthalt verbundenen Herausnahme aus der Alltagssituation und der langen Behandlungsdauer bei AN muss die Notwendigkeit eines stationären Aufenthaltes bei Kindern und Jugendlichen besonders kritisch abgewogen und geprüft werden – vor allem, wenn diese gut in ihre gleichaltrige Peergroup integriert sind. Andererseits versuchen viele Jugendliche im Zusammenhang mit einem ausgeprägten Perfektionismus auch bei erheblichem Untergewicht noch ihren Schulalltag zu bewältigen, obwohl sie aufgrund der starvationsbedingten emotionalen und kognitiven Einschränkungen und eventuellen komorbiden Störungen bereits sozial sehr isoliert sind. Hier kann eine stationäre Behandlung eine Entwicklung in Richtung zunehmender Chronifizierung unterbrechen.

Empfehlung

Folgende Kriterien sprechen für eine stationäre Behandlung:

- Rapider oder anhaltender Gewichtsverlust (> 20 % über sechs Monate)
- Gravierendes Untergewicht (BMI < 15 kg/m^2 bzw. bei Kindern und Jugendlichen unterhalb der 3. Altersperzentile)
- Fehlender Erfolg einer ambulanter Behandlung
- Anhaltender Gewichtsverlust oder unzureichende Gewichtszunahme über drei Monate (bei Kindern und Jugendlichen früher) trotz ambulanter oder tagesklinischer Behandlung
- Soziale oder familiäre Einflussfaktoren, die einen Gesundungsprozess stark behindern (z. B. soziale Isolation, problematische fami-

▼

liäre Situation, unzureichende soziale Unterstützung)
- Ausgeprägte psychische Komorbidität
- Schwere bulimische Symptomatik (z. B. Laxanzien-/Diuretikaabusus, schwere Essanfälle mit Erbrechen) oder exzessiver Bewegungsdrang, die ambulant nicht beherrscht werden können
- Körperliche Gefährdung oder Komplikationen (siehe Kapitel 1.2.2 »Krankheitsverlauf«)
- Geringe Krankheitseinsicht
- Überforderung im ambulanten Setting, da dieses zu wenig strukturierte Vorgaben (Mahlzeitenstruktur, Essensmengen, Rückmeldungen zum Essverhalten, Motivationsbildung) bieten kann
- Notwendigkeit der Behandlung durch ein multiprofessionelles Team mit krankenhaustypischen Heilmethoden (stationäre Intensivtherapie) (KKP)

Die stationäre Behandlung sollte an Einrichtungen erfolgen, die ein spezialisiertes, multimodales Behandlungsprogramm anbieten können (O).

Beratungsstellen

Beratungsstellen bieten niederschwellige Gesprächsangebote an, die für Patientinnen mit AN ein erster Schritt sein können, sich Hilfe zu suchen. Dabei kommt Mitarbeitern in Beratungsstellen die Aufgabe der Aufklärung und Weitervermittlung in eine psychotherapeutische Behandlung zu. Therapeutische Interventionen im engeren Sinne bleiben psychologischen und ärztlichen Psychotherapeuten vorbehalten. Die entsprechende Beratungsstelle sollte Erfahrungen im Umgang mit anorektischen Patientinnen haben und einer regelmäßigen Qualitätssicherung und Supervision unterliegen.

Empfehlung

- Patientinnen, für die der Kontakt zu einem Psychotherapeuten oder einer Klinik einen zu großen Schritt darstellt, kann ein Gespräch in einer mit essgestörten Patientinnen erfahrenen Beratungsstelle empfohlen werden (O).
- Beratungsstellen haben als niederschwellige Anlaufstelle für essgestörte Patientinnen eine wichtige Schnittstellenfunktion. Sie sollten in enger Kooperation mit niedergelassenen Psychotherapeuten und Kliniken eine Weitervermittlung von Patientinnen planen (KKP).

Wohngruppen

Wohngruppen spielen vor allem in der Betreuung von Jugendlichen und jungen Erwachsenen und in der Versorgung chronisch kranker Patientinnen eine Rolle. Geeignete Wohngruppen sollten ein spezifisches Konzept für die Betreuung Essgestörter aufweisen.

Bei Jugendlichen ist die Jugendhilfe über den § 35a SGB VIII (Eingliederungshilfe für seelische Behinderungen) zuständig, die von den Personensorgeberechtigten beim Jugendamt des Wohnortes beantragt werden muss. Anspruchsberechtigt sind die Jugendlichen. Über das 18. Lebensjahr hinaus können Eingliederungshilfen als Unterstützung für junge Volljährige (§ 41 SGB VIII) auch über das 21. Lebensjahr hinaus weitergeführt, aber durchaus erstmals von Patientinnen nach Eintritt der Volljährigkeit beantragt werden.

Ambulante oder stationäre Jugendhilfe und Rehabilitationsmaßnahmen sind bei drohender oder bereits eingetretener Chronifizierung erforderlich, wenn während einer stationären Behandlung eine Stabilisierung der Symptomatik und der Lebenssituation nicht so weit erreicht wird, dass eine Reintegration in das Lebensumfeld, das vor Beginn der Erkrankung bestand, möglich ist. Hier ergeben sich oft Zuständigkeitsfragen, die im Einzelfall gelöst werden müssen.

Empfehlung

- Bei Jugendlichen und jungen Erwachsenen sollte die Vermittlung in eine therapeutische Wohngruppe erwogen werden, wenn die Unterstützung in der häuslichen Situation nicht ausreichend oder nicht gesundheitsförderlich ist (KKP).
- Eine Wohngruppe sollte auch in Erwägung gezogen werden, wenn eine chronifizierte Essstörung vorliegt, die zu einer ausgeprägten sozialen Isolation geführt hat und oder bei der Probleme in der Bewältigung des Alltags bestehen (KKP).

Ernährungsberatung

Die Rückkehr zu einer gesunden Ernährung ist ein zentrales Ziel jeder AN-Behandlung. Das Hinzuziehen einer Ernährungsberaterin oder eines Ernährungsberaters ist daher empfehlenswert. Diese/dieser sollte unbedingt Expertise im Umgang mit Patientinnen mit AN haben, da die Patientinnen selbst oft über ein fundiertes Wissen um Ernährung verfügen, was sie im Alltag aber nicht in einer gesunden Form umsetzen können. Ein detailliertes Berechnen von Kalorienzahlen oder die Unterstützung einer rohkostreichen Ernährung, was bei anderen Menschen angezeigt sein kann, ist bei AN-Patientinnen beispielsweise kontraproduktiv. Eine Ernährungsberatung als alleinige therapeutischer Maßnahme ist nicht ausreichend (s. unten) (◘ Tab. 4.3j in Abschn. 4.4: Anhang).

Empfehlung

- Patientinnen sollten im Hinblick auf eine angemessene Nahrungsmenge und -zusammensetzung beraten werden (KKP).
- Das Hinzuziehen einer Ernährungsberaterin/eines Ernährungsberaters sollte bei einer ambulanten Behandlung erwogen werden. Voraussetzung sind auf Seiten der Ernährungsberatung umfangreiche Erfahrungen im Umgang mit essgestörten Patientinnen und eine engmaschige Abstimmung mit dem behandelnden Psychotherapeuten (O).

Zwangsbehandlung

Bei vielen Patientinnen mit AN bestehen eine geringe Krankheitseinsicht und eine ambivalente Behandlungsmotivation, verbunden mit ausgeprägten Ängsten vor einer Gewichtszunahme. Aufgrund der vorhandenen körperlichen Gefährdung bis hin zu lebensbedrohlichen Zuständen wird daher in schweren Fällen häufig das Thema »Zwangsbehandlung« diskutiert. Auch Gefühle der Not und Ohnmacht bei Behandlern und Angehörigen können dazu führen, dass Zwangsmaßnahmen in Erwägung gezogen werden. Carney et al. (2008) fanden folgende Indikatoren für die Durchführung juristischer Zwangsmaßnahmen bei der Behandlung anorektischer Patientinnen: Vorgeschichte (Anzahl vorheriger Klinikaufenthalte), Komplexität der Erkrankung (Anzahl psychiatrischer Komorbiditäten) und aktuelles Gesundheitsrisiko (gemessen an BMI bzw. Risiko eines Refeeding-Syndroms). Die Autoren empfehlen eine Zurückhaltung bei der Durchsetzung juristischer Zwangsmaßnahmen sowie ein sorgfältiges Abwägen mit anderen Formen engmaschigen klinischen Managements.

Betreuung

Die Einrichtung einer juristischen Betreuung stellt einen ersten Schritt der Fremdkontrolle dar, wenn eine anorektische Patientin nicht ausreichend für sich sorgen kann. Sie kann auch dann in Frage kommen, wenn eine Patientin während einer stationären Behandlung von einem sehr niedrigen Ausgangswert auf einen mittleren BMI zugenommen hat, der noch im Bereich des Untergewichts liegt, und damit entlassen wird. Die Betreuung sollte im Falle der Anwesenheit eines professionellen Betreuers durch eine Person erfolgen, die Erfahrung im Essstörungsbereich aufweist. Aufgrund der besonderen Belastung der betroffenen Familien und der häufig komplexen Familiendynamik sollte gut abgewogen werden, ob ein Familienangehöriger die Betreuung übernimmt. Die Betreuung sollte in jedem Fall die Aufgabenbereiche Gesundheitsfürsorge und unterbringungsähnliche Maßnahmen umfassen sowie für einen Zeitraum von mindestens drei bis sechs Monaten eingerichtet werden, um eine gesundheitliche Stabilisierung zu ermöglichen. Auf Antrag des juristischen Betreuers kann in Deutschland eine Zwangsbehandlung unter stationären Bedingungen genehmigt werden. Zwangsbehandlungen nach dem Betreuungsrecht sind nicht nur in psychiatrischen, sondern auch in anderen Kliniken und Einrichtungen möglich. Informationen zum praktischen Vorgehen erteilen das zuständige Vormundschaftsgericht am Amtsgericht sowie das Gesundheitsamt.

Zwangseinweisung/ Geschlossene Unterbringung

Wenn die Essstörung ein lebensbedrohliches Ausmaß erreicht, sollte die Möglichkeit einer Zwangsbehandlung im Rahmen einer geschlossenen Unterbringung erwogen werden. Eine Unterbringung zum Zwecke der Heilbehandlung gemäß BGB § 1906 Abs. 1 ist zulässig, wenn die Betroffene einwilligungsunfähig, ihre Zwangsbehandlung im Rahmen einer Unterbringung erforderlich und im Hinblick auf drohende gewichtige Gesundheitsschäden verhältnismäßig ist. Da eine Zwangsbehandlung die vom Grundgesetz geschützte Freiheit und körperliche Unversehrtheit verletzt, muss das Vorliegen der gesetzlichen Voraussetzungen sorgfältig geprüft werden. Eine derartige Abwägung kann vor allem bei anorektischen Patientinnen mit chronischem Krankheitsverlauf und über Jahre bestehendem extremem Untergewicht sowie bei Patientinnen mit starken parasuizidalen Tendenzen schwierig sein.

Der rechtliche Rahmen für eine Zwangsbehandlung im Zusammenhang mit einer geschlossenen Unterbringung kann beim zuständigen Gesundheitsamt erfragt werden. In jedem Bundesland bestehen für Menschen mit psychischen Krankheiten Gesetze (Psychisch-Kranken-Gesetz = PsychKG), die die Rechtssicherheit des Kranken und die Zwangsmaßnahmen gegen ihn sicherstellen sollen.

Zwangsernährung/Fixierung

Eine Zwangsernährung im engeren Sinne sollte die Ultima Ratio darstellen. Voraussetzung für eine Zwangsernährung ist eine realitätsferne Einschätzung der lebensbedrohlichen Situation seitens der anorektischen Patientin. In solchen Fällen ist die Zwangsernährung im Sinne einer Fürsorge für die Patientin zu betrachten. Zwangsernährung kann z. B. die Einnahme von normaler Kost oder Flüssigkost unter engmaschiger Supervision bedeuten. Nur wenn eine Patientin gar nicht zur Nahrungsaufnahme motiviert werden kann, kommen laut Thiel und Paul (2007) folgende Alternativen in Frage:

a) Ernährung über Magensonde ohne Fixierung, tagsüber oder nachts,
b) Ernährung über PEG ohne Fixierung, tagsüber oder nachts,
c) Ernährung über Magensonde oder PEG unter Fixierung, tagsüber oder nachts,
d) Kombination mehrerer Möglichkeiten.

Patientinnen sollten in die Entscheidung über die Form der Nahrungsaufnahme mit einbezogen werden. Fixierungen müssen auf das absolut notwendige Mindestmaß reduziert und zum frühestmöglichen Zeitpunkt ausgesetzt werden. Spätestens zum Zeitpunkt der Entlassung müssen Patientinnen wieder in der Lage sein, selbst Verantwortung für eine ausreichende Ernährung zu übernehmen.

Eine Zwangsernährung kann dann erforderlich werden, wenn Patientinnen im Stadium extremer Starvation so beeinträchtigt sind, dass sie ihre Gefährdung nicht mehr wahrnehmen und gleichzeitig massivste Ängste vor einer Nahrungsaufnahme haben. In den meisten Fällen zeigen sich im weiteren Verlauf und mit zunehmender Gewichtsstabilisierung positive Entwicklungen.

Folgendes sollte laut Thiel und Paul (2007) bei der Zwangsbehandlung beachtet werden:

1. Zwang ersetzt keine Psychotherapie, schließt sie aber auch nicht aus
2. Behandlung nach dem Betreuungsrecht beantragen
3. Eigene juristische Verantwortung bedenken
4. BMI $\leq 13\ kg/m^2$: Indikation zur Zwangsbehandlung prüfen
5. Zwangsmaßnahmen behutsam einsetzen und dosieren
6. Essen mit möglichst wenig Zwang
7. Essen und Gewicht nicht überbetonen
8. Behandlung mit Respekt
9. Familie einbeziehen
10. Indikation für Psychopharmaka prüfen
11. Ziel ist nicht ein definiertes Gewicht, sondern die Fortsetzung der Behandlung ohne Zwang

Kriterium 4 kann lediglich zur Orientierung dienen. Es muss geprüft werden, ob eine körperliche Adaptation an das niedrige Gewicht vorliegt und ob möglicherweise akute physische (z. B. Elektrolytentgleisungen aufgrund von Laxanzienmissbrauch, Herzrhythmusstörungen, körperliche Erkrankungen wie Diabetes mellitus) oder psychische Probleme (z. B. Alkohol- oder Drogenmissbrauch, Suizidalität) auch bei einem höheren BMI eine Zwangsbehandlung notwendig machen.

Bezüglich Psychopharmaka (Punkt 10) ist zu betonen, dass diese generell zur Behandlung der AN mit dem Ziel der Gewichtsregulation nicht indiziert sind, eine Medikation in Krisensituationen (z. B. Suizidalität) zur Sedierung oder zur Behandlung einzelner Symptome (z. B. starke Unruhe, Zwänge) aber in Frage kommen kann. In der Praxis handelt es sich in solchen Fällen vorwiegend um die Indikation für eine neuroleptische Medikation.

In lebensbedrohlichen Situationen, in denen eine stationäre Zwangsbehandlung oder künstliche Ernährung gegen den Willen einer Patientin entscheidend für die Gesundheit und das Überleben der Betroffenen ist, sollten die Interventionen in einer spezialisierten Einrichtung vorgenommen werden. Mit »spezialisierter Einrichtung« sind psychosomatische Kliniken gemeint, die auch eine intensive internistische Betreuung gewährleisten können, sowie Abteilungen für Innere Medizin, die über einen psychosomatischen Liaisondienst verfügen und Erfahrungen in der Behandlung der AN haben. Derzeit stehen noch zu wenige solcher Behandlungsplätze zur Verfügung.

Eine Zwangsbehandlung sollte mit dem größtmöglichen Respekt gegenüber der Würde der Betroffenen und nur nach sorgfältiger Abwägung aller zur Verfügung stehenden Alternativen durchgeführt werden.

Empfehlung

Eine unter Zwang durchgeführte Behandlung der AN soll nur nach Ausschöpfung aller anderen Maßnahmen inklusive der Kontaktaufnahme mit anderen Einrichtungen erfolgen (KKP).

Zwangsbehandlung bei Kindern und Jugendlichen

Eine stationäre Aufnahme gegen den ausdrücklichen Willen der Jugendlichen ist selten notwendig. Ambulante Vorgespräche sind oft hilfreich, um Sorgeberechtigte/nahe Angehörige und die Jugendliche selbst von der Notwendigkeit einer stationären Behandlung zu überzeugen. Dennoch kann bei mangelnder Kooperation der Patientinnen und drohender vitaler Gefährdung oder dauernder Gesundheitsschädigung in Einzelfällen eine Unterbringung mit freiheitsentziehenden Maßnahmen nach § 1631b BGB notwendig werden. Diese muss durch die Personensorgeberechtigten (in der Regel die Eltern) beim zuständigen Familiengericht des Wohnorts beantragt werden. Sollten sich die Sorgeberechtigten – z. B. bei Trennung/Scheidung – in dieser Frage nicht einigen, ist eine familiengerichtliche Regelung nach § 1666 BGB (Übertragung der elterlichen Sorge für das Aufenthaltsbestimmungsrecht und die medizinische Sorge auf ein Elternteil) anzustreben. Stimmen trotz vitaler Gefährdung die Sorgeberechtigten einer notwendigen stationären Behandlung ihres Kindes nicht zu, besteht die Möglichkeit, über das zuständige Jugendamt des Wohnorts eine Inobhutnahme nach § 42 SGB VIII einzuleiten, die bei vitaler Gefährdung auch gegen den Willen der Jugendlichen mit freiheitsentziehenden Mitteln durchgeführt werden kann. Das Jugendamt muss in solchen Fällen aber bis zum Ablauf des Folgetages eine familienrichterliche Klärung herbeiführen. Dieses Vorgehen hat gegenüber einer Unterbringung nach den Unterbringungsgesetzen der Länder (PsychKG) den Vorteil, dass der Jugendlichen hierdurch zumindest eine Person außerhalb des medizinischen Kontextes als Unterstützung an die Seite gestellt wird.

Bei Übergang in die Volljährigkeit während der stationären Behandlung kann – bei sich abzeichnender Notwendigkeit einer Behandlung mit freiheitsentziehenden Mitteln über den 18. Geburtstag hinaus – eine vorsorgliche Betreuerbestellung nach § 1908a BGB erfolgen, die mit Eintritt der Volljährigkeit wirksam wird. Inwieweit Sorgeberechtigte als Betreuer durch das Vormundschaftsgericht eingesetzt werden können, muss im Einzelfall entschieden werden.

4.2.4 Psychotherapie

Obwohl eine ausreichende empirische Evidenz fehlt (s. auch Fairburn 2005; National Institute of Clinical

Excellence 2004; Gowers u. Bryant-Waugh 2004; Bulik et al. 2007), besteht Einigkeit darüber, dass eine psychotherapeutische Behandlung der AN unabdingbar ist. Ihr Ziel ist:

a. die Wiederherstellung und das Halten eines für Alter und Größe angemessenen Körpergewichts,
b. eine Normalisierung des Essverhaltens,
c. die Behandlung körperlicher Folgen von Essverhalten und Untergewicht,
d. die Beeinflussung der dem Störungsbild zugrunde liegenden Schwierigkeiten auf emotionaler, kognitiver und zwischenmenschlicher Ebene,
e. eine Förderung der sozialen Integration, die oft mit einem »Nachholen« verpasster Entwicklungsschritte verbunden ist.

Das Vorgehen und die Zielsetzung der Behandlung sollten aufgrund der oft schwankenden Motivation und starken Ambivalenz offen mit der Patientin besprochen werden, möglichst im Einvernehmen zwischen Patientin und Therapeuten. In sehr seltenen Fällen kann aufgrund der körperlichen Gefährdung eine Einweisung gegen den Willen der Patientin erforderlich sein (► Abschn. »Zwangsbehandlung« in 4.2.3).

Auch nach chronischem Verlauf kann eine Heilung noch möglich sein. Es ist aber zu prüfen, ob die o. g. Zielsetzungen bei Patientinnen mit chronischem Verlauf angemessen sind. Unter Umständen muss der Fokus eher auf einer Verbesserung der Lebensqualität und dem Halten eines stabilen (unter Umständen auch eines nicht optimalen) Gewichts liegen.

Bei der Behandlung von Patientinnen mit chronischer AN ist insgesamt ein flexibles, auf die individuelle Patientin abgestimmtes Vorgehen von Bedeutung, das allgemeine Wirkfaktoren berücksichtigt (Glaubwürdigkeit, Empathie, Akzeptanz und Verständnis) (Kaplan 2002).

Grundsätzliche Wirksamkeit psychotherapeutischer Methoden

Als sich die Erkenntnis durchsetzte, dass psychische Ursachen maßgeblich bei der Entstehung der AN beteiligt sind, beschäftigten sich zunächst vor allem psychodynamisch und psychoanalytisch orientierte Kliniker mit dem Störungsbild (Herzog u. Hartmann 1997; Kaplan 2002; Herpertz u. de Zwaan 2005). In den 60er Jahren des letzten Jahrhunderts kamen dann zunehmend verhaltenstherapeutische Ansätze auf, die im Sinne der operanten Konditionierung soziale und psychische Verstärker einsetzten, um die Gewichtszunahme zu fördern. Parallel dazu wurden familientherapeutische Ansätze entwickelt, die die AN zunächst als Ausdruck von Familienpathologie betrachteten, in der Folge aber vor allem auf die Unterstützung der oft stark belasteten Familienangehörigen und das Anstoßen von Entwicklungsprozessen in den Familien fokussierten. Ziel familientherapeutischer Interventionen ist heute die Entlastung der Familienmitglieder von Schuldgefühlen, eine Aufklärung über die Erkrankung sowie eine Reduktion aufrechterhaltender familiendynamischer Faktoren. Ziel ist es ferner, die Familie als Ressource zu nutzen und dafür zu gewinnen, die psychotherapeutische Behandlung des betroffenen Mitglieds zu unterstützen (zu den Behandlungsmethoden: s. auch Herzog et al. 2008; Legenbauer 2008; Reich 2008).

Die meisten Behandlungsansätze berücksichtigen heute alle Bereiche: Verhaltensprobleme (z. B. fehlende Mahlzeitenstruktur, Essrituale, selektive Nahrungsauswahl) und kognitive Fehlannahmen der Patientinnen, psychodynamische Aspekte (Selbstwert- und Körpererleben, Entwicklung der Geschlechtsidentität, Umgang mit Affekten, Regulation von Nähe und Distanz in Beziehungen, Perfektionismus u. a.) sowie die Familiendynamik. In der Regel ist ein multimodales Vorgehen angemessen, das zusätzlich auch psychoedukative Anteile und Ernährungsberatung beinhaltet. Besonders junge Patientinnen und solche mit kurzer Krankheitsdauer sollten frühzeitig spezifisch und intensiv behandelt werden, um eine Chronifizierung zu verhindern.

In vielen Fällen werden psychische Schwierigkeiten erst nach Besserung der körperlichen Situation zugänglicher, in einigen Fällen kann jedoch erst an Gewicht und Essverhalten gearbeitet werden, wenn sich die psychische Situation (Selbstwertproblematik, Ängste) ansatzweise stabilisiert hat.

Empirische Evidenz

Eine systematische Literatursuche ergab bis Mitte 2008 23 randomisiert-kontrollierte Studien zur psychotherapeutischen Behandlung der AN. Darunter fanden sich eine Studie zur Rückfallprophylaxe nach stationärer Therapie (Pike et al. 2003), sieben Studien zu stationären Behandlungssettings (Crisp et al. 1991; Eckert et al. 1979; Weizman et al. 1985; Goldfarb et al. 1987b; Pillay u. Crisp 1981; Gowers et al. 2007) bzw. zu einer Kombination aus stationärem und ambulantem Setting (Geist et al. 2000) und 16 Studien zu ambulanten Interventionen (► Online-Version: »Methodisches Vorgehen«).

Von den 16 Studien, die ambulante Interventionen untersuchten, fanden sich zwei, die nicht als vergleichende Studien konzipiert waren, sondern die gleichen Methoden prüften: Einmal wurde die Dosierung (10 oder 20 Sitzungen Familientherapie; Lock et al. 2005) geändert oder eine zusätzliche Intervention hinzugenommen (Familientherapie +/– »body awareness therapy«; Wallin et al. 2000). Eine Studie (Bergh et al. 2002) befasste sich mit einem computergestützten Essprogramm, das nicht als Psychotherapie im engeren Sinne angesehen werden kann. Eine weitere Studie untersuchte ambulante Interventionen im Anschluss an eine stationäre Therapie (Russell et al. 1987). Eine Übersicht über Studien bei Kindern und Jugendlichen findet sich bei Gowers und Bryant-Waugh (2004).

Fast alle Studien wurden mit kleinen Fallzahlen durchgeführt. Bis auf eine Studie, die eine Wartekontrolle beinhaltete (Bergh et al. 2002), verglich aus ethischen Gründen keine Studie die jeweilige Intervention mit einer unbehandelten Kontrollgruppe. In der Studie von Bergh et al. (2002) suchten aus der Kontrollgruppe 70 % anderweitig eine Behandlung. Fünf Studien verglichen eine spezialisierte Intervention mit »Standardbehandlung« (treatment as usual: Channon et al. 1989; Crisp et al. 1991; Dare et al. 2001; McIntosh et al. 2005; »customary follow-up sessions«: Russell et al. 1987), die aber jeweils unterschiedliche Dinge beinhaltete. Viele Interventionen waren ferner nicht als »reine Methoden« anzusehen, da zusätzliche Bausteine eingesetzt worden waren (Gewichtsmanagement, Diätberatung, vorübergehende stationäre Aufnahmen u. a.). Auch innerhalb eines Verfahrens (z. B. Familientherapie) findet sich kein einheitliches Vorgehen, sondern eine deutliche Heterogenität (◘ Tab. 4.2). Einzelne Studien lassen aufgrund sehr hoher Abbruchraten gar keine Aussagen zu (Serfaty et al. 1999). Die Stichprobenbeschreibungen sowie die Berichte der Therapieergebnisse (Outcomes) sind in vielen Fällen ungenügend und die Stichproben meist nur schwer vergleichbar. Auch wird kontrovers diskutiert, welche Erfolgsraten als gut und befriedigend zu bewerten sind.

Insgesamt ist die Effektivität praktisch aller Therapiemethoden bei AN nur eingeschränkt beurteilbar, da der Vergleich zu unbehandelten Gruppen bzw. Erkenntnisse über Spontanverläufe weitgehend fehlen. Es finden sich jedoch Hinweise auf eine geringe Akzeptanz von rein medikamentöser Therapie (Halmi et al. 2005) oder Diätberatung (Serfaty et al. 1999) im Vergleich zu psychotherapeutischen Interventionen.

Ein Cochrane-Review zur ambulanten Therapie erwachsener Patientinnen mit AN (Hay et al. 2003) identifizierte sechs randomisiert-kontrollierte Studien, von denen zwei Studien Kinder und Jugendliche mit eingeschlossen hatten. Datenaggregation und Metaanalysen waren nicht durchführbar. In zwei Studien fanden sich Hinweise darauf, dass »treatment as usual« ungünstiger ist als spezialisierte Behandlung. Keine spezialisierte Therapie war einer anderen spezialisierten Therapie überlegen (s. unten). Aufgrund der wenigen vorliegenden Studien, der Schwere des Krankheitsbildes und der gravierenden Schwierigkeiten bei der Durchführung methodisch guter Studien wurden alle vorliegenden randomisiert kontrollierten Studien (randomized controlled trials, RCTs) detailliert beschrieben (◘ Tab. 4.2). Die Datenlage rechtfertigte den Versuch, zu prüfen, ob eine Metaanalyse unter Einschluss auch nicht randomisierter Studien empirisch fundiertere Aussagen erlaubt (Hartmann et al., im Druck). Aufgrund der Heterogenität der Studien erlaubt auch diese nur wenige Aussagen (z. B. zu zu erwartenden Gewichtszunahmen).

Welche Gewichtszunahme ist zu erwarten?

Die durchgeführte Metaanalyse ergab durchschnittliche Gewichtsveränderungen von einem Ausgangs-BMI von durchschnittlich 14,9 (SD = 2,0; N = 1308) auf einen BMI von 17,4 (SD = 2,2, N = 1297) über 50 Behandlungsarme. Dabei wurde bei Umrechnungen von Kg-Angaben und % MMPW durch einen Korrekturfaktor von 0,206 eine Größe von 1,65 m als Standardgröße definiert.

Im ambulanten Rahmen nahmen Patientinnen mit AN bei einem Ausgangs-BMI von m = 15,6 durchschnittlich 0,08 BMI-Punkte pro Woche zu (dies entspricht 260 g/Woche bei 1,65 m Körpergröße), bei stationärer Behandlung 0,20 BMI-Punkte (entspricht 530 g/Woche; Anfangs-BMI m = 14,6). Die Effektstärken in beiden Settings lagen bei 1,16 (ambulant) und 1,17 (stationär), bei signifikanter Inhomogenität der stationären Therapie-Effektstärken und sich breit überlappenden Konfidenzintervallen. Die Effektstärken waren nicht signifikant unterschiedlich.

Es ließen sich keine Unterschiede in den Effektstärken für Patientinnen unterschiedlicher Altersgruppen zeigen (< 18 Jahre, 18 bis 25 Jahre, > 25 Jahre). Auch Studien mit hohem oder geringem Anteil von Patientinnen mit bulimischer AN unterschieden sich nicht signifikant in ihren Effektstärken. Ein Vergleich eines bestimmten Verfahrens (z. B. psychodynamisch oder kognitiv-behavioral) mit einem anderen war nicht durchführbar, da es sich fast nie um rein schulenspezifische Interventionen, sondern in der Regel um die Kombination von Vorgehensweisen handelte (z. B. psychodynamisches Vorgehen mit zusätzlichen kognitiv-behavioralen Elementen sowie Diätberatung) (Hartmann et al., 2011).

Spezialisierte Behandlung vs. nicht spezialisierte Behandlung

Zwei Studien wiesen darauf hin, dass eine spezialisierte Behandlung einer nicht spezialisierten Behandlung überlegen ist (Dare et al. 2001; Crisp et al. 1991). In zwei weiteren Studien fand sich kein Unterschied (Channon et al. 1989; Gowers et al. 2007). In einer fünften Studie fanden sich Hinweise auf eine Überlegenheit nicht spezialisierter Behandlung gegenüber spezialisierter, manualisierter Therapie (McIntosh et al. 2005). In der Studie von McIntosh et al. wurde das »supportive unspezifische klinische Management« allerdings von Therapeuten durchgeführt, die viel Erfahrungen im Umgang mit essgestörten Patientinnen hatten (McIntosh et al. 2006; ► Abschn. »Interpersonelle Therapie« in 4.2.4), sodass die Definition von »unspezifisch« problematisch erscheint.

Ein systematisches Review, das wegen der schlechten Datenlage auch nicht randomisierte Studien bis 1995 einschloss (Herzog u. Hartmann 1997), kam zu dem Schluss, dass anorektische Patientinnen in spezialisierten Einrichtungen und störungsspezifisch behandelt werden sollten (◘ Tab. 4.3a, Abschn. 4.4: Anhang; Becker 1988).

Kognitive Verhaltenstherapie

Es fanden sich sechs Studien, die die Wirksamkeit ambulanter kognitiver (CT, COT)[3], behavioraler (BT, EBT) oder kognitiv-behavioraler (CBT) Interventionen untersucht hatten (Fallzahl insgesamt N = 95; Bachar et al. 1999; Ball u. Mitchell, 2004; Channon et al. 1989; McIntosh et al. 2005; Serfaty et al. 1999; Treasure et al. 1995). Eine Studie von Pike (2003) hatte kognitiv-behaviorale Interventionen als Rückfallprophylaxe nach stationärer Therapie geprüft. In der Regel wurde ein Umfang von 20 ambulanten Sitzungen angeboten. Aufgrund fehlender unbehandelter Kontrollgruppen und nicht ausreichender Katamnesezeiträumen sowie kleiner Fallzahlen waren die Effekte insgesamt schwer abschätzbar. In einigen Studien fehlten wichtige Angaben zum Therapieergebnis, oder es wurden subsyndromale Fälle mit eingeschlossen. Grundsätzlich ist eine Wirksamkeit kognitiv-behavioraler Therapie anzunehmen (◘ Tab. 4.3b, Abschn. 4.4: Anhang).

Interpersonelle Therapie

Zu Interventionen mit interpersoneller Therapie fand sich nur eine einzige Studie im ambulanten Setting (Fallzahl insgesamt N = 21; McIntosh et al. 2005). Da in die Studie auch subsyndromale Fälle einbezogen wurden, keine Katamneseuntersuchung vorlag und die Ausgangsdaten für die Therapiearme nicht getrennt angegeben wurden, ist eine Bewertung der Effekte nicht möglich. Die Studie von McIntosh ergab Hinweise auf eine Unterlegenheit der spezialisierten Therapieansätze (IPT[4], CBT) gegenüber der Kontrollgruppe (»treatment as usual«, signifikant nur in der Completer-Analyse). Einschränkend ist zu sagen, dass die Kontrollgruppe von denselben, mit Essstörungstherapien erfahre-

---

3 CT= kognitive Therapie; COT = kognitiv orientierte Therapie (»cognitive orientation treatment«); BT = behaviorale Therapie; EBT= edukativ-behaviorale Behandlung (»educational behavioral treatment«).

4 IPT = Interpersonelle Therapie.

nen Therapeuten behandelt wurde, die auch IPT und CBT anboten, und den Vorteil aufwies, dass flexibler (»nicht manualisiert«) interveniert werden konnte. In einer aktuelleren Arbeit beschreiben McIntosh et al. (2006) diesen Ansatz als »specialist supportive clinical management« (SSCM) (◘ Tab. 4.3c, Abschn. 4.4: Anhang).

Psychodynamische Therapie

Es fanden sich drei randomisiert-kontrollierte Studien mit psychodynamischem Therapieansatz (Fallzahl insgesamt N = 44; Bachar et al. 1999; Dare et al. 2001; Robin et al. 1999), die in ihrem Vorgehen weniger auf die konkrete Symptomatik, sondern auf deren Bedeutung im Hinblick auf die Lebensgeschichte, die persönliche Entwicklung und wichtige Beziehungen (einschließlich des Therapeuten) fokussierten. Diese Studien sind kaum vergleichbar, denn sie untersuchten unterschiedliche Stichproben: Die Patientinnen in der Studie von Robin und Mitarbeitern (Robin et al. 1999) waren Kinder und Adoleszente mit Krankheitsdauern unter einem Jahr, während Dare et al. (2001) Erwachsene mit einer durchschnittlichen Krankheitsdauer von über sechs Jahren untersuchten. Grundsätzlich weisen die Studien darauf hin, dass psychodynamische Therapieansätze wahrscheinlich wirksam sind (◘ Tab. 4.3d, Abschn. 4.4: Anhang).

Psychoanalyse

Es liegt keine gesicherte empirische Evidenz für die Wirksamkeit klassischer psychoanalytischer Behandlung der AN vor. Über klassische Behandlungen im Liegen gibt es einzelne Fallberichte. Andererseits finden sich viele von psychoanalytischer Theorie und Grundhaltung geprägte, modifizierte Ansätze. Zur Übersicht siehe die systematische Literaturübersicht bei Herzog und Hartmann (1997), die alle Studien und Fallberichte bis 1995 einschließt.

Gesprächspsychotherapie

Es liegt keine empirische Evidenz vor.

Supportive Therapie

Supportive Therapie ist eine Bezeichnung für Vorgehensweisen, die in der Regel wenig direktive und an den Bedürfnissen der Patientin orientierte Interventionen beinhalten. Diese nehmen oft Anleihen bei verschiedenen anderen Verfahren (edukative, kognitive, interpretierende Elemente), beispielsweise in der Studie von Russell et al. (1987). Therapeutische Vorgehensweisen, die als »treatment as usual« bezeichnet werden, können im weitesten Sinne auch als »supportive Therapie« angesehen werden (s. Studien von McIntosh et al. 2005; Dare et al. 2001; Channon et al. 1989). Wegen der Heterogenität dessen, was mit »supportiver Therapie« gemeint ist, und wegen der Unklarheit darüber, ob dies bei Studien, in denen sie sich unterlegen zeigte (z. B. Dare et al. 2001), auf die geringere Therapiedosis zurückzuführen ist, sowie aufgrund fehlender Vergleiche zu unbehandelten Kontrollgruppen, ist eine abschließende Bewertung nicht möglich.

Familientherapie

Im Bereich familientherapeutischer Interventionen lagen die meisten Studien zur Therapie der AN vor (Fallzahl insgesamt: N = 230). Ein Cochrane-Review ist derzeit in Arbeit. Fast alle Studien zur Familientherapie wurden an Stichproben von Kindern und Adoleszenten durchgeführt. Die meisten orientierten sich am Konzept des Maudsley-Hopitals in London und thematisierten in den Familien aktiv den Umgang mit Gewicht und Essen. Die einzige Studie, die nur Erwachsene (Alter > 18 Jahre) einschloss, ist die Studie von Dare et al. (2001). Insgesamt sind die Effekte familientherapeutischer Interventionen schwer zu beurteilen, da sich auch hier kein Vergleich mit einer unbehandelten Kontrollgruppe findet und der Spontanverlauf der Erkrankung nicht bekannt ist (s. auch Diskussion von Bergh et al. 2006; Le Grange 2006). Familientherapeutische Interventionen wurden im Vergleich zu einzeltherapeutischen Ansätzen untersucht (Dare et al. 2001; Robin et al. 1999; Ball et al. 2004; Russell et al. 1987), oder es wurden unterschiedliche Vorgehensweisen miteinander verglichen: Familiengespräche mit der gesamten Familie vs. getrennte Gespräche mit der Patientin und dem Rest der Familie (Eisler et al. 2000; Le Grange et al. 1992; Eisler et al. 2007). Aufgrund der vorliegenden Studien ist insgesamt nicht zu beurteilen, ob Familientherapie selbst (als definiertes Verfahren) günstige Effekte hat oder aber eine grundsätzliche Einbeziehung der Eltern/Familie in die Therapie (Fairburn 2005).

Lock et al. (2005) verglichen unterschiedliche Dosen von familientherapeutischer Intervention (10 vs. 20 Sitzungen) miteinander. Es fanden sich Hinweise darauf, dass bei Patientinnen aus Problemfamilien und mit ausgeprägten zwanghaften Zügen eher längere Behandlungszeiträume von Vorteil sind. Insgesamt scheint es günstig zu sein, die Patientinnen auch zu Einzelkontakten zu sehen (Eisler et al. 2000). In der Studie von Russell et al. (1987; siehe auch Eisler et al. 1997a) erwies sich Familientherapie bei Patientinnen mit Krankheitsbeginn ≤ 18 Jahre als günstiger, während Patientinnen mit späterem Beginn eher von einem einzeltherapeutischen Ansatz profitierten (◘ Tab. 4.3e, Abschn. 4.4: Anhang).

Integrative Ansätze

Es fanden sich zwei Studien (Fallzahl insgesamt: N = 36; Dare et al. 2001; Treasure et al. 1995) zu einem integrativen Psychotherapieansatz (»cognitiv-analytic therapy«, CAT), der sowohl kognitiv-behaviorale Elemente (Thematisierung der Funktion von Verhalten und dysfunktionalen Denkmustern) als auch psychodynamische Elemente (Bearbeitung von interpersonellen Schwierigkeiten und Selbsterleben, Arbeit an der Übertragungsbeziehung) enthält (Ryle et al. 1990). Beide Studien untersuchten erwachsene Patientinnen mit AN. In der Untersuchung von Dare et al. (2001) waren CAT und Familientherapie einer »Routinebehandlung« überlegen. Treasure et al. (1995) zeigten, dass CAT in der subjektiven Beurteilung der Patientinnen besser abschnitt als ein edukativ-behavioraler Ansatz; im Gesamtbehandlungsergebnis fand sich kein signifikanter Unterschied (40 vs. 20 % guter Outcome) (◘ Tab. 4.3f, Abschn. 4.4: Anhang).

Körperorientierte Methoden

Zur Prüfung der Effektivität körperorientierter Methoden findet sich nur eine kleine randomisiert-kontrollierte Studie, die an Kindern und Jugendlichen durchgeführt wurde, die ihrerseits im Durchschnitt kürzer als ein Jahr krank waren (Fallzahl insgesamt: N = 13; Wallin et al. 2000). Alle Patientinnen erhielten Familientherapie und zusätzlich entweder »body awareness therapy« oder nicht. Es zeigte sich kein zusätzlicher Effekt der Körpertherapie. Aufgrund methodischer Einschränkungen (kleine Fallzahl, starke Variabilität der Anzahl an Sitzungen, manche Patientinnen wurden hospitalisiert oder bekamen zusätzlich Einzelgespräche, neun der 26 Patientinnen zeigten zu Beginn kein pathologisches Körpererleben) lassen die Ergebnisse keine Schlussfolgerungen zu (◘ Tab. 4.3g, Abschn. 4.4: Anhang).

Selbsthilfe

Zur Selbsthilfe liegt ein Cochrane-Review vor (Perkins et al. 2006), das allerdings alle Essstörungen berücksichtigt und keine einzige Studie zur AN beinhaltet. Zwölf RCTs und drei CCTs wurden eingeschlossen. Als Ergebnis fand sich, dass sich Ess-Brechanfälle im Vergleich zu Kontrollgruppen durch Selbsthilfe nicht verbesserten, aber andere Essstörungssymptome, die psychische Symptomatik allgemein sowie zwischenmenschliche Probleme. Es wird zusammenfassend vorsichtig formuliert: »*Selbsthilfe könnte als erster Schritt einen Nutzen haben.*«

Kombination abgrenzbarer psychotherapeutischer Verfahren

Vier Studien wählten explizit eine Kombination von Verfahren, um sie mit einem anderen Verfahren zu vergleichen (Fallzahl insgesamt N = 110; Crisp et al. 1991; Hall u. Crisp 1987; Wallin et al. 2000; Gowers et al. 2007). Es wurden Einzel- oder Gruppengespräche mit Familientherapie und Diätberatung oder Familientherapie mit Körpertherapie kombiniert. Es ergaben sich keine eindeutigen Hinweise auf eine Überlegenheit eines kombinierten Vorgehens, wobei jedoch einschränkend zu bedenken ist, dass fast alle Studien zur Behandlung der AN neben der zu prüfenden Intervention zusätzliche Elemente einsetzten (kurze psychotherapeutische Gespräche, Konsultationen beim Hausarzt, Diätberatung, Beratung der Angehörigen, vorübergehende Hospitalisationen etc.). Die »reine« Behandlung mit einem Verfahren ist nicht nur in der klinischen Praxis, sondern auch bei der Durchsicht randomisiert-kontrollierter Studien eher die Ausnahme (◘ Tab. 4.3h, Abschn. 4.4: Anhang).

Rolle psychoedukativer Vorgehensweisen

Edukative Elemente sind in den meisten Therapieansätzen enthalten und nur schwer isoliert zu untersuchen. Treasure et al. (Fallzahl insgesamt N = 14; 1995) verglichen einen Therapieansatz, der aus Aufklärung und Information über die Erkrankung sowie einer Anleitung zum Essverhalten und Gewichtsmanagement bestand, mit kognitiv-analytischer Therapie. Die Patientinnen waren mit dem edukativ-behavioralen Vorgehen weniger zufrieden und zeigten einen Trend zu einem etwas schlechteren Behandlungsergebnis (cave: kleine Fallzahl, vier Dropouts).

Sonstiges

Bergh et al. (2002; Fallzahl insgesamt N = 19) untersuchten ein computergestütztes Esstraining mit nachfolgender Wärmebehandlung (eine Stunde Ruhe in einem bis zu 40°C warmen Raum) im Vergleich zu einer Wartekontrollgruppe. Das Training wurde so lange fortgesetzt, bis eine Remission erreicht war. 73,7 % erfüllten nach ca. 14 Monaten keine Kriterien einer Essstörung mehr. Allerdings war die Stichprobe sehr heterogen (Alter 10 bis 33, BMI 10,8 bis 17,6) und die durchschnittliche Krankheitsdauer eher kurz (zwei Jahre) (◘ Tab. 4.3i, Abschn. 4.4: Anhang).

Zusammenfassung: Evidenz zur ambulanten Therapie der AN

- Es liegt begrenzte Evidenz dafür vor, dass bei AN eine speziell auf die Erkrankung ausgerichtete Psychotherapie einem unspezifischen Vorgehen vorzuziehen ist (Evidenzgrad II; Herzog u. Hartmann 1997; Dare et al. 2001; Crisp et al. 1991).
- Es liegt begrenzte Evidenz dafür vor, dass Diätberatung alleine für Patientinnen mit AN nicht ausreichend ist (Evidenzgrad IV; Serfaty et al. 1999; Hall u. Crisp 1987).
- Es liegt Evidenz dafür vor, dass auch spezialisierte ambulante Behandlungsmethoden (fokal-analytische Therapie, kognitiv-behaviorale Therapie, kognitiv-analytische Therapie, Interpersonelle Therapie, Familientherapie) nur zu mäßigen Erfolgsraten führen (Gewicht, Anteil Patientinnen in Remission) (Evidenzgrad II; National Institute of Clinical Excellence 2004; Hartmann et al. 2011).
- Es liegt keine ausreichende Evidenz dafür vor, dass eines dieser Verfahren einem anderen überlegen ist (Evidenzgrad Ib; National Institute of Clinical Excellence 2004; Bachar et al. 1999; Ball et al. 2004; Channon et al. 1989; Dare et al. 2001; McIntosh et al. 2005; Robin et al. 1999; Treasure et al. 1995; Gowers et al. 2007).
- Es liegt keine ausreichende Evidenz dafür vor, dass ein bestimmtes Vorgehen in der Familientherapie (gemeinsame Sitzungen mit der Patientin oder getrennte Gespräche mit Patientin und Eltern) wirksamer ist als das andere (Evidenzgrad III; Eisler et al. 2000; Le Grange et al. 1992), allerdings finden sich Hinweise darauf, dass es bei einem hohen Ausmaß kritischer elterlicher Kommentare günstiger sein kann, Eltern und Patientin getrennt zu sehen (EL III; Eisler et al. 2007).
- Es liegt keine Evidenz zur ambulanten Behandlung einer AN mit starker körperlicher Gefährdung (BMI < 13kg/m²) vor.

Evidenz zur ambulanten Psychotherapie im Anschluss an eine stationäre Behandlungsepisode

- Es liegt begrenzte Evidenz dafür vor, dass bei Kindern und Jugendlichen mit Krankheitsbeginn < 18 Jahre und einer Krankheitsdauer von < 3 Jahren auf die Familie ausgerichtete Interventionen Teil der sich an eine stationäre Episode anschließenden Behandlung sein sollten und ältere Patientinnen mit einem späten Krankheitsbeginn eher von individueller Therapie profitieren (Evidenzgrad III; Russell et al. 1987; Eisler et al. 1997b).
- Es liegt begrenzte Evidenz dafür vor, dass eine kognitiv-behaviorale Therapie im Anschluss an eine stationäre Therapie einem Vorgehen mit Diätberatung überlegen ist (Evidenzgrad II; Pike et al. 2003).

Empfehlung

Klinische Empfehlungen: Ambulante Psychotherapie der AN

- Patientinnen mit AN sollte eine spezialisierte Therapie bei mit Essstörungen erfahrenen Behandlern angeboten werden (B). Bei der Wahl der Methode sollten die Präferenz

▼

der Patientin und ihr Alter berücksichtigt werden (KKP).
- Bei jungen Patientinnen (Kindern, Adoleszenten), die noch in der Herkunftsfamilie wohnen, sollten die Sorgeberechtigten bzw. nahe Angehörige in die Behandlung einbezogen werden (B).
- Ernährungsberatung sollte nicht als alleinige Behandlung angeboten werden; dies gilt auch für Interventionen im Anschluss an eine stationäre Behandlung (B).
- Im ambulanten Setting sollte eine Gewichtszunahme von 200–500 g/Woche angestrebt werden. Eine flexible Handhabung ist dabei möglich (KKP).
- Das Wiegen kann entweder durch den Psychotherapeuten selbst oder in enger Absprache durch einen mitbehandelnden Arzt bzw. das Ambulanz- oder Praxispersonal übernommen werden (KKP).

4.2.5 Stationäre Behandlung

Eine europäische Studie (Richard 2005) zeigte, wie unterschiedlich die Versorgung mit stationärer Behandlung in verschiedenen Ländern in Europa ist. Sie ergab auch stark divergierende Behandlungsdauern. Diese schwanken zwischen durchschnittlich neun Wochen in Tschechien und 28 Wochen in den Niederlanden. Die Behandlungsdauern scheinen dabei weniger durch Charakteristika der Patientinnen (Krankheitsschwere etc.) bestimmt zu sein als durch organisatorische, ökonomische und traditionsbedingte Gegebenheiten. Nachdem es in den 80er Jahren des letzten Jahrhunderts in Deutschland zu einer Zunahme spezialisierter stationärer Behandlungsprogramme kam, ist die aktuelle Situation von einem zunehmenden ökonomischen Druck bestimmt, der zu einer Verkürzung der Behandlungszeiten führt. Es gibt Hinweise dafür, dass eine solche Entwicklung mit einer Zunahme der Rückfallraten und einer Reduktion stationärer Therapie auf »Gewichts- und Krisenmanagement« einhergeht (Wiseman et al. 2001). Willer et al. (2005) plädieren aufgrund ihrer Untersuchung dafür, vor allem bei Ersthospitalisationen darauf zu achten, dass Patientinnen ausreichend Zeit für die Gewichtszunahme haben und ein adäquates Gewicht erreichen können, um Rehospitalisationen und Chronifizierung zu vermeiden. Stationäre Behandlung wird zunehmend jedoch als »letzte Möglichkeit« angesehen und nicht als eine Behandlungsoption, die auch spezifische therapeutische Chancen bietet (Vandereycken 2003).

Die Besonderheiten einer stationären Therapie sind die tägliche Vorgabe einer klaren Essensstruktur mit der Möglichkeit, das Essverhalten konkret zu beobachten, interpersonelle Schwierigkeiten durch intensive Gruppenerfahrungen zu verändern, Entwicklungsspielräumen außerhalb problematischer familiärer Zusammenhänge (Veränderung der Umgebung) zu ermöglichen, sowie der Chance, über verschiedene (auch nonverbale, z. B. Körper- oder Gestaltungstherapie) Zugangswege Patientinnen zu erreichen.

Andererseits sind die Gefahren einer längerfristigen Hospitalisierung zu berücksichtigen (Gowers et al. 2000). Manche Patientinnen entwickeln erst im medizinischen Kontext eine »anorektische Identität«, die mit sekundärem Gewinn verbunden ist – unter anderem dadurch, dass die Klinik den Wunsch nach Halt und Struktur befriedigt und die Auseinandersetzung mit ängstigenden Entwicklungsschritten hinauszögern hilft. Gerade jüngere Patientinnen werden aus ihrer Alltagssituation herausgenommen und verpassen eventuell altersangemessene Erfahrungen mit Gleichaltrigen.

Das Angebot stationärer Therapieprogramme in Deutschland ist in der Regel integrativ und multimodal, das heißt, es beinhaltet symptomorientierte Komponenten (Vereinbarung eines Zielgewichtes, Behandlungsverträge, wöchentliche Vorgaben für die Gewichtszunahme, Arbeit mit Esstagebüchern, begleitetes Essen und Kochen etc.), eine medizinische Betreuung und Komponenten, die auf die psychischen Schwierigkeiten der Patientinnen abzielen (Einzeltherapie von zweimal 50 Minuten pro Woche, Gruppentherapieangebote von mindestens 200 Minuten pro Woche, spezialtherapeutische Angebote im Einzel- oder Gruppensetting von mindestens insgesamt 360 Minuten pro Woche, Familiengespräche). Es zeigt sich eine Entwicklung weg von starren, rigiden Programmen hin zu flexibleren Vorgehensweisen, die die individuelle Entwicklung der einzelnen Patientin berücksichtigen.

Therapievereinbarungen (»Verträge«) zwischen der Patientin und dem Behandlungsteam (die unter Umständen schon vor Aufnahme getroffen werden und ein Zielgewicht und anzustrebende wöchentliche Gewichtszunahmen beinhalten) haben sich bewährt, um einen Orientierungsrahmen vorzugeben und unproduktive Machtkämpfe mit anorektischen Patientinnen zu vermeiden. Diese Vereinbarungen sind als ein »Hilfsmittel« zu verstehen, das den Entwicklungsprozess einer Patientin unterstützen soll, und nicht als Instrument, diese zu einer Gewichtszunahme »zu zwingen«. Ihre Ausgestaltung muss sich jeweils an den Erfahrungen und Arbeitsweisen des jeweiligen Teams orientieren.

Die konkrete Arbeit am Essverhalten, die als zentrales Element stationärer Magersuchtsbehandlung angesehen werden kann, beinhaltet die Einhaltung einer Mahlzeitenstruktur, die Vorgabe von Essensmengen, begleitetes Essen sowie übende Elemente (bezogen auf Essrituale und Nahrungsauswahl und zunehmend eigenständigeren Umgang mit dem Essen). Dies ist zeit- und personalintensiv. Hierzu bedarf es erfahrener, weiterqualifizierter Kräfte und eines ausreichenden Personalschlüssels.

Empirische Evidenz

Die vorliegende empirische Evidenz zur Effektivität stationärer Behandlung ist sehr begrenzt (Vandereycken 2003; Fairburn 2005) (◘ Tab. 4.3k und 4.3l, Abschn. 4.4: Anhang). Es finden sich nur zwei randomisiert-kontrollierte Studien, die einen stationären Behandlungsarm mit ambulanten Angeboten vergleichen (Crisp et al. 1991; Gowers et al. 2007). In der Studie von Crisp et al. (1991), die Jugendliche und Erwachsene einschloss (durchschnittliches Alter: 22 Jahre), wurden 30 Patientinnen stationär behandelt, von denen zwölf die Therapie frühzeitig abbrachen. Die stationäre Behandlung wurde damit von den Patientinnen schlechter akzeptiert als die ambulanten Angebote; es zeigten sich im Ergebnis zu den ambulanten Behandlungsarmen jedoch keine signifikanten Unterschiede. Crisp (2002) beschreibt die Schwierigkeiten der Studie im Nachhinein und führt einen Teil der Ergebnisse auf das strenge Studiendesign und die wenig erfahrenen Therapeuten des stationären Behandlungsarms zurück. In der Studie von Gowers et al. (2007) wurden 57 Patientinnen stationär behandelt, 29 beendeten die Therapie frühzeitig. Auch hier zeigten sich im Vergleich zu den ambulanten Therapiearmen keine signifikanten Unterschiede. Allerdings mussten einige ambulant behandelte Patientinnen vorübergehend im Rahmen einer Krisenintervention stationär behandelt werden (Gowers et al. 2007). Die stationäre Therapie war mit höheren Kosten verbunden (Byford et al. 2007).

Keine randomisiert-kontrollierte Studie vergleicht stationäre mit tagesklinischer Behandlung. In einer kleinen Fall-Kontrollstudie zeigte sich eine signifikant höhere Gewichtszunahme der stationär behandelten im Vergleich zu den tagesklinisch behandelten Patientinnen (Zeeck et al. 2006); es liegen jedoch keine Katamnesedaten vor. Eine in Deutschland durchgeführte, multizentrische Studie bei Jugendlichen mit der Erstmanifestation einer AN, bei der nach einer dreiwöchigen Stabilisierungsphase in der Klinik eine Randomisierung in eine stationäre oder tagesklinische Weiterbehandlung erfolgt, ist derzeit noch nicht abgeschlossen.

In vier weiteren Untersuchungen wurden einzelne Komponenten stationärer Therapie geprüft (Weizman et al. 1985; Goldfarb et al. 1987a; Pillay u. Crisp 1981; Eckert et al. 1979). Die Qualität dieser randomisiert-kontrollierten Studien ist jedoch so schlecht, dass sie keine behandlungsrelevanten Aussagen erlauben (bei Weizman et al. 1985; Goldfarb et al. 1987a: Fallzahl pro Arm ≤ 5; bei Pillay u. Crisp 1981: mit $N = 13$ zu geringe Power, um Effekte eines zusätzlichen »social skills training« nachzuweisen; Studie von Eckert et al. 1979, die in drei verschiedenen Kliniken die Effekte des reinen Standardprogramms mit zusätzlicher Verhaltensmodifikation verglichen: ungenügende Beschreibung des Vorgehens der Kliniken, ebenso von Stichprobe und Methoden).

Geist et al. (2000) verglichen in der Behandlung Adoleszenter acht Sitzungen Familientherapie mit einem edukativ orientierten Angebot für sieben Familien, die zu Beginn parallel zu einer stationären Therapie (unterschiedlicher Länge) stattgefunden hatten und nach Entlassung fortgesetzt worden waren. Es fand sich kein Unterschied zwischen den Interventionen. Die Haupteffekte sind vermutlich auf die stationäre Intervention zurückzuführen.

▼

Von Mead et al. (2001) liegt ein systematisches Review zum Vergleich ambulanter und stationärer Behandlung vor. Es wurden Patientinnen eingeschlossen, für die eine stationäre Therapie in Frage kam, die aber auch ambulant behandelt werden konnten. Neben der bereits erwähnten Studie von Crisp et al. (1991) wurden sieben Fall-Kontrollstudien identifiziert. Die Raten an günstigen Verläufen nach stationärer Behandlung variierten zwischen 31 und 72 %, die Behandlungsdauern zwischen 32 und 280 Tagen. Die Aussage, dass sich im längerfristigen Verlauf kein Unterschied zwischen den Settings findet, muss wegen der Heterogenität der Studien mit Vorsicht bewertet werden.

Eine naturalistisch angelegte deutsche Multicenterstudie zur stationären Behandlung von Essstörungen (Kächele et al. 2001; Richard 2001; Richard et al. 2005), an der sich 43 Zentren beteiligten, zeigte ebenfalls große Unterschiede in den Behandlungsdauern (4,3 bis 27,8 Wochen) und Vorgehensweisen der Kliniken. Nach 2,5 Jahren zeigte ein Viertel bis ein Drittel der Patientinnen noch das Vollbild einer AN. Wenn Patientinnen in spezialisierten Kliniken behandelt wurden, war die Gefahr von Rückfällen geringer.

In einer Studie von Fichter et al. (2006) fanden sich für eine stationäre Behandlung von anorektischen Patientinnen in Deutschland bei Berücksichtigung von Aufnahme- und Entlassmessungen starke Effekte von ES = 1,3 für eine Abnahme des Schlankheitsstrebens im Eating Disorder Inventory (EDI-2); für den EDI-2-Gesamt-Score betrug die entsprechende Effektstärke 1,0.

Zielsetzung

Ein Hauptziel stationärer Behandlung ist die körperliche Stabilisierung, für die eine ausreichende Gewichtszunahme Voraussetzung ist. Einzelne Studien legen nahe, dass ein möglichst hohes Gewicht (BMI > 18 kg/m^2) angestrebt werden sollte, um das Rückfallrisiko zu mindern (Baran et al. 1995; Howard et al. 1999). Eine stationäre Behandlung ermöglicht dabei eine intensive psychotherapeutische Begleitung der Patientinnen während des Prozesses der Gewichtszunahme, der in der Regel mit starken Ängsten, Gefühlen von Ohnmacht und Hilflosigkeit verbunden ist. Weitere Ziele sind eine Normalisierung des Essverhaltens sowie die Erarbeitung einer Motivation für einen langfristigen Veränderungsprozess. Eine ausreichende Motivation ist eine wichtige Voraussetzung für das Gelingen einer sich an die stationäre Phase anschließenden ambulanten Psychotherapie.

Für chronifizierte und sozial sehr isolierte Patientinnen kann eine stationäre (oder auch tagesklinische) Behandlung das Ziel haben, durch Strukturierung des Tagesablaufs und den Wiederaufbau sozialer Kontakte eine Stabilisierung auf einem Niveau mit höherer Lebensqualität zu erreichen (s. z. B. Ro et al. 2004).

Behandlungsbausteine

Es liegt keine ausreichende empirische Evidenz zu der Frage vor, welche Behandlungsbausteine vorgehalten werden sollten. Die vorliegenden randomisiert-kontrollierten Studien untersuchten zusätzliche Therapiekomponenten, die ergänzend zu einem »Standardprogramm« angeboten wurden wie Medikation, verhaltenstherapeutische Interventionen (Desensibilisierung), ein »social skills training« oder Familientherapie (Weizman et al. 1985; Goldfarb et al. 1987a; Pillay u. Crisp 1981; Geist et al. 2000). Die Ergebnisse sind jedoch aufgrund methodischer Mängel nicht zu verwerten (s. o.).

Studien zur Patientinnenzufriedenheit und subjektiven Bewertung von Therapiebausteinen durch die Patientinnen sprechen dafür, dass diese vor allem Einzeltherapie, körpertherapeutische Angebote im Einzelsetting, den Austausch mit Mitpatientinnen und strukturierte Vorgaben zum Essen als hilfreich erleben (Swain-Campell et al. 2001; Kennedy u. Garfinkel 1989; Konzag et al. 2005; Zeeck et al. 2008). Das Angebot einer Körpertherapie kann vor allem in der Phase der ängstigenden Gewichtszunahme förderlich sein. Auch Kunsttherapie hat einen wichtigen Stellenwert (Ganter et al. 2009). Patientinnen geben den Wunsch an, über Themen zu sprechen, die »über Essen und Gewicht hinausgehen« (Bell 2003).

Eine Untersuchung zum subjektiven Erleben von Bettruhe zeigte, dass Patientinnen diese nur zum Teil als Erniedrigung und Bestrafung erleben, sondern vor allem als eine schwierige Situation, in der sie mit Langeweile und Einsamkeit konfrontiert werden (Griffiths et al. 1998). Key et al. (2002) weisen in einer Studie zur Spiegelexposition auf mögliche positive Effekte dieses Vorgehens hin, jedoch bei sehr kleiner Fallzahl (6 vs. 9 Patientinnen).

Therapieverträge

Eckert et al. (1979) führten in drei Kliniken mit kognitiv-behavioraler Orientierung ein Programm mit Verhaltensmodifikation und operanter Konditionierung ein, das zu einer geringen, aber nicht signifikant höheren Gewichtszunahme führte. Die Vorgehensweisen der Kliniken und die Durchführung der Studie sind nur unzureichend beschrieben. In einer Kohortenstudie verglichen Herzog et al. (1996) ein psychodynamisches Behandlungsprogramm vor und nach Einführung von symptomorientierten Behandlungsbausteinen (Therapievertrag, Arbeit mit Esstagebüchern). Während zuvor nur ca. 25 % der Patientinnen bis zur Entlassung das Zielgewicht erreichten, waren es nach Einführung der zusätzlichen Komponenten 70 %. Dies spricht dafür, dass klare Vorgaben zur Gewichtszunahme und eine intensive Arbeit an der Symptomatik erforderlich sind, um Patientinnen mit ausreichendem Gewicht entlassen zu können. Obwohl ein solches Vorgehen inzwischen in den meisten Klinik üblich ist, findet sich hierzu nur begrenzte empirische Evidenz.

Es wird darauf hingewiesen, dass bei der Festlegung eines Zielgewichts das Alter der Patientinnen berücksichtigt werden sollte (Hebebrand et al. 1994). Es finden sich jedoch keine Arbeiten zur optimalen Höhe eines zu vereinbarenden Zielgewichts.

Patientinnen scheinen mit höheren Gewichtsvorgaben pro Woche im Durchschnitt zunächst mehr zuzunehmen (Solanto et al. 1994). Möglicherweise kommt es bei zu rascher Zunahme aber im weiteren Verlauf zu einer erneuten Gewichtsabnahme, die psychologische (Herzog et al. 2004) und auch physiologische Gründe haben kann (Holtkamp et al. 2004b), mit der Gefahr schnellerer Rehospitalisierung (Lay et al. 2002). In einer Untersuchung von Herzog et al. (2004) nahmen Patientinnen mit geringerer Gewichtsvorgabe pro Woche (500 g vs. 750 g) in einer Stabilisierungsphase nach Erreichen des Zielgewichts noch weiter zu, während es bei höherer Vorgabe zu einer erneuten leichten Gewichtsabnahme kam. Daher sollten zu rigide Programme, die auf einer strikten Einhaltung der Gewichtsvorgaben bestehen, ohne die Ängste und Ambivalenz der Patientinnen aufzugreifen, vermieden werden. Sie können zu einer vordergründigen Anpassung der Patientinnen führen, die nach Entlassung erneut an Gewicht abnehmen. International werden aktuell Gewichtsvorgaben von 500–1000 g Gewichtszunahme pro Woche im stationären Rahmen empfohlen (National Institute of Clinical Excellence 2004; American Psychiatric Association 2006).

Untersuchungen zu Charakteristika des Gewichtskurvenverlaufs geben Hinweise darauf, dass die Gewichtsentwicklung der dritten und vierten Woche eine gute Vorhersage des Therapieergebnisses ermöglicht – und damit eine Identifikation von Risikopatientinnen, die ambivalent oder nur begrenzt motiviert sind (Hartmann et al. 2007). In einer Studie von Remschmidt und Müller (1987) erwiesen sich ein längerer Zeitraum bis zur Gewichtsstabilisierung sowie eine größere Variabilität der Gewichtskurve als günstig. Die Autoren weisen darauf hin, dass die Gewichtsentwicklung in der Regel den »inneren Prozess« der Patientinnen widerspiegelt und eine intensive Auseinandersetzung mit den stattfindenden Veränderungen therapeutisch von großer Bedeutung ist.

Noch im stationären Rahmen die Erfahrung zu machen, dass das erreichte Gewicht über einen bestimmten Zeitraum gehalten werden kann, scheint ebenfalls bedeutsam zu sein und das Risiko für spätere Rückfälle und Rehospitalisationen zu vermindern (Lay et al. 2002).

Touyz et al. (1984) verglichen einen strengen und einen eher nachsichtigen Umgang mit der getroffenen Therapievereinbarung miteinander. In beiden Fällen zeigten sich vergleichbare Gewichtszunahmen unter Therapie, das flexiblere Vorgehen ermöglichte den Patientinnen aber, sich eher auf die Therapie einzulassen, sie besser zu akzeptieren sowie eine bessere therapeutische Beziehung aufzubauen (Touyz et al. 1987).

Die Ausgestaltung von Therapieverträgen sollte sich an den Erfahrungen und Arbeitsweisen des jeweiligen Teams orientieren und die therapeutische Haltung im Hinblick auf die Therapieziele klar und konsistent, aber auch empathisch und flexibel sein. Manche anorektischen Patientinnen neigen dazu, Behandlungsvereinbarungen zu unterlaufen (z. B.

durch Trinken von Flüssigkeit vor dem Wiegen). Dieses Verhalten sollte nicht zum Abbruch der Behandlung führen, sondern mit der jeweiligen Patientin auf seine Funktion hin untersucht werden.

Phasenspezifisches Vorgehen

Zur Frage eines phasenspezifischen Vorgehens bei einer stationären Psychotherapie finden sich keine Studien. Die klinische Erfahrung zeigt, dass zu Beginn der Therapie eine Fokussierung auf die Motivation der Patientin und auf konkrete Hilfestellung beim Essen und bei der Gewichtszunahme bedeutsam ist. Manche Patientinnen sind durch die Hungersituation in ihrem Denken und Fühlen zu Beginn deutlich beeinträchtigt. Die Psychotherapie hat in dieser Phase die Funktion, bei auftretenden Ängsten und starker Ambivalenz zu begleiten, dysfunktionale Überzeugungen zu relativieren und zu einer Veränderung des Essverhaltens zu ermutigen. In der Regel bedarf es zu Beginn einer engmaschigen Begleitung des Essverhaltens, die konkrete Vereinbarungen zu Veränderungsschritten beinhaltet. Im weiteren Behandlungsverlauf rücken andere Themen stärker in den Vordergrund: beispielsweise eine Selbstwertproblematik, die Ablösung aus dem Elternhaus, die Frage der weiblichen Identität, interpersonelle Schwierigkeiten und perfektionistische, leistungsorientierte Persönlichkeitszüge (Herzog u. Zeeck 2001; Pierloot et al. 1982). Die schrittweise Hinzunahme von Behandlungsbausteinen im Rahmen eines multimodalen Settings muss sich an der Belastbarkeit, der Zugänglichkeit der Patientin und ihrer körperlichen Situation orientieren. Zu berücksichtigen ist ferner, dass eine rasche Gewichtszunahme zu einer Situation führen kann, in der die psychische der physischen Stabilisierung »hinterherhinkt« (bei einigen Patientinnen kann die Gewichtszunahme depressive Symptome bis hin zur Suizidalität auslösen, Jugendliche können ängstigende Entwicklungsschritte bezüglich Erwachsenwerden und Sexualität im »Zeitraffer« durchlaufen). Patientinnen sind in dieser Phase vulnerabel und bedürfen ausreichender Unterstützung, um nicht auf anorektische Verhaltensweisen zurückzugreifen (Fennig et al. 2002).

Da Rückfälle nach stationären Behandlungsphasen häufig sind, sollte sich die letzte Phase auf die Vorbereitung der Entlassung konzentrieren. Dies beinhaltet die Planung der ambulanten Anschlusstherapie, die Antizipation von Rückfällen und Schwierigkeiten nach Entlassung, übende Elemente (Einkaufen, Zubereitung von Mahlzeiten, Restaurantbesuch) und das Erleben eines Abschnitts, in dem das Gewicht nicht weiter kontinuierlich ansteigt, sondern gehalten werden kann (Lay et al. 2002).

Behandlungsdauer

Es findet sich keine direkte empirische Evidenz, aus der sich die günstigste Behandlungsdauer ableiten lässt; es liegen aber Hinweise darauf vor, dass mehrere Faktoren zu berücksichtigen sind. Ziel einer stationären Behandlungsepisode sollte das Erreichen eines adäquaten Gewichts sein (BMI 18–20 kg/m² bzw. 10. Altersperzentile, s. o.). Es ist daher mit Behandlungsdauern von mehreren Monaten zu rechnen, wenn Patientinnen mit einem sehr niedrigen Gewicht aufgenommen werden und wöchentliche Gewichtsvorgaben von 500–1000 g erhalten. Zu berücksichtigen ist, dass eine stationäre Therapie aber auch eine Herausnahme aus dem alltäglichen Lebenskontext und den sozialen Kontakten beinhaltet und bei zunehmender Länge negative Effekte beinhalten kann (s. o.). Die Möglichkeit einer Intervallbehandlung mit einer erneuten Aufnahme innerhalb eines abgesprochenen Zeitraums kann daher überlegt werden. Die Ergebnisse der bereits erwähnten naturalistischen Multicenterstudie zur stationären Behandlung von Essstörungen (Kächele et al. 2001) ergab Hinweise darauf, dass ältere Patientinnen mit langer Krankheitsdauer im Vergleich zu jüngeren eher länger behandelt werden sollten, um ein gutes Therapieergebnis (ausreichende Gewichtszunahme, Rückgang der Essstörung) zu erreichen.[5]

Verlauf und Rückfallprophylaxe

Fichter et al. (2006) führten bei 103 erwachsenen AN-Patientinnen eine 12-Jahres-Verlaufsuntersuchung bei stationärer Aufnahme, bei Entlassung sowie zwei Jahre, sechs Jahre und zwölf Jahre nach

5 Anmerkung: Chronifizierte Patientinnen, bei denen die Zielsetzung mehr auf Verbesserung von Lebensqualität und sozialer Einbindung liegt als auf einer Heilung der Anorexia nervosa, profitieren auch von tagesklinischen Behandlung und einer geringeren Therapiedosis.

Entlassung durch. Sie fanden im Vergleich zum Entlassungszeitpunkt eine erneute Verschlechterung der allgemeinen Psychopathologie und der Essstörungspathologie nach zwei Jahren und in der Folge dann durchschnittlich kontinuierliche Besserungen (nach sechs und zwölf Jahren). Nach zwölf Jahren war ungefähr das Ausmaß an Besserung wieder erreicht, das die Patientinnen zum Zeitpunkt der Entlassung aus stationärer Therapie gezeigt hatten. 28 % wiesen nach zwölf Jahren ein gutes Ergebnis auf, 25 % ein mäßiges, und 40 % waren chronisch krank, 7 % verstorben. Dies entspricht den Ergebnissen einer Studie von Eckert et al. (1995) aus den USA, bei der sich nach zehn Jahren Heilungsraten von 24 % fanden und 6 % der Patientinnen verstorben waren (N = 76; Alter bei stationärer Aufnahme: 20, Range 12–36). Eckert et al. fanden die meisten Rückfälle (Patientinnen, die im stationären Rahmen ein stabiles Gewicht erreicht hatten und erneut an Gewicht abnahmen) im ersten Jahr nach der Entlassung (42 %). Patientinnen, die ihr Gewicht im ersten Jahr nach der Entlassung halten konnten, zeigten im späteren Verlauf nur in 8 % der Fälle einen Rückfall. Auch andere Studien geben Hinweise darauf, dass die ersten ein bis zwei Jahre nach der Entlassung aus stationärer Behandlung mit einer erhöhten Gefahr von Rückfällen einhergehen (Isager et al. 1985; Strober et al. 1997). Bei einer 10-Jahres-Katamnese nach stationärer Behandlung von Kindern und Adoleszenten (N = 39; Alter bei Aufnahme: 16,2 Jahre) zeigten 69 % einen guten Verlauf, 23 % einen mäßigen und 8 % ein schlechtes Ergebnis (Herpertz-Dahlmann et al. 2001).

Aufgrund der Gefahr von Rückfällen bedarf es vor der Entlassung aus stationärer Behandlung einer ausreichenden Vorbereitung der nachfolgenden ambulanten Phase. Eine stufenweise Reduktion der »Therapiedichte« mit einer zunehmenden Verantwortungsübernahme durch die Patientin ist sinnvoll, wenn dies im Rahmen der jeweiligen Klinik möglich ist (»Step-down«-Ansatz): z. B. über das Verbringen von Wochenenden zu Hause, Probeentlassungen oder eine tagesklinische Phase vor der Entlassung in die ambulante Situation. Es ist sinnvoll, Interventionen bei einem Rückfall (inkl. einer Wiederaufnahme in die stationärer Behandlung) mit allen Beteiligten abzustimmen, bevor dieser Fall eintritt. Die Gefahr eines Rückfalls ist im ersten Jahr nach stationärer Therapie am größten. Patientinnen mit einem niedrigen Wunschgewicht und einer langen Krankheitsdauer weisen dabei das höchste Rückfallrisiko auf (Richard et al. 2005).

Eine Studie von Pike et al. (2003) an 33 Patientinnen zeigte, dass eine einjährige kognitiv-verhaltenstherapeutische Intervention nach stationärer Behandlung effektiver war als als »nutritional counseling« (Ernährungsmanagement). Letzteres führte zu früheren und häufigeren Rückfällen (53 vs. 22 %).

Behandlungsabbrüche, Verlaufsprädiktoren

Die Patientinnen stehen einer Behandlung oft ambivalent gegenüber, deshalb ist die Gefahr groß, dass sie die Behandlung frühzeitig beenden (Zeeck et al. 2005). Mit einem erhöhten Abbruchrisiko verbunden sind der aktive/bulimische Subtyp der AN bzw. eine Neigung zur Impulsivität (Woodside et al. 2004; Kahn u. Pike 2001; Kächele et al. 2001; Fichter et al. 2006), eine ausgeprägte Angst vor dem Erwachsenwerden (Woodside et al. 2004; Zeeck et al. 2005) sowie größere Gewichtssorgen (Woodside et al. 2004). Zwei Studien ergaben ferner Hinweise darauf, dass Patientinnen mit ausgeprägterer Pathologie eher dazu neigen, eine stationäre Behandlung früher zu beenden (Kahn u. Pike 2001; Castro et al. 2004), während depressive Patientinnen ein geringeres Risiko zeigen (Zeeck et al. 2005).

Hebebrand et al. (1997) fanden, dass Patientinnen, die mit einem BMI von weniger als 13 kg/m^2 aufgenommen werden, ein besonders hohes Risiko zur Chronifizierung und erhöhte Sterberaten aufweisen. In einer Studie von Pinter et al. (2004) erwies sich ein Gewicht von weniger als 15 kg/m^2 als Prädiktor für einen ungünstigeren Verlauf nach sechs und zwölf Monaten. Zu berücksichtigen ist, dass in der Studie von Hebebrand Patientinnen mit einem Durchschnittsalter von 17 Jahren 9,5 Jahre später nachuntersucht wurden, während die von Pinter et al. untersuchte Gruppe älter (durchschnittliches Alter: 22 Jahre) und der Katamnesezeitraum deutlich kürzer war.

Eine einzige Studie zu Rückfällen beim Übergang von einer stationären in eine tagesklinische Therapie ergab eine lange Krankheitsdauer (> 6 Jahre), eine Amenorrhoe von mehr als 2,5 Jahren sowie ein niedriges Aufnahme- und Entlassungsgewicht als negative Prädiktoren (Howard et al. 1999).

Zusammenfassung: Evidenz zur stationären Therapie der AN

- Es liegt begrenzte Evidenz dafür vor, dass die Einführung von klar strukturierten symptomorientierten Behandlungsbausteinen (Gewichtsvorgaben, Zielgewicht) zu höheren Erfolgsraten führt (Evidenzgrad IIb; Herzog et al. 1996).
- Es liegt begrenzte Evidenz dafür vor, dass die Art des frühen stationären Gewichtsverlaufs Hinweise auf das Therapieergebnis geben kann. Eine unzureichende Gewichtszunahme in der dritten und vierten Behandlungswoche ist mit einem schlechteren Ergebnis bei Entlassung assoziiert (Evidenzgrad III; Hartmann et al. 2007).
- Es liegt begrenzte Evidenz dafür vor, dass eine unterstützende Gabe von Nahrungssupplementen (hochkalorische Flüssigkost) zu einer rascheren Gewichtszunahme, einem höheren Entlassgewicht und einer kürzeren Behandlungsdauer führt (Evidenzgrad III; Imbierowicz et al. 2002).
- Es liegt begrenzte Evidenz dafür vor, dass eine Gewichtsstabilisierungsphase vor Entlassung mit einer längeren ambulanten Zeit vor der nächsten Rehospitalisierung verknüpft ist (Evidenzgrad III; Lay et al. 2002).
- Es liegt begrenzte Evidenz dafür vor, dass die Entlassung unterhalb eines Gewichts von BMI 18–20 kg/m^2 mit einer erhöhten Rate an Rehospitalisationen und einem langfristig höheren Osteoporoserisiko assoziiert ist (Evidenzgrad III; Baran et al. 1995; Gross et al. 2000).
- Es liegt Evidenz dafür vor, dass eine einjährige kognitiv-behaviorale Intervention im Anschluss an eine stationäre Therapie einem Vorgehen mit »Ernährungsmanagement« überlegen ist (Evidenzgrad II; Pike et al. 2003).

Empfehlung

Klinische Empfehlungen: Stationäre Therapie der AN

- Folgende Therapiekomponenten im Rahmen eines spezialisierten stationären Therapieprogramms sollen vorgehalten werden:
  - Einzel- und Gruppenpsychotherapiegespräche (mind. 50 Minuten pro Woche im Einzelsetting, mind. 200 Minuten pro Woche im Gruppensetting)
  - störungsspezifische Ernährungstherapie (▶ auch Kap. 4.2.8. Ernährungstherapie)
  - Komplementäre Therapietechniken (Körpertherapie, Kreativtherapeutische Verfahren, Ergotherapie)
  - sozialtherapeutische Unterstützung
  - Einbeziehung der Familie, zumindest bei Kindern und Jugendlichen
  - regelmäßiges körperliches Monitoring
  - eine wöchentliche Visite
  - auf die körperliche Situation abgestimmte strukturierte Bewegungsangebote (KKP).
- Bei stationärer Behandlung ist eine weitgehende Gewichtsrestitution anzustreben (bei Erwachsenen: BMI zwischen 18 und 20 kg/m^2 bzw. 10. Altersperzentile, bei Kindern und Jugendlichen: die 25. BMI-Altersperzentile, mindestens aber die 10. BMI-Altersperzentile) (B).
- Bei sehr langen Behandlungsdauern sollte bedacht werden, dass eine zu lange Herausnahme aus der Alltagssituation zu nachteiligen Effekten führen kann. Intervallaufnahmen sind bei der Behandlungsplanung eine mögliche Alternative (KKP).
- Im stationären Rahmen sollte eine Gewichtszunahme von 500 g bis maximal 1000 g/Woche angestrebt werden (B).
- Es sollten klare Vereinbarungen (»Verträge«) zwischen der Patientin und dem Behandlungsteam (hinsichtlich Zielgewicht und wöchentlicher Gewichtszunahme) getroffen werden (B).

▼

- Patientinnen sollten regelmäßig (in der Regel 1–3 ×/Woche) morgens ungefähr um die gleiche Zeit in leichter Bekleidung (Unterwäsche) gewogen werden (KKP).
- Die Behandlung soll vor allem zu Beginn einen starken Fokus auf der Besserung der Symptome des gestörten Essverhaltens haben (z. B. strukturierter Essplan, Reduktion restriktiven Essverhaltens und selektiver Nahrungsauswahl, Veränderung von Essritualen, regelmäßiges Wiegen mit Diskussion der Gewichtskurve) (KKP).
- Wenn eine ausreichende Ernährung einer Patientin nicht möglich ist, kann zusätzlich hochkalorische Flüssignahrung angeboten werden (B).
- Vor Entlassung sollte eine intensive Vorbereitung auf den Übergang in die ambulante Situation erfolgen (eventuell über den Schritt einer tagesklinischen Behandlung; zunehmende Eigenständigkeit bei der Einnahme und dem Planen von Mahlzeiten). Dazu gehören auch eine Antizipation von Rückfällen und ein »Gesamtbehandlungsplan«, der das Angebot einer Wiederaufnahme mit einschließen kann. Bei Kindern und Jugendlichen sollte das z. B. auch den Besuch der Heimatschule (oder einer externen Schule) beinhalten (KKP).
- Eine Kontinuität des therapeutischen Prozesses ist anzustreben. Günstig sind Angebote der Kliniken, die den Übergang in die ambulante Situation erleichtern: z. B. poststationäre Gruppen, internetbasierte Hilfe (O).
- Patientinnen und ggf. Angehörige sollten über den Verlauf der Erkrankung und das Risiko von Rückfällen hingewiesen werden (KKP).

4.2.6 Tagesklinische Behandlung

Es gibt bislang nur wenige Studien zur tagesklinischen Behandlung anorektischer Patientinnen. Während eine stationäre Therapie die Herausnahme aus dem alltäglichen Lebenskontext bedeutet, bringt eine tagesklinische Therapie einen täglichen Wechsel zwischen intensiver Behandlung in der Klinik und der Rückkehr in die Alltagssituation mit sich (Zeeck u. Hartmann 2008). Eine tagesklinische Therapie mindert dadurch die Nachteile und Gefahren einer längerfristigen Hospitalisierung und betont die Selbstständigkeit und Eigenverantwortung, kann aber auch eine Überforderung bedeuten. Einen Überblick zu tagesklinischer Behandlung bei Essstörungen geben Zipfel et al. (2002). In der Regel beinhalten tagesklinische Programme ähnliche Behandlungsbausteine wie stationäre.

Es gibt nur sehr wenige empirische Untersuchungen zu einem Vergleich teilstationärer und stationärer Behandlung. Keine einzige Studie vergleicht tagesklinische und ambulante Therapie der AN. Bei den vorliegenden Studien handelt es sich fast durchgehend um Beschreibungen von Behandlungsverläufen ohne Vergleichs- bzw. Kontrollgruppe. In einer Fall-Kontroll-Studie zum Vergleich stationärer und tagesklinischer Behandlung der AN (Zeeck et al. 2006) zeigten deutlich untergewichtige Patientinnen mit AN bei stationärer Behandlung signifikant höhere Gewichtszunahmen. Die Interpretation der Ergebnisse muss allerdings aufgrund einer kleinen Fallzahl und fehlender Katamnesedaten mit Vorsicht erfolgen.

Kaplan und Olmsted (1997) konnten zeigen, dass Patientinnen mit AN, die tagesklinisch behandelt wurden und bei Aufnahme einen BMI von 16 kg/m^2 aufgewiesen hatten, durchschnittlich 6 kg auf einen Durchschnitts-BMI von 21 kg/m^2 zunehmen konnten. Zu bedenken ist dabei, dass es sich um eine selektierte Stichprobe mit guter Motivation handelte. Gerlinghoff et al. (1998) untersuchten ein tagesklinisches Programm, das ein vierphasiges Vorgehen und die Aufnahme geschlossener Gruppen beinhaltete. Die Tagesklinik war an Wohngruppen gekoppelt und an sieben Tagen pro Woche geöffnet, sodass das Vorgehen eher einer stationären Therapie ähnelte. Von den anorektischen Patientinnen konnten 64 % in 13 Wochen ein Minimum von 5 kg an Gewicht zunehmen. Insgesamt war die untersuchte Gruppe jünger, weniger lange krank und wies eine geringere Psychopathologie auf als Stichproben aus anderen Zentren (Zeeck et al. 2003).

Thornton et al. (2002) beschrieben die Erfahrungen einer Tagesklinik für Essstörungen in

Sydney. Das erste, psychodynamisch ausgerichtete Programm (aus dem Jahr 1994) wurde verändert, nachdem 64 % der dort behandelten Patientinnen wieder auf eine Station zurückverlegt werden mussten. Im Durchschnitt nahmen die Patientinnen, die mit einem vergleichsweise hohen Anfangs-BMI von 17,2 kg/m² kamen, 2,1 kg an Gewicht ab. Die in der Folge seit 1999 aufgebauten Programme bezogen das Gewicht und die Esspathologie stärker in die Behandlung mit ein und waren/sind kognitiv-behavioral orientiert. Hiermit wurden bessere Behandlungsergebnisse erzielt.

Howard et al. (1999) publizierten Ergebnisse eines tagesklinischen Programms in Iowa City. Aufgrund einer retrospektiven Durchsicht von 59 Akten von Patientinnen mit AN wurden Prädiktoren für einen ungünstigen Verlauf untersucht. Dieser (Abbruch oder Rückverlegung in den stationären Rahmen) war korreliert mit einer längeren Krankheitsdauer (> 6 Jahre), einer Amenorrhoe (> 2,5 Jahre), einem niedrigeren Gewicht bei Aufnahme (BMI < 16,5) oder einem niedrigeren Gewicht bei Verlegung von Station in die Tagesklinik (BMI < 19). Die Studie zeigt allerdings deutliche methodische Mängel, da sie retrospektiv erfolgte, das Behandlungssetting nicht beschrieben wurde und auch Abbruch bzw. Rückverlegung nicht klar definiert wurden.

Zusammenfassung: Evidenz zur teilstationären Therapie der AN

- Es liegt keine ausreichende Evidenz dafür vor, dass tagesklinische Behandlung günstiger ist als stationäre oder ambulante Therapie der AN. Initial scheint bei deutlichem Untergewicht eine stationäre Therapie zu höheren Gewichtszunahmen zu führen (EL IV; Zeeck et al. 2006).
- Es liegt begrenzte Evidenz dafür vor, dass tagesklinische Behandlung in einem spezialisierten Therapieprogramm wirksam sein kann (EL IV; Kaplan et al. 1997; Zeeck et al. 2006; Gerlinghoff et al. 1998).

Empfehlung

Klinische Empfehlungen: Tagesklinische Therapie der AN

► Abschn.»Tagesklinische Behandlung« in 4.2.3.

4.2.7 Pharmakotherapie

Die Forschungslage zur Pharmakotherapie der AN ist insgesamt als unbefriedigend anzusehen. Zu den Neuroleptika gibt es sechs verwertbare Studien mit Kontrollgruppen, zu Antidepressiva liegen acht Studien vor. Da sich die Studien bezüglich des Designs stark unterscheiden (Akuttherapie vs. Rezidivprophylaxe, Kontrolle gegen Placebo vs. Kontrolle gegen andere Pharmaka; erhebliche Unterschiede in der verwendeten Basistherapie), ließe sich eine Metaanalyse nicht verwerten. Als Ergebnismaß gelten in erster Linie Gewichtskriterien: Ausmaß des Gewichtszuwachses, Geschwindigkeit der Gewichtszunahme, Dauer der Gewichtsrestitution, Anzahl der Patientinnen, die eine ausreichende Gewichtszunahme erreichen.

Auch bei Beschränkung auf diese einfach zu messenden und weithin anerkannten Erfolgsmaße bleibt die Aussagekraft der vorliegenden Studien limitiert. Zu den Neuroleptika liegen ausschließlich Studien mit sehr kleinen Fallzahlen vor. Nur wenige Studien hatten längere Nachbeobachtungszeiten, die aber notwendig sind, um die klinische Bedeutsamkeit von Gewichtseffekten unter Pharmakotherapie beurteilen zu können. Wegen der geringen Anzahl an kontrollierten Studien werden daher in der Argumentation auch Fallstudien berücksichtigt, die allerdings regelhaft viel größere Effekte beschreiben, als sie in nachfolgenden kontrollierten Studien zu finden sind. Im Folgenden werden nur solche Substanzen diskutiert, bei denen zumindest eine kontrollierte Studie vorliegt.

Bislang ist kein Psychopharmakon für die Indikation AN zugelassen, sodass der Einsatz immer einen Off-Lavel-Use bedeutet (◘ Tab. 4.4, Abschn. 4.4: Anhang).

Neuroleptika

Olanzapin

Olanzapin (Zyprexa®) gehört zu den atypischen Neuroleptika. Die Substanz ist strukturchemisch eng mit Clozapin (Leponex®) verwandt. Im Gegensatz zu diesem kann es – besonders in hoher Dosierung – extrapyramidal-motorische Störungen (EPMS) verursachen. Dagegen ist das Risiko einer Agranulozytose unter Olanzapin weit geringer als unter Clozapin. Olanzapin führt bei indikationsgerechter Therapie bei normal- oder übergewichtigen Patientinnen sehr häufig zu einer erheblichen Gewichtszunahme. Man nimmt an, dass die Insulinwirkung beeinträchtigt und damit der Kohlenhydratmetabolismus gestört wird. Es besteht keine Evidenz dafür, dass Olanzapin unmittelbar in die hypothalamischen Regulationsmechanismen des Körpergewichts eingreift (Theisen et al. 2007). Bei damit für die Behandlung der AN günstigem Nebenwirkungsspektrum wurden verschiedene klinische Studien zur Anwendung von Olanzapin bei der AN durchgeführt.

Es liegt eine Reihe unkontrollierter Fallstudien (La Via et al. 2000; Mehler et al. 2001; Powers et al. 2002; Boachie et al. 2003; Ercan et al. 2003; Malina et al. 2003; Barbarich et al. 2004; Wang et al. 2006) vor, in denen Olanzapin zu einer deutlichen Gewichtszunahme führte. In der Fallstudie mit den meisten beschriebenen Fällen (Barbarich et al. 2004) fiel dabei die Gesichtszunahme wesentlich geringer aus als in allen übrigen Fallstudien. In einer RCT zum Vergleich von Olanzapin vs. Chlorpromazin war Olanzapin im Hinblick auf die Gewichtszunahme nicht überlegen (Mondraty et al. 2005). In einer weiteren kontrollierten Studie mit Olanzapin als Zusatztherapie gegenüber konventioneller Therapie für alle Studienteilnehmer war bei der Gewichtszunahme kein Unterschied festzustellen (Brambilla et al. 2007). Allerdings zeigten die mit Olanzapin behandelten Patientinnen gegenüber Chlorpromazin eine signifikante Verbesserung der magersuchttypischen Kognitionen, gemessen mit dem EDI. In einer weiteren randomisierten und kontrollierten Studie (Bissada et al. 2008) an 34 AN-Patientinnen wurden beide Gruppen in ein zehnwöchiges stationäres Behandlungsprogramm eingebunden. Die Olanzapin-Gruppe erhielt Olanzapin in unterschiedlichen Dosierungen. Gegenüber der nicht mit Olanzapin behandelten Gruppe war unter Olanzapin die Gewichtszunahme signifikant besser und Zwangssymptome stärker rückläufig. Eine generelle Empfehlung kann nicht gegeben werden, da es sich beim Einsatz von Olanzapin um eine zulassungsüberschreitende Anwendung (Off-Label-Use) handelt. Zu beachten ist auch, dass Olanzapin für die Behandlung von Kindern und Jugendlichen unter 18 Jahren grundsätzlich nicht zugelassen ist.

Pimozid

Alle Studien zu Pimozid sind älteren Datums. In zwei kleinen kontrollierten Studien (Vandereycken u. Pierloot 1982; Weizman et al. 1985) war keine verbesserte Gewichtszunahme unter Gabe von Pimozid zu belegen. Auch die beiden vorliegenden Fallstudien sind nicht geeignet, eine verbesserte Gewichtszunahme unter Pimozid nahezulegen.

Sulpirid

Sulpirid zählt zu den atypischen Neuroleptika. Es liegen zwei kontrollierte Studien vor, die unabhängig voneinander den mit Sulpirid behandelten Gruppen eine bessere Gewichtszunahme attestieren als denen mit anderen Pharmaka (Ruggiero et al. 2001) oder den mit Placebo (Vandereycken 1984) behandelten Gruppen. Einschränkend ist zu sagen, dass in der Studie von Vandereycken (1984) die Gewichtszunahme nur inital besser war. In einer Studie von Ruggiero et al. (2001; Mondraty et al. 2005) war nach drei Monaten die Gewichtszunahme mit durchschnittlich etwas über 4 kg zwar statistisch signifikant besser als unter Fluoxetin und Clomipramin, aber klinisch immer noch unbefriedigend niedrig und schlechter als in den dargestellten Psychotherapiestudien.

Sonstige

Für weitere Neuroleptika liegen allenfalls Fallberichte und klinische Studien vor: Cassano et al. (2003) beschreiben die zusätzliche Gabe von **Haloperidol** zu einer Standardtherapie bei 13 Patientinnen mit AN über insgesamt sechs Monate. Therapieeffekte, die nur auf Haloperidol zurückzuführen wären, ließen sich nicht identifizieren. Für **Quetiapin** liegen drei Fallberichte (Mehler-Wex et al. 2008; Powers et al. 2007; Bosanac et al. 2007) vor, kontrollierte Studien fehlen auch hier.

Zusammenfassung: Neuroleptika

Die Studienlage zur Therapie der AN mit Neuroleptika ist insgesamt sehr unbefriedigend. Nur für die oben im Einzelnen aufgeführten Neuroleptika Olanzapin, Pimozid und Sulpirid liegen überhaupt und dann nur kleine kontrollierte Studien vor. Für weitere Neuroleptika finden sich allenfalls Fallberichte und klinische Studien.

▼

Obwohl für viele Neuroleptika die Gewichtszunahme eine wesentliche und gravierende Nebenwirkung ist, lässt sich bisher weder in klinischen Studien noch in der Praxis belegen, dass Gewichtszunahme auch bei der AN ein – in diesem Fall wünschenswerter – Effekt der Neuroleptikatherapie sei. Trotzdem wird in vielen Kliniken und gelegentlich auch in der ambulanten Therapie von Neuroleptika Gebrauch gemacht. Die hierbei verfolgten Ziele haben dabei aber mehr mit den psychomotorisch dämpfenden Hauptwirkungen dieser Medikamentengruppe zu tun. Sie dienen der Reduktion von Spannungszuständen, des Bewegungsdrangs und des Gedankenkreisens um essstörungsbezogene Themen wie Essen oder Figur und Gewicht.

Aus den vorliegenden Fallstudien, Anwendungsberichten und der klinischen Praxis lassen sich für die Neuroleptikagabe bei der AN folgende Prinzipien ableiten:

1. Die notwendige Dosierung liegt in der Regel niedrig.
2. Die neuroleptische Potenz der Pharmaka ist nicht entscheidend für deren Verwendbarkeit.
3. Die Indikation wird abgeleitet aus Symptomen, die die AN begleiten. Die notwendige Dauer der medikamentösen Therapie hängt damit vom Verlauf dieser Symptome und nicht von der Essstörungsdiagnose ab.
4. Bevorzugt werden Neuroleptika mit einem geringen extrapyramidalen Nebenwirkungsspektrum.

Die Compliance ist entscheidend für den Sinn einer solchen Medikation. Der Nutzen der Medikation muss der Patientin vermittelbar sein.

Evidenz

- Es liegt keine Evidenz dafür vor, dass Neuroleptika bei der AN zu einer verbesserten Gewichtsentwicklung beitragen (EL Ib).
- Es liegt begrenzte Evidenz dafür vor, dass Zwangssymptome und Gedankenkreisen unter Olanzapin günstig beeinflusst werden können (EL II).

Empfehlung

Klinische Empfehlungen

- Neuroleptika sind zur Erreichung einer Gewichtszunahme bei AN nicht geeignet (B).
- Bei erheblich auf Gewichtsängste und Essen eingeschränktem Denken und bei nicht zu beherrschender Hyperaktivität kann der Versuch eines Einsatzes niedrig dosierter Neuroleptika (Olanzapin) im Einzelfall gerechtfertigt sein. Dabei sollte Pharmaka mit geringer extrapyramidaler Beeinträchtigung der Vorzug gegeben werden. Die Behandlungsindikation beschränkt sich auf die Dauer der o. g. Symptomatik (keine Dauertherapie) und gilt nur im Rahmen eines Gesamtbehandlungsplans (B).

Antidepressiva

Tricyclika

Potenzielle Toxizität und das Nebenwirkungsspektrum sind wesentliche Gründe dafür, dass tricyclische Antidepressiva heutzutage in der Therapie der AN nur noch selten eingesetzt werden und die Studien mit Tricyclika im Verumarm selten geworden sind. In neueren Studien spielen diese Medikamente eher die Rolle eines mutmaßlich weniger effektiven Kontrolltreatments. **Clomipramin:** In einer Studie aus dem Jahr 1980 (Lacey u. Crisp 1980) fand sich unter 50 mg Clomipramin keine bessere Gewichtszunahme im Vergleich zu Placebo. Im Vergleich zu Sulpirid schnitt Clomipramin (durchschnittlich ca. 60 mg) in der bereits oben zitierten Studie von Ruggiero et al. (2001) bezüglich des Gewichtszuwachses schlechter ab. In dieser Studie wurden in allen Studienarmen Pharmaka gegeben. **Amitriptylin:** Keine der bislang durchgeführten Studien (Mills 1976; Needleman u. Waber 1976; Moore 1977; Kendler 1978; Biederman et al. 1985a; Halmi et al. 1986; Brambilla et al. 1995a) ergab Hinweise darauf, dass Amitriptylin die Gewichtszunahme bei AN bedeutsam beeinflusst.

Serotonin-Wiederaufnahmehemmer (SSRI)

Fluoxetin: Gegenüber Placebo fanden Attia et al. (1998) in einer kontrollierten Studie keine Verbesserung der Gewichtsentwicklung. Bei der bulimischen Form der AN waren die Gewichtseffekte von Fluoxetin im Vergleich zu Amineptin nicht besser (Brambilla et al. 1995b).[6] Die gleiche Forschergruppe fand ebenso keinen Unterschied zwischen Fluoxetin und Nortriptylin bei der restriktiven Form der AN (Brambilla et al. 1995a). Beide kontrollierten Studien waren sehr klein (6 vs. 7 bulimische AN-Patientinnen; 15 vs. 7 restriktive AN-Patientinnen). Für die initiale Gewichtszunahme gibt es somit keinerlei Belege für den Nutzen von Fluoxetin. Zwei kontrollierte Studien legen demgegenüber allerdings Vorteile einer Fluoxetingabe in der Rezidivprophylaxe nahe. Die Studie von Halmi et al. (1999) legte dabei nur Halbjahresergebnisse vor, obwohl sie für ein ganzes Jahr konzipiert war. In der Studie von Kaye et al. (2001) war die Anzahl der Dropouts insbesondere in der Placebo-Gruppe sehr groß. Eine positive Wirkung von Fluoxetin in der Rezidivprophylaxe ist durch diese beiden Studien jedoch nur schwach belegt. In einer neueren Studie von Walsh et al. (2006) unterschieden sich die Probandinnen des Fluoxetin-Arms von der Placebo-Gruppe am Ende weder hinsichtlich der essstörungsspezifischen Symptomatik (BMI, EDI-2, Zeit bis zum Rückfall, Anteil Completer) noch bezüglich der Depressivität. Dieser Befund steht in Übereinstimmung mit einer über 24 Monate angelegten klinischen Nachbeobachtungsstudie von Strober et al. (1997) bei 33 AN-Patientinnen, bei denen Fluoxetin keine besseren Verläufe zeigte, wenn man sie mit den Verläufen von anderen Patientinnen ohne Fluoxetin retrospektiv verglich.

Pharmakologisch nachvollziehbar sind Fallberichte einer AN, die sich unter der Gabe von Fluoxetin bei einer BN entwickelt hat (Vaz u. Salcedo 1994; Oliveros et al. 1992). Die Gefahr einer SSRI-induzierten AN dürfte auch bei anderen Substanzen dieser Gruppe gegeben sein (Sagduyu 1997). **Citalopram:** Es finden sich eine nicht kontrollierte (Calandra et al. 1999) und eine kontrollierte Studie (Fassino et al. 2002), die beide keine Hinweise darauf geben, dass die Gewichtsentwicklung durch Citalopram günstig beeinflusst wird. **Sertralin:** Es existiert nur eine einzige kontrollierte, aber nicht randomisierte Studie zum Sertralin (Santonastaso et al. 2001). Für die behandelte Gruppe wird die Besserung von Depressivität, Selbstwahrnehmung und Perfektionismus beschrieben. Bei der Gewichtsentwicklung fanden sich keine Unterschiede.

6 Amineptin ist ein atypisches Tricyclikum mit stark anregender Wirkung, das inzwischen nicht mehr hergestellt wird.

Zusammenfassung Antidepressiva

Auch wenn die **Evidenz** bei Antidepressiva etwas besser ist als bei den Neuroleptika, reicht sie nicht aus, um die Gruppe der Antidepressiva insgesamt, einzelne Substanzgruppen oder gar einzelne Pharmaka in ihrem spezifischen therapeutischen Nutzen für die AN zu bewerten. Die fünf vorliegenden placebokontrollierten Studien (Attia et al. 1998; Halmi et al. 1986; Biederman et al. 1985b; Lacey et al. 1980; Walsh et al. 2006) konnten eine Überlegenheit der Antidepressiva weder für den Bereich der Gewichtsveränderung noch für den Bereich der Essstörungssymptomatik belegen. Die übrigen drei Studien (Ruggiero et al. 2001; Brambilla et al. 1995a, 1995b) verglichen einzelne Antidepressiva miteinander und konnten keine Unterschiede finden. Es ist gegenwärtig noch keine klare Linie zu erkennen, welche Dosierungen für richtig angesehen werden. Während beispielsweise Fluoxetin in der bei der BN erprobten hohen Dosierung (60 mg) gegeben wird, werden andere SSRI in Standarddosierung verordnet. Tricyclika wurden in den kontrollierten Studien eher niedrig dosiert. Da für keine der Substanzen in keiner der vorgeschlagenen Dosierungen ein nachweisbarer Gewichtseffekt nachgewiesen werden konnte, dürfte die Frage der richtigen Dosis letztlich nicht entscheidend sein.

Dieses Fazit wird auch von einem Cochrane-Review aus dem Jahr 2006 geteilt, das die meisten der hier zitierten kontrollierten Studien bereits berücksichtigte: »In Übereinstimmung mit dem, was bisher in der Literatur berichtet wird, kann dieses Review keine Evidenz für eine Wirksamkeit von Antidepressiva in der akuten Phase der Erkrankung finden« (Claudino et al. 2006). Die in einer beträchtlichen Reihe von Fallstudien nahe gelegte Wirksamkeit von Antidepressiva dürfte damit eher auf die regelmäßig parallel erfolgten Begleitbehandlungen zurückzuführen sein als auf die verwendeten Antidepressiva selbst. Die Studienlage gibt keinerlei Anlass zu der Hoffnung, dass bessere Studien mit den in Frage kommenden Substanzen eine wesentliche

▼

Änderung des Fazits mit sich bringen könnten: Es gibt keinen Beleg für die spezifische Wirksamkeit von Antidepressiva in der Behandlung der AN, wenn man hierbei gewichtsbezogene Kriterien zu Grunde legt.

Antidepressiva werden in der klinischen Praxis der Magersuchtsbehandlung regelmäßig eingesetzt, um Begleitsymptome der AN wie depressive Störungen oder Zwangssymptome zu behandeln. Die wissenschaftliche Basis hierfür leitet sich im Wesentlichen aus Studien ab, die bei Patientinnen ohne Essstörung durchgeführt wurden. Die spezifische Evidenz für dieses Vorgehen, die sich aus den hier vorliegenden kontrollierten Studien bei der AN ergibt, reicht nicht aus, um diese Praxis hinreichend zu begründen. Es muss dabei auch an die spezifischen Risiken bei untergewichtigen Patientinnen mit abnormen Essgewohnheiten, häufigem Erbrechen und erheblichen Störungen im Wasserhaushalt hingewiesen werden. Das Risiko von Nebenwirkungen ist bei dieser Patientinnengruppe sicherlich erhöht.

Die depressiven und zwanghaften Begleitsymptome sind durch das niedrige Körpergewicht mit bedingt und können sich durch Gewichtszunahme ohne eine medikamentöse Therapie bessern (Meehan et al. 2006; Jordan et al. 2008; Dowson 2004); auch ist von einer geringen Wirksamkeit von Antidepressiva im Zustand der Starvation auszugehen (► auch Kap. 4.3 »Begleitsymptome und psychische Komorbidität«).

Das Risiko von Nebenwirkungen der antidepressiven Pharmakotherapie ist bei der AN aufgrund einiger spezifischer Bedingungen erhöht:

1. Das Körpergewicht ist niedriger; die Verteilungsvolumina geringer.
2. In Anbetracht des ungeregelten Essverhaltens und des rezidivierenden Erbrechens ist die orale Zufuhr erschwert.
3. Kardiale Nebenwirkungen sind aufgrund der ohnehin bestehenden kardialen Besonderheiten (► Kap. 8 »Körperliche Folgeerkrankungen von Essstörungen«) bedrohlicher.
4. Elektrolytstörungen sind häufiger. Das Risiko, ein induziertes Syndrom der inadäquaten ADH-Sekretion (SIADH) zu übersehen, ist damit höher.

Besonderheiten bei Kindern und Jugendlichen

Angesichts der vorliegenden Datenlage ist die Behandlung einer depressiven Symptomatik bei Kindern und Jugendlichen mit AN im Zustand der Starvation nicht zu empfehlen, da es keine Anhaltspunkte dafür gibt, dass eine zusätzliche Gabe von Antidepressiva bei Untergewicht (< 10. BMI-Perzentile) den Behandlungsverlauf beschleunigt oder verbessert (Leitlinien der Dt. Gesellschaft für KJPP 2007). Daten zur Sicherheit einer Behandlung mit Antidepressiva im Zustand des Untergewichts bei Kindern und Jugendlichen liegen kaum vor.

Bei weiter bestehender depressiver Symptomatik nach einer ausreichenden Gewichtsrehabilitation sollte eine ergänzende Behandlung mit einem Serotonin-Wiederaufnahmehemmer erwogen werden. In Deutschland ist zur Behandlung einer mittelgradigen oder schweren Depression in dieser Altersgruppe lediglich Fluoxetin zugelassen.

Klinische Evidenz

Es liegt keine Evidenz für die spezifische Wirksamkeit von Antidepressiva bei der AN vor (EL Ia).

Empfehlung

- Antidepressiva sind für die Erreichung einer Gewichtszunahme bei AN nicht zu empfehlen. Dies gilt sowohl für die initiale Therapie als auch für die Rückfallprophylaxe (A).
- Wenn Antidepressiva in der Therapie der AN (z. B. zur Behandlung einer Depression) eingesetzt werden, sollte eine erhöhte Achtsamkeit auf möglichen Nebenwirkungen liegen (z. B. kardiale Nebenwirkungen und SIADH) (O).

Appetitstimulanzien

Cyproheptadin

Es finden sich einzelne Fallberichte, die eine Gewichtswirksamkeit von Cyproheptadin nahe legen (Benady 1970; Goldberg et al. 1979; Mainguet 1972; Silbert 1971). Die hierzu vorgelegten kontrollierten Studien finden den gewichtssteigernden Effekt allerdings nur für Subgruppen der AN (Goldberg et al. 1980; Halmi et al. 1986; Kibel 1969).

Tetrahydrocannabiol

Es liegt eine einzige kontrollierte Crossover-Studie an elf Patientinnen mit AN zum Einsatz von THC vor (Gross et al. 1983). Es ließ sich kein Effekt auf die Gewichtszunahme verzeichnen.

Evidenz

Es findet sich keine ausreichende Evidenz für eine Gewichtszunahme unter Appetitstimulanzien (EL IIa).

Empfehlung

Appetitstimulanzien können bei der Behandlung der AN nicht empfohlen werden (B).

Sonstige Substanzen

Neben zwei Fallberichten (Barcai 1977; Stein et al. 1982) gibt es eine kleinere kontrollierte Studie zum Einsatz von **Lithium** bei der AN (Gross et al. 1981). Die in dieser Studie berichtete bessere Gewichtszunahme in der Lithiumgruppe muss aufgrund methodischer Schwächen der Studie in Frage gestellt werden.

Evidenz

Es liegt keine ausreichende Evidenz dafür vor, dass Lithium bei der Behandlung der AN im Vergleich zu Placebo zu höheren Gewichtszunahmen führt (EL IIa).

Empfehlung

Lithiumgabe zur Therapie der AN kann nicht empfohlen werden (B).

Nahrungsergänzungsstoffe

Zink: Trotz der Vielzahl der zinkhaltigen Nahrungsmittel führt die einseitige und mangelnde Ernährung bei der AN häufig auch zu Zinkmangel (Ainley et al. 1986; Bakan et al. 1993; Bakan 1979; Casper et al. 1980, 1978; Dinsmore et al. 1985; Humphries et al. 1989; Katz et al. 1987; Lask et al. 1993). Allerdings ist Zinkmangel nicht in jeder Untersuchung gefunden worden (Van Binsbergen et al. 1988; Varela et al. 1992), sodass die Diagnose einer AN keineswegs mit Zinkmangel gleichgesetzt werden kann.

Die Symptome von Zinkmangel sind vielfältig. Wachstumsstörungen, Anämie, Haarausfall, trockene Haut und brüchige Nägel sind regelhafte Begleiterscheinungen eines Zinkmangels. Vor allem aber führt Zinkmangel zu einer Hypo- bis Ageusie, zum Appetitmangel und zur Gewichtsabnahme und verursacht damit ein klinisches Bild, das dem der AN ähnelt. Es gibt Hinweise darauf, dass der Appetitmangel mit einer verminderten Freisetzung von NPY[7] im Hypothalamus in Verbindung steht (Levenson 2003).

Es gibt eine Reihe von Fallstudien (Bakan 1979; Birmingham u. Gritzner 2006; Bryce-Smith u. Simpson 1984; Safai-Kutti 1990; Safai-Kutti u. Kutti 1986a, 1986b; Su u. Birmingham 2002; Yamaguchi et al. 1992), die teilweise über drastische Gewichtszunahmen nach Zinksubstitution bei AN berichten. Es könnte sich dabei allerdings um Sonderfälle handeln, bei denen ein manifester Zinkmangel zur Malnutrition beigetragen hat. Ein sinnvoller Einsatz der Zinksubstitution bei AN wäre dann auf solche Fälle beschränkt, bei denen tatsächlich ein Zinkmangel besteht.

In einer kleinen, offenen, kontrollierten Studie zur Zinksubstitution konnte Birmingham (1994) eine zwar doppelt so hohe, aber nur mäßig signifikante Gewichtszunahme unter 100 mg Zink pro Tag gegenüber Placebo verzeichnen. In der Praxis gibt es keine Erfahrung mit der Substitution von Zink bei der AN.

Evidenz

Es liegt Evidenz dafür vor, dass bei einigen, aber nicht bei allen Patientinnen mit AN ein Zinkmangel besteht (EL Ib).

Empfehlung

Eine Substitution von Zink bei der AN spielt in der klinischen Routine bis heute keine Rolle. Eine Bestimmung von Zink (und ggf. eine Substitution) kann bei typischen Hautveränderungen als Hinweis auf Zinkmangel sinnvoll sein (O).

4.2.8 Ernährungstherapie

Unterernährung ist ein Kernmerkmal der AN. Die Wiederherstellung eines ausreichenden Ernährungszustandes ist eine zentrale, wenn auch allein

7 Neuropeptid Y.

nicht hinreichende Aufgabe der Therapie. Verbunden mit dem schlechten Ernährungszustand treten zahlreiche Mangelzustände auf, die zu Schäden an unterschiedlichen Organsystemen führen können und die im Rahmen der Therapie Beachtung finden müssen.

Ernährungsrichtlinien werden in unterschiedlichen Institutionen und Kulturen verschieden interpretiert. Interindividuelle Unterschiede der Ernährungsgewohnheiten verdienen auch in der Therapie Beachtung. Gleichwohl besteht eine ganze Reihe von durch den kritischen Gesundheitszustand bedingte Notwendigkeiten, die diese Freiheitsgrade deutlich einschränken.

Die wöchentliche Gewichtszunahme liegt bei einer Normalisierung des Essverhaltens etwa zwischen 500 g und 1 kg pro Woche. Es scheint dabei von Vorteil zu sein, in der Therapie auch explizit auf ausreichende Nahrungsaufnahme und Gewichtszunahme zu fokussieren (Herzog et al. 1996; Solanto et al. 1994).

Empfehlung

- Ein notwendiges Therapieziel bei AN ist die Normalisierung von Mahlzeitenstruktur und -zusammensetzung mit dem Ziel einer ausreichenden Gewichtszunahme (A).
- Ernährungstherapie und Ernährungsberatung ist als alleinige Therapie der AN nicht geeignet (► auch Kap. 4.2.1 »Behandlungsziele«) (B).

Energiebedarf

Der Energiebedarf, der für eine ausreichende Gewichtszunahme während der Therapie erforderlich ist, errechnet sich aus dem Grundumsatz, dem Arbeitsumsatz und der für den Aufbau von Körpersubstanz notwendigen Energie. Für die Schätzung des Grundumsatzes sind die üblichen Berechnungsformeln, die den Grundumsatz aufgrund von Angaben zum Körpergewicht, zur Körpergröße, zur Körperoberfläche und zum Alter berechnen, wenig verlässlich und keine ausreichende Grundlage zur Bemessung einer angemessenen Energiezufuhr (Cuerda et al. 2007; Scalfi et al. 2001; Polito et al. 2000; Forman-Hoffman et al. 2006). Wenn man die Kenntnis des Grundumsatzes bei der Kalorienberechnung während des Gewichtsaufbaus zugrunde legen will, ist die Messung des Grundumsatzes notwendig. Dies geschieht am einfachsten mit der indirekten Kalorimetrie.

Der Grundumsatz ist bei der AN initial deutlich erniedrigt. Eine Übersicht über die diesbezügliche Literatur findet sich bei de Zwaan et al. (2002). Im Verlauf der Gewichtszunahme wird der Metabolismus erheblich gesteigert, der Grundumsatz steigt überproportional (Stordy et al. 1977; Krahn et al. 1993; Obarzanek et al. 1994; Platte et al. 1994; Pagliato et al. 2000). Der hierdurch zunehmende Energiebedarf erschwert die Gewichtszunahme. Gleichzeitig ist eine verlässliche Bestimmung des Nahrungsbedarfs für die Gewichtszunahme auch anhand einer initialen Grundumsatzmessung nicht möglich.

Ebenso wenig lässt sich der Arbeitsumsatz verlässlich schätzen. Es gibt erhebliche interindividuelle Unterschiede zwischen kachexiebedingter Hypomotilität und ausgeprägter Bewegungsunruhe und Bewegungsdrang. Die subjektive Selbsteinschätzung der Patientinnen bezüglich des Ausmaßes ihrer körperlichen Aktivität ist häufig sehr irreführend (Shroff et al. 2006; Kaye et al. 1988; Holtkamp et al. 2003, 2006; Hillebrand et al. 2005; Platte et al. 1994; Casper et al. 1991).

Der zusätzliche Nahrungsbedarf für eine Gewichtszunahme um ein Kilogramm liegt zwischen 6000 und 10 000 kcal (Kaye et al. 1988; Dempsey et al. 1984). Für die Praxis kann die initiale tägliche Kalorienzumessung bei sehr niedrigem Körpergewicht (BMI < 13) über die Formel 30–40 kcal/kg (Körpergewicht) ermittelt werden. Diese Schätzung dient jedoch lediglich als grober Leitfaden, um bei den Patientinnen, bei denen jeglicher eigener Maßstab einer angemessenen Nahrungszufuhr fehlt, eine Überforderung des Metabolismus zu vermeiden.

Bei den weniger bedrohlich untergewichtigen Patientinnen lässt sich die ausreichende Nahrungszufuhr am sinnvollsten über die Gewichtszunahme abschätzen. Hierbei bestehen zwei Fehlerquellen, die gerade in der kritischen Anfangsphase bedacht werden müssen, um die Gewichtsentwicklung kritisch zu würdigen.

Viele Patientinnen haben zu Beginn der Therapie eine Hypovolämie (Comerci 1990; Caregaro et al. 2005). Rezidivierendes Erbrechen, Abusus von

Laxanzien und Diuretika sowie ein verminderter Antrieb zu trinken, führen zu einem Flüssigkeitsmangel, der klinisch an Zeichen der Exsikkose, an niedrigen Serumnatriumwerten und einem relativ hohen Hämatokrit erkenntlich wird. Angemessene Wasserzufuhr führt damit zu einer Gewichtszunahme, ohne dass die Körpermasse als solche zunimmt.

Zusätzlich besteht regelhaft eine Fehlregulation im Renin-Angiotensin-Aldosteron-Mechanismus (► Kap. 8.3.3 »Wasser- und Elektrolythaushalt«; Ehrlich et al. 2006; Tey et al. 2005), die zu einer starken Tendenz zur Hyperhydratation führt. Gewichtszunahmen insbesondere zu Beginn der Therapie entsprechen häufig nicht einer echten Zunahme an Körpermasse, also der intrazellulären Körpermasse, sondern sind durch eine überproportionale Vermehrung des extrazellulären Volumens bedingt. Verbunden hiermit ist eine starke Neigung zur Ödembildung, gelegentlich auch die Ausbildung von Aszites und Perikardergüssen.

Gewichtszunahmen insbesondere bei hochgradig untergewichtigen Patientinnen sollten deswegen durch regelmäßige klinische Prüfung der Ödemneigung, besser noch durch Messung der Körperzusammensetzung begleitet werden. Für den klinischen Alltag ist zur Messung des extrazellulären Volumens am ehesten die Multifrequenz-Körperimpedanzmessung geeignet (Mika et al. 2004).

Empfehlung

- Zur Orientierung in den ersten Behandlungstagen kann bei hochgradig untergewichtigen Patientinnen die initiale Nahrungszufuhr (für eine enterale Ernährung) mit ca. 30–40 kcal/kg (Körpergewicht) beziffert werden (O).
- Der Grundumsatz ist initial niedrig und steigt mit beginnender Gewichtszunahme deutlich an. Die bei normal- und übergewichtigen Menschen gewonnenen Formeln zur Berechnung des Grundumsatzes sind für die Anwendung bei der AN nicht geeignet (B).
- Um eine Gewichtszunahme von 100 g/Tag zu erreichen, müssen über die Erfordernisse des Arbeitsumsatzes hinaus zusätzlich etwa 800 bis 1200 kcal täglich aufgenommen werden (B).
- Um im Rahmen der Behandlung der AN angemessen Nahrung zuzuführen, ist für den therapeutischen Alltag die Orientierung am Körpergewicht am besten geeignet. Hierbei muss die überproportionale Wassereinlagerung am Anfang der Therapie in Rechnung gestellt werden (O).

Nahrungszusammensetzung

Patientinnen mit AN sind nicht nur quantitativ, sondern auch qualitativ schlecht ernährt. Neben dem offensichtlichen Mangel an Energie fehlen auch unterschiedliche lebensnotwendige Nahrungsbestandteile wie Elektrolyte, Spurenelemente und Vitamine (Hadigan et al. 2000; Rock u. Curran-Celentano 1994). Im therapeutischen Alltag können dabei nicht alle Ernährungsdefizite identifiziert werden, und in den meisten Fällen wird keine gesonderte Zufuhr der mangelnden Nahrungsbestandteile erforderlich. Eine ausgewogene und ausreichende Kost reicht in den meisten Fällen, um die Defizite auszugleichen. Im Folgenden werden Nahrungsbestandteile genannt, die berücksichtigt und in einigen Fällen zusätzlich zugeführt werden müssen.

Elektrolyte

Häufiges Erbrechen, aber auch der Abusus von Diuretika und Laxanzien führen zu erheblichen Verlusten an Kalium und Chlorid. Hypokaliämie kann zu bedrohlichen Herzrhythmusstörungen führen. Dabei ist der Anstieg der Kaliumspannung zwischen höherer intrazellulärer und erniedrigter extrazellulärer Konzentration dieser Elektrolyte entscheidend für das damit verbundene kardiale Risiko. Die chronischen Kaliumverluste bei der bulimischen Form der AN und der BN führen häufig auch zu einer Erniedrigung der intrazellulären Kaliumkonzentration, sodass selbst bei hochgradiger Hypokaliämie im Serum bedrohliche Rhythmusstörungen ausbleiben können. Die Abschätzung der Kaliumspannung bei bekanntem Serumkalium ist am ehesten mit der Ableitung des Elektrokardiogramms möglich. Die dort sichtbaren Hypokaliämiezeichen korrelieren mit der Konzentrationsdifferenz (extra-/intrazellulär) (Koh et al. 1989; Bonne et al. 1993). Persistierende Hypokaliämie ist in der Regel ein Zeichen von fortgesetztem Erbrechen und sollte mit den Patientinnen besprochen werden. Hypokaliämie erfordert den Ausgleich bis zur Normokaliämie, wobei neben Kalium auch der Chloridmangel ausgeglichen werden sollte. Hierzu eignet sich Kaliumchlorid besser als Kaliumcarbonat.

Erniedrigte Natriumwerte sind meist Zeichen einer Polydipsie, die habituell sein kann, aber auch bewusst zur Unterdrückung des Hungergefühls und zur Gewichtskontrolle eingesetzt wird. Erniedrigte Natriumwerte sollten deswegen über die Normalisierung der Wasserzufuhr reguliert werden und nicht durch exogene Natriumzufuhr. In einigen Fällen entsteht die Hyponatriämie auch durch ein SIADH (Syndrom der inadäquaten ADH-Sekretion), bedingt durch die Therapie mit Psychopharmaka, insbesondere durch SSRI, SNRI und Neuroleptika. Hier sollten wegen dieser bedrohlichen Nebenwirkung die entsprechenden Medikamente abgesetzt werden.

Es darf keine forcierte (bei parenteraler Applikation) Normalisierung von erniedrigten Natrium- und Kaliumwerten bei Überwässerung durchgeführt werden, da dies mit der Gefahr einer pontinen Myelinolyse verbunden ist (Amann et al. 2001; Sugimoto et al. 2003). Eine angemessene Verwendung von Speisesalz im Rahmen der normalen Ernährung ist dagegen problemlos möglich.

Symptome der Hypomagnesämie ähneln den Symptomen der hochgradigen AN: Muskelschwäche, Adynamie, Obstipation, Herzrhythmusstörungen und Krämpfe. Magnesiummangel findet sich bei der AN häufig (Fonseca u. Havard 1985; Hall et al. 1989; Birmingham et al. 2004b). Eine Kontrolle des Serummagnesiums und gegebenenfalls auch eine zusätzliche orale Zufuhr können daher sinnvoll sein. (Zum Calcium- und Vitamin-D-Stoffwechsel ► Kap. 8.3.4 »Knochenbau«.)

Empfehlung

- Bei der Behandlung der AN müssen die Serumkaliumwerte regelhaft kontrolliert werden. Bei erniedrigten Werten sollten im EKG die Hypokaliämiezeichen geprüft und Rhythmusstörungen ausgeschlossen werden. Die Hypokaliämie sollte durch exogene, möglichst orale Zufuhr von Kaliumchlorid bis zur Normokaliämie ausgeglichen werden (B).
- Hyponatriämie ist zumeist Zeichen einer Hyperhydratation bei Polydipsie. Der Ausgleich erfolgt über die Normalisierung der Wasseraufnahme bei normaler Natriumzufuhr über die Ernährung. Eine forcierte (enterale) Natriumzufuhr sollte dagegen unterbleiben (B).

Spurenelemente

Der Ernährungsstatus bezüglich Vitaminen und Spurenelementen bei Patientinnen mit AN ist sehr unterschiedlich, die diesbezüglichen Forschungsergebnisse sind inkonsistent. Im Folgenden wird nur auf das Spurenelement Eisen eingegangen (zu Zinkmangel ► Abschn. »Nahrungsergänzungsstoffe« in 4.2.7).

Anämie ist eine häufige Begleiterscheinung der AN (Devuyst et al. 1993). Ihre wahre Prävalenz wird möglicherweise wegen Hämokonzentration und Hypovolämie eher unterschätzt. Die Anämie bei AN ist multifaktoriell verursacht: Knochenmarksdepression, Substratmangel, Folsäuremangel, Vitamin-B_{12}-Mangel und auch Eisenmangel können eine Rolle spielen. Die Rolle der einzelnen Faktoren variiert interindividuell.

Eisenmangel spielt dabei nur bei einem kleineren Teil der Patientinnen eine Rolle (Nova et al. 2004). Die Eisenzufuhr ist insbesondere bei vegetarischen Patientinnen vermindert. Demgegenüber stehen allerdings verminderte Eisenverluste durch die Amenorrhoe.

Empfehlung

Eisensubstitution ist nur in wenigen Ausnahmefällen bei nachgewiesener Eisenmangelanämie (niedriges Ferritin) sinnvoll (O).

Vitamine

Die Ernährung von Patientinnen mit AN ist häufig einseitig, viele versuchen besonders auf eine vitaminreiche Kost zu achten. Aber meistens bleibt die Ernährung dennoch so unausgewogen, dass die Befunde zur Vitaminversorgung und zum Vitaminstatus von AN-Patientinnen widersprüchlich und inkonsistent sind (Mira et al. 1989; Van Binsbergen et al. 1988; Thibault u. Roberge 1987). Neuere Untersuchungen weisen auf einen gehäuften Mangel vor allem an wasserlöslichen Vitaminen, insbesondere aus dem B-Komplex, hin (Levine et al. 2007; Hadigan et al. 2000; Moyano et al. 1998; Rock u. Vasantharajan 1995). Bei vielen, bei weitem aber nicht bei allen AN-Patientinnen finden sich Zeichen einer verminderten Vitaminversorgung für Thiamin, Niacin, Riboflavin und Folsäure.

Empfehlung

Aus den Befunden lässt sich keine generelle Empfehlung zur Vitaminsubstitution ableiten. Eine unzureichende Vitaminzufuhr kann durch eine ausgewogene und ausreichende Kost in der Regel ausgeglichen werden. Bei klinischen Zeichen von Vitaminmangelzuständen (insbesondere von Thiamin [B1], Riboflavin [B2], Niacin [B3], und Folsäure [B9]) kann eine Vitaminsubstitution sinnvoll sein (O).

Cholesterin

Hypercholesterinämie ist eine häufige Begleiterscheinung der AN (Halmi u. Fry 1974; Mordasini et al. 1978; Mehler et al. 1998; Matzkin et al. 2006). Die Ursache der Hypercholesterinämie ist bis heute unklar. Vermutet wird als Ursache eine erhöhte Cholesterinsynthese (Ohwada et al. 2006), verminderte biliäre Clearance (Weinbrenner et al. 2004) oder ein Zusammenhang mit der latenten Hypothyreose (▶ Kap. 8 »Körperliche Folgeerkrankungen von Essstörungen [Abschn. »Schilddrüse« in 8.3.2]) bei AN (Bannai et al. 1988).

Hypercholesterinämie ist dagegen keine Folge einer vermehrten diätetischen Zufuhr von Nahrungsfetten. Patientinnen mit AN nehmen durchschnittlich deutlich weniger Nahrungsfette auf als Kontrollpersonen (Misra et al. 2006); schon aus diesem Grund ist die Verordnung einer cholesterinarmen Kost zur Behandlung der Hypercholesterinämie nicht sinnvoll. Auch ohne diätetische Maßnahmen normalisiert sich das Serumcholesterin nach Gewichtszunahme (Ohwada et al. 2006), sodass zur Behandlung der Hypercholesterinämie in der Regel weder eine medikamentöse noch eine diätetische Therapie notwendig ist.

Empfehlung

Hypercholesterinämie ist eine häufige Begleiterscheinung der AN. Die Cholesterinwerte normalisieren sich nach Gewichtszunahme. Es ist keine spezifische diätetische oder medikamentöse Therapie indiziert (O).

Trinknahrung

Primäres Ziel der Therapie bei AN ist die Wiederherstellung eines normalen Gewichts und die Normalisierung des Essverhaltens. Soweit möglich, sollte dies durch eine normale, vielseitige und ausgewogene Kost erreicht werden. Häufig entstehen dabei erhebliche Probleme, die angesichts der oft bedrohlichen körperlichen Verfassung der Patientinnen besondere Maßnahmen zur Sicherstellung einer ausreichenden Nahrungszufuhr erfordern. Eine Therapieoption, die noch nahe an der angestrebten normalen enteralen Ernährung bleibt, ist der Einsatz von Flüssignahrung.

Normale Ernährung setzt hohe Anforderungen an die Verdauungsleistung. Zunehmende Nahrungsmengen, wie sie für die Gewichtssteigerung erforderlich sind (▶ Abschn. »Welche Gewichtszunahme ist zu erwarten?« in 4.2.4), führen gerade zu Beginn der Therapie zu vermehrten gastrointestinalen Beschwerden. Flüssigkost bietet die Möglichkeit, größere Kalorienmengen in konzentrierter Form zuzuführen. Die anfallenden Nahrungsvolumina sind dabei vergleichsweise gering. Zudem sind die weitgehend aufgeschlüsselten Nahrungsbestandteile der Flüssigkost leicht verdaulich.

Eine japanische Gruppe berichtet über eine erfolgreiche systematische Integration von Flüssigkost in ein verhaltenstherapeutisches Therapieprogramm, das anderen eingeschränkten Therapiemodalitäten (Bewegungsrestriktion, »token-ecomomy«)

überlegen sei (Okamoto et al. 2002; Arii et al. 1996).

Voraussetzung ist die Verwendung von Flüssigkostformen, die zur Vollernährung geeignet sind. Die Nahrungsbestandteile Fette, Eiweiße und Kohlenhydrate sollten alle in ausgewogener Form angeboten werden. Durch die Flüssigkost muss eine vollständige Versorgung mit Elektrolyten, Spurenelementen und Vitaminen möglich sein. Zu achten ist auf die unterschiedliche Energiedichte der Produkte. Deswegen sollte die Kost kalorien- und nicht volumenkontrolliert verordnet werden.

Empfehlung

Um eine ausreichende Nahrungszufuhr zu gewähren, kann insbesondere zu Beginn der Therapie zur Ergänzung (oder notfalls auch zum Ersatz) einer noch nicht ausreichenden normalen Ernährung Flüssigkost zum Einsatz kommen. Dabei sollten Produkte eingesetzt werden, die zur vollständigen Ernährung geeignet sind, das heißt, die alle Bestandteile einer normalen Ernährung in ausgewogener Menge enthalten (O).

Sondenernährung

Nasogastrale Sonden sind eine weitere Möglichkeit, eine ausreichende Ernährung zu gewährleisten, wenn die Patientin nicht bereit oder nicht in der Lage ist, sich auf oralem Weg ausreichend zu ernähren. Zur rein gastralen Ernährung sind dünnlumige Sonden (5–8 Ch) anzuwenden; dicklumige Sonden sind nur zur Ableitung indiziert. Eine nasoduodenale oder nasojejunale Platzierung ist bei der AN nur bei zusätzlichen gastrointestinalen Störungen indiziert.

Für die zu verwendende Flüssigkost gilt ebenfalls, dass sie zur Vollernährung geeignet sein muss. Die Kaloriendichte ist limitiert: Hochkalorische Produkte sind hochviskös und für die Sondenernährung nicht geeignet.

Die Verwendung nasogastraler Sonden ist eine invasive Maßnahme, die die Zustimmung der Patientin erfordert. Mögliche Komplikationen sind Fehllage mit Aspiration, Reizungen im Nasen-Rachen-Raum und gastrointestinale Unverträglichkeitsreaktionen bei zu schneller Applikation der Sondenkost. Bei länger dauernder Lage können Schleimhautläsionen in der Nase oder an der Rachenhinterwand auftreten. Eine dauerhafte Ernährung über nasogastrale Sonden ist deswegen nicht möglich.

Bislang liegen keine randomisiert-kontrollierten Studien zum Einsatz von nasogastraler Sondenernährung bei hochgradiger AN vor. Die vorliegenden klinischen Studien und Fallberichte verzeichnen einen Vorteil bezüglich der Gewichtssteigerung (Silber et al. 2004; Zuercher et al. 2003; Robb et al. 2002; Bufano et al. 1990) im Vergleich zu oraler konventioneller Ernährung.

Sollte eine Zwangsernährung (▶ Abschn. »Zwangsernährung/Fixierung« in 4.2.3) notwendig werden, sind nasogastrale Sonden eher nicht geeignet, da deren Anwendungsdauer zeitlich limitiert ist. Hier bietet sich die perkutane endoskopische Gastrostomiesonde (PEG) als Alternative an. Obwohl deutlich invasiver als die nasogastrale Sonde, gilt die PEG als komplikationsarm. Kleinere Komplikationen wie Wundheilungsstörungen, Sondendislokation oder peristomale Lecks treten in etwas über 10 % der Fälle auf. Gravierendere Komplikationen sind Blutungen und Hämatome bis hin zur gastralen Perforation. Sie treten in etwa 3 % der Fälle auf (Hamidon 2006; Anis et al. 2006; Del et al. 2006; Fang 2007; Figueiredo et al. 2007; Lee et al. 2007). Bei untergewichtigen Patientinnen mit schlechtem körperlichem Allgemeinzustand, um die es sich bei den zwangsernährten AN-Patientinnen handelt, dürften die Komplikationsraten allerdings höher liegen. Dies sollte bei der Abwägung der Risiken einer Zwangsernährung sorgfältig bedacht werden. Obwohl die PEG-Sonde bei hochgradiger AN in das Spektrum der Therapiealternativen gehört, gibt es nur wenige Fallberichte über deren erfolgreiche Anwendung (Neiderman et al. 2000; Malfi et al. 2006).

Empfehlung

Ernährung über gastral platzierte Sonden kann in kritischen Einzelfällen kurzfristig einen ausreichenden Ernährungszustand und eine angemessene Gewichtszunahme sicher gewährleisten. Länger dauernde Ernährung (über mehrere Monate) ist über nasogastrale Sonden nicht möglich. In extremen Einzelfällen kann trotz der damit verbundenen Risiken die Anlage einer PEG-Sonde (perkutane endoskopische Gastrostomie) notwendig sein (B).

Je intensiver die Ernährung bei hochgradiger AN durchgeführt wird, desto hochgradiger ist auch das damit verbundene Risiko. Am höchsten dürfte dies bei der parenteralen Ernährung liegen, aber auch bei der Sondenernährung können lebensbedrohliche Komplikationen auftreten, die mit der Nahrungsaufnahme und nicht mit der Sondenplatzierung verbunden sind.

Unterernährte Menschen haben auch entleerte intrazelluläre Phosphatspeicher. Mit Wiederernährung und dem damit verbundenen Wechsel von der Fettverbrennung zum Kohlenhydratstoffwechsel wird zunehmend im Rahmen der Glykolyse und der Bildung von phosphorylierten Zuckern Phosphat verbraucht. Bei AN trägt auch ein häufig begleitender Hyperparathyreoidismus zum Entstehen einer Hypophosphatämie bei.

Dies bedingt einen kritischen Abfall der intrazellulären Konzentration von ATP[8] und damit der Energieversorgung der Zellen. Gewebshypoxie kann durch den Mangel von 2,3-Diphosphoglycerat auftreten. Die Folgen sind ein lebensbedrohlicher Zustand (im Englischen als »refeeding-syndrome« bekannt) mit Rhabdomyolyse, Krampfanfällen und Koma. Bei nierengesunden Patientinnen kann bei der Wiederernährung prophylaktisch Phosphat zugeführt werden. Es gibt viele Berichte über kritische Situationen im Rahmen der Wiederernährung von AN-Patientinnen (De et al. 2006; Georges et al. 2004; Sato et al. 2004; Ornstein et al. 2003; Winston u. Wells 2002; Haglin 2001; Huang et al. 2001; Fisher et al. 2000; Birmingham et al. 1996; Cariem et al. 1994; Van Dissel et al. 1992; Wada et al. 1992; Sheridan u. Collins 1983). Ornstein et al. (2003) verfolgten 69 adoleszente Patientinnen mit mittel- bis hochgradiger AN während einer stationären Behandlung. Dabei hatten 27 % eine laborchemische Hypophosphatämie, davon 6 % eine höhergradige Hypophosphatämie (Serumphosphat < 2,5 mg/dl). Alle Patientinnen mit höhergradiger Hypophosphatämie waren auch hochgradig untergewichtig. Nach einer Woche normalisierter Ernährung waren die Phosphatwerte bei den meisten wieder im Normbereich.

Die Symptome einer Hypophosphatämie können sich sehr schnell entwickeln und sind dann rasch vital bedrohlich mit Myolyse, Herzversagen, Rhythmusstörungen und Bewusstseinsbeeinträchtigung. Deswegen sollte eine Hypophosphatämie vor Eintritt der Symptome erkannt werden.

Empfehlung

Bei hochgradiger AN sind in der Phase der ersten nutritiven Erholung regelmäßige Kontrollen des Phosphat-Serumspiegels erforderlich. Gegebenenfalls sollte eine orale Substitution erfolgen. Bei symptomatischer Hypophosphatämie und beginnender Rhabdomyolyse ist eine enterale oder parenterale Substitution unter Abwägung aller bestehenden Risiken zu erwägen (B).

Die **Wernicke-Korsakoff-Encephalopathie** ist gekennzeichnet durch folgende Trias: Encephalopathie, Störungen der Okulomotorik und Gangataxie. Sie ist auf bisher noch nicht gänzlich geklärten Wegen verursacht durch einen Thiaminmangel. Auch wenn der Thiaminmangel und damit die Wernicke-Korsakoff-Encephalopathie am häufigsten bei chronischem Alkoholismus auftreten, können sie auch bei anderen Formen der Fehl- und Unterernährung vorkommen. Als besonders gefahrenträchtig gilt dabei die Phase der wiedereinsetzenden Ernährung.

Serumthiaminbestimmungen sind unzuverlässig und können den Verdacht auf eine durch Thiaminmangel verursachte Encephalopathie nicht ausräumen.

8 Adenosintriphosphat.

Empfehlung

Um die Gefahr einer Wernicke-Korsakoff-Encephalopathie bei intensiver Wiederernährung zu vermeiden, sollte auf deren Symptome (vor allem bei gleichzeitig vorliegendem Alkoholmissbrauch) geachtet und schon bei Verdacht Thiamin parenteral (100 mg/Tag über fünf Tage) und nachfolgend oral gegeben werden (B).

Parenterale Ernährung

Die parenterale Ernährung ist aufwändig und komplikationsträchtig. Sie erfordert einen zentralvenösen Zugang und eine intensive Überwachung des Flüssigkeitshaushaltes. Da in den meisten Fällen eine orale oder enterale Ernährung möglich ist, sollte die parenterale Ernährung nur dann angewandt werden, wenn dringende medizinische Gründe sie notwendig machen.

Empfehlung

Parenterale Ernährung sollte nur im äußersten Notfall zum Einsatz kommen. Sie ist keine geeignete Methode zur Erreichung einer Gewichtszunahme (B).

Wärmetherapie

Die Körpertemperatur ist bei der AN niedrig normal oder erniedrigt. Therapeutisch versuchte man die Körpertemperatur durch Wärmewesten oder Infrarotlicht zu erhöhen, um damit bessere Therapieeffekte zu erzielen. In einer klinischen Beobachtung und einer kontrollierten Studie konnten hierbei keine besseren Gewichtszunahmen erzielt werden (Gutierrez u. Vazquez 2001; Birmingham et al. 2004a).

4.3 Begleitsymptome und psychische Komorbidität

4.3.1 Begleitsymptome

Bei der Behandlung anorektischer Patientinnen ist zu beachten, dass Begleitsymptome wie **Purging-Verhalten** (selbstinduziertes Erbrechen, Laxanzienmissbrauch, Missbrauch von Schilddrüsenpräparaten u. a.) oder exzessives Sporttreiben die Behandlung verkomplizieren können. Diese Verhaltensweisen bedürfen besonderer Beachtung in der Therapie und beeinflussen zum Teil wesentlich die körperliche Situation.

Purging-Verhalten wie selbstinduziertes Erbrechen sowie Missbrauch von Laxanzien und Diuretika werden bei Patientinnen mit AN nach einem Essanfall, nach einer normalen Mahlzeit sowie unabhängig vom Essen beobachtet. Selbstinduziertes Erbrechen stellt das häufigste Purging-Verhalten dar, gefolgt von Laxanzien- und Diuretikaabusus. Andere Purging-Verhaltensweisen (z. B. Schilddrüsenmedikation, Klistiere etc.) sind sehr viel seltener zu beobachten. Meist liegt ein multiples »Purging« unter Einsatz mehrerer dieser Verhaltensweisen vor (Tozzi et al. 2006). Patientinnen, die dieses Verhalten zur Gewichts- und Emotionsregulation einsetzen, weisen ein erhöhtes medizinisches Risiko, eine komplexere psychische Komorbidität sowie eine schlechtere Gesamtprognose auf (Steinhausen 2002; Tozzi et al. 2006; Kovacs u. Palmer 2004; Turner et al. 2000; Bryant-Waugh et al. 2006; Franko et al. 2004). Aus diesem Grund ist für diese Patientinnen eine intensivere medizinische und psychotherapeutische Behandlung erforderlich. Patientinnen mit einem multiplen Purging-Verhalten sind insbesondere durch das Auftreten einer Hypokaliämie mit Herzrhythmusstörungen gefährdet, da verschiedene Verhaltensweisen (Erbrechen, Missbrauch von Laxanzien und Diuretika) bei der Reduktion des Kaliums zusammenwirken (► auch Kap. 8 »Körperliche Folgeerkrankungen von Essstörungen«). Für die Versorgung von Patientinnen mit erhöhtem medizinischen Risiko sowie im Falle einer Gefährdung der Zähne (selbstinduziertes Erbrechen) ist eine interdisziplinäre Behandlung unter Einbeziehung von somatisch erfahrenen Kollegen (Facharzt für Allgemeinmedizin, Innere Medizin bzw. Pädiatrie, Zahnmedizin) indiziert. Das Purging-Verhalten benötigt keine isolierte Behandlung, sondern sollte im Rahmen eines spezialisierten Therapieprogramms für Patientinnen mit AN mit berücksichtigt werden.

Es liegen keine randomisierten, klinischen Studien vor, die sich mit der Behandlung unterschiedlicher Subgruppen der AN befassen (hier gemeint: in Abhängigkeit von unterschiedlichen Verhaltensweisen zur Gewichtsregulation und psychischer Komorbidität). Die Frage einer Adaptation der Therapie je nach individueller Symptomatik einer Patientin ist jedoch klinisch hoch relevant. Das bislang vorliegende Wissen hinsichtlich einer solchen Adaptation ist wegen des durchgehenden Mangels an Studien weitgehend von klinischer Erfahrung bestimmt.

Empfehlung

- Der Einsatz von gewichtsregulierenden Maßnahmen (Purging-Verhalten) oder auch das Vorliegen einer schweren psychischen Komorbidität sollte in der Therapie berücksichtigt werden. In Einzelfällen muss sich der aktuelle Fokus der Therapie nach der Symptomatik richten, die akut am bedrohlichsten ist (Suizidalität, autodestruktives Verhalten, Substanzabhängigkeit, massiver Laxanzienabusus) (KKP).
- Bei ausgeprägtem Purging-Verhalten sind ein engmaschiges körperliches und laborchemisches Monitoring sowie die Einbeziehung eines Arztes erforderlich (KKP).

Selbstinduziertes Erbrechen

Die symptombezogene therapeutische Arbeit mit dem Erbrechen ist wesentlicher Bestandteil von Therapieprogrammen der Bulimie-Behandlung. Hinsichtlich des therapeutischen Umgangs mit dem Erbrechen bei Patientinnen mit AN ist daher im Allgemeinen ein Vorgehen wie bei der Bulimie zu empfehlen (► Kap. 5 »Bulimia nervosa«). Hierbei ist darauf zu achten, dass das Erbrechen bzw. Purging-Verhalten häufig (in bis zu 50 % der Fälle) erst im Verlauf der Erkrankung auftritt (Eddy et al. 2008b; Fairburn u. Harrison 2003). Insbesondere unter dem Druck einer Gewichtszunahme im Rahmen der Therapie lässt sich nicht selten ein Übergang zwischen der restriktiven Form in den Binge-Purging-Typus bzw. eine Zunahme des bereits vorliegenden Binge-Purging-Verhaltens beobachten.

Bei fehlendem Ansprechen einer begleitenden medikamentösen Behandlung ist zu prüfen, ob das Medikament kurz vor dem Erbrechen eingenommen wurde. In Einzelfällen kann auch die Spiegelbestimmung von Medikamenten hilfreich sein.

Patientinnen mit regelmäßigem selbstinduzierten Erbrechen sollten zahnärztlich untersucht, und ihnen sollten Empfehlungen für die Zahnhygiene gegeben werden. Diese umfassen unter anderem, die Zähne nicht unmittelbar nach dem Erbrechen zu putzen, sondern den Mund mit Wasser zu spülen (Neutralisierung der Säure). Ferner sind die Patientinnen darüber zu informieren, säurehaltige Nahrungsmittel zu meiden (Milosevic 1999; Schlüter et al. 2006). Außerdem sollten regelmäßige Laborkontrollen der Elektrolyte sowie des Wasserhaushaltes einschließlich der Nierenfunktion erfolgen.

Bei Auftreten von Elektrolytstörungen ist primär mit den Patientinnen an einer Reduktion des Purging-Verhaltens zu arbeiten. In Einzelfällen ist eine Elektrolytsubstitution erforderlich. Hierbei ist eine orale Applikation gegenüber einer intravenösen Gabe zu bevorzugen, es sei denn, es liegen gastrointestinale Resorptionsstörungen vor.

Evidenz

Zur Behandlung der Subgruppe von Patientinnen mit AN, die selbstinduziertes Erbrechen einsetzen, liegen keine randomisierten kontrollierten Studien vor (► auch Abschn. 4.3.1 »Begleitsymptome«).

Empfehlung

- Patientinnen mit selbstinduziertem Erbrechen sollten zahnärztlich untersucht werden. Ferner sind sie über das Risiko der Zahnschädigung sowie über präventive Maßnahmen zum Schutz der Zähne zu informieren (KKP).
- Bei häufigem Erbrechen ist auf eine regelmäßige Kontrolle des Elektrolyt- und Wasserhaushaltes zu achten (KKP).
- Bei Elektrolytveränderungen sollte primär versucht werden, das Erbrechen zu reduzieren, sodass eine längerfristige Elektrolytsubstitution Einzelfällen vorbehalten bleibt (KKP).

Laxanzienabusus

Der Missbrauch von Laxanzien kann nicht als effektive Methode zur Gewichtsregulation angesehen werden, da er nur einen marginalen Effekt auf die Absorption der Nahrung hat (Bo-Linn et al. 1983; Lacey u. Gibson 1985). Während Erbrechen häufiger als alleiniges Purging-Verhalten eingesetzt wird, ist ein Laxanzienabusus meist als weitere Methode im Rahmen von multiplem Purging zu beobachten (Tozzi et al. 2006). Bei Auftreten von medizinischen Beschwerden wie Diarrhoe – eventuell im Wechsel mit Obstipation, abdominellen Krämpfen, Blähungen und Elektrolytverschiebungen (► auch Kap. 8 »Körperliche Folgeerkrankungen von Essstörungen«) – sollte an einen Missbrauch von Abführmitteln gedacht werden. Hierbei ist zu beachten, dass der Missbrauch häufiger verheimlicht wird, wie anhand von Urinkontrollen nachgewiesen werden konnte (Turner et al. 2000). Ein chronischer Missbrauch von Laxanzien kann zu schwerer Verstopfung bis hin zu einem paralytischen Ileus führen (Baker u. Sandle 1996; Wald 2003).

Patientinnen mit AN mit einem Laxanzienmissbrauch gelten als stärker beeinträchtigt in der störungsspezifischen als auch allgemeinen Psychopathologie und weisen häufiger Merkmale einer ängstlichen, perfektionistischen sowie emotionalinstabilen Persönlichkeitsstörung auf (Tozzi et al. 2006; Garner et al. 1993; Kovacs u. Palmer 2004; Bryant-Waugh et al. 2006; Pryor et al. 1996). Die umfassende Versorgung dieser Patientinnen ist somit in der Regel komplexer und aufwändiger. Bei einem nur geringen gewichtsregulatorischen Effekt liegt nahe, dass ein Missbrauch von Laxanzien auch zur Spannungsreduktion und zur Angstreduktion eingesetzt wird. Dies ist therapeutisch insofern bedeutsam, als dass eine Aufklärung über den geringen gewichtsregulatorischen Effekt sowie die gesundheitsschädliche Wirkung eines Laxanzienabusus allein nicht ausreicht. Die mit einer Reduktion von Laxanzien möglicherweise einhergehende Zunahme der spezifischen und allgemeinen Psychopathologie sollte psychotherapeutisch thematisiert und bearbeitet werden. Inwieweit eine schrittweise Reduktion der Dosis gegenüber einem abrupten Absetzen der Laxanzien Vorteile hat, ist, basierend auf dem derzeitigen Erkenntnisstand, nicht sicher zu sagen (Colton et al. 1999).

Evidenz

Bisher wurde die Effektivität spezifischer Therapieprogramme zur Behandlung des Missbrauchs von Laxanzien bei AN nicht geprüft.

Empfehlung

- Auf die Erfassung eines begleitenden Laxanzienabusus sollte besonders geachtet werden, da bei diesen Patientinnen häufiger somatische und psychische Komplikationen auftreten, die engmaschigere Kontrollen erfordern (KKP).
- Die Patientinnen sollten darauf hingewiesen werden, dass mit Laxanzien das Körpergewicht bzw. die Energieaufnahme nicht effektiv reduziert werden kann. Ferner sollten sie über mögliche Komplikationen einer längerfristigen Laxanzieneinnahme aufgeklärt werden (KKP).
- Bei Patientinnen mit einem Missbrauch von Laxanzien in hohen Dosen bzw. zusätzlichem selbstinduzierten Erbrechen und/oder Diuretikaabusus sollten regelmäßige Laborkontrollen der Elektrolyte sowie der Nierenfunktion erfolgen (KKP).
- Grundsätzlich ist nach Absetzen des Abführmittels auf eine ausreichende Flüssigkeitsaufnahme und Zufuhr von Ballaststoffen durch die Nahrung zu achten (KKP).

Exzessive körperliche Aktivität

Die körperliche Hyperaktivität ist ein häufiges Begleitsymptom anorektischer Patientinnen. Die Prävalenz wird bei chronisch Erkrankten auf ca. 40 bis 55 % geschätzt, während bei akut Erkrankten Raten bis 80 % angegeben werden (Shroff et al. 2006; Davis et al. 1997). Eine übersteigerte körperliche Aktivität geht dem Beginn einer AN häufig voraus und gilt als ein schwer beeinflussbares Symptom (Davis et al. 1999; Seigel u. Hetta 2001).

Die körperliche Hyperaktivität ist eng mit neurobiologischen Veränderungen der Starvation assoziiert (zur starvationsinduzierten Hyperaktivität: s. Übersichtsarbeit von Pirke et al. 1993), es sind aber auch psychologische Faktoren an der Entstehung und Aufrechterhaltung beteiligt. Patientinnen mit

AN und körperlicher Hyperaktivität weisen höhere Angst- und Depressionswerte auf als jene ohne Hyperaktivität (Penas-Lledo et al. 2002; Brewerton et al. 1995; Holtkamp et al. 2004a). Derzeitige Befunde unterstützen die Hypothese, dass exzessives Sporttreiben unter anderem als Bewältigungsstrategie bei einer Angstsymptomatik eingesetzt wird (Holtkamp et al. 2004a).

Exzessives Sporttreiben kann dem Therapieziel einer Gewichtszunahme entgegenwirken und sollte im Rahmen der Therapie reduziert werden. Auf eine Zunahme der psychischen Beschwerdesymptomatik durch die Restriktion der körperlichen Aktivität ist zu achten. Die körperliche Aktivität ist auf einen dem Gewicht sowie der täglichen Energieaufnahme angemessenen Umfang zu reduzieren. Ferner sind bevorzugt Sportarten zum Aufbau und Kräftigung der Muskulatur zu empfehlen (Gymnastik, Yoga, Tanz, Ballsportarten etc.). Im Rahmen von Klinikbehandlungen ist ein Bewegungs- und Sportangebot für Patientinnen mit AN durchaus zu empfehlen. Die Freude an der Bewegung in der Gruppe und die Wahrnehmung eigener Belastungsgrenzen sollte dabei im Vordergrund stehen, und nicht der Zwang, durch Sport das Gewicht und die Figur zu beeinflussen.

Da das Frakturrisiko aufgrund einer Osteoporose erhöht ist, sind Sportarten mit erhöhtem Sturzrisiko ungünstig (Herzog et al. 1993; Zipfel et al. 2001). Bei Schmerzen im Bereich der peripheren Extremitäten ist auch an Stressfrakturen zu denken, die in üblichen Röntgenuntersuchungen nicht nachgewiesen werden können (LaBan et al. 1995).

Evidenz

Es besteht ein offenkundiger Mangel an klinischen Studien, die spezifische Programme zur Behandlung der körperlichen Hyperaktivität bei AN untersucht haben. Erste Pilotstudien weisen darauf hin, dass ein abgestuftes, supervidiertes und an das Gewicht der Patientin angepasstes Bewegungsprogramm mit einer verbesserten Lebensqualität der Betroffenen einherzugehen scheint und der sonst üblichen sehr strengen Bewegungsreglementierung im Bezug auf die kurzzeitige Gewichtszunahme nicht unterlegen ist (Thien et al. 2000; Beumont et al. 1994). Die bisher einzige randomisierte, kontrollierte Studie zu diesem ▼ Thema ist jedoch aufgrund der geringen Fallzahl und der fehlenden Angabe zur körperlichen Aktivität in der Kontrollgruppe nur sehr eingeschränkt aussagekräftig (Thien et al. 2000) (EL IV).

Empfehlung

- Die körperliche Aktivität ist auf einen dem Gewicht sowie der täglichen Energieaufnahme angemessenen Umfang zu reduzieren (O).
- Die Patientinnen sollten auf mögliche körperliche Komplikationen (z. B. Frakturen) bei exzessiver sportlicher Aktivität hingewiesen werden (KKP).
- In der stationären Behandlung der AN ist ein abgestuftes, supervidiertes und an das Gewicht der Patientin angepasstes Bewegungsprogramm zu empfehlen (O).
- Bei mangelnder Selbststeuerung hinsichtlich körperlicher Aktivität sind Maßnahmen im Sinne von vertraglichen Vereinbarungen angezeigt, die zwischen Therapeut und Patientin ausgehandelt werden sollten (O).

Amphetamin- und Stimulanzienmissbrauch

Zu diesem Thema empfehlen wir die Lektüre des Kapitels 4.3.2.4 (»Substanzabhängigkeit«).

4.3.2 Psychische Komorbidität

Bei der Behandlung der psychischen Komorbidität, die häufig ist (► auch Abschn.»Komorbidität mit psychischen Erkrankungen« in 4.1.2), muss berücksichtigt werden, dass sich Symptome einer Depression oder Zwangsstörung bei Gewichtszunahme bessern können (National Institute of Clinical Excellence 2004). Andererseits ist es aber auch möglich, dass psychische Symptome (wie z. B. die einer posttraumatischen Belastungsstörung) von der anorektischen Symptomatik überdeckt werden und erst bei Gewichtsnormalisierung wieder in Erscheinung treten. Eine Therapie komorbider Störungen muss immer die Wechselwirkungen zwischen den Störungsbildern berücksichtigen (Woodside u. Staab 2006).

Depression

Bei der häufigen Komorbidität mit affektiven Störungen (▶ Abschn. »Komorbidität mit psychischen Erkrankungen« in 4.1.2) ist zu berücksichtigen, dass zumindest ein Teil der Symptomatik auf den Starvationszustand zurückzuführen ist und sich bei einer Normalisierung von Gewicht und Essverhalten bessern kann (Meehan et al. 2006; Woodside u. Staab 2006).

Im Hinblick auf die Effekte einer psychopharmakologischen, antidepressiven Behandlung auf die depressive Symptomatik bei AN finden sich widersprüchliche Aussagen. Möglicherweise verhindert der Starvationszustand eine angemessene Wirkung der Medikation. Bei deutlichem klinischen Bild kann diese mit einem SSRI aber in der üblichen Dosierung versucht werden. Beim Auftreten von Nebenwirkungen muss eine Reduktion erwogen werden (Woodside u. Staab 2006; ▶ auch Abschn. »Antidepressiva« in 4.1.7). Bei Patientinnen mit selbstinduziertem Erbrechen oder Laxanzienmissbrauch kann die Absorption des Medikaments beeinträchtigt sein.

Die gedrückte Stimmungslage und die mit ihr verbundenen Schwierigkeiten sowie dysfunktionale Denkmuster sollten in der psychotherapeutischen Behandlung Berücksichtigung finden (s. auch AWMF-Leitlinie zur Depression).

Angststörungen

Vor allem soziale Ängste sind bei der AN bedeutsam. Die pharmakologische Therapie steht in der Behandlung komorbider Ängste an nachgeordneter Stelle, primär indiziert ist das Arbeiten an Angstsymptomen, ängstlich-zwanghaften Persönlichkeitszügen und entsprechenden interpersonellen Verhaltensmustern in der Psychotherapie (Godart et al. 2002; Kaye et al. 2004).

Zwangsstörungen

Es liegen keine Studien vor, die die Behandlung komorbider Zwangsstörungen bei AN untersuchen. Ein Einsatz von auf Zwangssymptome fokussierenden kognitiv-verhaltenstherapeutischen Interventionen kann überlegt werden. Dabei ist zu beobachten, ob es unter Gewichtsrestitution automatisch zu einer Verbesserung der Zwangssymptome kommt. In Einzelfällen kann sich bei einer Besserung der Essstörung eine Zwangssymptomatik auch verstärken.

Substanzabhängigkeit

Eine Komorbidität mit Substanzmissbrauch ist bei Patientinnen mit bulimischer AN häufiger als bei der restriktiven AN (Bulik et al. 2004). In der Regel handelt es sich um Patientinnen, die vermehrt impulsive, emotional dysregulierte oder ängstlich-perfektionistische Züge aufweisen (Bulik et al. 2004; Westen u. Harnden-Fischer 2001). Diskutiert wird, ob es gemeinsame ätiologische Faktoren bei Essstörungen und Suchterkrankungen gibt, die über eine erhöhte Belohnungssensitivität und Impulsivität vermittelt werden, oder ob eine der beiden Erkrankungen das Risiko für die andere erhöht (Davis u. Claridge 1998).

Die Prävalenz für einen Substanzmissbrauch bei Patientinnen mit einer AN wird auf 8 bis 18 % geschätzt (Bulik et al. 2004; Herzog et al. 2006a; Salbach-Andrae et al. 2008b). Zu den am häufigsten missbrauchten Drogen bei AN werden Amphetamine, Kokain und Cannabinoide gezählt (Herzog et al. 2006a; Stock et al. 2002). Die Einnahme von Amphetaminen und Stimulanzien erfolgt in der Regel mit dem Ziel der Gewichtsbeeinflussung (Unterdrückung von Hunger, Erhöhung des Kalorienverbrauchs) und ist zu den Purging-Verhaltensweisen zu zählen.

Ein Alkoholmissbrauch entwickelt sich in den meisten Fällen nach Beginn der Essstörung. Nur in einem Viertel der Fälle geht er der Essstörung voraus (Bulik et al. 2004; Franko et al. 2005). Er scheint den langfristigen Verlauf der AN nicht zu beeinflussen (Franko et al. 2005), allerdings finden sich Hinweise darauf, dass die Mortalität bei schwerem Alkoholmissbrauch erhöht ist (Keel et al. 2003).

In der Behandlung sollte zwischen einem kurzzeitigen, episodischen Missbrauch (Alkohol wird z. B. von manchen Patientinnen zur Erleichterung selbstinduzierten Erbrechens eingesetzt) und einem kontinuierlichen Konsum mit Substanzabhängigkeit unterschieden werden, der unter Umständen schon vor Beginn der Essstörung relevant war. Bei episodischem Missbrauch, der eng mit der Essstörung in Zusammenhang steht, sollte dieser, wie auch anderes Purging-Verhalten, ein zentraler Bestandteil der therapeutischen Arbeit sein (mit dem Ziel der Abstinenz). Bei gravierender Suchtproblematik ist eine parallele Behandlung der Essstörung und der Sucht indiziert. Diese sollte, wenn möglich, an einem Zentrum erfolgen, das auf beide Störungsbilder spezialisiert ist.

In jedem Fall ist zu beachten, dass ein aktueller Substanzmissbrauch Lernprozesse beeinträchtigt und daher die psychotherapeutische Behandlung erschwert. Während einer laufenden Behandlung ist daher ein regelmäßiges Drogenscreening anzuraten.

Posttraumatische Belastungsstörung (PTSD)

Bezüglich der PTSD verweisen wir auf das Kapitel 5 »Bulimia nervosa«.

Persönlichkeitsstörungen

Es findet sich ein breites Spektrum von Patientinnen mit hohem Funktionsniveau bis hin zu schwer psychisch und sozial beeinträchtigten Patientinnen (Thompson-Brenner et al. 2008) (▶ auch Abschn. »Komorbidität mit psychischen Erkrankungen« in 4.1.2). Bei AN findet sich am häufigsten eine Komorbidität mit Cluster-C-Persönlichkeitsstörungen, bei denen Symptome wie submissives Verhalten, Zwanghaftigkeit, Schwierigkeiten beim Ausdruck von Ärger, Ängstlichkeit und Vermeidungsverhalten in sozialen Situationen im Vordergrund stehen. Patientinnen mit einer Cluster-B-Persönlichkeitsstörung (z. B. einer Borderline-Persönlichkeitsstörung) zeigen im Gegensatz dazu eher externalisierende Verhaltensweisen wie impulsives Verhalten ohne Rücksicht auf Konsequenzen, emotionale Dysregulation, Feindseligkeit und autodestruktive Muster (Suizidalität, Selbstverletzungen u. a.). Ein restriktives Essverhalten kann hier der Emotionsregulation und Aufmerksamkeitsverschiebung auf nahrungsbezogene Inhalte dienen (Schweiger u. Sipos 2010).

Eine psychotherapeutische Behandlung von Patientinnen mit komorbiden Persönlichkeitsstörungen bedarf in der Regel eines längeren Zeitraums (American Psychiatric Association 2006) und der Berücksichtigung zentraler Problembereiche wie beispielsweise der Emotionsregulation, der dysfunktionalen interpersonellen Muster und der Selbstwertregulation. Hier kann auf Elemente der Therapieansätze zur Behandlung von Persönlichkeitsstörungen zurückgegriffen werden (s. AWMF-Leitlinien zu Persönlichkeitsstörungen). Es ist dabei meistens eine Hierarchisierung von Therapiezielen erforderlich, die sich daran orientieren sollte, welche Symptome eine Patientin und die Therapie am stärksten gefährden bzw. ihren Entwicklungsprozess am stärksten behindern (zu Therapieansätzen: s. auch AWMF-Leitlinien zu Persönlichkeitsstörungen). Allerdings liegen keine systematischen, empirischen Untersuchungen zu dieser Frage vor.

4.4 Anhang: Tabellen

Tab. 4.1 Kriterien der AN nach ICD-10 und DSM-IV-TR

Anorexia nervosa
ICD-10 (1993)
F 50.0 • Körpergewicht mind. 15 % unter dem erwarteten Gewicht oder Body-Mass-Index ≤ 17,5 kg/m² • Der Gewichtsverlust ist selbst herbeigeführt durch: – Vermeidung hochkalorischer Speisen und/oder – selbstinduziertes Erbrechen – selbstinduziertes Abführen – übertriebene körperl. Aktivität – Gebrauch von Appetitzüglern, Diuretika u. a. • Körperschemastörung; überwertige Idee, zu dick zu sein/zu werden, es wird eine sehr niedrige Gewichtsschwelle festgelegt • Endokrine Störung (Hypothalamus-Hypophysen-Gonaden-Achse), findet Ausdruck z. B. in Amenorrhoe Bei Beginn vor der Pubertät ist Abfolge der pubertären Entwicklungsschritte verzögert, z. B. Wachstumsstopp, primäre Amenorrhoe **F 50.00** (AN ohne aktive Maßnahmen zur Gewichtsabnahme) kein Erbrechen, kein Abführmittel- oder Diuretikamissbrauch **F50.01** (AN mit aktiven Maßnahmen zur Gewichtsabnahme) selbstinduziertes Erbrechen, Abführmittelmissbrauch o. Ä., evtl. treten auch Essanfälle auf

Tab. 4.2 Übersicht über alle randomisierten klinischen Studien zur psychotherapeutischen Behandlung der Anorexia nervosa

Studie	Studien-design	Therapiearme	Fälle (N) pro Therapiearm	Messzeitpunkte	Stichprobe
Bachar et al. 1999	RCT	SPT (amb) CBT (amb)	7 6	pr, po, Kat: 1 J	E/A Alter: 18,1 KHdauer 2,9 % aktiv:? BMI: 16,4
Ball u. Mitchell 2004	RCT	CBT (amb) BFT (Fam)	13 12	pr, po (12 Mo), Kat: 6 Mo	E/A, SY Alter: 13–23 KHdauer? % aktiv: 46 BMI: 16,1/16,5 Ausschluss: Subst.-missbrauch, akt. Trauma, SV BMI < 13,5
Bergh et al. 2002	RCT	CE (amb/stat) Warte-K.	10 9	pr, dann alle 3 Mo	E/A Alter: 16 (10–33) KHdauer 2 (0–21) % aktiv? BMI: 15,0

▼

DSM-IV-TR (2000)
307.1 – Weigerung, das Minimum des für Alter und Körpergröße normalen Körpergewichtes zu halten; dauerhafter Gewichtsverlust, Gewicht < 85 % des zu erwartenden Gewichtes – ausgeprägte Ängste vor einer Gewichtszunahme und davor, dick zu werden (trotz Untergewichts) – Körperwahrnehmungsstörung, Überbewertung von Gewicht und Figur, Leugnen des Schweregrades des Untergewichtes – Amenorrhoe restriktiver Typus: keine Essanfälle, kein Erbrechen, kein Laxanzien- oder Diuretikamissbrauch Binge-Purging-Typus: regelmäßig Essanfälle und »Purging«-Verhalten (Laxanzien o. Ä.)

Outcomes (primäres Zielkriterium, sek. Zielkriterien)	Dropouts	Anmerkungen
Remission EAT-26, BSI	1 4	DSM-IV; Gewichte zu post?; keine ITT-Analyse; Art der Randomisierung nicht berichtet; geringe Fallzahl; nur 2 Completer in SPT; zusätzlich Diätberatung Ergebnisse wegen Fallzahl nicht verwertbar
guter Outcome: innerhalb 10 % ABW, Mens., kein bulim. Verhalten, mind. + 4 kg) M. u. R., ESE, EDI, EDI, STAI, Selbstwert, fam. Kommunik.	4 3	DSM-IV; auch subsyndromale Pat. eingeschlossen; keine Angaben zu Verblindung und Art der Randomisierung; nur Completer-Analyse Ergebnis: kein Gruppenunterschied, die meisten nicht symptomfrei zu Kat., ~ 60 % guter Outcome zu post und 6-Mo-Kat.; ~ 25 % Dropouts in beiden Gruppen
Outcome-Kriterium: Zeit bis zur Remission	??	DSM-IV; Anzahl Dropouts, Anzahl Remittierte und Vorgehen sowie Analysemethoden unklar beschrieben; Wartekontrolle: warteten 7–21 Mo, 70 % (14/20) der Pat. in der Kontrollgruppe verließen die Studie und suchten anderswo Behandlung; Intervention kaum relevant; sehr heterogene Stichprobe, bei 4 Pat. CE unter stat. Bedingungen Ergebnis: durchschnittliche Zeit bis zur Remission für Gesamtgruppe (AN+BN): 14,4 Mo nur 1 Pat. in Kontrollgruppe erreichte Remission (mittlere Wartezeit 17,5 Mo)

4

Tab. 4.2 (Fortsetzung)

Studie	Studiendesign	Therapiearme	Fälle (N) pro Therapiearm	Messzeitpunkte	Stichprobe
Channon et al. 1989	RCT	OM CBT BT	8 8 8	pr, nach 6, 12, 18 Mo	E Alter: ~ 23 KHdauer: ? % aktiv: ~ 40 BMI: ~ 15
Crisp et al. 1991	RCT	»one-off« stat FT+ET+DC (amb) OGT+DC (amb)	20 30 20 20	pr, nach 1 J	E/A? Alter: 22 KHdauer 3,3 % aktiv: ~ 25 Ausschluss: Männer, > 10 J KHdauer
Dare et al. 2001	RCT	RT (amb) CAT (amb) FT (Fam) Focal analytic (amb)	17 22 21 19	pr, nach 1 J (po)	E Alter: 26,3 KHdauer 6,3 BMI pr 15,4 Ausschluss: Indikation zur stat. Therapie, BMI < 12, Suizidalität, schwere körperl. Beeinträchtigung
Eckert et al. 1979	RCT	BM (stat) SB (stat)	40 41	pr, po nach 35 Tagen	E/A? Alter? KHdauer? 30 % unter Normalgewicht Ausschluss?
Eisler et al. 2000	RCT	CFT (Fam) SFT (Fam)	19 21	pr, po nach 1 J	A Alter: 15,5 KHdauer 1 % aktiv: 25 Ausschluss?

▼

Outcomes (primäres Zielkriterium, sek. Zielkriterien)	Dropouts	Anmerkungen
M. u. R. EDI, BDI, bulim. Symptome	1 (Kat) 1 (Kat) 0	Diagnose nach Morgen u. Russells Kriterien für AN; ITT-Analyse?, kleine Fallzahl, keine Verblindung, eine Therapeutin für alle Pat. (diese machte auch Assessments), keine Absolutwerte angegeben für post u. Katamnese Ergebnis: Pat. bessern sich, keine Überlegenheit eines Settings
Gewicht, M. u. R., Dropouts	0 12 2 3	DSM-III-R; Art der Randomisierung und Verblindung nicht beschrieben; Datenanalysen unzureichend beschrieben – ITT-Analyse? Wegen kombinierter Vorgehensweisen bleibt unklar, worauf Effekte zurückzuführen sind. Ergebnis: Gewichtszunahme geringer in »one-off« als in anderen Gruppen, sonst ähnliche Verbesserungen, »one-off«-Gruppe hatte längste Krankheitsdauer; 5-Jahres-Katamnese: siehe Gowers 1994 (Auswertung nach prognost. Gruppen: früher/später Beginn); viele Dropouts in stat. Gruppe, hier auch weniger erfahrene Behandler (siehe Crisp 2002)
Gewicht, M. u. R., Dropouts, »Clinical Global Impression«	4 9 5 7	DSM-IV; ITT-Analyse, keine Angaben zur Verblindung; Stichprobe repräsentativ und ausreichend beschrieben, insgesamt kleine Fallzahl, kein Follow-up 73 % kamen zu po nach 1 J, 12 Pat. (15 %) vorübergehend stat aufgenommen Ergebnis: CAT und FT > RT bzgl. Gewichtszunahme; nach 1 J Gewicht > 85 % ABW in spez. Therapien bei 33 % d. Pat., nach RT nur bei 5 %
Gewicht	?	diagnostische Kriterien? Stichprobe unzureichend beschrieben, Interventionen (Kliniken) und Methodik unzureichend beschrieben, Dropouts nicht erwähnt, kein Follow-up Ergebnis: beide Gruppen nahmen an Gewicht zu (6 kg vs. 4,1 kg), ohne sign. Unterschied
EDI, EAT, SMFQ, RSE, MOCI, M. u. R., FACES-II, SCFI gutes Outcome: Gewicht innerhalb 15 % ABW, Mens., keine bulim. Symptomatik »intermediate«: wie »gutes Outcome«, aber keine Mens o. bulim. Sympt. < 1 x/Wo	? ?	Vorstudie: Le Grange et al. 1992 DSM-II-R; Stratifizierung nach Ausmaß elterlicher Kritik; 5-Jahres-Follow-up berichtet in Eisler et al. 2007, ITT-Analyse, Randomisierung, Dropouts und Verblindung unzureichend beschrieben, kleine Fallzahl Ergebnis: Trend zu besserem Outcome in SFT (76 % vs 47 % »good + intermediate«); bei 37,5 % schlechter Outcome; SFT > CFT bei hohem Ausmaß mütterl. Kritik, mehr sympt. Veränderung; CFT: etwas mehr »psycholog.« Veränderung (Stimmung, Zwanghaftigkeit, psychosex. Entwicklung) nach 5 J kein Unterschied zwischen CFT und SFT, 75 % frei von Essstörungssymptomen; bei hohem Ausmaß mütterlicher Kritik schlechterer Verlauf in CFT (Eisler et al. 2007)

Tab. 4.2 (Fortsetzung)

Studie	Studien-design	Therapiearme	Fälle (N) pro Therapiearm	Messzeitpunkte	Stichprobe
Geist et al. 2000	RCT	stat + FGP (Fam) stat + FT (Fam)	? 25 Pat. random.	pr, po (nach 4 Mo)	A, SY Alter: ~ 14,5 KHdauer? 77,2 bzw. 74,9 % IBW Ausschluss: > 90 % IBW, < 12 und > 17,4 Jahre, männlich, Psychose, Suizidalität, aktuelle Therapie, somat. Erkrank.
Goldfarb et al. 1987	RCT	DS (stat) EntT (stat) »routine«	4 3 11 (histor. Kontrolle)	pr, 1,5 J-Kat. (nach Entlassung)	E/A, SY Alter: 17,4 KHdauer 1,2 % aktiv? BMI 17,0
Gowers et al. 2007	RCT	stat spezialisierte amb Th. TAU (amb)	57 55 55	pr, nach 1 J, nach 2 J	A Alter: 15 (12–18) KHdauer: 1,1 % aktiv: 24 mean weight for height: 78,0 % Ausschluss: schwere Minderbegabung, schwere chron. somatische Erkrankung mit Beeinträchtigung des Metabolismus
Hall 1987	RCT	PG (amb) DA (amb)	15 15	pr, nach 1 J	E/A Alter: 19,6 (13–27) KHdauer: 2 % aktiv ? Ausschluss: > 85 % MPMW

▼

Outcomes (primäres Zielkriterium, sek. Zielkriterien)	Dropouts	Anmerkungen
EDI-2, CDI, BSI, FAM-III	? ?	diagnostisches Interview für Kinder und Adoleszente; Fallzahl, Dropouts, stat. Methoden unzureichend beschrieben, kein Follow-up; keine Verblindung; Effekte des strengen stationären Regimes überdecken Effekte der Familienintervention (Tage: 8-107 stat Therapie); 5 Pat. nach erster Entlassung erneut stat. aufgenommen subsyndromale (N = 6) eingeschlossen; keine Kontrolle, die Beurteilung des Effektes der Famillienintervention erlaubt Stichprobe wenig repräsentativ (79 % aller stat. aufgenommenen Pat. verweigerten Teilnahme) Ergebnis: sign. Gewichtszunahme in beiden Gruppen, aber keine Besserung psychischer Variablen; Zunahme der Beschreibung familiärer Probleme kein Unterschied in erreichtem Gewicht zwischen den Interventionen (76 % davon im stat. Rahmen)
Gewicht, Rosenberg-Selfesteem-Scale, Goldfarb's »fear-of-fat«-Scale	? ? ?	DSM-III; nur ein Therapeut (Psychologiestudent), extrem kleine Fallzahl (Daten von zusätzlichen 11 Pat. aus abgeschlossenen Akten, nur 7 randomisiert), Einschlusskriterien unscharf (1 nicht stat. behand., 2 subsyndromal), Interventionen nicht klar differenziert, Randomisierungsprozedur unklar: »matched on the basis of duration of illness and randomly assigned ...«, keine Verblindung, keine ITT-Analyse; Dropouts? Ergebnis: zusätzliches Entspannungstraining (EntT) besser als andere Gruppen (Selbstwert, Angst vorm Dickwerden), nach 1,5 J auch im Gesamt-Outcome (wirklich Interventionseffekt?)
MRAOS HoNOSCA (-SR), EDI, FAD, MFQ	29 14 17	DSM-IV; repräsentative konsekutive Stichprobe; Randomisierungsprozedur beschrieben, Power-Analyse, ITT-Analyse, Assessments nach 1 und 2 J verblindet; CONSORT Diagramm, 4 Pat. mit grenzwertigem Gewicht, erfüllten sonst aber alle AN-Kriterien; in der spezialisiert behandelten ambulanten Gruppe wurden 10 Pat. vorübergehend stat aufgenommen (plus 4 von denen, die die Behandlung nicht begonnen), aus der TAU-Gruppe erhielten 7 Pat. vorübergehend stat. Therapie sowie 10 weitere, die aus der Behandlung ausgeschieden waren Ergebnis: schlechteste Akzeptanz bei stationärem Setting; in ITT-Analyse kein Unterschied zwischen Settings (nach 1 und 2 Jahren); besseren Outcome hatten die ambulant behandelten Pat., die die Therapie auch wahrnahmen; nach 2 J bei 33 % guter Outcome, 27 % erfüllten noch alle Kriterien für AN
M. u. R., Gewicht, klin. Gesamteindruck, Dropouts	1 4	Diagnost. Instrument unklar, keine Verblindung, Art der Randomisierung unklar, ITT? sehr variable Dauer der Therapien (Range 84-168 Tage); DA-Gruppe erhielt auch Familiengespräche und psychiatrische Gespräche (15 min) von Therapeuten des anderen Therapiearms, 2 parallel in Akupunktur oder Hypnose Ergebnis: Outcome bzgl. Gewicht vergleichbar; in PG Gruppe 4 Vollremissionen nach 1 Jahr, in DA-Gruppe keine; 11/15 PG-Pat. erhielten Empfehlung für Folgetherapie und nahmen sie an, 15/15 aus DA-Gruppe: jedoch nur 10 wollten diese beginnen

◘ Tab. 4.2 (Fortsetzung)

Studie	Studien-design	Therapiearme	Fälle (N) pro Thera-piearm	Messzeitpunkte	Stichprobe
Le Grange et al. 1992	RCT	CFT (Fam) SFT (Fam)	10 8	pr, nach 16 Wo, nach 32 Wo	A, SY Alter: 15,3 (12–17) KHdauer: 1,1 % aktiv: 22,2 77,9 % ABW Ausschluss: > 18 J, KHdauer < 3 J; wenn körperl. Zustand zu schlecht, Suizidalität, schwere psych. Komorbidität
Lock et al. 2005	RCT	FT (Fam) »niedrige Dosis« FT (Fam) »hohe Dosis«	42 44	pr, nach 6 Mo, nach 12 Mo (po)	A, SY Alter: 15,2 (12–18) KHdauer: ~ 1 % aktiv: ~ 18 BMI: 17,1 Ausschluss: schwere somat. oder psych. Komorbidität
Mc Intosh et al. 2005	RCT	NSCM IPT CBT	16 21 19	pr, po	E, SY Alter: 23 (17–40) KHdauer: % aktiv: BMI: 17,3 Ausschluss: < 5 J. KHdauer, männlich, Depression, Substanzmissbrauch, 2 gescheiterte Vorbehandlungen BMI < 14,5
Pike et al. 2003	RCT	CBT (amb) NC (amb) Rückfall-prohylaxe nach stat. Therapie	18 15	pr, po	E Alter: ~25 KHdauer ~ 8,5 % aktiv ~48 BMI: 15,6 eingeschlossen, wenn stationäre Behandlung erfolgreich beendet (≥ 90 % IBW), keine akuten med. Probleme, Essverhalten normalisiert
Pillay et al. 1981 ▼	RCT	SST (stat) »Placebo« (stat)	13 20	pr, nach 1 J	A/E? Alter: ~24 KHdauer: ? % aktiv? BMI: ~ 15,2 Ausschluss: eine 13-jährige »atyp.« Pat., da Instrumente für Erwachsene nicht angemessen erschienen

Outcomes (primäres Zielkriterium, sek. Zielkriterien)	Dropouts	Anmerkungen
Gewicht, EAT, M. u. R., SCFI, EE, FACES-II	? ?	DSM-III-R; Verblindung soweit möglich, Methode der Randomisierung nicht beschrieben, ITT?, kleine Fallzahl, Vergleich zweier familientherapeutischer Interventionen ohne zusätzliche Kontrolle, Dauer der Intervention im Durchschnitt 26 Wo Ergebnis: deutliche Effekte (Gewicht, Gesamt-Outcome), aber kein Unterschied im Vergleich; schlechterer Outcome assoziiert mit größerer fam. Unzufriedenheit und höhrerem Ausmaß kritischer Kommentare in der Familie (prä)
Gewicht, EDE, YBC-ED, CBCL, Family Environement Scale	10 7	DSM-IV; kein Follow-up; »patient flow« beschrieben, Verblindung soweit möglich, ITT-Analyse, Vergleich unterschiedlicher Dosis von FT, keine Vergleichsgruppe zu FT; stratifiziert nach KHdauer, sehr hoher BMI bei Beginn (einige Pat. vor Beginn noch hospitalisiert), 21 % bzw. 23 % vorübergehend hospitalisiert (16 bzw 20 Tage im Mittel); 14 % bekamen psychotrope Medikation Ergebnis: kein Unterschied im Ergebnis; 96 % erreichen BMI > 17,5 zu post (aber: Beginn bei BMI 17.1!); längere Therapie günstiger bei deutlich zwanghaften Zügen und »non-intact-families«
»Global Anorexia Rating«; Gewicht, Hamilton Depression Rating Scale, SCID, EDE, EDI	5 9 7	DSM-IV (subsyndromale eingeschlossen), ITT-Analyse, Verblindung soweit möglich, Adherence-Kontrolle, Methode der Randomisierung nicht beschrieben; kein Follow-up; Gruppen unterschiedlich bzgl. Anteil aktiven Subtyps und Panikstörungen, gleiche Therapeuten bieten alle Therapien an Ergebnis: »nonspecific« (NSCM) > CBT/IPT (nur in Completer-Analyse, sonst n. s.) Remission: 25 % bei NSCM, 0 % bei IPT, 5 % bei CBT
M. u. R. Rückfälle; »failure rate«: Rückfälle + Dropouts Gewicht, EDE, SCID	0 3	DSM-IV; Verblindung?, kein Follow-up, bei Randomisierung Stratifizierung nach KHdauer, Subtyp und Medikation; ITT-Analyse? 43 Pat. erfüllten Einschlusskriterien, 4 gingen in längerfristige teilstationäre oder stationäre Therapie, 6 kehrten zu früheren ambulanten Therapeuten zurück; Interventionen als Rückfallprophylaxe; Dropout war definiert als Ausscheiden innerhalb der ersten 10 von 50 Sitzungen (!) Ergebnis: CBT überlegen (Rückfälle: 22 % vs. 53 %; »failure-rate«: 22 % vs. 73 %; guter Outcome: 44 % vs. 7 %)
Gewicht, CCEI (Crown u. Crip): Selbstbeurteilung bzgl. psychischem Funktionsniveau; »Social Questionnaire (SAD)	3 8	DSM?; Verblindung? Art der Randomisierung? Keine ITT-Analyse; insgesamt ca. 17 Wochen stat. Behandlung (zusätzlich 12 Sitzungen der jeweiligen Intervention: bei Fallzahl ist nicht zu erwarten, dass unterschiedliche Effekte gezeigt werden können) Ergebnis: ca. 50 % in jeder Gruppe erreichen normales Gewicht, andere bleiben deutlich untergewichtig; mehr Dropouts in Placebo-Gruppe; 3 Todesfälle zur 1-Jahres-Kat., zusätzlicher Effekt des »social skills trainings« (SST) ist nicht nachzuweisen

Tab. 4.2 (Fortsetzung)

Studie	Studien-design	Therapiearme	Fälle (N) pro Thera-piearm	Messzeitpunkte	Stichprobe
Robin et al. 1999	RCT	EOIT (amb) BFST (amb, Fam)	18 19	pr, po, 1-Jahres-Kat.	A Alter: 11–20 KHdauer: < 1 % aktiv: ? BMI: ~ 16 Ausschluss:?
Russell et al. 1987	RCT	FT (Fam, amb) »focal supportive therapy« (amb) nach stat. Therapie	41 39	pr, nach 1 J	E/A 4 Subgruppen, 1 Gruppe mit BN und 3 mit AN-Pat.: stratifiziert nach Alter onset und KHdauer (</> 18 age of onset; </> 3 J KHdauer) Alter in den 3 Gruppen: 16,6; 20,6; 27,7 J KHdauer: 1,2; 5,9; 3,0 Entlassgewicht aus Krankenhaus (3 Gruppen): 89,4 % ABW; 91,3 % ABW; 84,9 % ABW % aktiv: ? Ausschluss?
Serfaty et al. 1999	RCT	CT (amb) DA (amb)	25 10	pr, nach 6 Mo	E/A?, SY Alter: 21 KHdauer 5; 2,2 % aktiv: 20 BMI 16,6 Auschluss?
Treasure et al. 1995	RCT	EBT (amb) CAT (amb)	16 14	pr, po, Kat. nach 3, 6, 9, 12 Mo	E Alter: 25 KHdauer: 4,4 % aktiv: ~ 50 BMI:15,3 Ausschluss: < 18 J; Indikation zur stationären Therapie

▼

Outcomes (primäres Zielkriterium, sek. Zielkriterien)	Dropouts	Anmerkungen
Gewicht, Mens, EAT, EDI-2 (drei Skalen), BDI, PARQ (Familieninteraktion)	? ?	DSM-II-R, keine Verblindung, Randomsisierung nicht beschrieben, Dropouts nicht beschrieben, keine ITT-Analyse; auch in EOIT werden Eltern parallel gesehen, zusätzlich Ernährungsregime und med. Versorgung; manche Pat. vorübergehend hospitalisiert (5/18 bzw. 11/19) → »Interventionsgemisch«! Rekrutierung über 6 J Ergebnis: nach 1 J kein Unterschied zwischen Interventionen
M. u. R. »Clinical Global Impression« (Gewicht, Menstruation), CCEI, stationäre Wiederaufnahmen	6 10	DSM-III, keine Verblindung, Randomisierung nicht beschrieben, keine ITT-Analyse; 30 % vorübergehend hospitalisiert; Medikation verschrieben, wenn depressiv; durchschnittl. Therapiedauer: 1 J (kein Follow-up) Ergebnis: Familientherapie günstiger bei Pat. mit KHbeginn < 18 J. und wenn < 3 J krank; individuelle Therapie günstiger bei Pat. mit KHbeginn > 19 J
Gewicht EDI, BDI, Dysfunctional Attitudes Scale (DAS), Locus of Control of Behavior Scale (LCB)	2 10	DSM-III-R, Randomisierung beschrieben, keine ITT-Analyse, keine Verblindung, in Gruppe »DA« sind alle Teilnehmer »Dropouts«, kein Follow-up, subsyndromale eingeschlossen; deutliche Unterschiede zwischen den Gruppen bei KHdauer (pr) Ergebnis: Pat. in CT-Gruppe bessern sich; DA wurde von Pat. nicht akzeptiert
M. u. R. bulim. Symptomatik, Gwicht, Dropouts	6 4	ICD-10; keine Verblindung, Randomisierung kaum beschrieben, keine ITT-Analyse, die Therapeuten boten beide Behandlungen an, die meisten Therapeuten waren Pflegekräfte; nur zwei Drittel beendeten die Behandlung Ergebnis: kein Unterschied zwischen Interventionen (40 % guter Outcome in CAT, 20 % in EBT nach 1 Jahr, n.s.) – zu geringe Fallzahl, CAT > EBT in subjektiver Einschätzung der Pat.

Tab. 4.2 (Fortsetzung)

Studie	Studien-design	Therapiearme	Fälle (N) pro Therapiearm	Messzeitpunkte	Stichprobe
Wallin et al. 2000	RCT	FT (Fam) FT+ BAT (Fam)	13 13	pr, 2 J nach Beginn	A Alter: 14,2 KHdauer: 1 % aktiv: ? BMI: 15,5 Ausschluss: ?
Weizmann 1985	RCT	VT (stat) Pim (stat)	5 5	pr po (20 Wo)	A Alter: 16 (15–18) KHdauer: ? % aktiv: ? BMI: ? Ausschluss: ?

E = erwachsene Pat. (> 18 Jahre); A = Kinder und Adoleszente (< 18 Jahre); SY = Einschluss subsyndromaler Pat.; Alter = immer in Jahren angegeben; KHdauer: in Jahren; % aktiv = Anteil an Pat. vom aktiven/bulim. Subtyp; EL = Evidemzlevel, pr = prä bzw. bei Einschluss in die Studie; po = post, am Ende der aktiven Behandlung; Kat. = Katamnese; Mo = Monate, J = Jahr/Jahre; SV= selbstverletzendes Verhalten; amb. = ambulant; stat. =stationär, Fam =Familie; RCT = randomsierte klinische Studie; ABW = average body weight; IBW = Ideal Body Weight; MPMW = Matched Population Mean Weight; ITT = intention-to-treat

Behandlungen:
TAU = »treatment as usual«; OM = »outpatient management« (ambulantes Management); SPT = »self psychological treatment« (an Selbstpsycholologie von Kohut orientierte Behandlung); CBT = kognitive Verhaltenstherapie; BFT = »behavioral family therapy« (kognitiv orientierte Familientherapie); CE = computergestützes Esstraining; FT = Familientherapie; ET = Einzeltherapie; DC = »dietary counselling« (Ernährungsberatung), OGT = »outpatient group treatment« (ambulante Gruppentherapie; RT= Routinebehandlung (»routine treatment«); CAT = »cognitiv-analytiv therapy« (kognitiv-analytische Therapie); Focal analytic = Fokal-analytische Therapie; BM = »behavior management« (verhaltensorientierte Interventionen); SB = Standard-Behandlung; CFT = »conjoint family therapy« (Familientherapie gemeinsam mit Patientin); SFT = »separated family therapy« (getrennte Gespräche mit Eltern und Patientin); FGP = »family group psychotherapy« (Familientherapie in der Gruppe); DS = Desensibilisierung; EnT = Entspannungstherapie; PG = individuelle Therapie + Familiensitzungen; DA = »dietary advice« (Ernährungsberatung); NSCM = »non-specific clinical management« (unspezifisches klinisches Management); IPT = interpersonelle Therapie; NC = »nutritional couselling« (Ernährungsberatung); SST = »social skills training«; EOIT =«ego oriented individual therapy; BFST =«behavioral family systems therapy«; CT = kogntive Therapie; EBT = »educational behavioral treatment«; BAT =«body awareness therapy«; VT= spezifisches Verhaltensmodifikationsprogramm

Outcomes (primäres Zielkriterium, sek. Zielkriterien)	Dropouts	Anmerkungen
GCS, EDI, Ch-EAT, VSE	? ?	DSM-IV, keine Verblindung, keine ITT-Analyse, Randomisierung nicht beschrieben Vergleich FT +/– zusätzlicher Körperintervention »Mischintervention«: z.T. + Einzeltherapie 4/13 Pat. vorübergehend hospitalisiert (12–142 Tage); zum zweiten Messzeitpunkt waren 2 Pat. noch in laufender Therapie, 3 hatten andere Behandlung begonnen (Messung vermutlich in sehr unterschiedlichem Abstand zum Ende der Therapie) starke Variabilität der Sitzungsanzahl: 7–63; zusätzlich erfolgten bei 9 Familien Einzelsitzungen mit Pat. (1–61 Sitzungen pro Pat.); deutliche Unterschiede zwischen den Gruppen bzgl. KHdauer (15,4 Mo vs. 8,2 Mo) Ergebnis: kein zusätzlicher Effekt von BAT im Gesamtoutcome (GCS: Global Clinical Score n. Garfinkel et al. 1977), aber Verbesserung des Körperbildes (aber Cave: 9/26 Pat. hatten schon zu Beginn ein normales Körperbild!)
Gewicht Prolaktinspiegel	? ?	DSM-III, zusätzliche Interventionen im Rahmen stationärer Behandlung: Medikation (Pimozide, 3 mg vs. Verhaltenstherapie); kein Follow-up; unzureichende Angaben zu Sample und Methode, wegen kleiner Fallzahl nicht verwertbar Ergebnis: keine Unterschiede in Gewichtszunahme

Instrumente:
M u.R =Morgan u. Russell-Scales; MRAOS = Morgan and Russell Average Outcome Scale; EAT = Eating Attitudes Test; BSI =Brief Symptom Inventory; ESE =Eating Disorders Examination; EDI =Eating Disorder Inventory; BDI = Beck Depression Index; STAI =State-Trait-Anxiety-Inventory; SMFQ = Short Mood and Feeling Questionnaire; RSE =Rosenberg Selfesteem-Scale; MOCI = Maudsley Obsessive Compulsive Index; FACES =Family Adaptability and Cohesion Scale; SCFI =Standardized Clinical Family Interview; FAM = Family Assessment Measure; CDI =Childrens Depression Inventory; EE = Expressed Emotion Ratings; YBC-ED = Yale-Brown-Cornell-Eating Disorder-Scale; CBCL = Child Behavior Checklist; SCID =Structured Clinical Interview for DSM IV; PARQ = Parent Adolescent Relationship Questionnaire; GCS =Global Clinical rating Scale; Ch-EAT =Childrens Eating Attitutde Test; VSE = Visual Size Evaluation; HoNOSCA = Health of the Nation Outcome Scale for Children und Adolescence (-SR: Selbstbeurteilungsform); FAD = Family Assessment Device; MFQ = Mood and Feelings Questionnaire

Tabelle 4.3a-l: RCTs geordnet nach Behandlungsarmen/Art der Intervention (mit Beschreibung)

Tab. 4.3a Spezialisierte Behandlung vs. nicht-spezialisierte Behandlung (► Kap. 2.4.2)

Studie	Fälle*	Intervention	Beschreibung der Intervention (Anzahl Sitzungen, Dauer)	Dropouts
Bergh 2002	16	Warte-K.	Keine Intervention während Wartezeit	?
Channon 1989	8	OM	»Outpatient-Mangement«: Therapie: eklektisch, Focus auf Gewicht; insgesamt über 6 Mo + 6 »booster«-Sessions (nächste 6 Mo), Kat. nach weiteren 6 Mo; Sitzungen je 30 Minuten + Wiegen (Interventionsgruppen: 60-minütige Sitzungen); Therapeuten: Psychiater mit »speziellem Interesse an Essstörungen«	1 (Kat)
Crisp 1991	20	»one-off«	Pat. wurden nur zur Eingangsbeurteilung gesehen, Therapie oblag lokalem »general practitioner« (GP): 6 bekamen gar keine Therapie, 6 wurden stationär behandelt, 5 hatten ambulante Therapie, 3 wurden zumindest wöchentlich von ihrem GP gesehen	0
Dare 2001	17	RT	»Routinebehandlung« (»low contact«); 30-minütige Sitzungen, edukativ-unterstützend; durch Psychiater in Ausbildung (Rotation nach 6 Mo); Frequenz: 1 x/Wo über ca. 1 Jahr (m:10,9 Sitzungen)	4
Gowers 2007	55	CAMHS/ TAU	»General child and adolescent mental health service treatment«: unsepezifisches Versorgungsangebot des britischen Gesundheitssystems, 35 Zentren beteiligt: meist multidisziplinäre Behandlung mit Familiengesprächen, variabler pädiatrischer und ernährungsmedizinischer Unterstützung sowie individueller supportiver Therapie	17
Russell 1987	39	»focal/ supportive«	übliche Follow-up-Sitzungen mit Pat. nach stationärer Therapie (supportiv, edukativ, eklektisch) 1-stündig, über 1 Jahr, in Frequenz flexibel; bei deutlich depressiven Patientinnen wurden auch Antidepressiva verordnet	10
Mc Intosh 2005	16	NSCM	»nonspecific supportive clinical management«, unspezifische, supportive und flexible eingesetzte Interventionen; 20 Sitzungen über mind. 20 Wo; Therapeuten sind die gleichen wie bei spezifischen Interventionen (mit Essstörungen erfahren)	5

Tab. 4.3b Kognitive Verhaltenstherapie (► Kap. 4.2.4.3)

Studie	Fälle	Intervention	Beschreibung der Intervention (Anzahl Sitzungen, Dauer)	Dropouts
Bachar 1999	6	COT	»cognitive orientation treatment« (nach Kreitler u. Kreitler, 1990); ca. 50 Sitz. wöchentlich über 1 Jahr	4
Channon 1989	8	BT	Verhaltenstherapie (Arbeit mit Esstagebüchern und Exposition); 18 Sitz. + 6 »booster« Sessions, 12 Mo	1 (Kat)
Channon 1989	8	CBT	kognitive Verhaltenstherapie (Arbeit mit Esstagebuch, Focus auf dysfuntionalen Denkmustern), orientiert an Garner u. Bemis 1982; 18 Sitz. + 6 »booster« Sessions, 12 Mo	0
Mc Intosh 2005	19	CBT	kognitive Verhaltenstherapie (Arbeit an Motivation, Selbstmonitoring, dysfunktionalen Denkmustern etc.), orientiert an Garner, Vitousek, u. Pike 1997; 20 Sitzungen über mind. 20 Wo	7
Serfaty 1999	25	CT	manualisierte kognitive Therapie (keine Referenz angegeben) mit Focus auf Angst und Schuldgefühlen nach dem Essen, Vorgaben von 0,5 bis 1 kg Gewichtszunahme pro Wo, gemeinsame Ausarbeitung von Essensplänen; 20 Sitzungen, ca. 20 Wo	2
Treasure 1995	16	EBT	»Educational behavioral treatment«: Arbeit mit Esstagebuch, Ziele für Essensmengen wöchentlich vereinbart, Diskussion der Gewichtsentwicklung, Edukation; 20 Sitzungen, ca. 20 Wo (à 50 min)	6
Ball 2004	13	CBT	kognitive Verhaltenstherapie (orientiert an Manual von Garner u. Bemis, 1982, adaptiert nach Young 1994 für stärkeren Focus auf Versagensgefühlen); 25 Sitz. über 12 Mo: erst wöchentlich, dann 14-tägig, dann monatlich	4
Pike 2003	18	CBT	manualisierte kognitive Verhaltenstherapie (Manual von Pike), orientiert an Garner, Vitousek u. Pike 1997; Focus auf aufrechterhaltenden Faktoren, zusätzlich schemabasierte Interventionen zu Selbstwert und interpersonellen Problemen; 50 Sitz. über 12 Mo; Therapeuten: erfahrene Psychologen, 2 x pro Monat Supervision	? 0 für die ersten 10 Sitz.

Tab. 4.3c Interpersonelle Therapie (► Kap. 3.2.4.4)

Studie	Fälle	Intervention	Beschreibung der Intervention (Anzahl Sitzungen, Dauer)	Dropouts
McIntosh 2005	21	IPT	Interpersonelle Therapie, orientiert an Ansätzen für Depression (Klerman et al. 1984) und Bulimie (Fairburn 1993); Focus auf interpersonellen Problembereichen, mit Herstellung von Bezügen zum Essverhalten; 20 Sitzungen über mind. 20 Wo; erfahrene Therapeuten, die alle 3 Interventionen in der Studie anboten	9

Tab. 4.3d Psychodynamische/tiefenpsychologisch orientierte Therapie (▶ Kap. 4.2.4.5)

Studie	Fälle	Intervention	Beschreibung der Intervention (Anzahl Sitzungen, Dauer)	Dropouts
Bachar 1999	7	SPT	»self psychological treatment«, orientiert an psychoanalytischen Konzepten nach Kohut (1977, 1984), Focus auf Pathologie des Selbst, keine direkte Thematisierung des Essverhaltens, Arbeit an der Übertragung und mit Deutungen, weitgehend abstinente Grundhaltung; ca. 50 Sitz. (wöchentl.) über 1 Jahr	1
Dare 2001	19	Focal analytic	Focal-analytische Therapie (Dare 1995, Dare u. Crowther 1995); orientiert an psychoanalytischen Prinzipien (Malan 1976), non-direktiv, Arbeit an bewusster und unbewusster Bedeutung der Symptomatik, ihrer Funktion in Beziehungen (auch zum Therapeuten); 1 x/Wo über 1 Jahr (im Durchschnitt : 25 Sitz.), 14-tägig Supervision; Therapeuten: ein Psychologe, ein Arzt, ein Sozialarbeiter mit Erfahrungen in psychodynamischer und Familien-Therapie	7
Robin 1999	18	EOIT	»Ego-oriented individual therapy«: Focus auf Ich-Stärkung, Identitätsbildung, Individuation und interpersonellen Entwicklungsaspekten; Bezüge zur Esspathologie werden hergestellt; kein Druck bzgl. Änderung von Gewicht und Essverhalten; 12 bis 18 Monate zunächst wöchentl. Sitzungen, dann 2 x/Mo über durchschnittl. 16 Monate, alle 2 bis 3 Wo »support-meeting« für die Eltern (i. Ggsz. zur Studie von Russell); Eltern werden angehalten, keinen direkten Einfluss auf das Essverhalten der Tochter zu nehmen	??

Tab. 4.3e Familientherapie (▶ Kap. 4.2.4.9)

Studie	Fälle	Intervention	Beschreibung der Intervention (Anzahl Sitzungen, Dauer)	Dropouts
Dare 2001	21	FT	Familientherapie nach dem Maudsley-Ansatz (z. B. Dare u. Eisler 1995); Ziel ist, die Essstörung nicht mehr das Familienleben dominieren zu lassen; 60- bis 75-minütige Sitzungen, alle 1 bis 3 Wo, mittlere Anzahl Sitz.: 13,6, Therapeuten können Pat. auch einzeln sehen, aber höchstens nach jeder 3. Familiensitzung; Therapeuten führen auch die Vergleichsintervention (»focal analytic therapy«) durch; 14-tägige Supervision	5
Eisler 2000 ▼	19	CFT	»Conjoint family therapy«, gemeinsam mit Pat. und Familie; Familie wird als hilfreiche Ressource verstanden, Edukation über Auswirkungen des Hungerns, Eltern wird Verantwortung für das Essverhalten übertragen, Unterstützung gemeinsamer Aktivitäten des Elternpaars; Thematisierung typischer Probleme in der Adoleszemz; 60-minütige Sitzungen, erst 1 x/Wo, dann flexibel, mittlere Anzahl Sitz.: 16,4 über 1 Jahr	?

Tab. 4.3e (Fortsetzung)

Studie	Fälle	Intervention	Beschreibung der Intervention (Anzahl Sitzungen, Dauer)	Dropouts
Eisler 2000	21	SFT	»Separated family therapy« 45-minütige Sitz. getrennt mit Pat. + Familie; therapeutisches Vorgehen zu oben beschrieben – auch in Einzelsitzungen mit Pat. sind familiäre Beziehungen zentraler Focus; erst 1 x/Wo, dann flexibel, mittlere Anzahl Sitz.: 15,5 über 1 Jahr	?
Robin 1999	19	BFST	»Behavioral family systems therapy« (Robin u. Foster 1989): gemeinsame Sitzungen mit Patientin und Familie; 3 Phasen: zunächst sollen sich die Eltern für eine Normalsierung des Essverhaltens der Tochter verantwortlich fühlen; danach Focus auf kognitiven Fehlannahmen und Familienstruktur; wenn Tochter Zielgewicht erreicht hat, sollen Eltern die Kontrolle schrittweise der Tochter zurückgeben; wöchentl. Sitzungen (72 Min.) über durchschnittl. 16 Mo	?
Wallin 2000	13	FT	Familientherapie orientiert an Minuchin (1978) und dem Maudsley-Ansatz (Dare u. Szmukler 1991); 7 bis 63 Sitzungen; Frequenz ?; Einzelsitzungen bei 9 Familien (1–62 pro Pat.); Therapeuten waren zwei Kinderpsychiater mit familientherapeutischer Erfahrung	?
Ball 2004	12	BFT	»behavioral family treatment« nach Robin u. Foster (1989); primär verhaltensorientierte Interventionen, Focus auf Normalisierung des Essverhaltens und Rückfallprophylaxe; 25 Sitz. über 12 Mo erst wöchentlich, dann 14-tägig, dann monatlich; zusätzlich 4 Sitzungen Ernährungsberatung (2 weitere bei Ende der Therapie möglich)	3
Le Grange 1992	10	CFT	»Conjoint family therapy«; zur Beschreibung siehe Eisler (2000) zunächst wöchentl. Familiensitzungen, später größere Abstände; durchschnittl. 8,6 Sitzungen über 6 Mo; Therapeuten: 2 Psychologen, ein Psychiater, ein Sozialarbeiter mit Erfahrung in Essstörungsbehandlung und Familientherapie	?
Le Grange 1992	8	SFT	»Separate supportive sessions and family counselling«: zur Beschreibung siehe Eisler (2000); zunächst wöchentl. Sitzungen mit den Eltern und parallel dazu einzeln mit Pat., später größere Abstände; durchschnittl. 8,6 Sitzungen über 6 Mo	?
Lock 2005	42	FT	Manualisierte Familientherapie (Lock u. Le Grange 2001, Lock et al. 2001), Maudsley-Ansatz (Der u. Eisler, 1997) zur Beschreibung siehe auch oben: Eisler 2000; 20 Sitz., 1 x/Wo für 7 Wo, 14-tägig bis 5. Mo, dann 7 Sitzungen monatl. bis zu 12. Monat; Pat. werden zunächst 10 bis 15 Minuten einzeln gesehen, dann Familiensitzung von 45 bis 50 Minuten; zusätzlich kurze medizinische Visiten bei einem Kinderarzt, 14-tägig bis monatlich; bei Bedarf konnten auch stationäre Aufnahmen erfolgen	7 (Beh.) 3 (post)
Lock 2005	44	FT	siehe oben, nur geringere Dosis und kürzerer Threrapiezeitraum: 10 Sitz., 1 x/Wo für 7 Wo, 1 x/Mo für 2 Mo, dann 1 letzte Sitzung zu 6 Mo	2 (Beh.) 5 (post)
Russell 1987	41	FT	Familientherapie nach dem Maudsley-Ansatz (siehe Beschreibung unter Eisler 2000) einbezogen werden alle Mitglieder des Haushaltes; zunächst alle 14 Tage, dann alle 3 Wo; bei deutlich depressiven Pat. AD verordnet	6

Tab. 4.3f Integrative Ansätze (▶ Kap. 4.2.4.10)

Studie	Fälle	Intervention	Beschreibung der Intervention (Anzahl Sitzungen, Dauer)	Dropouts
Dare 2001	22	CAT	»Cognitive-analytic therapy«: Kombination von Elementen kognitiver Therapie und psychoanalytischer Fokaltherapie (Ryle 1990; Treasure et al. 1995); Herausarbeiten der Rolle der Essstörung, bezogen auf das Selbsterleben und die Beziehungen zu anderen, auch Thematisierung der Übertragungsbeziehung zum Therapeuten; Therapeuten waren 4 Mitglieder des »Eating Disorder Teams«; regelmäßige Supervision; 50-minütige Sitzungen, 1 x/Wo für die ersten 20 Wo, dann monatl. für 3 weitere Mo, mittlere Anzahl Sitz.: 12,9	9
Treasure 1995	14	CAT	»Cognitive-analytic therapy« (Manual von Ryle 1990); s. oben unter Dare 2001; 20 Sitzungen, ca. 20 Wo	4

Tab. 4.3g Körperorientierte Methoden (ergänzend zu anderem Verfahren) (▶ Kap. 4.2.4.11)

Studie	Fälle	Intervention	Beschreibung der Intervention (Anzahl Sitzungen, Dauer)	Dropouts
Wallin 2000	13	FT + BAT	Familientherapie (s. o.) plus »Body awareness therapy«; BAT beinhaltet Edukation über den Körper und seine Funktionen, Köpererfahrung (Grenzen, Wahrnehmung von Bewegung, Interpretation von Körpersignalen), Erlernen von Entspannungstechniken; durchschnittl. 16 Sitzungen, aber extreme Variabilität: je nach Bedarf 7 bis 56 (!); Frequenz?; Einzelsitzungen bei 9 Familien (1–62 pro Pat.); Therapeut: Physiotherapeut mit psychiatrischem Training	?

Tab. 4.3h Kombination abgrenzbarer psychotherapeutischer Verfahren (▶ Kap. 4.2.4.13)

Studie	Fälle	Intervention	Beschreibung der Intervention (Anzahl Sitzungen, Dauer)	Dropouts
Crisp 1991	20	ET+FT+DC	»Out-patient indivudual and family psychotherapy plus dietray counselling«: 12 ambulante Sitzungen über mehrere Monate, nicht manualisiert, beinhaltet sowohl Arbeit mit Pat. alleine als auch mit der Familie; Focus ist auf Entwicklungsaspekten, Selbstwerterleben, Grenzen und Kommunikation in der Familie; Therapeut ist aktiv, da begrenzte Stundenzahl; 4 zusätzliche Termine Ernährungsberatung	2

▼

Tab. 4.3h Fortsetzung

Studie	Fälle	Intervention	Beschreibung der Intervention (Anzahl Sitzungen, Dauer)	Dropouts
Crisp 1991	20	OGT+DC	»Outpatient group psychotherapy« (Patientin und Eltern) mit zusätzlicher Ernährungsberatung (»dietary counselling«): 10 ambulante Gruppensitzungen für Pat. und 10 getrennte Gruppensitzungen für Eltern (Themen: Konfliktvermeidung, Familienbeziehungen, Umgang mit Gefühlen, Kommunikation, Impulssteuerung, Bedeutung von Figur und Gewicht), 4 zusätzliche Termine Ernährungsberatung	3
Gowers 2007	55	CBT+ FT+DA	Manualisiertes Vorgehen mit initialem Motivationsinterview, individueller kognitiver Verhaltenstherapie einschließlich Feedback an die Eltern (12 Sitzungen), 4 bis 8 Sitzungen mit der Familie (»parental counselling«), Ernährungstherapie (4 Sitzungen, bei Bedarf mit Eltern), ferner Feedback-Sitzungen alle 6 Wochen (4 Sitzungen); Gesamtdauer der Therapie: 6 Monate. Therapeuten erhielten zuvor Training (Pilotstudie)	14
Hall 1987	15	PG	Je nach klinischer Einschätzung individuelle Sitzungen (psychodynamisch orientiert, nicht manualisiert) und/oder Familiensitungen (nicht genauer beschrieben), zusätzlich regelmäßige 15-minütige Gespräche mit Ernährungsberaterin (Pat. werden hier auch gewogen); 12 einstündige Sitzungen, alle von einem Therapeuten durchgeführt, variable Gesamtdauer (84 bis 168 Tage), je nach wöchentl. oder 14-tägiger Vereinbarung	1

Tab. 4.3i Sonstiges (► Kap. 4.2.4.15)

Studie	Fälle	Intervention	Beschreibung der Intervention (Anzahl Sitzungen, Dauer)	Dropouts
Bergh 2002	19	CE	Computer-assistiertes Esstraining; verschiedene Elemente: kontinuierliche Aushandlung von Gewichtszielen, Essen vor einem Monitor einmal täglich – Rückmeldung zum gegessenen Essensmenge pro Zeiteinheit, zusätzlich Rückmeldung zum »normalen« Sättigungsgrad im Vergleich zu Patientinnenangaben; nach jedem Essen Ruhezeit in einem warmen Raum; je nach Gewicht müssen Pat. Rollstuhl benutzen oder dürfen sich zunehmend bewegen, ergänzend wegen Supplements gegeben, soziale Aktivitäten werden in Abhängigkeit von Gewichtszunahme erlaubt Erst 5 x/Wo, dann 1 x/Wo, dann alle 2 Wo; 4 Pat. wurden unter stat. Bedingungen behandelt, die anderen ambulant	? unklar beschrieben

Tab. 4.3j Ernährungsberatung (► Kap. 4.2.3.7)

Studie	Fälle	Intervention	Beschreibung der Intervention (Anzahl Sitzungen, Dauer)	Dropouts
Hall 1987	15	DA	»Dietary advice«: 12 einstündige Sitzungen, Diskussion über Essverhalten, Stimmung und Verhaltensmuster; variable Gesamtdauer (84 bis 168 Tage), je nach wöchentl. oder 14-tägiger Vereinbarung; zusätzlich 15-minütige Sitzungen mit Psychotherapeut: dieser wiegt, bespricht den Therapieverlauf und gibt Ratschläge zu sozialen und familiären Beziehungen	4
Pike 2003	15	NC	»Nutritional counselling«, manualbasiert (erhältlich über Pike): psychoedukativ, supportiv, fokussiert auf Ausarbeitung von Essensplänen und ausgewogener Ernährung; Therapeuten: erfahrene Psychologen, 50 Sitz. über 12 Mo; zusätzlich monatliche Arztvisiten	?
Serfaty 1999	10	DA	»Dietary advice«: Edukation über normales Essverhalten und Ernährungsphysiologie, Arbeit an einer Veränderung der Essensmuster der Pat.; »psychologische Unterstützung« in Form supportiver Interventionen; Therapeut war Ernährungsberater und erfahren in »supportive counselling«; 20 Sitzungen, über ca. 20 Wo	10

Tab. 4.3k Stationäre Psychotherapie im Vergleich zu ambulanter Therapie (► Kap. 4.2.5)

Studie	Fälle	Intervention	Beschreibung der Intervention (Anzahl Sitzungen, Dauer)	Dropouts
Crisp 1991	30	stationär	Siehe auch Crisp 1980; Ziel ist Gewichtsnormalisierung, wöchentlich Einzel- und Familiensitzungen, Gruppentherapie, Ernährungsberatung, Beschäftigungstherapie, Psychodrama und Kunsttherapie; nach Entlassung 12 Sitzungen mit Pat. und Familie	12
Gowers 2007	57	stationär	4 verschiedene Kliniken für Kinder- und Jugendpsychiatrie in England, erfahrene Teams, meist viele essgestörte Pat.; 4 Wochen initial, die je nach Gewichtssituation verlängert werden können (im Schnitt 15,2 Wo); multimodal: supportive und kognitive Einzeltherapie, Familientherapie; starker Focus auf Verhaltensänderung (Essverhalten, Gewichtszunahme), Gewichtszunahme von 800–1000 g pro Woche wird erwartet; selten Magensonden oder Zwangsbehandlung	29

Tab. 4.3l Vergleich von Interventionen im Rahmen stationärer Therapie (► Kap. 4.5)

Studie	Fälle	Intervention	Beschreibung der Intervention (Anzahl Sitzungen, Dauer)	Dropouts
Weizman 1985 ▼	5	Pim	Diphenylbutylpiperidine (Pimozid) 3 mg tägl. über 20 Wo im Rahmen stationärer Behandlung (diese wird nicht näher beschrieben)	?

■ Tab. 4.3l (Fortsetzung)

Studie	Fälle	Intervention	Beschreibung der Intervention (Anzahl Sitzungen, Dauer)	Dropouts
Weizman 1985	5	VT	Verhaltenstherapie (nach Eckert et al. 1979), nicht näher beschrieben, über 20 Wochen, im Rahmen stationärer Therapie (s. o., ebenfalls nicht näher beschrieben)	?
Goldfarb 1987	4	DS	Stationäre Pat., erhielten zu Beginn Vertrag (»behavioral contracting«: Vereinb. von Zielgewicht, Privilegien bei Zunahme etc.) und supportive Therapie, dann zusätzlich »DS« = Desensibilisierung mit Erstellung von Angsthierarchien inkl. dem Erlernen von Entspannungsstrategien; 9 Sitzungen, einstündig, 3 x/Wo	?
Goldfarb 1987	3	EntT	Stat. Therapie s. o., zusätzlich Entspannungstherapie und Instruktionen zum selbständigen Durchführen, ebenfalls 9 Sitzungen	?
Pillay 1981	13	SST	»Social skills training«, im Rahmen stationärer Therapie; stationäre Behandlung (ca. 4 Mo) beinhaltete anfängliche Bettruhe, tägl. 3000 kcal, Einzel- und Familiensitzungen sowie Milieutherapie SST: wöchentliche Sitzungen mit Unterstützung spontaner Kommunikation, Rollenspiele	3
Pillay 1981	20	»Placebo«	Stationärer Rahmen, s. o.; ebenfalls wöchentliche Sitzungen mit unspezifischem Inhalt, z. T. Brettspiele etc.	8
Eckert 1979	40	BM	3 Kliniken; »behavior modification programme«: 7-tägige Beobachtungszeit, dann Isolierung und Essen alleine auf dem eigenen Zimmer, Beschäftigungstherapie, nur Besuch von Personal auf dem Zimmer; nach jeweils 5 Tagen in Abhängigkeit von Gewichtsentwicklung »gewinnen« oder »verlieren« von Privilegien; Privilegien betreffen vor allem Kontakte zu anderen (E-Mails, Briefe, Besuche etc.); zusätzlich 2 Std/Wo edukative Therapie	?
Eckert 1979	41	SB	3 Klinken: Behandlung nach den dort jeweils üblichen Programmen, individuelle Therapie von 2 Std/Wo, keine gewichtskontingenten Maßnahmen; Besuch für 2 Std. pro Woche erlaubt, Telefon und E-Mail frei; zum Teil zusätzliche medikamentöse Therapie (50 % der Pat.)	?
Geist 2000	?/25	stat. Ther. + FGP	4 Monate stationäre Behandlung mit »family group psychoeducation« (nach Crisp et al. 1991): 8 Sitzungen, jede 2. Wo, 90 Minuten, hoher Anteil an Edukation – danach Diskussion des Gehörten in den zweiten 45 Minuten getrennt in Eltern- und Patientinnengruppe, Teilnahme von bis zu 7 Familien; Therapeuten: eine Ernährungsberaterin, ein Beschäftigungstherapeut, eine Pflegekraft stationäre Therapie beinhaltet parenterale Ernährung zu Beginn, Ausgang und Bewegung sind an die Gewichtszunahme gekoppelt, zunehmend reguläre Nährung; Ziel sind 1,4 kg Gewichtszunahme pro Woche; zusätzlich verschiedene Gruppentherapien, Milieutherapie und »individual mangement« (hier ist unklar, ob dies individuelle Psychotherapie bedeutet)	?
Geist 2000	?/25	stat. Ther. + FT	4 Monate stationärer Behandlung mit »family therapy« (orientiert am Maudsley-Ansatz): 8 Sitzungen alle 2 Wo, 45 Minuten, Pat. mit Familie; Therapeuten: 2 Sozialarbeiter, ein Psychiater Zur stationären Therapie s. o.	?

Tab. 4.4 Pharmakotherapie bei Anorexia nervosa

Studie	Studiendesign	Therapiearme	Fälle (N) pro Therapiearm	Messzeitpunkte
Attia, E. et al. (1998) Does Fluoxetine Augment the Inpatient Treatment of Anorexia Nervosa?	randomisierte Placebo-kontrollierte Doppelblind-Studie durchschnittliche Dauer: 7 Wo (oder bis zu Erreichung v. 90 % »ideal body weight« für mind. 1 Wo)	Gruppe I: Fluoxetin (Zieldosis 60 mg; Dosis 56,0, SD11,2) + stat. PT (Einzeltherapie, Gruppentherapien, strukturiertes Mahlzeitenprogamm, kontrollierte Gewichtzunahme) durchschnittl. Dauer: 36,1 d (SD 14,1)	15	Gewicht: 3 x/Wo Anorexic behaviour scale, CGI, BDI: 1 x/Wo BSQ, EAT, SCL-90: prä, nach 4 Wo., post Yale-Brown-Cornell Eating Disorder scale: prä, post Plasmaproben: nach 4 Wo
		Gruppe II: Placebo + stat. PT (ebd.) durchschnittl. Dauer: 37,4 d (SD 13,8)	16	
Barbarich, N. et al. (2003) Use of Nutritional Supplements to Increase the Efficacy of Fluoxetine in the Treatment of Anorexia Nervosa	randomisierte Placebo-kontrollierte Doppelblind-Studie Dauer: 26 Wo	Gruppe I: Nahrungsergänzung + Fluoxetin (20–60 mg) Nahrungsergänzung: 2,3 g Tryptophan/d, 1 Multivitamin-Mineral-Kapsel/Tag (100 % d. empfohlenen Tagesdosis), 4 Fischölkapseln/d (600 mg Docosahexaensäure, 180 mg Arachidonsäure)	15 Restr./purging-Typ der AN: 6 Binge-purge Typ der AN: 8	Gewicht: 8 Wo: 1x/Wo, 6 Wo.: alle 2 Wo,12 Wo: alle 4 Wo Tests: prä, nach 3 und nach 6 Mo
		Gruppe II. »Placebo Group« Placebo + Fluoxetin (20–60 mg) Placebo: gleiche Anzahl inaktiver Kapseln (Stärke + Sonnenblumenöl)	11 Restr./purging-Typ: 10 Binge-purge Typ: 2	

▼

Stichprobe	Outcome-Maße Primäres Zielkriterium (evtl. sek. Zielkriterien)	Outcomes	Dropouts	Anmerkungen
N = 33 w, 26,2 J (SD 7,4) AN (DSM-III-R) Restr: 12 Binge-purge: 19 stat. Th. Gewicht prä: 32,9 kg BMI = 15,0 Gruppenunterschiede: k. A.	Zielgewicht: 90 % des Idealgewichts (nach Metropolitan Life Insurance Tables, 1959) sign. Verbesserung v. Gruppe I auf folgenden Skalen: CGI, (Subskalen »illness, Eating disorder, Global improvement«) ABS BDI BSQ EAT SCL-90 (Subskalen Depression, Zwanghaftigkeit, Generelle Symtomatik) Yale-Brown-Cornell Eating Disorder Scale (Preoccupation, Ritual, Total)	Prä-Post: keine Gruppenunterschiede (n. s.) Prä-Post gesamt (N = 31): sign. Veränderungen in beiden Gruppen bzgl. aller Zielkriterien außer Subskala CGI »global improvement« Gewicht post: 39,5 kg, BMI = k. A. Gruppenunterschiede: k. A.	2	Je 4 VPN aus beiden Gruppen beendeten Studie vor Erreichung des Zielgewichts bzw. vor Ablauf der 7 Wo, wurden jedoch in Auswertung einbezogen. Selbstbeurteilung einer VP wurde nicht analysiert.
N = 26 Geschlecht: k. A. 23,0 ± 6,3 J AN, Beginn mit 16,1± 4,6 J Restr: 10 Restr. + purge: 6 Binge-purge: 10 Teilnehmer v. »eating disorders programs« zweier Krankenhäuser (keine genauere Angabe) Gewicht prä: k. A.	Gewichtszunahme/Wo sign. Verbesserung v. Gruppe I auf folgenden Skalen: Frost Multidimensional Perfectionism Scale, STAI-Y, Y-BOCS	Vollendung der Studie (»Completion«) 7 VPN der »Active Group« und 2 VPN der »Placebo Group« »Dropout«-Gruppe (17) unterschied sich nicht von »Completion«-Gruppe (9) in Variablen wie Alter, Beginn und Dauer der Essstörung, BMI. keine Gruppenunterschiede auf allen Skalen (n. s.) Gewichtszunahme Gr. I: 0,27±0,3 kg/Wo Gr. II: 0,1 ± 0,1 kg/Wo	17 frühe Dropouts (< 4 Wo): 4 mittlere Dropouts (5–18 Wo): 14 Vollendung der Studie: 7 VPN v. Gruppe I und 2 VPN v. Gruppe II	widersprüchliche Angabe bzgl. der Teilnehmerzahl pro Therapiearm: (Active Group/ Placebo Group 14/12 Tabelle vs. 15/11 Fließtext keine Angaben zu Diagnostikinstrumenten, weitere Therapien Nach hoher Dropout-Rate Unterteilung in »Dropout-Gruppe und »Completion-Gruppe«

Tab. 4.4 (Fortsetzung)

Studie	Studiendesign	Therapiearme	Fälle (N) pro Therapiearm	Messzeitpunkte
Biedermann, J. et al. (1985) Amitriptyline in the Treatment of Anorexia Nervosa: A Double-Blind, Placebo-Controlled Study	randomisierte Placebo-kontrollierte Doppelblind-Studie + Kontrollgruppe ohne Placebo Dauer: 5 Wo	Gruppe I: Amitriptylin – (Zielwert 3 mg/kg/d) + PT (Einzeltherapie, Familien-Interventionen, unterstützende psychiatrische Maßnahmen, Ernäherungsprogramm, Verhaltensmodifikation für stationäre Pat.)	11	Gewicht: 1 x/d, Wochendurchschnitt Tests: prä, dann 1 x/Wo Plasmaspiegel 1 x/Wo Nebenwirkungen und Blutdruck: 1 x/Wo
		Gruppe II: Placebo + PT ebd.	14	
		Gruppe III: Kontrollgruppe (VPN, die nicht in Pharmakologische Interventionen einwilligten), + PT (ebd.)	18	

▼

Stichprobe	Outcome-Maße Primäres Zielkriterium (evtl. sek. Zielkriterien)	Outcomes	Dropouts	Anmerkungen
N = 43 Geschlecht: k. A. 11–27 J (Gruppe I 18,4 J; Gruppe II 17,2 J; Gruppe III 15,7 J) 38 stat. Pat. (6 Psychiatrie, 32 Psychosomatik) 5 ambulante Pat. AN (DSM-III): 42 VPN Subtypen der AN: k. A. Gewicht prä: Gr. I: 38,2 ± 4,2 kg Gr. II: 35,5 ± 5,8 kg Gr. III: 35,8 ± 6,7 kg Prozent unter »Idealgewicht«: Gr. I: 25,0 ± 7,3 % Gr. II: 31,0 ± 6,2 % Gr. III: 27,5 ± 9,6 %	Gewichtszunahme/Wo sign. Verbesserung v. Gruppe I auf folgenden Skalen: Schedule for Affektive Disorders and Schizophrenia-Change Version (SADS-C, Depressionsskala, Angstskala, Endogenitätsskala), HSCL, (Zwangsskala), EAT, (restriktive und bulimische Faktoren), Global Severity and Global Improvemet Scales	durchschnittliche Amitriptylin-Dosis in Woche 5: 115 mg (± 31) Plasmaspiegel variierten bei VPN mit gleicher Dosis stark alle 3 Gruppen insg. nur geringe Verbesserungen auf den erhobenen Skalen keine Gruppenunterschiede (n. s.) geringfügige Gewichtszunahme aller 43 VPN, keine sign. Gruppenunterschiede Gewicht post: ca. 2 kg Zunahme bei allen Gruppen (keine genaue Angabe, nur Grafik)	0	Kontrollgruppe wurde nicht »blind« ausgewählt, ergab sich aus VPN, die Pharmakologische Behandlung ablehnten. Amitriptylin-Gruppe hatte durch Randomisierungseffekte niedrigste Depressionsrate, Placebo-Gruppe die höchste (n. s.). Plasmaspiegel in Woche 5 stand von 8 VPN zur Verfügung, von 3 VPN wurde der Spiegel aus Woche 4 gewertet. 1 Pat. erfüllte nicht Gewichtskriterium (19 % von »Idealgewicht«), wurde in Studie eingeschlossen

Tab. 4.4 (Fortsetzung)

Studie	Studiendesign	Therapiearme	Fälle (N) pro Therapiearm	Messzeitpunkte
Bissada, H. et al. (2008) Olanzapine in the Treatment of Low Body Weight and Obsessive Thinking in Women with Anorexia Nervosa: A Randomized, Double-Blind, Placebo-Controlled Study	randomisierte, Placebo-kontrollierte Doppelblind-Studie Dauer: 13 Wo	Gruppe I: Olanzapin (Start mit 2,5 mg/d, Zieldosis 10 mg/d) + Tagesklinik (therapeutisch begleitete Mahlzeiten und Gruppentherapien)	16	Gewicht: 1 x/Wo psychologische Variablen: in Woche 1 und Woche 13
		Gruppe II: Placebo + Tagesklinik ebd.	18	
Brambilla, F., Monteleone, P., Maj, M. (2007) Olanzapine-induced weight gain in anorexia nervosa: Involvement of leptin and ghrelin secretion?	randomisierte Placebo-kontrollierte Doppelblind-Studie Dauer: 3 Mo	Gruppe I: Olanzapin (1. Mo 2,5 mg, 2./3. Mo 5 mg) + amb. kognitiv-behaviorale Therapie + Ernährungsberatung	10	Baseline 1 x/Monat
		Gruppe II: Placebo + amb. Th. (ebd.)	10	

▼

Stichprobe	Outcome-Maße Primäres Zielkriterium (evtl. sek. Zielkriterien)	Outcomes	Dropouts	Anmerkungen
N = 34 w., Gruppe I: 23,61 J (SD = 6,5) Gruppe II: 29,67 J (SD = 11,59) AN (DSM-IV), Restr.: 16 Binge-purge: 18 gleichmäßig in beiden Gruppen Tagesklinik Gewicht prä: Gr. I: BMI = 16,93 Gr. II: BMI = 15,39	Gewichtszunahme/Wo (BMI) sign. Verbesserung v. Gruppe I auf folgenden Skalen: Personality Assessment Inventory (Subskalen »Anxiety« und »Depression«), Y-BOCS (»Obsessions«, »Compulsions«)	Olanzapin-Dosis im Durchschnitt 6,61 mg/d (SD = 2,32) sign. BMI-Veränderungen in beiden Gruppen Gruppe I: Wo 1: 16,39 Wo 13: 20,30 Gruppe II: Wo 1: 15,93 Wo 13: 19,66 sign. schnellere Gewichtszunahme über 13 Wo unter Olanzapin, schnellere Erreichung BMI 18,5 sign. Besserung aller Skalen in beiden Gruppen, keine sign. Gruppenunterschiede bei »Anxiety«, »Depression« und »Compulsion« sign. Besserung v. Gruppe I auf Skala »Obsession« Gewicht post: Gr. I: BMI = 20,3 GR. II: BMI = 19,66	2 4	Sekundäre Amenorrhoe wurde bei DSM-IV Diagnosen nicht beachtet. Gruppe II: bei 2 VPN wurde Gewicht von Woche 13 nicht erfasst.
N = 20 w, 23 ± 4,8 J AN (DSM-IV) Subtypen: k. A. amb. Pt. Gewicht prä: Gr. I: BMI = 15,7 ± 2,1 Gr. II: BMI = 16,3 ± 0,7	Gewichtsteigerung (BMI) Leptin und Ghrelin – Modulation unter Olanzapin	sign. Gewichtszunahme in beiden Gruppen, kein Gruppenunterschied (n. s.) keine Zeit- u. Gruppenunterschiede bzgl. Leptin/Ghrelin Plasma-Spiegeln Gewicht post: Gr. I: BMI = 17.1 ± 1,6 Gr. II: BMI = 17,5 ± 0,8	0 (k. A.)	10 Institutmitarbeiter dienten als gesunde Kontrollgruppe (sign. höhere BMI-Werte prä u. post., sign. höhere Plasmaspiegel v. Leptin und Ghrelin bei Baseline)

4

Tab. 4.4 (Fortsetzung)

Studie	Studiendesign	Therapiearme	Fälle (N) pro Therapiearm	Messzeitpunkte
Brambilla, F. et al. (1995) Combined Cognitive-Behavioral, Psychopharmacological and Nutritional Therapy in Eating Disorders 1. Anorexia Nervosa – Restricted Type	randomisierte offene Studie mit zwei Gruppen Dauer: 4 Mo	Gruppe I: Fluoxetin (60 mg/d) + amb. Th. + Ernährungsberatung	15	Baseline in Mo 1, 2 und 4
		Gruppe II: Nortriptylin (75 mg/d) + Amb. Th. + Ernährungsberatung	7	
Brambilla, F. et al. (1995) Combined Cognitive-Behavioral, Psychopharmacological and Nutritional Therapy in Eating Disorders 2. Anorexia Nervosa – Binge-eating/Purging Tyoe		Gruppe I: Fluoxetin (60 mg/d) + amb. Th. + Ernährungsberatung	6	Baseline, in Mo 1, 2 und 4
		Gruppe II: Amineptin (300 mg/d + amb. Th. + Ernährungsberatung	7	
Fassino, S. et al. (2004) Use of reboxetine in bulimia nervosa: a pilot study	prospektive, randomisierte offene Studie Dauer: 12 Wo	Gruppe I: Reboxetin (Zieldosis 4 mg/d), Behandlung + amb. psychiatrische Kontakte alle 2 Wo amb. Pat. Unterteilung der Gruppe zu Messzeitpunkt T3 in »Responders« und »Non-responders« entsprechend der Veränderung bzgl. Zielkriterien »Responders«: 50 % Verbesserung bzgl. der Zielkriterien zu T3	28	T0 = prä T1 = nach 4 Wo T3 = nach 12 Wo Gewicht, bulimische Symptome (EDI-SC), HAM-D, HAM-A, BSQ und GAF: erhoben zu T0, T1 und T3 EDI-2 erhoben zu T0 und T3
▼		»Non-responders«: unter 50 % Verbesserung bzgl. der Zielkriterien zu T3		

Stichprobe	Outcome-Maße Primäres Zielkriterium (evtl. sek. Zielkriterien)	Outcomes	Dropouts	Anmerkungen
N = 22 w, 21 ± 5 J AN (DSM-IV), nur restr. amb. Pat. Gewicht prä (BMI): Gr. I: 14,7 ± 1,5 Gr. II: 15,9 ± 1,9	sign. Verbesserungen bzgl. folgender Größen: Gewicht (BMI), EDI, Bulimic Investigation Test, Edinburgh (BITE), HAM-D, HAM-A	sign. Gewichtszunahme in beiden Gruppen: Gr. I: 26 %, Gr. II: 58 % sign. Verbesserung bzgl. EDI, HAM-D keine Gruppenunterschiede sign. Verbesserung in Gr. II bzgl. HAM-A keine Veränderung bzgl. BITE Gewicht post (BMI): Gr. I: 16,3 ± 2,6 Gr. II: 18 ± 1,7	0 (k. A.)	offene, nicht Placebo-kontrollierte Studie sehr unterschiedliche Gruppengrößen, Studie gibt keine Begründung dafür
N = 13 w, 23,1 ± 6,8 J AN (DSM-IV), nur Binge-purge amb. Pat Gewicht prä (BMI): Gr. I: 16,7 ± 2,2 Gr. II: 16,3 ± 2,8	sign. Verbesserungen bzgl. folgender Größen: Gewicht (BMI), EDI, Bulimic Investigation Test, Edinburgh (BITE), HAM-D, HAM-A	keine sign. Gewichtszunahme in beiden Gruppen sign. Verbesserungen bzgl. EDI, HAM-D, HAM-A, keine Gruppenunterschiede keine Veränderung bzgl. BITE keine sign. Reduktion von bulimischen Symptomen in beiden Gruppen Gewicht post (BMI): Gr. I: 21,1 ± 6,3 Gr. II: 17,7 ± 2,6	0 (k. A.)	offene, nicht Placebo-kontrollierte Studie sehr kleine Stichproben
N = 28 w, 27,12 J (SD = 6,74) BN (DSM-IV), Erkrankungsdauer: 85 ±53,4 Mo, keine weiteren Achse I-Störungen 34 % d. VPN hatte eine oder mehrere Achse II-Störungen amb. Pat. Gewicht prä (BMI): 21,26 ± 4,09	sign. Verbesserungen zwischen T0 und T3 auf folgenden Skalen: Gewicht (BMI) Selbstbeurteilung: EDI-2, Eating Disorder Symptom Checklist (EDI-SC), BSQ Fremdbeurteilung durch Psychiater: HAM-D, HAM-A, GAF Vergleich »Responders« vs. »Non-responders« bzgl. Achse II	sign. Verbesserungen zwischen T0 und T3 bei 60 % der VPN (»Responders«) bzgl. aller Zielkriterien *außer* HAM-A (n. s.) und einiger Subskalen des EDI-2 (Impulsivität u. a.) keine Unterschiede zw. »Responders« und »Non-Responders« bzgl. Schulbildung, Alter und Erkrankungsdauer kein ZH zw. Gruppen »Responders« vs. »Non-responders« und Achse-II-Komorbidität Gewicht post (BMI): 21,29 ± 3,82	3 (k. A. zu Gruppenzugehörigkeit)	keine Angaben über weitere Therapien der VPN.; keine Kontrolle derartiger Einflussfaktoren auf die Ergebnisse

4

■ Tab. 4.4 (Fortsetzung)

Studie	Studiendesign	Therapiearme	Fälle (N) pro Therapiearm	Messzeitpunkte
Gross, H. et al. (1983) A Double-Blind Trial of Δ⁹-Tetrahydrocannabinol in Primary Anorexia Nervosa	randomisierte Doppelblind-Crossover Studie Dauer: 4 Wo Crossover nach 2 Wo	Gruppe I: THC (Startdosis 7,5 mg/d, Zieldosis 30 mg/d) + stat. PT (Einzel- und Gruppentherapie, Verhaltensmodifikationsprogramm, therapeutisch begleitete Nahrungsaufnahme)	5 Start mit THC	Gewicht, Kalorien: 1 x/d Tests: 1 x/Wo in Wo. 5: zusätzliche Gabe der höchsten erreichten Dosis THC + anschließende Blutproben
		Gruppe II: Diazepam (Startdosis 3 mg/d, Zieldosis 15 mg/d) + stat. PT (ebd.)	6 Start mit Diazepam	
Gross, H. A Double-Blind, Controlled Trial of Lithium Carbonate in Primary Anorexia Nervosa	Placebo-kontrollierte Doppelblind-Studie Dauer: 4 Wo	Gruppe I: Lithium carbonat (keine Mengenangabe) + Verhaltensmodifikationsprogramm	8	Gewicht: 1 x/d andere Maße: 1 x/Wo
		Gruppe II: Placebo + Verhaltensmodifikationsprogramm	8	

▼

Stichprobe	Outcome-Maße Primäres Zielkriterium (evtl. sek. Zielkriterien)	Outcomes	Dropouts	Anmerkungen
N = 11 w, 23,6 ± 1,8 J primäre Anorexia Nervosa (Diagnose nach Feighner et al. 1972) Subtypen: k. A. (kein Erbrechen während der Studie) stat. Th. Gewicht prä: Gr. I: 34,7 ± 1,7 kg Gr. II: 33,7 ± 1,3 kg	vermehrte Kalorienaufnahme und Gewichtszunahme unter THC Veränderungen zwischen den Gruppen auf folgenden Skalen: HSCL-90, Goldberg Anorecitc Attitude Questionnaire (GAAQ), Goldberg Situational Discomfort Scale (SDS)	deutliche Gewichtszunahme in beiden Gruppen (ca. 4 kg, keine genaue Angabe), keine Gruppenunterschiede (n. s.) deutliche Steigerung der Kalorienmenge pro Tag (Baseline: 1651 ± 120, Woche 4: 3401 ± 234), keine Gruppenunterschiede (n. s.) sign. Veränderungen unter THC auf folgenden Skalen: HSCL-90 Somatisierung, Schlafstörungen, Gereiztheit Gewicht post: beide Gr. ca. 38 kg (keine genaue Angabe, nur Grafik)	3 (k. A. zu Gruppenzugehörigkeit)	Substanzen wurden nur an Wochentagen verabreicht (Mo–Fr) zuletzt erhobene Daten der 3 Dropouts (in Woche 2 und 3) wurden als »Ergebnisdaten« mit in die Studie einbezogen 8 der 11 VPN erkannten das verabreichte Mittel an der subjektiv erlebten Wirkung 3 VPN(Dropouts) erlebten schwere dysphorische Verstimmungen und Kontrollverlust unter THC
N = 16 w, Alter: k. A. AN (»Primary Anorexia Nervosa« – keine Angabe zu Diagnoseinstrument) Subtypen: k. A. Gewicht prä: k. A.	sign. Verbesserungen in Gr. I in folgenden Größen: Gewicht, tägl. Kalorienaufnahme, Goldberg Situational Discomfort Scale (SDS), HSCL-90, Goldberg Anorectic Attitude Questionnaire (GAAQ), Psychiatric Rating Scale (PRS)	höhere Gewichtszunahme in Gruppe I in Wo 3 und 4 Verbesserungen in Gr. I bzgl. folgender Skalen: HSCL-90 (Subsklala »interpersonal sensitivity«) und GAAQ (Subskala »bloated«) Gewicht post: k. A.	0 (k. A.)	kurze Behandlungsdauer keine sign. Nebenwirkungen während Studie beobachtbar

Tab. 4.4 (Fortsetzung)

Studie	Studiendesign	Therapiearme	Fälle (N) pro Therapiearm	Messzeitpunkte
Halmi, K., Goldberg, S. (1978) Cyproheptadine in Anorexia Nervosa	randomisierte Studie mit 4 Gruppen Dauer: 35 d	Gruppe I: Cyproheptadin (Startdosis 12 mg/d, Höchstdosis 32 mg/d) + Verhaltensmodifikation	k. A. über N der einzelne Gruppen	Gewicht: 1 x/d 7 Tage vor Beginn der Behandlung (nach randomisierter Gruppenzuordnung): Erhebung verschiedener »Baseline«-Daten
		Gruppe II: Cyproheptadin (ebd.) ohne Verhaltensmodifikation		
		Gruppe III: Placebo + Verhaltensmodifikation		
		Gruppe IV: Placebo ohne Verhaltensmodifikation		
Halmi, K. et al. (1986) Anorexia Nervosa. Treatment Efficacy of Cyproheptadine and Amitriptyline	randomisierte Placebo-kontrollierte Doppelblind-Studie Dauer: max. 90 d	Gruppe I: Cyproheptadin (max. 32 mg/d) + stat. Th. (keine genauere Angabe)	24	Baseline: 1 Wo Gewicht: 1 x/d alle anderen Maße: 1 x/Wo
		Gruppe II: Amitriptylin (max. 160 mg/d) + stat. Th.	23	
		Gruppe III: Placebo + stat. Th.	25	

▼

Stichprobe	Outcome-Maße Primäres Zielkriterium (evtl. sek. Zielkriterien)	Outcomes	Dropouts	Anmerkungen
N = 81 w, Alter: k. A. AN (kein offizielles Diagnosemanual) Subtypen: k. A. stat. Th. Gewicht prä: Substanz-Gruppen: 5,1 kg Placebo-Gruppen: 4,32 kg	sign. Gewichtszunahme unter Cyprohoeptadin (keine Spezifizierung)	geringe Gewichtszunahme in Gruppe I vs. Gruppe II: 5,11 kg/4,23 kg (n. s.) sign. Verbesserungen unter Cyproheptadin vs. Placebo bei folgenden VPN: VPN mit 2 Geburtskomplikationen, VPN mit geringstem Gewicht, VPN mit 2 nicht erfolgreichen Therapien in der Vorgeschichte Gewicht post: k. A.	0 (k. A.)	Die Studie mit je 4 Gruppen wurde in 3 Krankenhäusern durchgeführt – k. A. über Anzahl der VPN pro Krankenhaus (insg. 81) Diagnosekriterien wurden speziell für die Studie bestimmt (spezifischer als DSM-IV Kriterien). Pat. durften andere nicht-physiologische Therapien erhalten, sofern diese nicht auf Gewichtszunahme abzielten.
N = 72 w, 20,56 J (± 5,1) AN (DSM-III), restr. 39 Binge-purge: 33 stat. Th. Pat. aus 2 Krankenhäusern (University of Minnesota Hospitals UMH: 46 VP; NY Hospital-Cornell Medical Center NYHMC: 26 VP) Gewicht prä: k. A.	sign. Veränderungen bzgl. folgender Größen: Gewicht (Metropolitan Height-Weight Charts, Zielkriterium: Erreichen von mind. 95 % d. »Idealgewichts«) Side Effects Inventory, HAM-D, ABS, HSCL-90, Anorectic Attitude Scale, BDI, Situational discomfort scale	Einflussfaktoren auf pos. Behandlungsergebnis: Gewicht vor Studienbeginn + behandelndes Krankenhaus Pat. aus Gruppe I und II erreichten Zielgewicht früher als Pat. aus Gruppe III. (n. s.), aber: Cyproheptadin führte zu nur bei restr. AN zu Gewichtszunahme, bei Binge-purge zu Abnahme! Gruppe I zeigte größere Reduktion depr. Sympt. als Gruppe III (n. s.) Gewicht post (tägl. Gewichtszunahme/d): Gr. I: 0,3 ± 0,19 kg Gr. II: 0,31 ± 0,17 Gr. III: 0,23 ± 0,12	19 (15 aus Krankenhaus UMH, 4 aus NYHMC; sign. Zahlenunterschied)	sign. Unterschied zwischen 2 Krankenhäusern bzgl. Behandlungsergebnissen Bereits in der Baseline-Woche (7 Tage »pretreatment-period«) zeigten alle VP signifikante Gewichtszunahmen von 1,96kg. keine Angaben zu weiteren Therapien

Tab. 4.4 (Fortsetzung)

Studie	Studiendesign	Therapiearme	Fälle (N) pro Therapiearm	Messzeitpunkte
Kaye, W. et al. (2001) Double-Blind Placebo-Controlled Administration of Fluoxetine in Restricting-Purging-Type Anorexia Nervosa	randomisierte Placebo-kontrollierte Doppelblind-Studie Dauer: 1 J (52 Wo)	Gruppe I: Fluoxetin (20–60 mg/d), Start 2–4 Wo vor Entlassung aus stat. Th.	19	Gewicht und Tests: prä, dann 1 x/Monat (verschlechterte sich der Zustand einer VPN, wurden Daten 1 x/Wo erhoben)
		Gruppe II: Placebo-Kapseln Start: ebd.	20	
Lacey, J.H., Crisp, A. H. (1980) Hunger, food intake and weight: the impact of clomipramine on a refeeding anorexia nervosa population	randomisierte Placebo-kontrollierte Doppelblind-Studie Dauer: ca. 76 (± 24) d	Gruppe I: Clomipramin (50 mg/d) + stat. Th. (Bettruhe, tägl. 2600 kcal, Einzeltherapie, psychiatrische Betreuung)	8	Gewicht: 2 x/Wo Tests/Skalen: 4 x/d
		Gruppe II: Placebo + stat. Th. (ebd.)	8	

▼

Stichprobe	Outcome-Maße Primäres Zielkriterium (evtl. sek. Zielkriterien)	Outcomes	Dropouts	Anmerkungen
N = 39 w, Gruppe I.:23 J (SD 9) Gruppe II: 22 J (SD 6) AN (DSM-IV) Restr: 20 Purge: 15 (keine VPN mit Binge-eating) amb. Th: 12 keine PT: 23 Gewicht prä (»average body weight«, %): Gr. I: 89 % Gr. II: 89 %	primäres Zielkriterium: Verbesserung in Gruppe I bzgl. Rückfall und Symptomminderung 1 J nach Erreichung v. Normalgewicht (90 % »Average Body Weight«) sekundäres Zielkriterium:sign. Verbesserung v. Gruppe I auf folgenden Skalen: HAM-D, HAM-A, Y-BOCS + Y-BOCS-ED (Eating disorders) und bessere Gewichtszunahme v. Gruppe I vs. Gruppe II	aufgrund der hohen Dropout-Quote Bildung von 4 Gruppen: 1. »Fluoxetine treatment completers«, 2. »Fluoxetin treatment dropouts«, 3. »Placebo treatment completers«, 4. »Placebo treatment dropouts« Gruppe 1 (Fluoxetine treatment completers) zeigte sign. Verbesserungen zw. Baseline und Studienende bzgl. Gewicht, Depression, Angst, Zwänge und Kernsymptome der Essstörung. Gewichtsveränderung post (»average body weight, %«) Gr. I (completers): 5,3 % Gr. I (dropouts): -1.2 % Gr. II (completers): 11,2 % Gr. II (dropouts): -0,2 %	Total: 26 (4 Dropouts, nicht in Auswertung mit einbezogen) Fluoxetin-Gruppe I: 6 Dropouts Placebo-Gruppe II: 16 Dropouts (je vor Ablauf der 52 Wochen (Ergebnisse wurden in Auswertung mit einbezogen)	Amb. Th. während der 52 Wochen war den Pat. freigestellt. 9 der 12 VPN mit amb. Th. sind Dropouts. sehr hohe Dropout-Rate in Placebo-Gruppe (nur 3 von 20 VPN blieben bis Studienende)
N = 16 w, Alter: k. A. AN (k. A. zu Diagnoseinstrument) Restr. 14 Binge-purge. 2 stat. Th. Gewicht prä: Gr. I: 40,6 ± 4,6 kg Gr. II: 37,7 ± 5,2 kg	sign. Veränderungen in Gr. I bzgl. folgender Größen: Gewicht (Zielgewicht individuell mit jeder VP vereinbart), Skalen zu Hunger, Angst, Ärger, Aufregung, Traurigkeit, Anspannung, Appetit, Ruhelosigkeit	alle VP erreichten ihr individuell vereinbartes Zielgewicht Gruppe I zeigte geringere Gewichtszunahme/Wo als Gruppe II (n. s.) Gr. I hatte stabilere Essgewohnheiten und stärkere Überaktivität als Gr. II. Gr. I. berichtete sign. mehr »Hunger« und »Appetit« in einigen Wochen. (in nicht veröffentlicheten Follow-up Daten zeigte Gr. I stabilere Gewichtsverläufe als Gr. II). Gewicht post: Gr. I: 53,93 ± 4,22 kg Gr. II: 52,4 ± 6,15 kg	3 (Gruppe I: 2, Gruppe II: 1)	Zielgewicht wurde individuell mit jeder VP vereinbart – k.A. zu Kriterien. keine genaue Angabe zu Messinstrumenten (Tests) Die Pat. mussten 24 St./d im Bett bleiben. »Überaktivität« wurde mit spez. Sensoren am Bett gemessen.

4

Tab. 4.4 (Fortsetzung)

Studie	Studiendesign	Therapiearme	Fälle (N) pro Therapiearm	Messzeitpunkte
Malina, A. et al. (2003) Olanzapine Treatment of Anorexia Nervosa: A Retrospective Study	retrospektive Studie ein Messzeitpunkt	Gruppe I: Olanzapin (4,7 ± 2,4 mg/d) + stat. Essstörungsth. (k. A. über einzelne Therapien)	18	ein Messzeitpunkt: Interview + 2 identische Fragebögen zu Prä/Post Olanzapin-Behandlung
Mondraty, N. et al. (2005) Randomized controlled trial of olanzapine in the treatment of cognitions in anorexia nervosa	randomisierte kontrollierte Studie Dauer: individuell verschieden bzgl. VPN	Gruppe I: Olanzapin (5–20 mg, Steigerung) + stat. Th. (psychiatrische Kontakte, Nahrungsaufnahme, Medikation)	8	Tests: prä + unmittelbar vor Entlassung
		Gruppe II: Chlorpromazin (25–200 mg, Steigerung) + stat. Th. (ebd.)	7	

▼

Stichprobe	Outcome-Maße Primäres Zielkriterium (evtl. sek. Zielkriterien)	Outcomes	Dropouts	Anmerkungen
N = 18 Geschlecht: k. A. 22 ± 7 J AN (k A. zu Diagnose-instrument) Subtypen: k. A. stat. Th. Gewicht prä: 38 ± 6 kg	retrospektive, subjektive Verbesserung von Anorexia-nervosa-typischem Verhalten nach Olanzapin-Behandlung, 2 identische Fragebögen (Prä/Post Olanzapin) mit folgenden Subskalen: Zwanghaftigkeit, Appetit, Angst bei Mahlzeiten, Fähigkeit oder Bedürfnis, zu essen, Angst, Tagesmüdigkeit, Einschlafschwierigkeiten, Stimmungsstabilität, Reaktion auf Gewichtszunahme, Schwindel nach dem Aufstehen Vergleich Prä-Olanzapin- vs. Post-Olanzapin-Behandlung	sign. Verbesserung auf folgenden Skalen: Zwanghaftigkeit, Angst bei Mahlzeiten, Reaktion auf Gewichtszunahme, Stimmungsstabilität, Einschlafschwierigkeiten Gewicht post: 43 ± 6 kg	0	10 VPN hatten während der Olanzapin-Behandlung weitere Medikation (SSRIs, Benzodiazepine oder beides) Dauer der Olanzapin-Einnahme variierte stark unter den VPN (17 ± 20 Wo) Keine Hinweise auf weitere Therapien während Olanzapin-Einnahme retrospektive Studie ohne Vergleichsgruppe
N = 15 Geschlecht: k. A. 25,3 ± 7,4 J AN (DSM-IV) Subtypen: k. A. stat. Th. Gewicht (BMI) prä: Gr. I: 14,2 ± 1,9 Gr. II: 13,4 ± 1,2	sign. Verbesserung v. Gruppe I auf folgenden Skalen: EDI-2 (Subskalen: Wunsch, dünn zu sein, Unzufriedenheit mit Körper, bulimische Symptome), Padua Inventory (PI), Kriterium essstörungsspezifische Gedanken, Rumination	sign. Verbesserung in Subskala d. Padua Inventory (PI) bzgl. essstörungsspezifischer Rumination bei Gruppe I keine Gruppenunterschiede auf EDI-2 Skalen (n. s.) Gewicht (BMI) post: Gr. I: 16,7 ± 1,5 Gr. II: 15,4 ± 2,8	0	2 VPN v. Gruppe II erhielten keine Medikation, Daten wurden in Auswertung mit einbezogen. 5 VPN v. Gruppe I erhielten zusätzlich SSRIs. Gruppe I hatte größere Anzahl VPN mit »Purging-Typ« (keine Zahlenangabe). Gruppe I war nicht »blind« bzgl. Medikation. Dauer der Medikation je VPN sehr unterschiedlich (Gruppe I: 46 ± 31 d; Gruppe II: 53 ± 26 d)

Tab. 4.4 (Fortsetzung)

Studie	Studiendesign	Therapiearme	Fälle (N) pro Therapiearm	Messzeitpunkte
Pallanti, S. et al. (1998) Citalopram in Anorexia Nervosa	Open trial Dauer: 6 Mo	Gruppe I: Citalopram (20 bis max. 60 mg/d) + Ernährungsberatung bei Beginn d. Studie	32	1 x/Wo–1 x/Mt Messzeitpunkte individuell unterschiedlich (mind. 1 x/Mo)
Powers, P. et al. (2001) Olanzapine in the Treatment of Anorexia Nervosa: An Open Label Trial	Open Label Trial Dauer: 10 Wo	Gruppe I: Olanzapin (10 mg/d) + Psychoedukation (1 x/Wo)	18	alle Daten bei Baseline Gewicht, Vitalparameter, Nebenwirkungen, Bewegungs-auffälligkeiten: 1 x/Wo Labor, EKG, HAM-D, EDI-2, PANSS: Wo 5 u. 10

▼

Stichprobe	Outcome-Maße Primäres Zielkriterium (evtl. sek. Zielkriterien)	Outcomes	Dropouts	Anmerkungen
N = 32 Geschlecht: k. A., 22,3 ± 4,0J AN (DSM-IV), alle VP restr. amb. Pat. Gewicht prä («ideal body weight", %): 77,7 ± 3,7 %	Gewichtszunahme von mind. 5 %, Einsetzen der Menstruation sign. Verbesserungen auf folgenden Skalen: EDI-2, SCL-90R mind. 35 %, HAM-D, Y-BOCS	sign. Gewichtszunahme bei allen VP keine sign. Veränderungen in HAM-D und Y-BOCS sign. Verbesserung einiger EDI-2 Skalen 5VP mit Menstruation, 11 VP (34,4 %) ohne bei Studienende VP mit geringer Veränderung unter Citalopram hatten sign. niedrigeres Anfangsgewicht. VP mit guter Veränderung unter Citalopram zeigten sign. höhere Verbesserungen auf SCL-90R Skalen. Gewicht (»ideal body weight« %) post: 81,3 ±5,7 %	6	Startdosis Citalopram von 20 mg wurde bis Ende beibehalten, wenn Pt. Verbesserungen zeigten. Wenn minimale Verbesserungen ausblieben, wurde Dosis auf max. 60 mg/d erhöht. keine Angaben über weitere amb. Therapien Letzter Messzeitpunkt der Dropouts wurde als Wert miteinbezogen.
N = 18 Geschlecht: 2 m, 16 w, 26,8 (SD12,3) J AN (DSM-IV), Binge-purge: 12 VP, restr: 6 VP Gewicht prä (BMI): 16,4	sign. Prä-Post-Veränderungen bzgl. folgender Größen: Gewicht (Metropolitan height/weight tables), CGI, positive and negative Syndrome Scale (PANSS), EDI-2, HAM-D	Gewichtszunahme bei 14 von 18 erfassten VPn. 3 VP davon erreichten »Ideal Body Weight« Gewichtsabnahme bei 4 VP VP mit Gewichtszunahme zeigten sign. Prä-Post-Veränderungen auf folgenden Skalen: HAM-D, EDI-2, CGI und PANSS VP mit Gewichtszunahme zeigten sign. Verbesserungen ggü. VP ohne Gewichtszunahme bzgl. CGI und HAM-D Gewicht post (durchschnittl. Gewichtszunahme): 2,27 kg	4	Genaue Kontrolle (Ausschluss) folgender Variablen: Weitere Achse-I-Störungen, andere psychotrope Medikation, Bewegungsstörungen) Gewicht der Dropouts bei Dropout-Zeitpunkt wurde erfasst und mit gewertet. Eine VP erhielt Einzelpsychotherapie, zwei VP erhielten Lorazepan gegen Schlafstörungen.

4

Tab. 4.4 (Fortsetzung)

Studie	Studiendesign	Therapiearme	Fälle (N) pro Therapiearm	Messzeitpunkte
Ricca, V. et al. (1999) Venlafaxine versus fluoxetine in the treatment of atypical anorectic outpatients: A preliminary study	nicht-randomisierte Studie mit 2 Gruppen Dauer: 6 Mt	Gruppe I: Fluoxetin (40 mg/d) + amb. Th.	12	Baseline nach 6 Mo
		Gruppe II: Venlafaxin (75 mg/d) + amb. Th.	12	
Ruggiero, G. et al. (2001) A Single Blind Comparison of Amisulpride, Fluoxetine and Clomipramine in the Treatment of Restricting Anorectics	Singleblind-Studie mit 3 Experimentalgruppen Dauer: 3 Mo	Gruppe I: Clomipramin (57,69 ± 25,79 mg) + »Nutritional Management« (stationäres Programm zur Gewichtszunahme)	13	T0 (Baseline) T1 (nach 3 Mo)
		Gruppe II: Fluoxetin (28 ± 10,23 mg) + »Nutritional Management« (ebd.)	10	
		Gruppe III: Amisulprid (50 mg) + »Nutritional Management« (ebd.)	12	

▼

Stichprobe	Outcome-Maße Primäres Zielkriterium (evtl. sek. Zielkriterien)	Outcomes	Dropouts	Anmerkungen
N = 24 Geschlecht: k. A. 19 ± 3,7 J atypische AN (DSM-IV) Gewicht prä (BMI): Gr. I: 15,84 ± 0,46 Gr. II: 15,67 ± 0,59	Ziel: Wirksamkeitsvergleich zwischen beiden Medikamenten Veränderungen bzgl. folgender Größen: Gewicht (BMI), SCID (psychiatrische Co-Morbidität), Eating Disorders Examination (EDE), BDI, STAI	sign. Gewichtszunahme prä-post (keine Gruppenunterschiede) sign. EDE- und BDI- Reduktion (keine Gruppenunterschiede) sign. STAI-Reduktion bei Gr. II, sign. STAI-Anstieg bei Gr. I! keine sign. Unterschiede zw. Pt. mit und ohne Co-Morbidität Depression Gewicht post (BMI): Gr. I: 18,7 ± 1,1 Gr. II: 18,3 ± 1,3	2 (1 aus jeder Gruppe)	Gruppen wurden nicht randonmisiert: Pat. aus einem Zeitraum wurden Gr. I zugewiesen, Pat. nach diesem Zeitraum Gruppe II.
N = 35 Geschlecht: k. A.. 23,69–24,50 J AN (DSM-IV), nur restr. stat. Th. Gewicht prä: Gr. I: 37,61 ± 9,8 kg Gr. II: 40,9 ± 6,98 kg Gr. III: 38,4 ± 8,33 kg	sign. Veränderungen bezüglich folgender Größen: Gewicht (BMI), Gewichtsphobie, Körperschema, Amenorrhoe und Binge-purging (Skalen: DSM-IV, Structured Eating Disorder Interview aus »Long Interval Follow-up Evaluation«)	Vergleich T0–T1 zeigt sign. Unterschied in Gewichtszunahme zwischen Gruppe II und III (III zeigte größte Gewichtszunahme). keine signifikanten Unterschiede zwischen T0 und T1 bzgl. Gewichtsphobie, Körperschema, Amenorrhoe und Binge-purging Gewichtszunahme unter Amisulprid am größten Gewicht post: Gr. I: 38,69 ± 9,38 kg Gr. II: 42,7 ± 7,54 kg Gr. III: 42,62 ± 10,09 kg	0	k. A. über weitere Therapien k. A. über weitere Medikation

Tab. 4.4 (Fortsetzung)

Studie	Studiendesign	Therapiearme	Fälle (N) pro Therapiearm	Messzeitpunkte
Ruggiero, G. et al. (2003) Nutritional Management of anorexic patients with an without fluoxetine: 1-year follow-up	nicht-randomisierte Singleblind-Studie mit 2 Gruppen Dauer: 1 J	Gruppe I: Fluoxetin (30 ± 9,35 mg) + »Nutritional management« (begleitetes ambulantes Ernährungsprogramm zur Gewichtszunahme)	21	T0 (Baseline) T1 (3 Mo) T2 (6Mo) T3 (12Mo)
		Gruppe II: nur »Nutritional management« (ebd.)	74	
Santonastaso, P. et al. (2001) Sertraline in the Treatment of Restricting Anorexia Nervosa: An Open Controlled Trial	offene kontrollierte Studie Dauer: 14 Wo + Follow-up nach 64 Wo	Gruppe I: Sertralin (Start 50 mg/d, nach 1 Mo 100 mg/d) + Amb. VT und Ernährungsberatung 1 x/Wo	11	Gewicht: 2 x/Mo Tests und andere Maße: Baseline, 14 Wo Follow-up nach 52–87 Wo (Schnitt 64 Wo)
		Gruppe II: Kontrollgruppe, Amb. VT ebd.	11	

▼

Stichprobe	Outcome-Maße Primäres Zielkriterium (evtl. sek. Zielkriterien)	Outcomes	Dropouts	Anmerkungen
N = 95 Geschlecht: 91 w, 4 m AN (DSM-IV) Subtypen: Restr: 21VPN (23,36 ± 4,04 J) Binge-purge: 34 VPN (22,84 ± 5,01 J) AN ohne Amenorrhoe: 40 VPN (24,08 ± 5,34 J) amb. Pat. Gewicht prä (BMI): Gr. I: 14,83 ± 1,53 Gr. II: 14,29 ± 2,18	sign. Verbesserung bzgl. folgender Größen: Gewicht (BMI), Angst vor Gewichtszunahme, Erbrechen, Laxanzien-abusus, Bewegung, Wunsch, dünn zu sein (drive for thinness, DT), Zufriedenheit mit Körper (body dissatisfaction BD) Messinstrumente: Long Interval follow-up Evaluation Eating disorder (EDI-LIFE), EDI	sign. Gewichtszunahme T0–T3 in beiden Gruppen sign. Verbesserungen T0-T3 bzgl. DT und BD sign. Verbesserung in Gruppe I vs. Gruppe II in folgenden Größen: BMI (T1,T2, T3), Bewegung sign. Verbesserung in Gruppe II vs. Gruppe I: Angst vor Gewichtszunahme und DT Gewicht post (BMI): Gr. I: 19,72 ± 4,15 Gr. II: 16,52 ± 3,27	0 (k. A.)	40 VPN zeigten keine Amenorrhoe. Gruppe I zeigte zu T0 höhere Werte bzgl. »Angst vor Gewichtszunahme« und niedrigere Werte in Dauer der Erkrankung ggü. Gruppe II. Fluoxetin wurde denjenigen VPN zugewiesen, die als »geeignet« angesehen wurden (v. a. im Falle depressiver Komorbidität).
N = 22 Geschlecht: k. A., 19,3 ± 4,7 J AN (DSM-IV), alle VPN restr. bei Studienbeginn amb. Pat. Gewicht prä (BMI): Gr. I: 15,6 ± 1,2 Gr. II: 16,4 ± 0,9	sign. Verbesserungen bzgl. folgender Größen: Gewicht (BMI), DSM-IV-Symptomatik der AN, Interviews bzgl. Essstörungssymptomatik (Beschäftigung/Vermeidung v. Essen, Angst vor Gewichtszunahme, Körperschema), Selbstbeurteilungsinstrumente: EDI, Hopkins Symptom Checklist (SCL-58, nur Zwang, Depression, Angst)	nach 14 Wochen: 6 VPN jeder Gruppe erfüllten noch volle Kriterien der AN BMI stieg in beiden Gruppen auf 17,1 (Gr. I)/17,6 (Gr. II) Gruppe I sign. Verbesserungen bzgl. Körperschema und Skalen des EDI und SCL beide Gruppen sign. Verbeserungen bzgl. Essverhalten und essstörungsspez. Kognitionen Follow-up nach 64 Wo: 1 VPN, Gr. I und 5 VPN, Gr. II erfüllte noch DSM-IV Kriterien für AN BMI in beiden Gruppen deutlich gestiegen (18,4/18,3) kein Gruppenunterschied	nach 14 Wo: 0 nach 64 Wo: 1 (Gr. I) 1 (Gr. II)	VPN wurde nicht blind, sondern der Reihe nach zugeordnet (die ersten 11 Kontrollgruppe, die nächsten 11 Sertralin-Gruppe). 2 VPN v. Gruppe II begannen Binge-purging während Studie, 0 VPN v. Gruppe I begannen Binge-purging.

Tab. 4.4 (Fortsetzung)

Studie	Studiendesign	Therapiearme	Fälle (N) pro Therapiearm	Messzeitpunkte
Strobel, M. et al. (2004) Psychopharmakotherapie mit Clomipramin und Paroxetin bei jugendlichen Patientinnen mit »Anorexia Nervosa« und »Depressiver Episode« – eine Pilotstudie zu Verträglichkeit, Absetzquote und Verlaufskriterien	retrospektive Studie – Analyse von 2 Gruppen	Gruppe I: Clomipramin (75,3 ±16.6 mg/d) + stat. Th. durchschnittl.. Aufenthaltsdauer: 87,6 d	57 (Subgruppe: 11)	ein Messzeitpunkt wg. Retrospektive Analyse folgender Quellen: Basisdokumentation, multiaxiale Klassifikation, Verlaufs- und Abschlussberichte
		Gruppe II: Paroxetin (18,4 ± 4,7 mg/d) + stat. Th. durchschnittl. Aufenthaltsdauer: 91,0 d	39 (Subgruppe: 9)	
Vandereycken, W. (1984) Neuroleptics in the Short-Term Treatment of Anorexia Nervosa. A Double-blind Placebo-Controlled Study with Sulpiride	randomisierte Placebo-kontrollierte, Doppelblind-Crossover-Studie Dauer: 7 Wo Crossover nach 3 Wo	Gruppe I: Sulpirid (300–400 mg/d) + stat. Essstörungsth. (keine genauere Angabe) Crossover zu Placebo nach 3 Wo	k. A.	Baseline-Periode: 1 Wo Gewicht: 1 x/d Tests: Woche 1, Woche 3, Woche 7
		Gruppe II: Placebo + stat. Essstörungstherapie (ebd.) Crossover zu Sulpirid nach 3 Wo	k. A.	

▼

Stichprobe	Outcome-Maße Primäres Zielkriterium (evtl. sek. Zielkriterien)	Outcomes	Dropouts	Anmerkungen
N = 83 (Substichprobe für 2. Studienteil N = 20) Geschlecht: w, 10,9–18,1 J AN + depressive Episode (ICD-10) Subtypen: k. A. stat. Th. Gewicht prä (BMI): Gr. I: 14,5 ± 2,3 Gr. II: 14,7 ± 2,	sign. Gruppenunterschiede bzgl. Aufenthaltsdauer, Gewichtszunahme (N = 20), Nebenwirkungen, Ursachen d. Absetzens (N = 83)	1. Teil d. Studie: N = 83 Nebenwirkungen unter Clomipramin geringfügig häufiger (15,8 %) als bei Paroxetin (10,3 %), n. s. Clomipramin wurde sign. häufiger abgesetzt (14,0 %) als Paroxetin (5,1 %) 2. Teil d. Studie: N = 20: sign. längere Aufenthaltsdauer in Gr. I (96,5 d) vs. Gr. II (71,9 d) sign. schnellere Gewichtszunahme in Gr. II geringfügig höhere Gewichtszunahme in Gr. II (n. s.) Gewicht post (BMI-Zuwachs): Gr. I: 2,6 Gr. II: 2,8	0	Σ VP d. Gruppen > N, da einige Pat. sowohl Clomipramin als auch Paroxetin im Behandlungsverlauf erhielten (jedoch nie gleichzeitig!).
N = 18 Geschlecht: w Gruppe I: 23,2 ± 6,5 J Gruppe II: 23,7 ± 9,6 J AN (DSM-III) Subtypen: k. A. stat. Th. Gewicht prä: Gr. I: 40,4 ± 4,6 kg Gr. II: 38,3 ± 4,3 kg	sign. Verbesserungen in Gruppe I bzgl. folgender Skalen: Gewicht, Anorectic Behaviour Scale for Inpatient Observation, EAT, Body Attitudes Test (B.A.T.)	VPN von Gruppe I zeigten Verschlechterungen bzgl. Skalen des EAT und B.A.T. keine Gruppenunterschiede (n. s.) Sulpirid begünstigte Gewichtszunahme in Gruppe I (n.s.). Gewicht post (tägl, Gewichtszunahme in g): Gr. I, 1. Phase: 153,8 ± 91 g; 2. Phase: 97,6 ± 51,4 g Gr. II: 1. Phase: 92,6 ± 49,4 g; 2. Phase: 102,6 ±4 7,5 g	0 (k. A.)	Gruppe II startete nach Baseline mit höherem Gewicht in Studie als Gruppe I – darum Vergleiche schwer möglich.

■ Tab. 4.4 (Fortsetzung)

Studie	Studiendesign	Therapiearme	Fälle (N) pro Therapiearm	Messzeitpunkte
Vandereycken, W., Pierloot, R. (1982) Pimozide combined with behaviour therapy in the short-term treatment of anorexia nervosa	randomisierte Placebo-kontrollierte, Doppelblind-Crossover-Studie Dauer: 7 Wo Crossover nach 3 Wo	Gruppe I: Pimozid (4 oder 6 mg) + stationäre VT mit Kontingenzmanagement Crossover zu Placebo nach 3 Wo	8	Baseline-Periode: 7–10 d durchschnittliche Gewichtsveränderung/Tag und psychologische Tests: nach Baseline, nach 3 Wo, nach 7 Wo
		Gruppe II: Placebo + stationäre VT (ebd.) Crossover zu Pimozid nach 3 Wo	10	

▼

Stichprobe	Outcome-Maße Primäres Zielkriterium (evtl. sek. Zielkriterien)	Outcomes	Dropouts	Anmerkungen
N = 18 Geschlecht: w 21,5 J AN (DSM-III) Subtypen: k. A. stat. Th. Gewicht prä, beide Gruppen: 38,3 ± 4,8 kg	sign. Verbesserung in folgenden Größen: durchschnittliche tägliche Gewichtszunahme, Einstellung ggü. Gewichtszunahme, gegensteuernde Maßnahmen (Anorectic Behaviour Scale for Inpatient Observation)	deutliche Gewichtszunahmen unter Pimozid bei beiden Gruppen (n. s.) »responders« (deutliche Gewichtszunahme unter Pimozid in beiden Bedingungen): 8 Pat. »non-responders« (geringe Gewichtszunahme unter Pimozid in beiden Bedingungen): 10 Pat. Unterschiede: »responders« waren älter (24,1 J) als »non-responders« (20,4 J) und hatten längere Erkrankungsdauer. leichte Verbesserung in Pimozid-Bedingung bzgl. »Einstellung ggü. Gewichtszunahme« und »Gegensteuernde Maßnahmen« Gewicht post (durchschnittl. tägl. Gewichtszunahme in g): Gr. I: 130 Gr. II: 93	1 0	Gewicht v. Gruppe I (35,5 kg) bei Studienbeginn geringer als bei Gruppe II (40,6 kg)

Tab. 4.4 (Fortsetzung)

Studie	Studiendesign	Therapiearme	Fälle (N) pro Therapiearm	Messzeitpunkte
Walsh, T. et al. (2006) Fluoxetine After Weight Restoration in Anorexia Nervosa	randomisierte Placebo-kontrollierte Doppelblind-Studie Dauer: 1 J	Gruppe I: Fluoxetin (20–80 mg, Steigerung) + ambulante VT (45 min/1 x/Wo)	49	Gewicht: 1 x/Wo Tests: 1 x/Mo
		Gruppe II: Placebo + ambulante VT (ebd.)	44	

Abkürzungen:
amb. Th.: ambulante Therapie
AN: Anorexia nervosa
Binge-purge: Binge-eating/Purging-Typ der AN
BN: Bulimia nervosa
d: Tage
J: Jahre
k. A.: keine Angabe
m: männlich
Mo: Monate
Pat: Patientinnen
PT: Psychotherapie
Restr:: restriktiver Typ der AN
stat. Th.: stationäre Therapie
VPN: Versuchspersonen
VT: Verhaltenstherapie
w: weiblich
Wo: Woche
ZH: Zusammenhang

Stichprobe	Outcome-Maße Primäres Zielkriterium (evtl. sek. Zielkriterien)	Outcomes	Dropouts	Anmerkungen
N = 93 w, 23 (SD = 4,6) J AN (DSM-IV) i. d. Vorgeschichte, BMI zu Studienbeginn mind. 19 Restr: 51,6 % Binge-purge: 48,4 % ambulante Therapie 2 Orte: Toronto (TO, 48VPN), New York (NY,45 VPN) Gewicht prä (BMI): Gr. I: 20,16 ± 0,48 Gr. II: 20,45 ± 0,51	primäre Zielkriterien: Zeit bis Rezidiv (BMI < 17,5) + Gruppenunterschiede bzgl. erfolgreiche Behandlung über 1 J sign. Verbesserungen bzgl. folgender Größen in Gruppe I: Gewicht: BMI, EDI, BDI, Beck Anxiety Inventory (BAI), Rosenberg self-esteem scale (RSE), Yale Brown Cornell Obsessive Compulsive Scale (YBC-EDS), Quality of Life Enjoyment and Satisfaction Questionnaire (QlesQ)	keine Gruppenunterschiede bzgl. aller Zielkriterien (n. s.) 45 % d. Gruppe I und 43 % d. Gruppe II hatten nach 52 Wo kein Rezidiv. sign. mehr VPN aus TO (56,3 %) blieben bis Studienende in Studie (NY 28,9 %). Sign. mehr Restr. VPN (54,3 %) blieben bis Studienende (Binge-purge 31,1). Gewicht post (BMI): Gr. I: 19,08 ± 2,1 Gr. II: 18,36 ± 1,6	Gruppe I: 25 (vor Beendigung der 52 Wo) Gruppe II: 28 (ebd.)	gute Überwachung konfundierender Variablen (Kontrolle v. VT-Sitzungen, Medikation und Nebenwirkungen, Gewichtsveränderungen, Stimmungsveränderungen) Pat. ohne Amenorrhoe während AN wurden eingeschlossen. Pat. v. Gruppe II hatten vor Beginn der Studie signifikant höheren BMI.

Abkürzungen zu Skalen und Tests:
ABS = Anorectic Behaviour Scale
BDI = Beck Depression Inventory
BSQ = Body Shape Questionnaire
CGI = Clinical Global Impression Scale
EAT = Eating Attitude Test
EDI-2 = Eating Disorder Inventory 2
GAF = Global Functioning Assessment
HAM-A = Hamilton Rating Scale for Anxiety
HAM-D = Hamilton Rating Scale for Depression
HSCL = Hopkins Symptom Checklist
SCL-90 = Symptom Checklists
STAI = Spielberger State-Trait Anxiety Inventory
Y-BOCS = Yale-Brown Obsessive Compulsive Scal

4.5 Literatur

Ainley, C. C., Cason, J., Carlsson, L., Thompson, R. P., Slavin, B. M., Norton, K. R. (1986). Zinc state in anorexia nervosa. Br. Med. J. (Clin. Res. Ed)., 293, 992-993.

Amann, B., Schafer, M., Sterr, A., Arnold, S., Grunze, H. (2001). Central pontine myelinolysis in a patient with anorexia nervosa. Int. J. Eat. Disord., 30, 462-466.

American Psychiatric Association (2000). Practice Guideline for the treatment of patients with eating disorders (revision). Am. J. Psychiatry., 157 (suppl).

American Psychiatric Association (2006). Practice guideline for the treatment of patients with eating disorders (revision). New York: American Psychiatric Association.

Anis, M. K., Abid, S., Jafri, W., Abbas, Z., Shah, H. A., Hamid, S. et al. (2006). Acceptability and outcomes of the Percutaneous Endoscopic Gastrostomy (PEG) tube placement – patients' and care givers' perspectives. BMC. Gastroenterol., 6:37., 37.

Arii, I., Yamashita, T., Kinoshita, M., Shimizu, H., Nakamura, M., Nakajima, T. (1996). Treatment for inpatients with anorexia nervosa: comparison of liquid formula with regular meals for improvement from emaciation. Psychiatry Clin Neurosci., 50, 55-59.

Attia, E., Haiman, C., Walsh, B. T., Flater, S. R. (1998). Does fluoxetine augment the inpatient treatment of anorexia nervosa? Am. J. Psychiatry., 155, 548-551.

Attie, I., Brooks-Gunn, J. (1989). Development of eating problems in adolescent girls. Dev. Psychol., 25, 70-79.

Bachar, E., Latzer, Y., Kreitler, S,. Berry, E. M. (1999). Empirical comparison of two psychological therapies. Self psychology and cognitive orientation in the treatment of anorexia and bulimia. J. Psychother. Pract. Res., 8, 115-128.

Bailer, U. F., Frank, G. K., Henry, S. E., Price, J. C., Meltzer, C. C., Weissfeld, L. et al. (2005). Altered brain serotonin 5-HT1A receptor binding after recovery from anorexia nervosa measured by positron emission tomography and [carbonyl11C]WAY-100635. Arch.Gen.Psychiatry, 62, 1032-1041.

Bailer, U. F. (2008). Bildgebende Verfahren bei Essstörungen. In: Herpertz, S, de Zwaan, M, Zipfel, S. (eds.). Handbuch Essstörungen und Adipositas (1. ed., pp. 143-149). Heidelberg: Springer Verlag.

Bakan, R. (1979). The role of zinc in anorexia nervosa: etiology and treatment. Med.Hypotheses., 5, 731-736.

Bakan, R., Birmingham, C. L., Aeberhardt, L., Goldner, E. M. (1993). Dietary zinc intake of vegetarian and nonvegetarian patients with anorexia nervosa. Int. J. Eat. Disord., 13, 229-233.

Baker, E. H., Sandle, G. I. (1996). Complications of laxative abuse. Annu. Rev. Med., 47, 127-134.

Ball, J., Mitchell, P. (2004). A randomized controlled study of cognitive behavior therapy and behavioral family therapy for anorexia nervosa patients. Eating Disorders, 12, 303-314.

Bannai, C., Kuzuya, N., Koide, Y., Fujita, T., Itakura, M., Kawai, K. et al. (1988). Assessment of the relationship between serum thyroid hormone levels and peripheral metabolism in patients with anorexia nervosa. Endocrinol. Jpn., 35, 455-462.

Baran, S. A., Weltzin, T. E., Kaye, W. H. (1995). Low discharge weight and outcome in anorexia nervosa. Am. J. Psychiatry. 152, 1070-1072.

Barbarich, N. C., McConaha, C. W., Gaskill, J, La, V. M., Frank, G. K., Achenbach, S. et al. (2004). An open trial of olanzapine in anorexia nervosa. J. Clin. Psychiatry., 65, 1480-1482.

Barcai (1977). Lithium in adult anorexia nervosa. A pilot report on two patients. Acta Psychiatr. Scand., 55, 97-101.

Bartsch, A. J, Brümmerhoff, A, Greil, H, Neumärker, K.-J. (2003). Shall the anthropometry of physique cast new light on the diagnoses and treatment of eating disorders? European Child u. Adolescent Psychiatry, 12 (Suppl.1), 54-64.

Becker, B. J. (1988). Synthesizing standardized mean-change measures. British Journal of Mathematical u. Statistical Psychology, 41, 257-278.

Bell, L. (2003). What can we learn from consumer studies and qualitative research in the treatment of eating disorders? Eat. Weight. Disord., 8, 181-187.

Benady, D. R. (1970). Cyproheptadine hydrochloride (Periactin) and anorexia nervosa: a case report. Br. J. Psychiatry., 117, 681-682.

Bergh, C., Osgood, M., Alters, D., Maletz, L., Leon, M., Södersten, P. (2006). How effective is family therapy for the treatment of anorexia nervosa? European Eating Disorders Review, 14, 373.

Bergh, C., Brodin, U., Lindberg, G., Sodersten, P. (2002). Randomized controlled trial of a treatment for anorexia and bulimia nervosa. Proc. Natl. Acad. Sci. USA, 99, 9486-9491.

Berkman, N. D., Lohr, K. N., Bulik, C. M. (2007). Outcomes of eating disorders: a systematic review of the literature. Int. J. Eat.Disord., 40, 293-309.

Beumont, P. J., Arthur, B, Russell, J. D, Touyz, S. W. (1994). Excessive physical activity in dieting disorder patients: proposals for a supervised exercise program. Int. J. Eat. Disord., 15, 21-36.

Beumont, P. J., Touyz, S. W. (2003). What kind of illness is anorexia nervosa? Eur. Child Adolesc. Psychiatry., 12 Suppl 1: I20-4., I20-I24.

Biederman, J, Herzog, D. B, Rivinus, T. M, Harper, G. P, Ferber, R. A, Rosenbaum, J. F. et al. (1985). Amitriptyline in the treatment of anorexia nervosa: a double-blind, placebo-controlled study. J. Clin. Psychopharmacol., 5, 10-16.

Birmingham, C. L., Alothman, A. F., Goldner, E. M. (1996). Anorexia nervosa: refeeding and hypophosphatemia. Int. J. Eat. Disord., 20, 211-213.

Birmingham, C. L., Goldner, E. M., Bakan, R. (1994). Controlled trial of zinc supplementation in anorexia nervosa. Int. J. Eat. Disord., 15, 251-255.

Birmingham, C. L., Gritzner, S. (2006). How does zinc supplementation benefit anorexia nervosa? Eat.Weight.Disord., 11, e109-e111.

Birmingham, C. L., Gutierrez, E., Jonat, L, Beumont, P. (2004a). Randomized controlled trial of warming in anorexia nervosa. Int. J. Eat. Disord., 35, 234-238.

Birmingham, C. L., Puddicombe, D., Hlynsky, J. (2004b). Hypomagnesemia during refeeding in anorexia nervosa. Eat. Weight. Disord., 9, 236-237.

Bissada, H., Tasca, G. A., Barber, A. M., Bradwejn, J. (2008). Olanzapine in the Treatment of Low Body Weight and Obsessive Thinking in Women With Anorexia Nervosa: A Randomized, Double-Blind, Placebo-Controlled Trial. Am. J. Psychiatry, 165 (19), 1281-1288.

Blake, W., Turnbull, S., Treasure, J. (1997). Stages and processes of change in eating disorders: implications for therapy. Clin Psychol and Psychother, 4, 186-191.

Bo-Linn, G. W., Santa Ana, C. A., Morawski, S. G., Fordtran, J. S. (1983). Purging and calorie absorption in bulimic patients and normal women. Ann. Intern. Med., 99, 14-17.

Boachie, A., Goldfield, G. S., Spettigue, W. (2003). Olanzapine use as an adjunctive treatment for hospitalized children with anorexia nervosa: case reports. Int. J. Eat. Disord., 33, 98-103.

Bonne, O. B., Bloch, M., Berry, E. M. (1993). Adaptation to severe chronic hypokalemia in anorexia nervosa: a plea for conservative management. Int. J. Eat. Disord., 13, 125-128.

Bornstein, R. (2001). A meta-analysis of the dependency-eating disorder relationship: strenght, specificity, and temporal stability. Journal of Psychopathology and Behavioral Assessment, 23, 151-162.

Bosanac, P., Kurlender, S., Norman, T., Hallam, K., Wesnes, K., Manktelow, T. et al. (2007). An open-label study of quetiapine in anorexia nervosa. Hum. Psychopharmacol., 22, 223-230.

Brambilla, F., Draisci, A., Peirone, A., Brunetta, M. (1995a). Combined cognitive-behavioral, psychopharmacological and nutritional therapy in eating disorders. 1. Anorexia nervosa – restricted type. Neuropsychobiology., 32, 59-63.

Brambilla, F., Draisci, A., Peirone, A., Brunetta, M. (1995b). Combined cognitive-behavioral, psychopharmacological and nutritional therapy in eating disorders. 2. Anorexia nervosa--binge-eating/purging type. Neuropsychobiology., 32, 64-67.

Brambilla, F., Monteleone, P., Maj, M. (2007). Olanzapine-induced weight gain in anorexia nervosa: involvement of leptin and ghrelin secretion? Psychoneuroendocrinology., 32, 402-406.

Brewerton, T. D., Stellefson, E. J., Hibbs, N., Hodges, E. .L, Cochrane, C. E. (1995). Comparison of eating disorder patients with and without compulsive exercising. Int. J. Eat. Disord., 17, 413-416.

Bryant-Waugh, R., Turner, H., East, P., Gamble, C., Mehta, R. (2006). Misuse of laxatives among adult outpatients with eating disorders: prevalence and profiles. Int. J. Eat. Disord., 39, 404-409.

Bryce-Smith, D., Simpson, R. I. (1984). Case of anorexia nervosa responding to zinc sulphate. Lancet., 2, 350.

Bufano, G., Bellini, C., Cervellin, G., Coscelli, C. (1990). Enteral nutrition in anorexia nervosa. JPEN J. Parenter. Enteral Nutr., 14, 404-407.

Bulik, C. M., Sullivan, P. F., Fear, J., Pickering, A. (1997a). Predictors of the development of bulimia nervosa in women with anorexia nervosa. Journal of Nervous u. Mental Disease, 185 (11), 704-707.

Bulik, C. M., Berkman, N. D., Brownley, K. A., Sedway, J. A., Lohr, K. N. (2007). Anorexia nervosa treatment: a systematic review of randomized controlled trials. Int. J. Eat. Disord., 40, 310-320.

Bulik, C. M., Klump, K. L., Thornton, L., Kaplan, A. S., Devlin, B., Fichter, M. M. et al. (2004). Alcohol use disorder comorbidity in eating disorders: a multicenter study. J. Clin. Psychiatry., 65, 1000-1006.

Bulik, C. M., Sullivan, P. F., Fear, J. L., Joyce, P. R. (1997b). Eating disorders and antecedent anxiety disorders: a controlled study. Acta Psychiatr. Scand., 96, 101-107.

Bulik, C. M., Sullivan, P. F., Tozzi, F., Furberg, H, Lichtenstein, P, Pedersen, N. L. (2006). Prevalence, heritability, and prospective risk factors for anorexia nervosa. Arch. Gen. Psychiatry, 63, 305-312.

Bulik, C. M., Sullivan, P. F., Wade, T. D., Kendler, K. S. (2000). Twin studies of eating disorders: a review. Int. J. Eat. Disord., 27, 1-20.

Button, E. J., Sonuga-Barke, E. J., Davies, J, Thompson, M. (1996). A prospective study of self-esteem in the prediction of eating problems in adolescent schoolgirls: questionnaire findings. Br. J. Clin. Psychol., 35 (Pt 2), 193-203.

Byford, S., Barrett, B., Roberts, C. et al. (2007). Economic evaluation of a rondomized controlled trial for anorexia nervosa in adolescents. British Journal of Psychiatry, 191, 436-440.

Calam, R., Waller, G. (1998). Are eating and psychosocial characteristics in early teenage years useful predictors of eating characteristics in early adulthood? A 7-year longitudinal study. Int. J. Eat. Disord., 24, 351-362.

Calandra, C., Gulino, V., Inserra, L., Giuffrida, A. (1999). The use of citalopram in an integrated approach to the treatment of eating disorders: an open study. Eat. Weight. Disord., 4, 207-210.

Caregaro, L., Di, P. L., Favaro, A., Nardi, M., Santonastaso, P. (2005). Sodium depletion and hemoconcentration: overlooked complications in patients with anorexia nervosa? Nutrition, 21, 438-445.

Cariem, A. K., Lemmer, E. R., Adams, M. G., Winter, T. A., O'Keefe, S. J. (1994). Severe hypophosphataemia in anorexia nervosa. Postgrad. Med. J., 70, 825-827.

Carney, T., Tait, D., Richardson, A., Touyz, S. (2008). Why (and when) clinicians compel treatment of anorexia nervosa patients. European Eating Disorders Review, 16, 199-206.

Casper, R. C., Kirschner, B., Jacob, R. A. (1978). Zinc and copper status in anorexia nervosa [proceedings]. Psychopharmacol. Bull., 14, 53-55.

Casper, R. C., Kirschner, B., Sandstead, H. H., Jacob, R. A., Davis, J. M. (1980). An evaluation of trace metals, vitamins, and taste function in anorexia nervosa. Am. J. Clin. Nutr., 33, 1801-1808.

Casper, R. C., Schoeller, D. A., Kushner, R., Hnilicka, J., Gold, S. T. (1991). Total daily energy expenditure and activity level in anorexia nervosa. Am. J. Clin. Nutr., 53, 1143-1150.

Cassano, G. B., Miniati, M., Pini, S., Rotondo, A., Banti, S., Borri, C. et al. (2003). Six-month open trial of haloperidol as an adjunctive treatment for anorexia nervosa: a preliminary report. Int. J. Eat. Disord., 33, 172-177.

Cassin, S. E., von Ranson, K. M. (2005). Personality and eating disorders: a decade in review. Clin. Psychol. Rev., 25, 895-916.

Castro, J., Gila, A., Puig, J., Rodriguez, S., Toro, J. (2004). Predictors of rehospitalization after total weight recovery in adolescents with anorexia nervosa. Int. J. Eat. Disord., 36, 22-30.

Cervera, S., Lahortiga, F., Martinez-Gonzalez, M. A., Gual, P., Irala-Estevez, J., Alonso, Y. (2003). Neuroticism and low self-esteem as risk factors for incident eating disorders in a prospective cohort study. Int. J. Eat. Disord., 33, 271-280.

Channon, S., De, S. P., Hemsley, D., Perkins, R. (1989). A controlled trial of cognitive-behavioural and behavioural treatment of anorexia nervosa. Behav. Res. Ther., 27, 529-535.

Claudino, A. M., Hay, P., Lima, M. S., Bacaltchuk, J., Schmidt, U., Treasure, J. (2006). Antidepressants for anorexia nervosa. Cochrane. Database. Syst. Rev., CD004365.

Cnattingius, S., Hultman, C. M., Dahl, M., Sparen, P. (1999). Very preterm birth, birth trauma, and the risk of anorexia nervosa among girls. Arch. Gen. Psychiatry, 56, 634-638.

Colton, P., Woodside, D. B., Kaplan, A. S. (1999). Laxative withdrawal in eating disorders: treatment protocol and 3 to 20-month follow-up. Int. J. Eat. Disord., 25, 311-317.

Comerci, G. D. (1990). Medical complications of anorexia nervosa and bulimia nervosa. Med. Clin. North Am., 74, 1293-1310.

Connan, F., Treasure, J. (2000). Neuroimaging in anorexia nervosa. European Journal of Neuroscience, 12, 193.

Crisp, A. H. (2002). A tale of corruption. Br. J. Psychiatry., 180:480-2., 480-482.

Crisp, A. H., Norton, K., Gowers, S., Halek, C., Bowyer, C., Yeldham, D. et al. (1991). A controlled study of the effect of therapies aimed at adolescent and family psychopathology in anorexia nervosa. Br. J. Psychiatry., 159:325-33., 325-333.

Cuerda, C., Ruiz, A., Velasco, C., Breton, I., Camblor, M., Garcia-Peris, P. (2007). How accurate are predictive formulas calculating energy expenditure in adolescent patients with anorexia nervosa? Clin. Nutr., 26, 100-106.

Dare, C., Eisler, I., Russell, G., Treasure, J., Dodge, L. (2001). Psychological therapies for adults with anorexia nervosa: randomised controlled trial of out-patient treatments. Br. J. Psychiatry., 178:216-21., 216-221.

Davis, C., Claridge, G. (1998). The eating disorders as addiction: a psychobiological perspective. Addict. Behav., 23, 463-475.

Davis, C., Katzman, D. K., Kaptein, S., Kirsh, C., Brewer, H., Kalmbach, K. et al. (1997). The prevalence of high-level exercise in the eating disorders: etiological implications. Compr. Psychiatry, 38, 321-326.

Davis, C., Katzman, D. K., Kirsh, C. (1999). Compulsive physical activity in adolescents with anorexia nervosa: a psychobehavioral spiral of pathology. J. Nerv. Ment. Dis., 187, 336-342.

De, C. A., Mana, F., Velkeniers, B., Urbain, D. (2006). Hypophosphatemia and refeeding: a corrective or a preventive attitude? Acta Clin. Belg., 61, 134-137.

De Zwaan, M., Aslam, Z., Mitchell, J. E. (2002). Research on energy expenditure in individuals with eating disorders: a review. Int. J. Eat. Disord., 31, 361-369.

Deep, A. L., Nagy, L. M., Weltzin, T. E., Rao, R., Kaye, W. H. (1995). Premorbid onset of psychopathology in long-term recovered anorexia nervosa. Int. J. Eat. Disord., 17, 291-297.

Del, R. P., Dell'Abate, P., Soliani, P., Arcuri, M. F., Ghirarduzzi, A., Sianesi, M. (2006). Complications of percutaneous endoscopic gastrostomy: a surgical experience. G. Chir., 27, 388-391.

Dempsey, D. T., Crosby, L. O., Pertschuk, M. J., Feurer, I. D., Buzby, G. P., Mullen, J. L. (1984). Weight gain and nutritional efficacy in anorexia nervosa. Am. J. Clin. Nutr., 39, 236-242

Deutsche Gesellschaft für Kinder- und Jugendpsychiatrie und Psychotherapie u. a. (Hrsg.): Leitlinien zur Diagnostik und Therapie von psychischen Störungen im Säuglings-, Kindes- und Jugendalter. Deutscher Ärzte Verlag, 3. überarbeitete Auflage 2007

Devuyst, O., Lambert, M., Rodhain, J., Lefebvre, C., Coche, E. (1993). Haematological changes and infectious complications in anorexia nervosa: a case-control study. Q. J. Med., 86, 791-799.

Dinsmore, W. W., Alderdice, J. T., McMaster, D., Adams, C. E., Love, A. H. (1985). Zinc absorption in anorexia nervosa. Lancet., 1, 1041-1042.

Dowson, J. (2004). Associations of the severity of depressive disorders in women with psychogenic low weight. J. Affect.Disord., 78, 279-284.

Eckert, E. D., Goldberg, S. C., Halmi, K. A., Casper, R. C., Davis, J. M. (1979). Behaviour therapy in anorexia nervosa. Br. J. Psychiatry., 134:55-9., 55-59.

Eckert, E. D., Halmi, K. A., Marchi, P., Grove, W., Crosby, R. (1995). Ten-year follow-up of anorexia nervosa: clinical course and outcome. Psychol. Med., 25, 143-156.

Eddy, K., Dorer, D., Franko, D., Tahilani, K., Thompson-Brenner, H., Herzog, D. (2008a). Diagnostic crossover in anorexia nervosa and bulimia nervosa: implications for DSM IV. Am. J. Psychiatry., 165, 245-250.

Eddy, K. T., Dorer, D. J., Franko, D. L., Tahilani, K., Thompson-Brenner, H, Herzog, D. B. (2008b). Diagnostic crossover in anorexia nervosa and bulimia nervosa: implications for DSM-V. Am. J. Psychiatry, 165, 245-250.

Ehrlich, S., Querfeld, U., Pfeiffer, E. (2006). Refeeding oedema: an important complication in the treatment of anorexia nervosa. Eur. Child Adolesc. Psychiatry, 15, 241-243.

Eisler, I., Dare, C., Russell, G., Szmukler, G., le Grange, D., Dodge, E. (1997a). Familiy and individual therapy in anorexia nervosa – a 5-year follow-up. Arch. Gen. Psychiatry., 54, 1025-1030.

Eisler, I., Dare, C., Hodes, M., Russell, G., Dodge, E., Le, G. D. (2000). Family therapy for adolescent anorexia nervosa: the results of a controlled comparison of two family interventions. J. Child Psychol Psychiatry, 41, 727-736.

Eisler, I., Dare, C., Russell, G. F., Szmukler, G, Le, G. D., Dodge, E. (1997b). Family and individual therapy in anorexia nervosa. A 5-year follow-up. Arch. Gen. Psychiatry., 54, 1025-1030.

Eisler, I., Simic, M., Russell, G. F., Dare, C. (2007). A randomised controlled treatment trial of two forms of family therapy in adolescent anorexia nervosa: a five-year follow-up. J. Child Psychol. Psychiatry., 48, 552-560.

Ercan, E. S., Copkunol, H., Cykoethlu, S., Varan, A. (2003). Olanzapine treatment of an adolescent girl with anorexia nervosa. Hum.Psychopharmacol., 18, 401-403.

Fairburn, C. (2008). Cognitive behavior therapy and eating disorders. New York: The Guilford Press.

Fairburn, C. (2005). Evidence-based treatment of anorexia nervosa. International Journal of Eating Disorders, 37, 26-30.

Fairburn, C. G., Harrison, P. J. (2003). Eating disorders. Lancet, 361, 407-416.

Fang, J. C. (2007). Minimizing endoscopic complications in enteral access. Gastrointest. Endosc. Clin. N. Am., 17, 179-96, ix.

Fassino, S., Leombruni, P., Daga, G., Brustolin, A., Migliaretti, G., Cavallo, F. et al. (2002). Efficacy of citalopram in anorexia nervosa: a pilot study. Eur. Neuropsychopharmacol., 12, 453-459.

Favaro, A., Tenconi, E., Santonastaso, P. (2006). Perinatal factors and the risk of developing anorexia nervosa and bulimia nervosa. Arch. Gen. Psychiatry, 63, 82-88.

Fennig, S., Fennig, S., Roe, D. (2002). Physical recovery in anorexia nervosa: is this the sole purpose of a child and adolescent medical-psychiatric unit? Gen. Hosp. Psychiatry., 24, 87-92.

Fichter, M. M., Quadflieg, N., Hedlund, S. (2006). Twelve-year course and outcome predictors of anorexia nervosa. Int. J. Eat. Disord., 39, 87-100.

Figueiredo, F. A, da Costa, M. C, Pelosi, A. D, Martins, R. N, Machado, L, Francioni, E. (2007). Predicting outcomes and complications of percutaneous endoscopic gastrostomy. Endoscopy., 39, 333-338.

Fisher, M., Simpser, E., Schneider, M. (2000). Hypophosphatemia secondary to oral refeeding in anorexia nervosa. Int. J. Eat. Disord., 28, 181-187.

Foley, D. L, Thacker, L. R, Aggen, S. H, Neale, M. C, Kendler, K. S. (2001). Pregnancy and perinatal complications associated with risks for common psychiatric disorders in a population-based sample of female twins. Am. J. Med. Genet., 105, 426-431.

Fonseca, V., Havard, C. W. (1985). Electrolyte disturbances and cardiac failure with hypomagnesaemia in anorexia nervosa. Br. Med. J.(Clin. Res. Ed)., 291, 1680-1682.

Forman-Hoffman, V. L., Ruffin, T., Schultz, S. K. (2006). Basal metabolic rate in anorexia nervosa patients: using appropriate predictive equations during the refeeding process. Ann.Clin. Psychiatry., 18, 123-127.

Frank, G. K., Bailer, U. F., Henry, S. E., Drevets, W., Meltzer, C. C., Price, J. C. et al. (2005). Increased dopamine D2/D3 receptor binding after recovery from anorexia nervosa measured by positron emission tomography and [11c]raclopride. Biol. Psychiatry, 58, 908-912.

Frank, G. K., Kaye, W. H., Meltzer, C. C,. Price, J. C., Greer, P., McConaha, C. et al. (2002). Reduced 5-HT2A receptor binding after recovery from anorexia nervosa. Biol. Psychiatry, 52, 896-906.

Franko, D. L., Keel, P. K., Dorer, D. J., Blais, M. A., Delinsky, S. S., Eddy, K. T. et al. (2004). What predicts suicide attempts in women with eating disorders? Psychol. Med., 34, 843-853.

Franko, D., Dorer, D., Keel, P., Jachson, S., Manzo, M., Herzog, D. (2005). How do eating disorders and alcohol use influence each other? International Journal of Eating Disorders, 38(3), 200-207.

Ganter, C., Enck, P., Zipfel, S., Sammet, I. (2009). Kunsttherapie in Gruppen bei Essstörungen. Gruppenpsychotherapie und Gruppendynamik, 45(1), 20-31.

Garfinkel, P. E., Lin, E., Goering, P., Spegg, C., Goldbloom, D., Kennedy, S. et al. (1996). Should amenorrhoea be necessary for the diagnosis of anorexia nervosa? Evidence from a Canadian community sample. Br. J. Psychiatry., 168, 500-506.

Garner, D. M., Garfinkel, P. E., Rockert, W., Olmsted, M. P. (1987). A prospective study of eating disturbances in the ballet. Psychother. Psychosom., 48, 170-175.

Garner, D. M., Garner, M. V., Rosen, L. W. (1993). Anorexia nervosa »restricters« who purge: implications for subtyping anorexia nervosa. Int.J.Eat.Disord., 13, 171-185.

Geist, R., Davis, R., Heinmaa, M. (1998). Binge/purge symptoms and comorbidity in adolescents with eating disorders. Can. J. Psychiatry., 43, 507-512.

Geist, R., Heinmaa, M., Stephens, D., Davis, R., u. Katzman, D. K. (2000). Comparison of family therapy and family group psychoeducation in adolescents with anorexia nervosa. Can. J. Psychiatry., 45, 173-178.

Georges, B., Thissen, J. P., Lambert, M. (2004). Severe hypophosphatemia in a patient with anorexia nervosa during enteral refeeding. Acta Clin. Belg., 59, 361-364.

Gerlinghoff, M., Backmund, H., Franzen, U. (1998). Evaluation of a day treatment programme for eating disorders. European Eating Disorders Review, 6, 96-106.

Ghaderi, A., Scott, B. (2001). Prevalence, incidence and prospective risk factors for eating disorders. Acta Psychiatr. Scand., 104, 122-130.

Godart, N. T., Flament, M. F., Lecrubier, Y., Jeammet, P. (2000). Anxiety disorders in anorexia nervosa and bulimia nervosa: co-morbidity and chronology of appearance. Eur.Psychiatry, 15, 38-45.

Godart, N. T., Flament, M. F., Perdereau, F., Jeammet, P. (2002). Comorbidity between eating disorders and anxiety disorders: a review. Int. J. Eat. Disord., 32, 253-270.

Godart, N. T., Perdereau, F,. Rein, Z., Berthoz, S., Wallier, J., Jeammet, P. et al. (2007). Comorbidity studies of eating disorders and mood disorders. Critical review of the literature. J. Affect.Disord., 97, 37-49.

Goldberg, S. C., Eckert, E. D., Halmi, K. A., Casper, R. C., Davis, J. M, Roper, M. (1980). Effects of cyproheptadine on symptoms and attitudes in anorexia nervosa. Arch. Gen. Psychiatry., 37, 1083.

Goldberg, S. C., Halmi, K. A., Eckert, E. D., Casper, R. C., Davis, J. M. (1979). Cyproheptadine in anorexia nervosa. Br. J. Psychiatry., 134:67-70., 67-70.

Goldfarb, L. A., Fuhr, R., Tsujimoto, R. N., Fischman, S. E. (1987a). Systematic desensitization and relaxation as adjuncts in the treatment of anorexia nervosa: a preliminary study. Psychol. Rep., 60, 511-518.

Goldfarb, L. A., Fuhr, R., Tsujimoto, R. N., Fischman, S. E., Stanley, E. (1987b). Systematic desensitization and relaxation as adjuncts in the treatment of anorexia nervosa: A preliminary study. Psychol. Rep., 60, 511-518.

Gowers, S., Clark, A., Roberts, C,. Griffiths, A., Edwards, V., Bryan, C. et al. (2007). Clinical effectiveness of treatments for anorexia nervosa in adolescents. British Journal of Psychiatry, 191, 427-435.

Gowers, S., Bryant-Waugh, R. (2004). Management of child and adolescent eating disorders: the current evidence base and future directions. J. Child Psychol. Psychiatry., 45, 63-83.

Gowers, S. G., Weetman, J., Shore, A., Hossain, F., Elvins, R. (2000). Impact of hospitalisation on the outcome of adolescent anorexia nervosa. Br. J. Psychiatry., 176:138-41., 138-141.

Griffiths, R., Gross, G., Russell, J., Thornton, C., Beumont, P., Schotte, D. et al. (1998). Perceptions of bed rest by anorexic patients. International Journal of Eating Disorders, 23, 443-447.

Gross, G., Russell, J. D., Beumont, P. J., Touyz, S. W., Roach, P., Aslani, A. et al. (2000). Longitudinal study of patients with anorexia nervosa 6 to 10 years after treatment. Impact of adequate weight restoration on outcome. Ann. N. Y. Acad. Sci., 904:614-6., 614-616.

Gross, H. A., Ebert, M. H., Faden, V. B., Goldberg, S. C., Kaye, W. H., Caine, E. D. et al. (1983). A double-blind trial of delta 9-tetrahydrocannabinol in primary anorexia nervosa. J. Clin. Psychopharmacol., 3, 165-171.

Gross, H. A., Ebert, M. H., Faden, V. B., Goldberg, S. C., Nee, L. E., Kaye, W. H. (1981). A double-blind controlled trial of lithium carbonate primary anorexia nervosa. J. Clin. Psychopharmacol., 1, 376-381.

Gutierrez, E., Vazquez, R. (2001). Heat in the treatment of patients with anorexia nervosa. Eat. Weight. Disord., 6, 49-52.

Hadigan, C. M, Anderson, E. J., Miller, K. K., Hubbard, J. L., Herzog, D. B., Klibanski, A. et al. (2000). Assessment of macronutrient and micronutrient intake in women with anorexia nervosa. Int. J. Eat. Disord., 28, 284-292.

Haglin, L. (2001). Hypophosphataemia in anorexia nervosa. Postgrad. Med. J., 77, 305-311.

Hall, A, Crisp, A. H. (1987). Brief psychotherapy in the treatment of anorexia nervosa. Outcome at one year. Br. J. Psychiatry., 151:185-91., 185-191.

Hall, R. C., Beresford, T. P., Hall, A. K. (1989). Hypomagnesemia in eating disorder patients: clinical signs and symptoms. Psychiatr. Med., 7, 193-203.

Halmi, K., Fry, M. (1974). Serum lipids in anorexia nervosa. Biol. Psychiatry, 8, 159-167.

Halmi, K. A., Agras, W. S., Crow, S., Mitchell, J., Wilson, G. T., Bryson, S. W. et al. (2005). Predictors of treatment acceptance and completion in anorexia nervosa: implications for future study designs. Arch. Gen. Psychiatry., 62, 776-781.

Halmi, K. A., Eckert, E., LaDu, T. J., Cohen, J. (1986). Anorexia nervosa. Treatment efficacy of cyproheptadine and amitriptyline. Arch. Gen. Psychiatry., 43, 177-181.

Halmi, K. A., Mitchell, J., Crow, S. (1999). Fluoxetine vs. cognitive behavioral therapy in relapse prevention for anorexia nervosa. Journal of the European College of Neuropsychopharmacology 9 [Supplement 5], 373. Ref Type: Journal (Full)

Hamidon, B. (2006). Predicting the outcome of percutaneous endoscopic gastrostomy tube feeding. Singapore Med. J., 47, 1013.

Hartmann, A., Weber, S., Herpertz, S., Zeeck, A. (2011). Leitliniengruppe Essstörungen. Psychological treatment for anorexia nervosa: a meta-analysis of standarized mean change. Psychotherapy u. Psychosomatics, 80(4), 216-226.

Hartmann, A., Wirth, C., Zeeck, A. (2007). Predictors of failure of inpatient treatment of anorexia nervosa from early weight gain. Psychotherapy Research, 17, 226-238.

Hay, P., Bacaltchuk, J., Claudino, A., Ben-Tovim, D., Yong, P. Y. (2003). Individual psychotherapy in the outpatient treatment of adults with anorexia nervosa. Cochrane. Database. Syst.Rev., CD003909.

Hebebrand, J., Ballauff, A., Hinney, A., Herpertz, S., Köpp, W, Wewetzer, C. et al. (1994). Altersperzentilen für den Body-Mass-Index aus Daten der Nationalen Verzehrstudie einschließlich einer Übersicht zu relevanten Einflußfaktoren. Aktuelle Ernährungsmedizin, 19, 259-265.

Hebebrand, J., Casper, R., Treasure, J., Schweiger, U. (2004). The need to revise the diagnostic criteria for anorexia nervosa. J. Neural Transm., 111, 827-840.

Hebebrand, J., Himmelmann, G. W., Herzog, W., Herpertz-Dahlmann, B. M., Steinhausen, H. C., Amstein, M. et al. (1997). Prediction of low body weight at long-term follow-up in acute anorexia nervosa by low body weight at referral. Am. J. Psychiatry., 154, 566-569.

Herpertz, S., de Zwaan, M. (2005). Essstörungen. In W.Senf u. M. Broda (Eds.), Praxis der Psychotherapie (3. ed., pp. 502-523). Stuttgart: Thieme Verlag.

Herpertz-Dahlmann, B., Hagenah, U., Vloet, T., Holtkamp, K. (2005). [Adolescent eating disorders]. Prax. Kinderpsychol. Kinderpsychiatr., 54, 248-267.

Herpertz-Dahlmann, B., Muller, B., Herpertz, S., Heussen, N., Hebebrand, J., Remschmidt, H. (2001). Prospective 10-year follow-up in adolescent anorexia nervosa-course, outcome, psychiatric comorbidity, and psychosocial adaptation. Journal of Child Psychology and Psychiatry and Allied Disciplines, 42, 603-612.

Herzog, D. B., Franko, D. L., Dorer, D. J., Keel, P. K., Jackson, S., Manzo, M. P. (2006a). Drug abuse in women with eating disorders. Int. J. Eat. Disord., 39, 364-368.

Herzog, D. B., Keller, M. B., Lavori, P. W., Kenny, G. M., Sacks, N. R. (1992a). The prevalence of personality disorders in 210 women with eating disorders. J. Clin. Psychiatry., 53, 147-152.

Herzog, D. B., Keller, M. B., Sacks, N. R., Yeh, C. J., Lavori, P. W. (1992b). Psychiatric comorbidity in treatment-seeking anorexics and bulimics. J. Am. Acad. Child Adolesc. Psychiatry., 31, 810-818.

Herzog, T., Zeeck, A. (2001). Stationäre psychodynamisch orientierte Therapie bei Anorexie und Bulimie. In G.Reich u. M. Cierpka (Eds.), Psychotherapie der Essstörungen. (2. Aufl. ed., pp. 79-93). Stuttgart/New York: Georg Thieme Verlag.

Herzog, T., Zeeck, A., Hartmann, A., Nickel, T. (2004). Lower targetsfor weekly weight gain lead to better results in inpatient treatment of anorexia nervosa. A pilot study. European Eating Disorders Review, 12, 164-168.

Herzog, T., Hartmann, A. (1997). Psychoanalytisch orientierte Behandlung der Anorexia nervosa. Eine methodenkritische Literaturübersicht unter Verwendung meta-analytischer Verfahren. Psychotherapie Psychosomatik Medizinische Psychologie, 47, 299-315.

Herzog, T., Hartmann, A., Falk, C. (1996). Symptomorientierung und psychodynamisches Gesamtkonzept bei der stationären Behandlung der Anorexia nervosa. Eine quasi- experimentelle Vergleichsuntersuchung von 40 Aufnahmeepisoden. Psychother. Psychosom. med. Psychol., 46 (1), 11-22.

Herzog, W., Friederich, H.-C., Wild, B., Schauenburg, H., Zipfel, S. (2008). Psychodynamische Therapie. In: Herpertz, S, de Zwaan, M, Zipfel, S. (eds.), Handbuch Essstörungen und Adipositas (1. ed., pp. 189-192). Heidelberg: Springer Verlag.

Herzog, W., Deter, H. C., Fiehn, W., Petzold, E. (1997a). Medical findings and predictors of long-term physical outcome in anorexia nervosa: a prospective, 12-year follow-up study. Psychol. Med., 27, 269-279.

Herzog, W., Friederich, H. C, Wild, B., Lowe, B., Zipfel, S. (2006b). [Anorexia nervosa]. Ther. Umsch., 63, 539-543.

Herzog, W., Kronmuller, K. T., Hartmann, M., Bergmann, G., Kroger, F. (2000). Family perception of interpersonal behavior as a predictor in eating disorders: a prospective, six-year followup study. Fam. Process, 39, 359-374.

Herzog, W., Minne, H., Deter, C., Leidig, G., Schellberg, D., Wuster, C. et al. (1993). Outcome of bone mineral density in anorexia nervosa patients 11.7 years after first admission. J. Bone Miner. Res., 8, 597-605.

Herzog, W., Schellberg, D., u. Deter, H. C. (1997b). First recovery in anorexia nervosa patients in the long-term course: a discrete-time survival analysis. J. Consult Clin. Psychol., 65, 169-177.

Hillebrand, J. J., Koeners, M. P., de Rijke, C. E., Kas, M. J., Adan, R. A. (2005). Leptin treatment in activity-based anorexia. Biol. Psychiatry, 58, 165-171.

Hoek, H. W., van Harten, P. N., Hermans, K. M., Katzman, M. A., Matroos, G. E, Susser, E. S. (2005). The incidence of anorexia nervosa on Curacao. Am. J. Psychiatry, 162, 748-752.

Hoek, H. W., van Harten, P. N., van Hoeken, D., Susser, E. (1998). Lack of relation between culture and anorexia nervosa-results of an incidence study on Curacao. N. Engl. J. Med., 338, 1231-1232.

Holtkamp, K., Hebebrand, J., Herpertz-Dahlmann, B. (2004a). The contribution of anxiety and food restriction on physical activity levels in acute anorexia nervosa. Int. J. Eat. Disord., 36, 163-171.

Holtkamp, K., Hebebrand, J., Mika, C., Heer, M., Heussen, N., Herpertz-Dahlmann, B. (2004b). High serum leptin levels subsequent to weight gain predict renewed weight loss in patients with anorexia nervosa. Psychoneuroendocrinology., 29, 791-797.

Holtkamp, K., Herpertz-Dahlmann, B., Hebebrand, K., Mika, C., Kratzsch, J., Hebebrand, J. (2006). Physical activity and restlessness correlate with leptin levels in patients with adolescent anorexia nervosa. Biol. Psychiatry, 60, 311-313.

Holtkamp, K., Herpertz-Dahlmann, B., Mika, C., Heer, M., Heussen, N., Fichter, M. et al. (2003). Elevated physical activity and low leptin levels co-occur in patients with anorexia nervosa. J. Clin. Endocrinol. Metab, 88, 5169-5174.

Howard, W. T., Evans, K. K., Quintero-Howard, C. V., Bowers, W. A, Andersen, A. E. (1999). Predictors of success or failure of transition to day hospital treatment for inpatients with anorexia nervosa. Am. J. Psychiatry., 156, 1697-1702.

Huang, Y. L., Fang, C. T., Tseng, M. C., Lee, Y. J., Lee, M. B. (2001). Life-threatening refeeding syndrome in a severely malnourished anorexia nervosa patient. J. Formos. Med. Assoc., 100, 343-346.

Hueg, A., Resch, F., Haffner, J., Poustka, L., Parzer, P., Brunner, R. (2006). Temperaments- und Charaktermerkmale jugendlicher Patientinnen mit Anorexia Nervosa und Bulimia Nervosa. Zeitschrift für Kinder- und Jugendpsychiatrie und Psychotherapie, 34 (2), 127-137.

Humphries, L., Vivian, B., Stuart, M., McClain, C. J. (1989). Zinc deficiency and eating disorders. J. Clin. Psychiatry., 50, 456-459.

Imbierowicz, K., Braks, K., Jacoby, G. E., Geiser, F., Conrad, R., Schilling, G. et al. (2002). High-caloric supplements in anorexia treatment. Int. J. Eat. Disord., 32, 135-145.

Isager, T., Brinch, M., Kreiner, S., Tolstrup, K. (1985). Death and relapse in anorexia nervosa: survival analysis of 151 cases. J. Psychiatr. Res., 19, 515-521.

Jacobi, C., Hayward, C., De, Z. M., Kraemer, H. C., Agras, W. S. (2004). Coming to terms with risk factors for eating disorders: application of risk terminology and suggestions for a general taxonomy. Psychol. Bull., 130, 19-65.

Jordan, J, Joyce, P. R, Carter, F. A, Horn, J, McIntosh, V. V, Luty, S. E. et al. (2008). Specific and nonspecific comorbidity in anorexia nervosa. Int. J. Eat. Disord., 41, 47-56.

Kächele, H., Kordy, H., Richard, M., Research Group TR-EAT (2001). Therapy amount and outcome of inpatient psychodynamic treatment of eating disorders in Germany: data from a multicenter study. Psychotherapy Research, 11 (3), 239-257.

Kahn, C., Pike, K. M. (2001). In search of predictors of dropout from inpatient treatment for anorexia nervosa. Int.J.Eat. Disord., 30, 237-244.

Kaplan, A. S. (2002). Psychological treatments for anorexia nervosa: a review of published studies and promising new directions. Can. J. Psychiatry., 47, 235-242.

Kaplan, A. S., Garfinkel, P. E. (1999). Difficulties in treating patients with eating disorders: A review of patient and clinician variables. Canadian Journal of Psychiatry-Revue Canadienne de Psychiatrie, 44, 665-670.

Kaplan, A., Olmsted, M. (1997). Partial hospitalization. In: Garner, D, Garfinkel, P. (eds.), Handbook of Treatment for Eating Disorders (2nd ed. ed., pp. 354-360). New York, London: Guilford Press.

Katz, R. L., Keen, C. L., Litt, I. F., Hurley, L. S., Kellams-Harrison, K. M, Glader, L. J. (1987). Zinc deficiency in anorexia nervosa. J. Adolesc. Health Care., 8, 400-406.

Kaye, W., Bulik, C., Thornton, L., Barbarich, N., Masters, K., Price Foundation Collaborative Group (2004). Comorbidity if anxiety disorders with anorexia and bulimia nervosa. Am. J. Psychiatry, 161, 2215-2221.

Kaye, W. H., Gwirtsman, H. E., Obarzanek, E., George, D. T. (1988b). Relative importance of calorie intake needed to gain weight and level of physical activity in anorexia nervosa. Am. J. Clin. Nutr., 47, 989-994.

Kaye, W. H., Nagata, T., Weltzin, T. E., Hsu, L. K., Sokol, M. S., McConaha, C. et al. (2001). Double-blind placebo-controlled administration of fluoxetine in restricting- and restricting-purging-type anorexia nervosa. Biol. Psychiatry., 49, 644-652.

Keel, P., Dorer, D., Eddy, K., Delinsky, S., Franko, D., Blais, M. et al. (2002). Predictors of treatment utilization among women with anorexia and bulimia nervosa. Am. J. Psychiatry, 159, 140-142.

Keel, P. K., Dorer, D. J., Eddy, K. T., Franko, D., Charatan, D. L., Herzog, D. B. (2003). Predictors of mortality in eating disorders. Arch. Gen. Psychiatry., 60, 179-183.

Kendler, K. S. (1978). Amitriptyline-induced obesity in anorexia nervosa: a case report. Am. J. Psychiatry., 135, 1107-1108.

Kennedy, S. H., Garfinkel, P. E. (1989). Patients admitted to hospital with anorexia nervosa and bulimia nervosa: Psychopathology, weight gain, and attitudes toward treatment. International Journal of Eating Disorders, 8, 181-190.

Keski-Rahkonen, A., Hoek, H. W., Susser, E. S., Linna, M. S., Sihvola, E., Raevuori, A. et al. (2007). Epidemiology and course of anorexia nervosa in the community. Am. J. Psychiatry., 164, 1259-1265.

Key, A., George, C. L., Beattie, D, Stammers, K., Lacey, H., Waller, G. (2002). Body image treatment within an inpatient program for anorexia nervosa: the role of mirror exposure in the desensitization process. Int. J. Eat. Disord., 31, 185-190.

Keys, A., Brozek, J., Henschel, A., Mickelsen., O, Taylor, H. L. (1950). The biology of human starvation. Minnesota: University of Minnesota Press.

Kibel, M. A. (1969). Appetite and weight gain in children: a double-blind trial using cyproheptadine and methandrostenolone. Cent. Afr. J. Med., 15, 229-232.

Killen, J. D., Taylor, C. B., Hayward, C., Haydel, K. F., Wilson, D. M., Hammer, L. et al. (1996). Weight concerns influence the development of eating disorders: a 4-year prospective study. J. Consult Clin. Psychol., 64, 936-940.

Killen, J. D, Taylor, C. B, Hayward, C, Wilson, D. M, Haydel, K. F, Hammer, L. D. et al. (1994). Pursuit of thinness and onset of eating disorder symptoms in a community sample of adolescent girls: a three-year prospective analysis. Int. J. Eat. Disord., 16, 227-238.

Klump, K. L., Miller, K. B., Keel, P. K., McGue, M., Iacono, W. G. (2001). Genetic and environmental influences on anorexia nervosa syndromes in a population-based twin sample. Psychol.Med., 31, 737-740.

Koh, E., Onishi, T., Morimoto, S., Imanaka, S., Nakagawa, H., Ogihara, T. (1989). Clinical evaluation of hypokalemia in anorexia nervosa. Jpn. J. Med., 28, 692-696.

Konzag, T., Klose, S., Bandemer-Greulich, U., Fikentscher, E., Bahrke, U. (2005). Stationäre körperbezogene Psychotherapie bei Anorexia und Bulimia Nervosa. Psychotherapeut, 51, 35-42.

Kordy, H. (2005). Counting the COST: A European Collaboration on the Efficiency of Psychotherapeutic Treatment of Patients with Eating Disorders. European Eating Disorders Review, 13 (3), 153-158.

Kortegaard, L. S., Hoerder, K., Joergensen, J., Gillberg, C., Kyvik, K. O. (2001). A preliminary population-based twin study of self-reported eating disorder. Psychol. Med., 31, 361-365.

Kotler, L. A., Cohen, P., Davies, M,. Pine, D. S., Walsh, B. T. (2001). Longitudinal relationships between childhood, adolescent, and adult eating disorders. J. Am. Acad. Child Adolesc.Psychiatry, 40, 1434-1440.

Kovacs, D., Palmer, R. L. (2004). The associations between laxative abuse and other symptoms among adults with anorexia nervosa. Int.J.Eat.Disord., 36, 224-228.

Krahn, D. D., Rock, C., Dechert, R. E., Nairn, K. K., Hasse, S. A. (1993). Changes in resting energy expenditure and body composition in anorexia nervosa patients during refeeding. J. Am. Diet. Assoc., 93, 434-438.

La Via, M. C., Gray, N., Kaye, W. H. (2000). Case reports of olanzapine treatment of anorexia nervosa. Int. J. Eat. Disord., 27, 363-366.

LaBan, M. M., Wilkins, J. C., Sackeyfio, A. H., Taylor, R. S. (1995). Osteoporotic stress fractures in anorexia nervosa: etiology, diagnosis, and review of four cases. Arch. Phys. Med. Rehabil., 76, 884-887.

Lacey, J. H., Crisp, A. H. (1980). Hunger, food intake and weight: the impact of clomipramine on a refeeding anorexia nervosa population. Postgrad. Med. J., 56 Suppl 1:79-85., 79-85.

Lacey, J. H., Gibson, E. (1985). Controlling weight by purgation and vomiting: a comparative study of bulimics. J. Psychiatr. Res., 19, 337-341.

Lask, B., Fosson, A., Rolfe, U., Thomas, S. (1993). Zinc deficiency and childhood-onset anorexia nervosa. J. Clin. Psychiatry., 54, 63-66.

Lay, B., Jennen-Steinmetz, C., Reinhard, I., Schmidt, M. H. (2002). Characteristics of inpatient weight gain in adolescent anorexia nervosa: Relation to speed of relapse and re-admission. European Eating Disorders Review, 22-40.

Le Grange, D. (2006). How enthusiastic should we be about family-based treatment for adolescent anorexia nervosa? European Eating Disorders Review, 14, 373-375.

Le Grange, D., Eisler, I., Dare, C., Russell, G. F. M. (1992). Evaluation of family treatments in adolescent anorexia nervosa: A pilot study. Int. J. Eat. Disord., 12, 347-357.

Lee, T. H., Shih, L. N., Lin, J. T. (2007). Clinical experience of percutaneous endoscopic gastrostomy in Taiwanese patients-310 cases in 8 years. J. Formos. Med. Assoc., 106, 685-689.

Legenbauer, T. (2008). Kognitive Verhaltenstherapie. In: Herpertz, S, de Zwaan, M, Zipfel, S. (eds.). Handbuch Essstörungen und Adipositas (1. ed., pp. 193-199). Heidelberg: Springer Verlag.

Leon, G. R., Fulkerson, J. A., Perry, C. L., Early-Zald, M. B. (1995). Prospective analysis of personality and behavioral vulnerabilities and gender influences in the later development of disordered eating. J. Abnorm. Psychol., 104, 140-149.

Levenson, C. W. (2003). Zinc regulation of food intake: new insights on the role of neuropeptide Y. Nutr. Rev., 61, 247-249.

Levine, J., Gur, E., Loewenthal, R., Vishne, T., Dwolatzky, T., van Beynum, I. M., Sela, B. A., Vered, I., Yosef, G., Stein, D. (2007). Plasma homocysteine levels in female patients with eating disorders. Int. J. Eat. Disord., 40, 277-284.

Lewinsohn, P., Hops, R., Seeley, J., Andrews, J. (1993). Adolescent psychopathology: I. Prevalence and incidence of depression and other DSM-III-R disorders in high scholl students. J. Abnorm. Psychol., 102(1), 133-144.

Lilenfeld, L. R., Wonderlich, S., Riso, L. P., Crosby, R., Mitchell, J. (2006). Eating disorders and personality: a methodological and empirical review. Clin. Psychol. Rev., 26 (3), 299-320.

Lindblad, F., Lindberg, L., Hjern, A. (2006). Improved survival in adolescent patients with anorexia nervosa: a comparison of two Swedish national cohorts of female inpatients. Am. J. Psychiatry., 163, 1433-1435.

Lock, J., Agras, W., Bryson, S., Kraemer, H. (2005). A comparison of short- and long-term family therapy for adolescent anorexia nervosa. Journal of the American Academy of Child and Adolescent Psychiatry, 44 (7), 632-639.

Lowinger, K., Griffiths, R. A., Beumont, P. J., Scicluna, H., Touyz, S. W. (1999). Fluid restriction in anorexia nervosa: a neglected symptom or new phenomenon? Int. J. Eat. Disord., 26, 392-396.

Mahon, J. (2000). Dropping out from psychological treatment for eating disorders: what are the issues? European Eating Disorders Review, 8, 198-216.

Mainguet, P. (1972). Effect of cyproheptadine on anorexia and loss of weight in adults. Practitioner., 208, 797-800.

Makino, M, Tsuboi, K, Dennerstein, L. (2004). Prevalence of eating disorders: a comparison of Western and non-Western countries. Med. Gen. Med., 6, 49.

Malfi, G., Agnello, E., Da Pont, M. C., Palmo, A., Zullo, G., Monero, A. et al. (2006). Chronic anorexia nervosa: enteral nutrition via percutaneous endoscopic gastrostomy and liaison psychiatry. Minerva Gastroenterol. Dietol., 52, 431-435.

Malina, A., Gaskill, J., McConaha, C., Frank, G. K., LaVia, M., Scholar, L. et al. (2003). Olanzapine treatment of anorexia nervosa: a retrospective study. Int. J. Eat. Disord., 33, 234-237.

Marchi, M., Cohen, P. (1990). Early childhood eating behaviors and adolescent eating disorders. J. Am. Acad. Child Adolesc. Psychiatry, 29, 112-117.

Matzkin, V. B., Geissler, C., Coniglio, R., Selles, J., Bello, M. (2006). Cholesterol concentrations in patients with Anorexia Nervosa and in healthy controls. Int. J. Psychiatr. Nurs. Res., 11, 1283-1293.

McIntosh, V. V., Jordan, J., Carter, F. A., Luty, S. E., McKenzie, J. M., Bulik, C. M. et al. (2005). Three psychotherapies for anorexia nervosa: a randomized, controlled trial. Am. J. Psychiatry., 162, 741-747.

McIntosh, V. V., Jordan, J., Luty, S. E., Carter, F. A., McKenzie, J. M., Bulik, C. M. et al. (2006). Specialist supportive clinical management for anorexia nervosa. Int. J. Eat. Disord., 39, 625-632.

Meads, C., Gold, L., Burls, A. (2001). How effective is outpatient care compared to inpatient care for treatment of anorexia nervosa? A systematic review. European Eat. Disord. Rev., 9, 229-241.

Meehan, K. G., Loeb, K. L., Roberto, C. A., Attia, E. (2006). Mood change during weight restoration in patients with anorexia nervosa. Int. J. Eat. Disord., 39, 587-589.

Mehler, C., Wewetzer, C., Schulze, U., Warnke, A., Theisen, F., Dittmann, R. W. (2001). Olanzapine in children and adolescents with chronic anorexia nervosa. A study of five cases. Eur. Child Adolesc. Psychiatry., 10, 151-157.

Mehler, P. S., Lezotte, D,. Eckel, R. (1998). Lipid levels in anorexia nervosa. Int.J . Eat. Disord., 24, 217-221.

Mehler-Wex, C., Roanos, M., Kirchheier, J., Schulze, U. (2008). Atypical antipsychotics in severe anorexia nervosa in children and adolescents – review and case reports. Eur. Eat. Disord. Rev., 16(2), 100-108.

Mika, C, Herpertz-Dahlmann, B, Heer, M, Holtkamp, K. (2004). Improvement of nutritional status as assessed by multifrequency BIA during 15 weeks of refeeding in adolescent girls with anorexia nervosa. J. Nutr., 134, 3026-3030.

Mills, I. H. (1976). Letter: Amitriptyline therapy in anorexia nervosa. Lancet., 2, 687.

Milos, G. F., Spindler, A. M., Buddeberg, C., Crameri, A. (2003). Axes I and II comorbidity and treatment experiences in eating disorder subjects. Psychotherapy and Psychosomatics, 72, 276-285.

Milosevic, A. (1999). Eating disorders and the dentist. Br. Dent. J., 186, 109-113.

Mira, M., Stewart, P. M., Abraham, S. F. (1989). Vitamin and trace element status of women with disordered eating. Am. J. Clin. Nutr., 50, 940-944.

Misra, M., Tsai, P., Anderson, E. J., Hubbard, J. L, Gallagher, K, Soyka, L. A. et al. (2006). Nutrient intake in community-dwelling adolescent girls with anorexia nervosa and in healthy adolescents. Am. J. Clin. Nutr., 84, 698-706.

Mondraty, N., Birmingham, C. L., Touyz, S., Sundakov, V., Chapman, L., Beumont, P. (2005). Randomized controlled trial of olanzapine in the treatment of cognitions in anorexia nervosa. Australas. Psychiatry., 13, 72-75.

Moore, D. C. (1977). Amitriptyline therapy in anorexia nervosa. Am. J.P sychiatry., 134, 1303-1304.

Mordasini, R., Klose, G., Greten, H. (1978). Secondary type II hyperlipoproteinemia in patients with anorexia nervosa. Metabolism, 27, 71-79.

Morris, J. S., Dolan, R. J. (2001). Involvement of human amygdala and orbitofrontal cortex in hunger-enhanced memory for food stimuli. J. Neurosci., 21, 5304-5310.

Moyano, D., Vilaseca, M. A., Artuch, R., Valls, C., Lambruschini, N. (1998). Plasma total-homocysteine in anorexia nervosa. Eur.J.Clin.Nutr., 52, 172-175.

National Institute of Clinical Excellence (2004). Eating Disorders. National Clinical Practice Guideline Number CG6. The British Psychological Society u. the Royal College of Psychiatrists.

Needleman, H. L., Waber, D. (1976). Letter: Amitriptyline therapy in patients with anorexia nervosa. Lancet., 2, 580.

Neiderman, M., Zarody, M., Tattersall, M., Lask, B. (2000). Enteric feeding in severe adolescent anorexia nervosa: a report of four cases. Int. J. Eat. Disord., 28, 470-475.

Nicholls, D., Viner, R. (2005). Eating disorders and weight problems. BMJ., 330, 950-953.

Nielsen, S. (2001). Epidemiology and mortality of eating disorders. The Psychiatric Clinics of North America, 24 (2), 201-214.

North, C., Gowers, S., Byram, V. (1997). Family functioning and life events in the outcome of adolescent anorexia nervosa. Br. J. Psychiatry., 171:545-9., 545-549.

Nova, E., Lopez-Vidriero, I., Varela, P., Toro, O., Casas, J. J., Marcos, A. A. (2004). Indicators of nutritional status in restricting-type anorexia nervosa patients: a 1-year follow-up study. Clin. Nutr., 23, 1353-1359.

Obarzanek, E., Lesem, M. D., Jimerson, D. C. (1994). Resting metabolic rate of anorexia nervosa patients during weight gain. Am. J. Clin. Nutr., 60, 666-675.

Ohwada, R., Hotta, M., Oikawa, S., Takano, K. (2006). Etiology of hypercholesterolemia in patients with anorexia nervosa. Int. J. Eat. Disord., 39, 598-601.

Okamoto, A., Yamashita, T., Nagoshi, Y., Masui, Y., Wada, Y., Kashima, A. et al. (2002). A behavior therapy program combined with liquid nutrition designed for anorexia nervosa. Psychiatry Clin. Neurosci., 56, 515-520.

Oliveros, S. C., Iruela, L. M, Caballero, L, Baca, E. (1992). Fluoxetine-induced anorexia in a bulimic patient. Am. J. Psychiatry., 149, 1113-1114.

Olmsted, M. P., Kaplan, A. S., Rockert, W. (2003). Relative efficacy of a 4-day versus a 5-day day hospital program. Int. J. Eat. Disord., 34, 441-449.

Ornstein, R. M., Golden, N. H., Jacobson, M. S., Shenker, I. R. (2003). Hypophosphatemia during nutritional rehabilitation in anorexia nervosa: implications for refeeding and monitoring. J. Adolesc. Health, 32 (1), 83-88.

O'Brien, K. M., Vincent, N. K. (2003). Psychiatric comorbidity in anorexia and bulimia nervosa: nature, prevalence, and cusal relationships. Clinical Psychology Review, 23, 57-74.

Pagliato, E., Corradi, E., Gentile, M. G., Testolin, G. (2000). Changes in body composition and resting energy expenditure in anorectic patients after a weight gain of fifteen percent. Ann. N. Y. Acad. Sci., 904, 617-620.

Palmer, R. L. (2003). Death in anorexia nervosa. Lancet, 361, (9368), 1490.

Patton, G. C., Johnson-Sabine, E, Wood, K, Mann, A. H, Wakeling, A. (1990). Abnormal eating attitudes in London schoolgirls – a prospective epidemiological study: outcome at twelve month follow-up. Psychol.Med., 20, 383-394.

Patton, G. C, Selzer, R, Coffey, C, Carlin, J. B, Wolfe, R. (1999). Onset of adolescent eating disorders: population based cohort study over 3 years. BMJ, 318, 765-768.

Penas-Lledo, E., Vaz Leal, F. J., Waller, G. (2002). Excessive exercise in anorexia nervosa and bulimia nervosa: relation to eating characteristics and general psychopathology. Int. J. Eat. Disord., 31, 370-375.

Perkins, S. J., Murphy, R., Schmidt, U., Williams, C. (2006). Self-help and guided self-help for eating disorders. Cochrane. Database. Syst. Rev., Issue 3, Art. No.: CD 004191. DOI: 10.1002/1465 1858. CD 004191.pub2.

Pierloot, R., Vandereycken, W., Verhaest, S. (1982). An inpatinet treatment program for anorexia nervosa patients. Acta Psychiatrica Scandinavica, 66(1), 1-8.

Pietrowsky, R., Krug, R., Fehm, H. L., Born, J. (2002). Food deprivation fails to affect preoccupation with thoughts of food in anorectic patients. Br.J.Clin.Psychol, 41, 321-326.

Pike, K. M. (1998). Long-term course of anorexia nervosa: response, relapse, remission, and recovery. Clinical Psychology Review, 18 (4), 447-475.

Pike, K., Walsh, B., Vitousek, K., Wilson, G., Bauer, J. (2003). Cognitive behavior therapy in the posthospitalization treatment of anorexia nervosa. Am. J. Psychiatry. 160 (11), 2046-2049.

Pillay, M., Crisp, A. H. (1981). The impact of social skills training within an established in- patient treatment programme for anorexia nervosa. Br. J. Psychiatry, 139, 533-539.

Pinter, O., Probst, M., Vandereycken, W., Pieters, G., Goris, M. (2004). The predictive value of body mass index for the weight evolution in anorexia nervosa. Eat. Weight. Disord., 9, 232-235.

Pirke, K. M, Broocks, A., Wilckens, T., Marquard, R., Schweiger, U. (1993). Starvation-induced hyperactivity in the rat: the role of endocrine and neurotransmitter changes. Neurosci. Biobehav. Rev., 17, 287-294.

Platte, P., Pirke, K. M., Trimborn, P., Pietsch, K., Krieg, J. C., Fichter, M. M. (1994). Resting metabolic rate and total energy expenditure in acute and weight recovered patients with anorexia nervosa and in healthy young women. Int. J. Eat. Disord., 16, 45-52.

Polito, A., Fabbri, A., Ferro-Luzzi, A., Cuzzolaro, M., Censi, L., Ciarapica, D. et al. (2000). Basal metabolic rate in anorexia nervosa: relation to body composition and leptin concentrations. Am. J. Clin. Nutr., 71, 1495-1502.

Powers, P. S., Bannon, Y., Eubanks, R., McCormick, T. (2007). Quetiapine in anorexia nervosa patients: an open label outpatient pilot study. Int.J.Eat.Disord., 40, 21-26.

Powers, P. S., Santana, C. A, Bannon, Y. S. (2002). Olanzapine in the treatment of anorexia nervosa: an open label trial. Int. J.Eat.Disord., 32, 146-154.

Pryor, T., Wiederman, M. W., McGilley, B. (1996). Laxative abuse among women with eating disorders: an indication of psychopathology? Int. J. Eat. Disord., 20, 13-18.

Rastam, M. (1992). Anorexia nervosa in 51 Swedish adolescents: premorbid problems and comorbidity. J. Am. Acad. Child Adolesc. Psychiatry, 31, 819-829.

Reich, G. (2008). Familientherapie. In: Herpertz, S, de Zwaan, M, Zipfel, S. (eds.), Handbuch Essstörungen und Adipositas (1. ed., pp. 176-181). Heidelberg: Springer Verlag.

Remschmidt, H., Müller, H. (1987). Stationäre Gewichts-Ausgangsdaten und Langzeitprognose der Anorexia nervosa Changes in weight during inpatient treatment and long-term outcome in anorexia nervosa. Z. Kinder Jugendpsychiatr., 15, 327-341.

Richard, M. (2001). Die Konzeptualisierung und Validierung von Therapie-Response und seine Bedeutung für die Behandlungsplanung in einem verlaufsorientierten Qualitätsmanagement am Beispiel von Essstörungen. Heidelberg: Dissertation.

Richard, M., Bauer, S., Kordy, H., COST Action B6 (2005). Relapse in anorexia and bulimia nervosa - a 2.5 year follow-up study. European Eat. Dis. Rev., 13, 180-190.

Richard, M. (2005). Effective treatment of eating disorders in Europe: treatment outcome and its predictors. European Eat. Dis. Rev., 13, 169-179.

Ro, O., Martinsen, E. W., Hoffart, A., Rosenvinge, J. H. (2004). Short-term follow-up of adults with long standing anorexia nervosa or non-specified eating disorder after inpatient treatment. Eat. Weight. Disord., 9, 62-68.

Robb, A. S., Silber, T. J., Orrell-Valente, J. K., Valadez-Meltzer, A., Ellis, N, Dadson, M. J. et al. (2002). Supplemental nocturnal nasogastric refeeding for better short-term outcome in hospitalized adolescent girls with anorexia nervosa. Am.J.Psychiatry, 159, 1347-1353.

Robin, A. L., Siegel, P. T., Moye, A. W., Gilroy, M., Dennis, A. B., Sikand, A. (1999). A controlled comparison of family versus individual therapy for adolescents with anorexia nervosa. J. Am. Acad. Child Adolesc. Psychiatry, 38, 1482-1489.

Rock, C. L., Curran-Celentano, J. (1994). Nutritional disorder of anorexia nervosa: a review. Int.J.Eat.Disord., 15, 187-203.

Rock, C. L., Vasantharajan, S. (1995). Vitamin status of eating disorder patients: relationship to clinical indices and effect of treatment. Int. J. Eat. Disord., 18, 257-262.

Ruggiero, G. M., Laini, V., Mauri, M. C., Ferrari, V. M., Clemente, A., Lugo, F. et al. (2001). A single blind comparison of amisulpride, fluoxetine and clomipramine in the treatment of restricting anorectics. Prog. Neuropsychopharmacol. Biol. Psychiatry., 25, 1049-1059.

Russell, G. F., Szmukler, G. I., Dare, C., Eisler, I. (1987). An evaluation of family therapy in anorexia nervosa and bulimia nervosa. Arch. Gen. Psychiatry., 44, 1047-1056.

Ryle, A., Poynton, A. M., Brockman, B. J. (1990). Cognitive-analytic therapy: Active participation in change: A new integration in brief psychotherapy. Chichester, England: John Wiley u. Sons.

Safai-Kutti, S. (1990). Oral zinc supplementation in anorexia nervosa. Acta Psychiatr. Scand. Suppl., 361:14-7., 14-17.

Safai-Kutti, S, Kutti, J. (1986a). Zinc supplementation in anorexia nervosa. Am. J. Clin. Nutr., 44, 581-582.

Safai-Kutti, S., Kutti, J. (1986b). Zinc therapy in anorexia nervosa. Am. J. Psychiatry., 143, 1059.

Sagduyu, K. (1997). Paroxetine-induced anorexia in a patient with bulimia nervosa. J. Clin. Psychiatry., 58, 220-221.

Salbach-Andrae, H., Lenz, K., Simmendinger, N, Klinkowski, N., Lehmkuhl, U., Pfeiffer, E. (2008a). Psychiatric comorbidities among female adolsecents with anorexia nervosa. Child Psychiatry Hum. Dev., 39(3), 361-372.

Salbach-Andrae, H., Lenz, K., Simmendinger, N., Klinkowski, N., Lehmkuhl, U, Pfeiffer, E. (2008b). Psychiatric comorbidities among female adolescents with anorexia nervosa. Child Psychiatry Hum. Dev., 39, 261-272.

Santonastaso, P., Friederici, S., Favaro, A. (2001). Sertraline in the treatment of restricting anorexia nervosa: an open controlled trial. J. Child Adolesc. Psychopharmacol., 11, 143-150.

Sato, M., Kitamura, N., Matsuishi, K., Mita, T., Son, C. (2004). [A case of anorexia nervosa associated with delirium because of refeeding syndrome]. Seishin Shinkeigaku Zasshi, 106, 1373-1379.

Scalfi, L., Marra, M., De, F. E., Caso, G., Pasanisi, F., Contaldo, F. (2001). The prediction of basal metabolic rate in female patients with anorexia nervosa. Int. J. Obes. Relat Metab Disord., 25, 359-364.

Schlüter, N., Ganß, C., Klimek, J., Zeeck, A. (2006). Zahnhartsubstanzschäden bei Essstörungen. Psychotherapeut, 51, 465-474.

Schweiger, U., Sipos, V. (2011). Komorbidität von Borderline-Persönlichkeitsstörung und Essstörung. In: Dulz, B, Herpertz, S, Kernberg, O, Sachsse, U. (eds.), Handbuch der Borderline-Störungen (2. ed., pp. 482-491). Stuttgart: Schattauer.

Seigel, K., Hetta, J. (2001). Exercise and eating disorder symptoms among young females. Eat.Weight.Disord., 6, 32-39.

Serfaty, M., Turkington, D., Heap, M., Ledsham, L., Jolley, E. (1999). Cognitive therapy versus dietary counselling in the outpatient treatment of anorexia nervosa: effects of the treatment phase. European Eat. Dis. Rev., 7, 334-350.

Serpell, L., Livingstone, A., Neiderman, M., Lask, B. (2002). Anorexia nervosa: obsessive-compulsive disorder, obesessive-compulsive personality disorder, or neither? Clin.Psychology Rev., 22 (5), 647-669.

Sheridan, P. H., Collins, M. (1983). Potentially life-threatening hypophosphatemia in anorexia nervosa. J. Adolesc. Health Care, 4, 44-46.

Shoebridge, P, Gowers, S. G. (2000). Parental high concern and adolescent-onset anorexia nervosa. A case-control study to investigate direction of causality. Br.J . Psychiatry, 176, 132-137.

Shroff, H, Reba, L., Thornton, L. M., Tozzi, F., Klump, K. L., Berrettini, W. H. et al. (2006). Features associated with excessive exercise in women with eating disorders. Int. J. Eat. Disord., 39, 454-461.

Silber, T. J., Robb, A. S., Orrell-Valente, J. K., Ellis, N., Valadez-Meltzer, A., Dadson, M. J. (2004). Nocturnal nasogastric refeeding for hospitalized adolescent boys with anorexia nervosa. J. Dev. Behav. Pediatr., 25, 415-418.

Silbert, M. V. (1971). The weight gain effect of periactin in anorexic patients. S. Afr. Med. J., 45, 374-377.

Solanto, M. V., Jacobson, M. S, Heller, L, Golden, N. H, Hertz, S. (1994). Rate of weight gain of inpatients with anorexia nervosa under two behavioral contracts. Pediatrics, 93, 989-991.

Stein, D., Meged, S., Bar-Hanin, T., Blank, S., Elizur, A., Weizman, A. (1997). Partial eating disorders in a community sample of female adolescents. J. Am. Acad. Child Adolesc. Psychiatry, 36(8), 1116-1123.

Stein, G. S., Hartshorn, S., Jones, J., Steinberg, D. (1982). Lithium in a case of severe anorexia nervosa. Br. J. Psychiatry., 140:526-8., 526-528.

Steinhausen, H.-C. (2002). The outcome of anorexia nervosa in the 20th century. Am. J. Psychiatry., 159, 1284-1293.

Stice, E. (2002). Risk and maintenance factors for eating pathology: a meta-analytic review. Psychol. Bull., 128, 825-848.

Stice, E., Whitenton, K. (2002). Risk factors for body dissatisfaction in adolescent girls: a longitudinal investigation. Dev. Psychol., 38, 669-678.

Stock, S. L., Goldberg, E., Corbett, S., Katzman, D. K. (2002). Substance use in female adolescents with eating disorders. J. Adolesc. Health, 31, 176-182.

Stordy, B. J., Marks, V., Kalucy, R. S., Crisp, A. H. (1977). Weight gain, thermic effect of glucose and resting metabolic rate during recovery from anorexia nervosa. Am. J. Clin. Nutr., 30, 138-146.

Striegel-Moore, R. H. (2005). Health services research in anorexia nervosa. Int.J.Eat.Disord., 37 Suppl:S31-4, discussion S41-2., S31-S34.

Striegel-Moore, R. H., Bulik, C. M. (2007). Risk factors for eating disorders. Am. Psychol., 62, 181-198.

Striegel-Moore, R. H., Leslie, D., Petrill, S. A., Garvin, V., Rosenheck, R. A. (2000). One-year use and cost of inpatient and outpatient services among female and male patients with an eating disorder: evidence from a national database of health insurance claims. Int. J. Eat. Disord., 27, 381-389.

Strober, M., Freeman, R., DeAntonio, M., Lampert, C., Diamond, J. (1997). Does adjunctive fluoxetine influence the post-hospital course of restrictor-type anorexia nervosa? A 24-month prospective, longitudinal followup and comparison with historical controls. Psychopharmacol. Bull., 33, 425-431.

Su, J. C., Birmingham, C. L. (2002). Zinc supplementation in the treatment of anorexia nervosa. Eat. Weight. Disord., 7, 20-22.

Sugimoto, T., Murata, T., Omori, M., Wada, Y. (2003). Central pontine myelinolysis associated with hypokalaemia in anorexia nervosa. J. Neurol. Neurosurg. Psychiatry, 74, 353-355.

Sundgot-Borgen, J., Torstveit, M. K. (2004). Prevalence of eating disorders in elite athletes is higher than in the general population. Clin. J. Sport Med., 14, 25-32.

Swain-Campell, N., Surgenor, L., Snell, D. (2001). An analysis of consumer perspectives following contact with an eating-disorder service. Australian and New Zealand Journal of Psychiatry, 35, 99-103.

Tey, H. L., Lim, S. C., Snodgrass, A. M. (2005). Refeeding oedema in anorexia nervosa. Singapore Med. J., 46, 308-310.

The McKnight Investigators (2003). Risk factors for the onset of eating disorders in adolescent girls: results of the McKnight longitudinal risk factor study. Am. J. Psychiatry, 160, 248-254.

Theisen, F., Haberhausen, M., Firnges, M., Gregory, P., Reinders, J., Remschmidt, H. et al. (2007). No evidence for binding of clozapine, olanzapine and/or haloperidol to selected receptors involved in body weight regulation. Pharmakogenomics J, 7(4), 275-281.

Thibault, L., Roberge, A. G. (1987). The nutritional status of subjects with anorexia nervosa. Int. J. Vitam. Nutr. Res., 57, 447-452.

Thiel, A., Paul, T. (2007). Zwangshandlung bei Anorexia nervosa. [Compulsory treatment in anorexia nervosa]. Psychother. Psychosom. Med. Psychol., 57, 128-135.

Thien, V., Thomas, A., Markin, D., Birmingham, C. L. (2000). Pilot study of a graded exercise program for the treatment of anorexia nervosa. Int. J. Eat. Disord., 28, 101-106.

Thompson-Brenner, H., Eddy, K., Franko, D., Dorer, D., Vashchenko, M., Herzog, D. (2008). Personality pathology and substance abuse in eating disorders: a longitudinal study. International Journal of Eating Disorders, 41(3), 203-208.

Thornton, C., Russell, J. (1997). Obsessive-compulsive comorbidity in eating disorders. International Journal of Eating Disorders, 21, 83-87.

Thornton, C., Beumont, P., Touyz, S. (2002). The Australian experience of day programs for patients with eating disorders. Int. J. Eat. Disord., 32, 1-10.

Touyz, S. W, Beaumont, P. J, Dunn, S. M. (1987). Behaviour therapy in the management of patients with anorexia nervosa. A lenient, flexible approach. Psychother. Psychosom., 48, 151-156.

Touyz, S. W., Beumont, P. J., Glaun, D., Phillips, T., Cowie, I. (1984). A comparison of lenient and strict operant conditioning programmes in refeeding patients with anorexia nervosa. Br. J. Psychiatry., 144:517-20., 517-520.

Tozzi, F., Thornton, L. M, Mitchell, J., Fichter, M. M., Klump, K. L., Lilenfeld, L. R. et al. (2006). Features associated with laxative abuse in individuals with eating disorders. Psychosom. Med., 68, 470-477.

Treasure, J., Todd, G., Brolly, M., Tiller, J., Nehmed, A., Denman, F. (1995). A pilot study of a randomised trial of cognitive analytical therapy vs educational behavioral therapy for adult anorexia nervosa. Behav. Res. Ther., 33, 363-367.

Treasure, J., Ward, A. (1997). A practical guide to the use of motivational interviewing in anorexia nervosa. European Eat. Dis. Rev., 5, 102-114.

Tseng, M. M., Fang, D., Lee, M. B., Chie, W. C, Liu, J. P., Chen, W. J. (2007). Two-phase survey of eating disorders in gifted dance and non-dance high-school students in Taiwan. Psychol. Med., 37, 1085-1096.

Turner, J, Batik, M, Palmer, L. J, Forbes, D, McDermott, B. M. (2000). Detection and importance of laxative use in adolescents with anorexia nervosa. J.Am.Acad.Child Adolesc. Psychiatry, 39, 378-385.

Van Binsbergen, C. J., Odink, J., Van den, B. H., Koppeschaar, H., Coelingh Bennink, H. J. (1988). Nutritional status in anorexia nervosa: clinical chemistry, vitamins, iron and zinc. Eur. J. Clin. Nutr., 42, 929-937.

Van Dissel, J. T., Gerritsen, H. J., Meinders, A. E. (1992). Severe hypophosphatemia in a patient with anorexia nervosa during oral feeding. Miner. Electrolyte Metab, 18, 365-369.

Vandereycken, W. (2003). The place of inpatient care in the treatment of anorexia nervosa: questions to be answered. Int. J. Eat. Disord., 34, 409-422.

Vandereycken, W. (1984). Neuroleptics in the short-term treatment of anorexia nervosa. A double-blind placebo-controlled study with sulpiride. Br. J. Psychiatry., 144:288-92., 288-292.

Vandereycken, W., Pierloot, R. (1982). Pimozide combined with behavior therapy in the short-term treatment of anorexia nervosa. A double-blind placebo-controlled cross-over study. Acta Psychiatr. Scand., 66, 445-450.

Varela, P., Marcos, A., Navarro, M. P. (1992). Zinc status in anorexia nervosa. Ann. Nutr. Metab., 36, 197-202.

Vaz, F. J., Salcedo, M. S. (1994). Fluoxetine-induced anorexia in a bulimic patient with antecedents of anorexia nervosa. J. Clin. Psychiatry., 55, 118-119.

Vitousek, K., Watson, S., Wilson, G. T. (1998). Enhancing motivation for change in treatment-resistant eating disorders. Clin. Psychol. Rev., 18, 391-420.

Wada, S., Nagase, T., Koike, Y., Kugai, N., Nagata, N. (1992). A case of anorexia nervosa with acute renal failure induced by rhabdomyolysis, possible involvement of hypophosphatemia or phosphate depletion. Intern. Med., 31, 478-482.

Wade, T. D., Bulik, C. M, Neale, M., Kendler, K. S. (2000). Anorexia nervosa and major depression: shared genetic and environmental risk factors. Am. J. Psychiatry, 157, 469-471.

Wald, A. (2003). Is chronic use of stimulant laxatives harmful to the colon? J.Clin.Gastroenterol., 36, 386-389.

Wallin, U., Kronovall, P., Majewski, M.-L. (2000). Body awareness therapy in teenage anorexia nervosa: outcome after 2 years. European Eating Disorders Review, 8(1), 19-30.

Walsh, B. T., Kaplan, A. S., Attia, E., Olmsted, M., Parides, M., Carter, J. C. et al. (2006). Fluoxetine after weight restoration in anorexia nervosa: a randomized controlled trial. JAMA., 295, 2605-2612.

Wang, T. S., Chou, Y. H., Shiah, I. S. (2006). Combined treatment of olanzapine and mirtazapine in anorexia nervosa associated with major depression. Prog. Neuropsychopharmacol.Biol. Psychiatry., 30, 306-309.

Weinbrenner, T., Zuger, M., Jacoby, G. E., Herpertz, S., Liedtke, R., Sudhop, T. et al. (2004). Lipoprotein metabolism in patients with anorexia nervosa: a case-control study investigating the mechanisms leading to hypercholesterolaemia. Br. J. Nutr., 91, 959-969.

Weizman, A., Tyano, S., Wijsenbeek, H., Ben, D. M. (1985). Behavior therapy, pimozide treatment and prolactin secretion in anorexia nervosa. Psychother.Psychosom., 43, 136-140.

Wentz, E., Gillberg, C., Gillberg, I., Rastam, M. (2001). Ten-year follow-up of adolescent-onset anorexia nervosa: psychiatric disorders and overall functioning scales. Journal of Child Psychology u. Psychiatry, 42, 613-622.

Westen, D., Harnden-Fischer, J. (2001). Personality profiles in eating disorders: rethinking the distinction between axis I and axis II. Am. J. Psychiatry., 158, 547-562.

Willer, M. G., Thuras, P., Crow, S. J. (2005). Implications of the changing use of hospitalization to treat anorexia nervosa. Am. J. Psychiatry., 162, 2374-2376.

Wilson, G. T, Vitousek, K. M, Loeb, K. L. (2000). Stepped care treatment for eating disorders. J. Consult Clin. Psychol., 68, 564-572.

Winston, A. P., Wells, F. E. (2002). Hypophosphatemia following self-treatment for anorexia nervosa. Int. J. Eat. Disord., 32, 245-248.

Wiseman, C. V., Sunday, S. R., Klapper, F., Harris, W. A., Halmi, K. A. (2001). Changing patterns of hospitalization in eating disorder patients. Int. J. Eat. Disord., 30, 69-74.

Woodside, B. D., Staab, R. (2006). Management of psychiatric comorbidity in anorexia nervosa and bulimia nervosa. CNS. Drugs., 20, 655-663.

Woodside, D. B., Carter, J. C., Blackmore, E. (2004). Predictors of premature termination of inpatient treatment for anorexia nervosa. Am. J. Psychiatry., 161, 2277-2281.

Yamaguchi, H., Arita, Y., Hara, Y., Kimura, T., Nawata, H. (1992). Anorexia nervosa responding to zinc supplementation: a case report. Gastroenterol. Jpn., 27, 554-558.

Zaider, T. I, Johnson, J. G, Cockell, S. J. (2000). Psychiatric comorbidity associated with eating disorder symptomatology among adolescents in the community. Int. J. Eat. Disord., 28, 58-67.

Zeeck, A. (2008). Stationäre und teilstationäre Psychotherapie der Essstörungen. In: Herpertz, S, de Zwaan, M, Zipfel, S. (eds.), Handbuch Essstörungen und Adipositas (1. ed., pp. 211-218). Heidelberg: Springer Verlag.

Zeeck, A., Hartmann, A, Buchholz, C, Herzog, T. (2005). Drop out from inpatient treatment of anorexia nervosa. Acta Psychiatrica Scandinavica, 111, 29-37.

Zeeck, A., Hartmann, A, Wetzler-Burmeister, E, Wirsching, M. (2006). Zum Vergleich stationärer und tagesklinischer Behandlung von Anorexia Nervosa. Zeitschrift für Psychosomatische Medizin und Psychotherapie, 52, 190-203.

Zeeck, A., Hartmann A (2008). Stationäre und tagesklinische Therapie bei Anorexie und Bulimie. Ärztliche Psychotherapie, 3, 17-24.

Zeeck, A., Herzog, T., Hartmann, A. (2003). Day clinic or inpatient care for severe bulimia nervosa? European Eat. Dis. Rev., 11, 1-14.

Zeeck, A., Maier, J., Hartmann, A., Wetzler-Burmeister, E., Wirsching, M., Herzog, T. (2009). Stationäre und tagesklinische Behandlung der Anorexia Nervosa: Bewertung von Therapiekomponenten aus Patientensicht. Psychotherapie, Psychosomatik, Medizinische Psychologie, 59(5), 194-203.

Zipfel, S., Loewe, B., Reas, D., Deter, H.-C., Herzog, W. (2000). Long-term prognosis in anorexia nervosa: lessons from a 21-year follow-up. Lancet, 355, 721-722.

Zipfel, S., Reas, D. L, Thornton, C., Olmsted, M. P., Williamson, D. A, Gerlinghoff, M. et al. (2002). Day hospitalization programs for eating disorders: a systematic review of the literature. Int. J. Eat. Disord., 31, 105-117.

Zipfel, S., Seibel, M. J., Lowe, B., Beumont, P. J., Kasperk, C., Herzog, W. (2001). Osteoporosis in eating disorders: a follow-up study of patients with anorexia and bulimia nervosa. J. Clin.Endocrinol. Metab, 86, 5227-5233.

Zuercher, J. N, Cumella, E. J, Woods, B. K, Eberly, M, Carr, J. K. (2003). Efficacy of voluntary nasogastric tube feeding in female inpatients with anorexia nervosa. JPEN J.Parenter. Enteral Nutr., 27, 268-276.

Bulimia nervosa

Corinna Jacobi, Burkard Jäger, Annette Kersting, Stephan Jeff Rustenbach, Harriet Salbach-Andrae, Jörn von Wietersheim, Stephan Herpertz, Martina de Zwaan

5.1 Klinik des Störungsbildes, Komorbidität, Verlauf

5.1.1 Klinische Merkmale und diagnostische Kriterien

Die BN ist erst in den 80er Jahren des vergangenen Jahrhunderts als eigenständiges Krankheitsbild beschrieben und definiert worden (Russell 1979). Vorher war diese Störung der Magersucht zugeordnet oder als unspezifische Essstörung verstanden worden. 1980 wurde die BN in das Diagnoseschema DSM-III aufgenommen. Die Hauptsymptomatik besteht aus Essanfällen, die von kompensatorischen Verhaltensweisen gefolgt werden. Die Patientinnen[1] befürchten, durch die Essanfälle an Gewicht zuzunehmen und setzen deshalb selbstinduziertes Erbrechen und andere gewichtsreduzierende Maßnahmen ein. Dazu gehören häufige Diäten, Fasten, Vermeidung hochkalorischer Lebensmittel, Missbrauch von Medikamenten (Laxanzien, Diuretika, Appetitzügler, Schilddrüsenhormone) und exzessive sportliche Betätigung. Essanfälle und gewichtsreduzierende Maßnahmen kommen oft mehrmals pro Woche vor, im DSM-IV werden für die Diagnose zwei Essanfälle pro Woche über einen Zeitraum von drei Monaten gefordert. Ein Essanfall ist definiert durch die Aufnahme einer objektiv großen Nahrungsmittelmenge und das Gefühl, nicht kontrollieren zu können, was und wie viel gegessen wird (Kontrollverlust). Als objektiv groß wird eine Menge bezeichnet, die deutlich größer ist als die Mengen, die andere Menschen in einer ähnlichen Situation essen würden. Viele Betroffene berichten zusätzlich über so genannte subjektive Essanfälle, bei denen die aufgenommene Nahrungsmenge zwar nicht objektiv groß ist, sehr wohl aber das Gefühl des Kontrollverlusts besteht. Es hat sich gezeigt, dass »subjektiv« erlebte Essanfälle (auch mit kleineren Nahrungsmengen) ähnlich belastend erlebt werden wie »objektive« Essanfälle mit größeren Nahrungsmengen (Pratt et al. 1998).

Viele der Patientinnen haben ein gering ausgeprägtes Selbstwertgefühl, depressive Verstimmungen sind häufig. Das Selbstwertgefühl ist stark an das eigene Körperbild gebunden (z. B.: »Nur wenn ich schlank bin, bin ich etwas wert.«). Die Gedanken kreisen häufig um Figur und Aussehen. Dabei setzen die Patientinnen sich selbst häufig eine sehr niedrige Gewichtsschwelle, die unter dem als gesund angesehenen Gewicht liegt – ihr Ziel ist es, möglichst dünn und attraktiv zu sein. Das Essverhalten ist unregelmäßig, öfters werden Diäten durchgeführt und Mahlzeiten ausgelassen. Die Vorstellung, zuzunehmen, ist für viele Patientinnen unerträglich. Die Krankheit wird oft wegen der damit verbundenen Schamgefühle der Umwelt gegenüber geheim gehalten. Etwa ein Drittel der Patientinnen hat in der Vorgeschichte Episoden einer AN, und auch im Verlauf der BN kommt es gelegentlich zu Episoden einer AN.

In ihrem theoretischen Modell gehen Fairburn et al. (2003) (◘ Abb. 5.1) davon aus, dass die Abhängigkeit des Selbstwerts von Gewicht und Figur sowie die Wichtigkeit der Kontrolle über die Nahrungsaufnahme als zentrale Aspekte gesehen werden müssen. Bei vielen Patientinnen geht die negative Selbstbewertung über essensbezogene Themen hinaus und wird als Teil der eigenen Identität erlebt. Die Abhängigkeit des Selbstwertgefühls ausschließlich von Figur und Gewicht führt zu rigidem Diäthalten mit strikten Diätregeln, die unmöglich eingehalten werden können. Durch den ständigen Hungerzustand (»restriction«), aber auch durch den ständigen Wunsch nach kontrollierter Nahrungsaufnahme, auch wenn sie nicht gelingt (»restraint«), werden Essanfälle begünstigt, die wiederum kompensatorisches Verhalten wie Erbrechen oder Laxanzieneinnahme sowie das erneute Streben nach striktem Diäthalten zur Folge haben.

Unter pathologischem Perfektionismus versteht Fairburn die Überbewertung hoher persönlicher Standards und Ziele. Das Selbstwertgefühl wird überwiegend vom Erfolg beim Erreichen dieser Ziele abhängig gemacht, wobei durch die gleichzeitig bestehende selbstkritische Haltung eine ständige Unzufriedenheit in der Bewertung der eigenen Leistungen vorherrscht. Bei einigen Patientinnen steht die Unfähigkeit, mit emotionalen Zuständen bzw. Affekten umzugehen, im Vordergrund. Eine Verminderung der rigiden Diätregeln wird bei diesen Patientinnen nicht ausreichen, um Essanfälle zu reduzieren. Neben Essanfällen zeigen diese Patientinnen häufig selbst-

1 Es wird die weibliche Form verwandt, da überwiegend Frauen/Mädchen unter einer Bulimia nervosa leiden. Die betroffenen Männer sind jeweils auch gemeint.

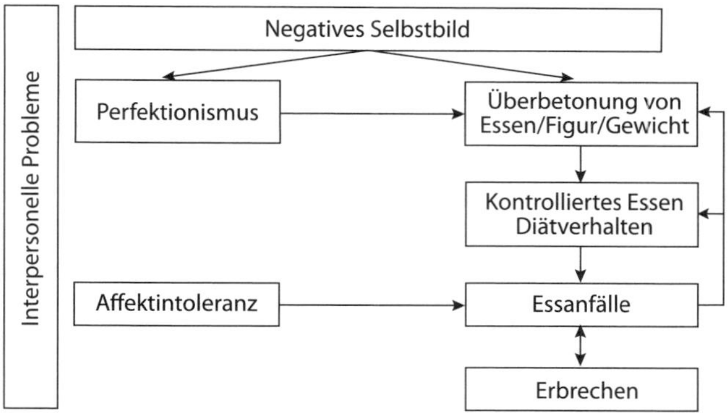

Abb. 5.1 Modell zur Aufrechterhaltung der BN als Grundlage der kognitiven Verhaltenstherapie für BN (Adaptiert nach Fairburn et al. 2003)

verletzendes Verhalten oder Substanzmissbrauch, zum Teil auch eine Komorbidität mit einer Borderline-Persönlichkeitsstörung. Die Therapie sollte dann an die speziellen Bedürfnisse dieser impulsiven Patientinnengruppe angepasst werden.

Unter interpersonellen Problemen werden z. B. Spannungen in der Familie verstanden, etwa ausgelöst durch ein anderes Familienmitglied mit Essstörungen. Auch veränderte Rollenerwartungen in der Adoleszenz und im frühen Erwachsenenalter können die Essstörung auslösen bzw. aufrechterhalten, diese müssen in der Therapie Berücksichtigung finden. Es gibt keine Hinweise darauf, dass therapeutische Ansätze der Suchttherapie (z. B. Abstinenz) eine sinnvolle Entsprechung in der Therapie der Essstörungen finden.

Diagnostische Kriterien nach ICD-10 und DSM-IV

In den Klassifikationssystemen ICD-10 (Weltgesundheitsorganisation & Dilling et al. 2005) und DSM-IV (American Psychiatric Association 1994; deutsch: Saß et al. 2003) wird die BN anhand der in den Tab. 5.1 und Tab. 5.2 in 5.3: Anhang wiedergegebenen Kriterien definiert.

Die dargestellten Diagnosekriterien sind deskriptiv und auf die Symptomatik bezogen. Ätiologische Aspekte und die häufigen Komorbiditäten werden dabei nicht berücksichtigt. Patientinnen der Untergruppe »Nicht-Purging« nach DSM-IV machen weniger als 10 % der BN-Patientinnen aus. Diese Gruppe ist oft nur schwer von der BES zu differenzieren (Striegel-Moore et al. 2001). Generell kommt es wegen der zur Abgrenzung verwendeten diagnostischen Kriterien (Gewicht, Häufigkeit kompensatorischer Maßnahmen, Häufigkeit der Essanfälle) öfter zu einem Wechsel der Essstörungsdiagnosen (AN, BN, nicht näher bezeichnete Essstörung [EDNOS] und BES).

Die Wahrnehmung von Hunger- und Sättigungsgefühlen der Patientinnen ist oft gestört oder auch ganz verschwunden. Die Essanfälle und die dafür benötigten Nahrungsmengen führen manchmal auch zu finanziellen Problemen oder zu entsprechenden Konflikten, beispielsweise im familiären Rahmen. Durch die gewichtsreduzierenden Maßnahmen liegt das Gewicht der Betroffenen meist im oder leicht unter dem normalen Bereich, in einer bevölkerungsbezogenen Stichprobe waren jedoch ca. 30 % der Patientinnen mit BN übergewichtig (Striegel-Moore et al. 2001).

Differenzierung von anderen Essstörungen

Zunächst ist die BN von den anderen Essstörungen (AN, BES) abzugrenzen. Die Abgrenzung zur AN geschieht über das Gewicht, bei der AN muss ein definiertes Untergewicht (Body-Mass-Index [BMI] < 17,5 kg/m^2) vorliegen. Wenn Untergewicht vorliegt, muss auf jeden Fall die Diagnose einer AN gegeben werden, auch wenn zusätzlich bulimische Symptome vorliegen (bulimischer Typ der AN). Wenn nicht alle diagnostische Kriterien einer BN erfüllt sind, kann eine atypische BN (nur im ICD-10) oder eine nicht näher bezeichnete Essstörung (NNB, ICD-10 und DSM-IV) diagnostiziert werden. Übergänge zwischen den Diagnosen kommen häufig vor, vor allem der Übergang von der AN zur BN und von der BN zu einer atypischen oder NNB-Essstörung. Beim Vergleich der BN mit der BES sind die Hauptunterscheidungsmerkmale der starke Drang der BN-Patientinnen nach Schlankheit und das gewichtsreduzierende Verhalten (Erbrechen, Laxanzienabusus usw.). Beides ist bei der BES nicht oder deutlich weniger vorhanden (Barry et al. 1999; Striegel-Moore et al. 2001). Schwierig wird die Unterscheidung bei der Untergruppe der »Nicht-purging«-BN, da hier definitionsgemäß die leichter zu erfassenden kompensatorischen Verhaltensweisen wie selbstinduziertes Erbrechen oder Medikamentenmissbrauch nicht auftreten. Ab wann restriktives Essverhalten, Diätverhalten oder Fasten als kompensatorisches Verhalten gelten soll, ist unklar, und so bleibt die Unterscheidung zwischen der Diagnose »Nicht-purging«-BN und BES oft willkürlich.

5.1.2 Komorbidität

Komorbidität mit psychischen Erkrankungen

Die BN ist häufig von zum Teil schwerwiegenden psychischen Störungen begleitet, die oftmals eigenständigen Krankheitswert haben und in der Therapieplanung berücksichtigt werden müssen (z. B. Thompson-Brenner u. Westen 2005). Die Symptombelastung ist bei komorbiden Patientinnen höher, das psychosoziale Funktionsniveau beeinträchtigter. Die Komorbidität mit anderen psychischen Störungen scheint den Behandlungserfolg von störungsspezifischen Behandlungsansätzen (u. a. mit Fokus auf die Essstörungssymptomatik) nicht zu schmälern, problematisch bleibt häufig das schlechtere psychosoziale Funktionsniveau der komorbiden Patientinnen nach erfolgreicher Essstörungsbehandlung.

Affektive Störungen, Angststörungen, Zwangsstörungen und PTSD

Angststörungen und affektive Störungen stellen mit einer Lebenszeitprävalenz von insgesamt 50 bis 65 % die häufigsten komorbiden Störungen bei Patientinnen mit BN dar. Nach Casper (1998) liegt die Punktprävalenz für depressive Störungen (»major depression«) bei 30 bis 60 %, die Lebenszeitprävalenz bei 50 bis 65 %. In einer Studie von Brewerton et al. (1995) lag die Prävalenz komorbider depressiver Störungen bei bulimischen Patientinnen bei 63 %. Die Zahlen für die Dysthymie schwanken stark und werden zwischen 6 und 95 % (Casper 1998) angegeben. Es gibt Hinweise, dass bei Betroffenen, die keine Therapie aufsuchen, die Häufigkeit komorbider depressiver Störungen geringer ist (»sampling bias«). So lag die Lebenszeitprävalenz depressiver Störungen bei einer repräsentativen amerikanischen Stichprobe von Probanden, die die Kriterien für eine BN erfüllten, bei 36 % (Dansky et al. 2000) und in einer Forschungsstichprobe bei 27 % (Köppe u. Tuschen-Caffier 2002). Beide Studien fanden somit geringere Prävalenzraten für komorbide depressive Störungen im Vergleich zu Studien, in denen Therapie suchenden Patientinnen untersucht wurden.

Bezüglich der Reihenfolge des Auftretens der depressiven Störung und der BN sind die Ergebnisse uneinheitlich. Meist geht in der zeitlichen Entwicklung die Essstörung der depressiven Störung voraus. Es wird angenommen, dass in vielen Fällen das restriktive (gezügelte) Essverhalten auch ohne bestehendes Untergewicht zur Entwicklung der Depression beiträgt, wobei von einer Prädisposition ausgegangen wird.

Bei bis zu 70 % der Patientinnen mit BN können eine oder mehrere Angststörungen (Lebenszeit) diagnostiziert werden. Milos et al. (2003) fanden bei 51 % bulimischer Patientinnen eine manifeste Angststörung, Köppe und Tuschen-Caffier (2002) bei 41 %. Die häufigste Komorbidität bei BN ist die soziale Phobie mit bis zu 59 % (Lebenszeitprävalenz) (Godart et al. 2000; Pearlstein 2002). Zwangsstörungen haben bei der BN im Vergleich zur AN eine geringere Bedeutung (▶ Abschn. »Komorbidität mit psychischen Erkrankungen« in 4.1.2). Die Zahlen zur Lebenszeitprävalenz der Zwangsstörungen bei BN schwanken zwischen 3 und 43 % (Pearlstein 2002).

Eine posttraumatische Belastungsstörung (PTSD) besteht nach Dansky et al. (1997) bei 21 % der bulimischen Patientinnen (Lebenszeitprävalenz 37 %) und damit häufiger als in der Allgemeinbevölkerung. Eine PTSD scheint bei Patientinnen mit bulimischer Symptomatik häufiger aufzutreten als bei Patientinnen mit restriktiver AN. Diese Prozentangaben korrespondieren mit verschiedenen

Studien, in denen ein höherer Anteil von Patientinnen mit BN gefunden wurde, die Erfahrungen mit sexuellen Übergriffen hatten (z. B. Sanci et al. 2008).

Die Zwangsstörung und die soziale Phobie gehen in der zeitlichen Abfolge der BN häufig voraus, während sich eine PTSD und andere Angststörungen wie die Panikstörung bei der Mehrheit erst im weiteren Verlauf der Erkrankung entwickeln.

Substanzbedingte Störungen/Substanzabhängigkeit und -missbrauch

Substanzmissbrauch und -abhängigkeit werden als Lebenszeit-Diagnose bei bulimischen Patientinnen mit einer Häufigkeit von etwa 30 bis 70 % berichtet (Pearlstein 2002). Dansky et al. (2000) fanden bei bulimischen Patientinnen eine Lebenszeitprävalenz von Alkoholmissbrauch bzw. -abhängigkeit von 31 bzw. 13,2 %. Bulimische Patientinnen mit Substanzmissbrauch bzw. -abhängigkeit weisen häufiger andere psychische Störungen auf, unter anderen auch Persönlichkeitsstörungen. Die BN geht in der Regel der Substanzabhängigkeit voraus. Komorbide Substanzabhängigkeit erfordert im Allgemeinen komplexere Behandlungsstrategien mit längeren Behandlungsdauern (Thompson-Brenner u. Westen 2005). In der Regel hat die Behandlung der Abhängigkeitserkrankung Priorität vor der Behandlung der BN.

Persönlichkeitsstörungen

Zur Häufigkeit komorbider Persönlichkeitsstörungen liegen zahlreiche Studien vor (Herzog et al. 1995; Rosenvinge et al. 2000). Die Punktprävalenz einer oder mehrerer komorbider Persönlichkeitsstörungen wird zwischen 20 und 80 % angegeben (Herzog et al. 1995; Rosenvinge et al. 2000), neuere Untersuchungen beschreiben Häufigkeiten von mehr als 50 % (z. B. Ro et al. 2005: 77 %). Die häufigsten Persönlichkeitsstörungen bei BN sind die Borderline- (BPS) und die ängstlich vermeidende Persönlichkeitsstörung (vgl. Rø et al. 2005; Skodol et al. 1993). Zeeck et al. (2007) diagnostizierten bei 13,8 % ihrer BN-Patientinnen eine komorbide Borderline-Persönlichkeitsstörung, Herzog et al. (1995) bei 11 % und Herzog et al. (1992) sowie Fichter et al. (1992) bei jeweils 8 %. Zanarini et al. (2009) konnten in einer großen Stichprobe von Borderline-Patientinnen (N = 290) bei 24,1 % die Diagnose einer BN stellen, in einer Vergleichsgruppe von Patientinnen mit anderen Achse-II-Störungen nach DSM-III-R aber nur bei 12,5 %.

Es galt lange Zeit als gesichert, dass die Prognose der BN bei gleichzeitigem Vorliegen einer Persönlichkeitsstörung schlechter sei (z. B. Steiger et al. 1993). Neuere Studien fanden jedoch keinen Zusammenhang zwischen dem Bestehen einer BPS und den Remissionsraten der BN (Grilo et al. 2003; Rowe et al. 2008; Zeeck et al. 2007). Nach Zanarini et al. (2009) ergeben sich bei Patientinnen mit BN und BPS hohe Remissionsraten (91 %); allerdings kam es in dem weiteren Beobachtungszeitraum von über zehn Jahren gehäuft zu Rückfällen oder Übergängen zu anderen Essstörungen (70,7 %, insbesondere EDNOS). Eine Besserung oder Remission der BN ist in der Regel nicht mit einer Besserung der Symptome der BPS assoziiert. Multiimpulsives Verhalten, als typisches Symptom einer BPS, geht der Entwicklung einer BN zeitlich meist voraus.

Besonderheiten bei Kindern und Jugendlichen

Auch im Kindes- und Jugendalter weisen Patientinnen mit BN neben der Kernsymptomatik ein breites Spektrum weiterer psychischer Erkrankungen auf. Die häufigsten komorbiden Achse-I-Störungen bei der BN im Kindes- und Jugendalter sind Depressionen und Angststörungen (vor allem soziale Phobie) mit einer Prävalenz von 20 bis 70 % für Depressionen (Herpertz-Dahlmann 2002) bzw. von 30 bis 70 % für Angststörungen (Godart et al. 2000). Alkohol- und Drogenabhängigkeit bzw. -missbrauch sowie die einfache Aktivitäts- und Aufmerksamkeitsstörung (ADHS) werden als weitere psychiatrische Komorbiditäten angesehen (Canason u. Sher 2006; Fischer u. Le Grange 2007; Herpertz-Dahlmann 2009).

Empfehlung

Bei Patientinnen mit BN sollten komorbide psychische Störungen, insbesondere Angststörungen (vor allem soziale Phobie), Depressionen, Substanzmissbrauch bzw. -abhängigkeit und Persönlichkeitsstörungen der Cluster B oder C gezielt erfragt werden. Bei diagnostischen Unsicherheiten ist die Vorstellung in einer Spezialambulanz zu erwägen (KKP).

5.1.3 Krankheitsverlauf

Spontanverlauf

Untersuchungen an unbehandelten Patientinnen zeigen, dass viele Betroffene mit BN einen fluktuierenden Spontanverlauf aufweisen. Fairburn et al. (2000) konnten zeigen, dass etwa ein Drittel unbehandelter Personen in der Allgemeinbevölkerung mit BN innerhalb eines 5-Jahres-Zeitraums eine Remission erreichen konnten. Von diesen hatten 33 % jedoch auch wieder einen Rückfall. Zu einem ähnlichen Ergebnis kamen Grilo et al. (2007), die ebenfalls unbehandelte Probandinnen mit BN und mit EDNOS über einen 5-Jahres-Zeitraum regelmäßig untersuchten. Innerhalb der fünf Jahre kam es bei 75 % der Probandinnen mit BN und 83 % der Personen mit EDNOS zu einer Remission der Essstörungssymptomatik. Von diesen hatten jedoch 47 % der BN- und 42 % der EDNOS-Probandinnen wieder einen Rückfall. Der Spontanverlauf von Betroffenen mit BN und EDNOS scheint sich also nicht zu unterscheiden. EDNOS stellt, bezogen auf den Verlauf, keine leichtere Form der Essstörung dar. Replizierbare Prädiktoren für Remissionen oder Rückfälle im Rahmen von Spontanverläufen konnten nicht gefunden werden.

Verlauf nach Therapie

Mit medikamentöser oder psychotherapeutischer Behandlung kann bei 50 bis 70 % der Patientinnen eine signifikante Verbesserung der Essstörungssymptomatik erzielt werden (Herzog et al. 1996). Allerdings kommt es nach kurzfristig erfolgreicher Behandlung bei vielen Patientinnen zu Rückfällen, die Zahlen schwanken zwischen 30 und 85 % innerhalb eines Zeitraums von sechs Monaten bis sechs Jahren (Keel u. Mitchell 1997). Demnach ist die BN gekennzeichnet durch eine hohe Fluktuation der Symptomatik und einer Tendenz zu Rückfällen und zur Chronifizierung, auch nach Therapie.

Eine Übersicht über die Studienlage geben Quadflieg und Fichter (2003), wonach über den längerfristigen Verlauf bei einer zunehmenden Anzahl der Patientinnen eine Remission der Symptomatik zu beobachten ist. Rezidive und chronische Verläufe kommen etwa bei einem Drittel der Patientinnen vor. Nach Quadflieg und Fichter finden sich wenige Übergänge zu anderen Essstörungen wie AN oder BES. Mit Besserung der Essstörungssymptomatik kommt es auch zu einer Normalisierung der sozialen Situation. In einer naturalistischen Langzeitstudie an 110 behandelten Patientinnen hatten 73 % während des Untersuchungszeitraums von sieben Jahren eine vollständige Remission, davon hatten 36 % einen Rückfall (Herzog et al. 1999). In einer deutschen prospektiven Studie wurden die Patientinnen zwei, sechs und zwölf Jahre nach stationärer Behandlung erneut untersucht. Die Remissionsraten (diagnostische Kriterien einer Essstörung nicht mehr erfüllt) lagen bei den bulimischen Patientinnen nach zwei Jahren bei 53 %, nach sechs bei 66,7 % und nach zwölf Jahren bei 66 %. Die weiterhin symptomatischen Patientinnen hatten entweder eine BN oder eine atypische Essstörung (EDNOS). Verstorben waren in dieser Studie nach sechs Jahren 1,2 % und nach zwölf Jahren 2,5 % der Patientinnen mit BN (Fichter & Quadflieg 1997; 2004; Fichter et al. 1992). Die Studie von Keel et al. (1999) mit einer Katamnese von 11,5 Jahren kam zu einem ähnlichen Ergebnis. Die Anzahl der Patientinnen, die alle Diagnosekriterien der BN erfüllten, nahm über die Zeit ab. Zum Zeitpunkt der Nachuntersuchung hatten noch 30 % der Patientinnen eine Essstörungssymptomatik. Es spricht einiges dafür, dass die initial wirksame Therapie auch langfristig die psychosoziale Funktionsfähigkeit verbessert (Keel et al. 2002).

Prädiktoren für den Verlauf

Im Rahmen der NICE-Guidelines (National Institute for Clinical Excellence [NICE] 2004) wurden unterschiedliche Prognosefaktoren aus verschiedenen Studien verglichen und im Hinblick auf die Frage, wie häufig welche Prädiktoren in den Studien gefunden und wie oft bestätigt wurden, neu bewertet. Demnach stellen eine geringe Behandlungsmotivation, Substanzmissbrauch und Übergewicht in der Vorgeschichte negative Prädiktoren für den Verlauf dar. Auch häufige Essanfälle und Erbrechen zu Beginn der Behandlung gingen mit einem schlechteren Therapieergebnis einher. In der Regel verbesserten sich unzureichende kurzfristige Behandlungsergebnisse auch im Hinblick auf psychische Komorbiditäten (z. B. depressive Störung) oder das soziale Funktionsniveau auch langfristig nicht mehr.

Die Prognose bei Beginn der BN in der Adoleszenz stellt sich im Vergleich zu einem späteren Beginn als günstiger dar (Fisher 2003). Eine Komorbidität mit einer Zwangsstörung prädisponiert zu einer längeren Krankheitsdauer (Milos et al. 2002). Die übermäßige Betonung von Aussehen und Gewicht hat sich ebenfalls als negative Prädiktoren für den Verlauf herausgestellt (Fairburn et al. 2003).

In ihrer Überblicksarbeit konnten Keel und Mitchell (1997) nur wenige konsistente und replizierte Prädiktoren für den Krankheitsverlauf ausmachen. Am ehesten ist hohe Impulsivität als Persönlichkeitsvariable mit einer schlechteren Prognose assoziiert. Als wichtigsten Prädiktor für einen ungünstigen Verlauf stellen Fichter und Quadflieg (2004) eine psychische Komorbidität heraus. Die Frage, ob eine komorbide Borderline-Persönlichkeitsstörung für den Verlauf der BN prognostisch ungünstig ist, wird kontrovers diskutiert und kann noch nicht abschließend beantwortet werden (► Abschn. 5.2.12 »Behandlung psychischer Begleitsymptome und Komorbidität«).

5.1.4 Ätiologie, Pathogenese

Bei der BN ist von einer multifaktoriellen Ätiologie auszugehen, bei der sowohl genetische, neurobiologische Faktoren als auch individuell-psychologische und soziokulturelle Einflüsse das Krankheitsgeschehen bestimmen.

Individuell psychologische Einflüsse

BN ist überwiegend eine Erkrankung der Adoleszenz und des jungen Erwachsenenalters, was auf die Bedeutung der besonderen Herausforderungen gerade in dieser Lebensphase verweist. Empirische Ergebnisse zu spezifischen Persönlichkeitsmerkmalen bulimiekranker Personen sind jedoch wenig spezifisch und spiegeln oft nur das Risiko für eine psychische Dekompensation im Allgemeinen wider (Fairburn et al. 1997). Als Risikofaktoren für die Entwicklung einer BN werden geringer Selbstwert, sexueller Missbrauch, körperliche Vernachlässigung, Sorgen um Gewicht und Figur, häufiges Diäthalten und die Erfahrung ungünstiger Interaktionsformen in der Familie sowie geringe soziale Unterstützung (Jacobi et al. 2008) genannt. Psychologische Faktoren finden sich auch in den Komorbiditäten mit Angsterkrankungen und depressiven Erkrankungen wie auch Persönlichkeitsstörungen wieder (► Abschn. 5.2.12 »Behandlung psychischer Begleitsymptome und Komorbidität«). Unter den weiteren vermuteten ätiologischen Faktoren, die nur mittelgut abgesichert sind, nehmen »Borderline-Merkmale« bzw. eine gesteigerte Impulsivität eine Sonderstellung ein (Stice 2002; Fichter u. Quadflieg 2004).

Familiale Einflüsse

Im Zuge der Definition der BN wurden ätiologische Vorstellungen zu familialen Faktoren im Sinne einer familialen Pathologie entwickelt, die sich über eine »Indexpatientin« ausdrücken. Insgesamt werden fünf verschiedene Einflussfaktoren aus dem Familiensystem bulimiekranker Patientinnen postuliert:

Einflussfaktoren aus dem Familiensystem bulimiekranker Patientinnen

1. Die Belastung durch psychische Störungen, insbesondere Depressionen und Suchterkrankungen, ist bei den Eltern von Patientinnen mit BN erhöht (Fairburn et al. 1997).
2. Die Prävalenz von Essstörungen wie auch der Adipositas ist in der Herkunftsfamilie erhöht (Reich 1999).
3. Die Mütter von Patientinnen mit BN hatten in ihrer Biografie wiederholt Phasen von Diätverhalten und stellen ein Modell für das so genannte »gezügelte Essverhalten« dar (Franzen u. Florin 1995; Pike u. Rodin 1991); Mütter bulimischer Patientinnen ernährten ihre Babys vorzugsweise nach Plan denn nach Bedarf (Evans u. Le Grange 1995).
4. In den Familien wird eine negative Einstellung zum eigenen Körper durch kritische Kommentare zu Figur, Gewicht und Essverhalten gefördert (Fairburn et al. 1997; Leung et al. 1996).
5. Schließlich finden sich immer wieder defizitäre familiäre Kommunikationsmuster in großer Variabilität, deren Spezifität für

▼

Essstörungen bzw. BN aber fraglich ist (Cierpka u. Reich 2001). Der modellartige Einfluss eines familiären Stils von Essverhalten und Einstellungen zu Figur und Gewicht wird unter dem Begriff der »familialen Transmission« zusammengefasst.

Soziokulturelle Einflüsse

Soziokulturelle Faktoren spielen bei der Ätiologie der BN eine wichtige Rolle. Zu nennen sind die Dominanz des weiblichen Geschlechts und das gehäufte Auftreten in westlichen Industriestaaten. Seit Einführung der Diagnose BN im DSM-III 1990 scheint die Prävalenz und Inzidenz der BN relativ stabil zu sein (► Kap. 1 »Epidemiologie der Essstörungen«, dort 1.2 »Inzidenz« und 1.3 »Prävalenz«). Die BN ist – insbesondere bezogen auf das weibliche Geschlecht – mit kulturell und gesellschaftlich tradierten Rollenerwartungen verknüpft. Eine große Bedeutung hat dabei das in den westlichen Ländern besonders hervorgehobene Schlankheits- und Schönheitsideal und dessen Verbreitung in den Medien. Durch vielfache kulturübergreifende Studien, zum Teil im Zusammenhang mit zeitlichen Veränderungen über Jahrzehnte, kann dieser Einflussfaktor als gut gesichert gelten (Jäger et al. 2002; Becker et al. 2003; Hall 1995). Als kausales Bindeglied kann zudem die nahezu 100-prozentige Koinzidenz einer langen Vorgeschichte von Diätversuchen mit der BN gelten.

Genetische Faktoren

In Familien von Patientinnen mit BN sind überzufällig häufig auch andere Familienmitglieder mit BN und AN zu finden, das Risiko ist um den Faktor 3,7 erhöht (Strober et al. 2000). In Zwillingsuntersuchungen ergab sich für eineiige Zwillingsgeschwister einer an BN erkrankten Patientin eine wesentlich größere Wahrscheinlichkeit, ebenfalls an BN zu erkranken, als bei zweieiigen Zwillingen (Fairburn et al. 1999; Bulik et al. 2000; Bulik 2005). Allerdings variieren die Angaben zum erblichen Einfluss zwischen 54 und 83 %, und gesicherte molekulargenetische Erkenntnisse fehlen noch weitgehend.

Einschätzungen des Einflusses genetischer (z. B. Heritabilität) und Umweltweltfaktoren lassen unterschiedliche Interpretationsansätze zu. Nach der Metaanalyse von Bulik et al. (2000) ist der genetische Anteil größer als der durch die gemeinsame Umwelt der Zwillinge bestimmte Anteil der Störung; Wade et al. (1998) zeigten demgegenüber, dass Sorgen um Gewicht und Figur wesentlich mehr durch Umwelt- als durch Erbeinflüsse bestimmt werden. Kendler et al. (1995) bezogen in ihre Analyse auch andere psychische Störungen mit ein. Die Autoren postulieren gemeinsame genetische Faktoren, die sich in der BN, den phobischen Störungen, der Panikstörung, den depressiven Störungen und der generalisierten Angststörung wie auch der Abhängigkeit von Alkohol ausdrücken können.

Biologische und neurobiologische Aspekte

Die Essstörungen AN und BN zeigen trotz einiger Unterschiede viele Ähnlichkeiten. Beiden ist gemeinsam, dass sie häufig auch Symptome anderer psychischer Störungen wie Depression, Angst und Zwang aufweisen. Auch nach Verbesserung der eigentlichen Essstörungssymptomatik persistieren diese psychischen komorbiden Störungen häufig. Diese Befunde werden unterstützt durch Studien mit Bildgebung (PET und SPECT), die trotz Besserung der Essstörungssymptomatik überdauernde Veränderungen im serotonergen System bei Patientinnen mit AN und BN nachweisen konnten (Kaye 2005; Bailer 2008). Es wird vermutet, dass die Patientinnen mit Hilfe einer kohlenhydratreichen Ernährung – wie im Rahmen von Essanfällen – via Tryptophan- und Serotoninsynthese Stress und negative Affekte modulieren (z. B. Wurtman et al. 2003). Eine veränderte Rezeptordichte (vor allem der 5HT1A- und 5HT2A-Rezeptoren im frontalen, temporalen und parientalen Kortex sowie im Cingulum) bei Patientinnen mit Essstörungen wird durch eine Anzahl von Befunden aus bildgebenden Untersuchungen bestätigt (Kaye 2005). Diese Befunde könnten auf eine Down-Regulation von 5-HT2A-Rezeptoren bei gesteigerter Serotoninaktivität hindeuten. Daten aus Längsschnittstudien, die die Bedeutung dieser Faktoren absichern würden, fehlen aber noch vollständig.

Neben diesen Merkmalen finden sich auch andere biologische Risikofaktoren wie Komplikationen während Schwangerschaft und Geburt, gesundheitliche Probleme in der Kindheit und eine früh einsetzende körperliche Reifung (Jacobi et al. 2008).

Zusammenführende Modellvorstellungen

Bei der BN handelt es sich um ein multifaktoriell bedingtes Störungsbild, das sich wie folgt skizzieren lässt: Wenig förderliche Umweltfaktoren in der Familie oder der jeweiligen Peergroup prädisponieren adoleszente Mädchen und junge Frauen zu Selbstwertdefiziten. Sie versuchen, auf dem Kontext eines gesellschaftlichen Schönheitsideals, dies durch Schlankheit zu kompensieren, was ein rigides und länger währendes restriktives Essverhalten zur Konsequenz hat. Vor dem Hintergrund einer möglichen genetischen Veranlagung stellt restriktives Essverhalten eine wichtige Disposition für die Entwicklung einer bulimischen Essstörung dar. Restriktives Essverhalten ist also als notwendige, keinesfalls aber hinreichende Voraussetzung für die Entwicklung einer BN zu bewerten. So fand beispielsweise Stice (2002) in einer Metaanalyse von prospektiven Studien zu krankheitsauslösenden, verstärkenden und abschwächenden Faktoren, dass der innere Drang, schlank zu sein, ein wichtiger auslösender Faktor ist und negative Affekte eher zu einer Aufrechterhaltung der Störung beitragen, während soziale Unterstützung als positiver Prognosefaktor zu sehen ist.

Empfehlung

Bei der Diagnostik sollten Daten aus folgenden Lebensbereichen erhoben werden: familiäre Vorgeschichte von Essstörungen und essensbezogene Verhaltensweisen in der Familie, biografische Vorgeschichte von emotionaler Vernachlässigung, körperlicher oder sexueller Gewalterfahrung, Selbstwertprobleme und Probleme der Impulskontrolle, Diätverhalten und exzessive Beschäftigung mit dem eigenen Körper (KKP).

5.2 Behandlung

5.2.1 Behandlungssetting

Auch für die BN gibt es in Deutschland grundsätzlich drei mögliche Behandlungssettings: das stationäre, das teilstationäre/tagesklinische Setting und das ambulante Setting. Die Mehrzahl der Patientinnen mit BN kann ambulant behandelt werden. Bei spezieller Indikationsstellung (s. u.) ist eine stationäre oder teilstationäre Behandlung indiziert. Im deutschen Gesundheitssystem ist zudem eine qualifizierte, störungsspezifische ambulante Behandlung in vielen, vor allem ländlichen Gebieten nicht oder nicht zeitnah gewährleistet.

Bei Therapie über mehrere Settings hinweg sind die Schnittstellen zwischen verschiedenen Behandlungsformen (z. B. stationär–ambulant) besonders zu berücksichtigen. Bei einer kombinierten psychotherapeutischen und psychopharmakologischen Behandlung ist eine enge Kooperation der Behandler/innen anzustreben, sofern diese nicht von einer Person durchgeführt wird.

Es liegen nur wenige Studien zum Vergleich von stationärer oder tagesklinischer Behandlung vor. In einer deutschen Studie fanden Zeeck et al. (2009), dass sich die Ergebnisse der beiden Behandlungssettings nicht wesentlich unterschieden. Zum Katamnesezeitpunkt nach drei Monaten waren die Erfolge der tagesklinisch behandelten Patientinnen etwas stabiler als die Erfolge der stationär behandelten. Eine nicht-kontrollierte Studie verglich ambulante und stationäre Behandlung auf der Grundlage der kognitiven Verhaltenstherapie. Beide Behandlungssettings waren wirksam, die stationäre Behandlung führte jedoch zu wesentlich schnelleren Veränderungen und einer deutlicheren Besserung der psychischen Komorbiditäten (Williamson et al. 1989).

Studien zur Wirksamkeit stationärer Behandlungen im deutschen Versorgungssystem legten Fichter und Quadflieg (1997), von Wietersheim et al. (2004) und Zeeck et al. (2007) vor. Hiernach kommt es, je nach Erfolgskriterium, bei einem großen Teil der Patientinnen während der stationären Behandlung zu einer deutlichen Verbesserung der Symptomatik, die Remissionsraten zum Entlassungszeitpunkt betrugen 50 %. In der Regel schloss sich eine ambulante Psychotherapie an den stationären Aufenthalt an.

Indikationskriterien, die eine stationäre Behandlung notwendig machen, sind:
- unzureichende Veränderung in ambulanter Behandlung,
- Scheitern einer ambulanten oder tagesklinischen Behandlung,

- Fehlen ausreichender ambulanter Behandlungsmöglichkeiten am Wohnort der Patientin,
- ausgeprägte psychische und körperliche Komorbidität (z. B. Selbstverletzungen, Diabetes mellitus Typ I), die eine engmaschige ärztliche Kontrolle notwendig macht,
- Krankheitsschwere (z. B. geringe Motivation, ausgeprägte Habituation der Symptomatik, sehr chaotisches Essverhalten),
- erhebliche Konflikte im sozialen und familiären Umfeld,
- Suizidalität,
- Notwendigkeit der Behandlung durch ein multiprofessionelles Team mit krankenhaustypischen Heilmethoden (stationäre Intensivtherapie).

Bei Kindern und Jugendlichen, die gut in ihre gleichaltrige Peergroup integriert sind, sollte ein stationärer Aufenthalt besonders kritisch abgewogen werden. Eine Behandlung gegen den ausdrücklichen Willen bei minderjährigen Patientinnen sollte grundsätzlich nur in Ausnahmefällen erfolgen. Um Patientinnen sowie deren Eltern auf die Behandlung vorzubereiten und die Krankheitseinsicht sowie Veränderungsmotivation abzuklären, haben sich intensive Vorgespräche als hilfreich erwiesen.

Empfehlung

- Patientinnen mit BN sollten vorwiegend ambulant behandelt werden. Bei Vorliegen bestimmter Indikationskriterien ist eine stationäre oder tagesklinische Behandlung indiziert (B).
- Die behandelnde Institution sollte spezifische Expertise in der Behandlung von Essstörungen haben (KKP).
- Die Behandlung sollte störungsorientiert erfolgen (KKP).
- Für eine tagesklinische Behandlung spricht das Training im Umfeld der Patientin, für eine vollstationäre Behandlung sprechen das Herausnehmen der Patientin aus einem unter Umständen problematischen Umfeld und die Notwendigkeit der ganztägigen ärztlichen Betreuung (KKP).

5.2.2 Behandlungsziele

Die Ziele der Behandlung der BN sind eine Normalisierung des Essverhaltens sowie eine Bewältigung der zugrunde liegenden oder parallel existierenden psychischen Probleme. Dies schließt eine Behandlung von körperlichen und psychischen Begleiterkrankungen mit ein.

5.2.3 Evidenz- und Empfehlungsgrade der verschiedenen Behandlungsverfahren

Grundlage der Empfehlungen ist eine Metaanalyse zur Effektivität verschiedener Behandlungsverfahren für die BN, mittels derer Effektstärken zur Quantifizierung von Unterschieden zwischen den Post-Werten aus Interventions- und unbehandelten Kontrollgruppen berechnet und verglichen wurden. Voraussetzung für die Aufnahme des Behandlungsverfahrens in die Metaanalyse war die Existenz mindestens einer randomisierten, kontrollierten Studie (RCT). Die Voraussetzung für Evidenzgrad Ia war erfüllt, wenn mindestens drei RCTs in die Metaanalyse eingeschlossen werden konnten; ansonsten wurde der Evidenzgrad Ib vergeben. Wenn für eine Interventionsform keine RCTs mit unbehandelter Kontrollgruppe vorlagen, sondern nur unkontrollierte Studien oder RCTs mit behandelter Kontrollgruppe, basieren die Effektstärken der Metaanalyse auf dem Vergleich der Prä- und der Post-Werte der jeweiligen Interventionsgruppen (Evidenzgrad IIa). Bei der Interpretation der Ergebnisse ist zu beachten, dass Effektstärken, denen entweder Post-Werte, basierend auf Interventions- und Kontrollbedingungen, oder Prä- und Post-Werte für eine Interventionsbedingung zugrunde liegen, hinsichtlich ihrer Größe nicht direkt miteinander vergleichbar sind; in der Regel fallen die Effektstärken für Post-Werte bei RCTs kleiner aus. Neben Effektstärken wurden als Indikatoren für Symptomfreiheit im Rahmen der Metaanalyse auf der Basis von RCTs Odds Ratios berechnet. Sofern die Anzahl von Primärstudien keine der beiden dargestellten metaanalytischen Integrationsformen erlaubte, wurden Einzelstudien für die Empfehlungen für das jeweilige Behandlungsverfahren herangezogen (Evidenzgrade IIb bis IV). Eine Darstellung der Hauptergebnisse der Metaanalyse inklusive der Effektstärken (Hedges' d) findet sich in den ◘ Tab. 5.3a bis 5.3l in Abschn. 5.3: Anhang.

5.2.4 Psychotherapie

In die Metaanalyse von Studien psychotherapeutischer Verfahren konnten insgesamt 36 randomisierte, kontrollierte Studien (mit unbehandelten Kontrollgruppen oder anderen Behandlungsbedingungen als Kontrollgruppe) mit insgesamt 65 aktiven Studienarmen eingeschlossen werden (◘ Tab. 5.4 in Abschn. 5.3: Anhang). In die Berechnung der *Post-Effektstärken (ES)* wurden nur Studien mit unbehandelten Kontrollgruppen einbezogen, hierfür standen zehn Studien mit 18 »aktiven« Studienarmen und zehn Kontrollbedingungen (Warteliste oder Aufmerksamkeits-Placebo-Bedingung) zur Verfügung.

Die Kategorie der psychotherapeutischen Verfahren wurde unterteilt in kognitiv-verhaltenstherapeutische Verfahren (KVT), reine verhaltenstherapeutische Verfahren (VT), KVT mit zusätzlicher Anwendung von Expositions- und Reaktionsverhinderungstechniken (KVT-ERV), »reine« ERV-Studien (ERV) sowie in eine Restgruppe anderer Verfahren (nicht-direktive Therapie, dialektisch-behaviorale Therapie, Gruppentherapie, hypnobehaviorale Therapie).

Die durchschnittliche Behandlungsdauer (Daten aus der Post-Stichprobe) über alle Kategorien betrug 12,8 Wochen, für KVT im Durchschnitt 11,7 Wochen, für VT 12,7 Wochen, für KVT-ERV 16 Wochen (eine Studie), für ERV 14 Wochen (eine Studie) und für die Restkategorie 13,9 Wochen. In neun Studienarmen erfolgte die Behandlung im Rahmen von Einzeltherapie, in neun Studienarmen im Rahmen von Gruppentherapie.

Die übergeordnete Kategorie der Psychotherapiestudien weist im Post-Vergleich mit 21 % eine vergleichsweise geringe Dropout-Rate auf. (Anmerkung: Die Dropout-Raten für Pharmakotherapie liegen bei 34 % und für die Kombinationsbehandlungen bei 37 %.) Der Unterschied zur Pharmakotherapie ist signifikant, zu den Kombinationsbedingungen tendenziell signifikant (p = .06). Im Vergleich der Unterkategorien zeigen sich zwar deskriptiv erhebliche Unterschiede zwischen den einzelnen Kategorien (niedrigste Dropout-Rate: reine ERV-Studien mit 7 %, höchste Rate: andere Kombinationsbehandlungen mit 66 %); die Unterschiede sind allerdings wegen der teils sehr kleinen Studien- bzw. Patientinnenanzahl nicht signifikant.

Effekte: Insgesamt weisen psychotherapeutische Verfahren eine gute Wirksamkeit auf. Sie erzielten im Hinblick auf die durchschnittliche Reduktion zentraler Outcome-Maße im *Post-KG-Vergleich* näherungsweise große Effekte (Essanfälle: Reduktion um durchschnittlich 70 %; d = .78) bzw. große Effekte (Erbrechen: Reduktion um durchschnittlich 67 %; d = .94) (Evidenzgrad Ia). Im Hinblick auf die Reduktion der Laxanzieneinnahme lagen die Effekte bei allerdings kleiner Studienanzahl im mittleren Bereich (d = .61). Am Ende einer psychotherapeutischen Behandlung sind 45 % der Patientinnen symptomfrei im Hinblick auf Essanfälle, 39 % im Hinblick auf Erbrechen (Evidenzgrad Ia).

Mittlere Effekte zeigten sich im Post-KG-Vergleich essstörungsspezifischer und allgemeiner Psychopathologie (d = .50) auf der EDI-Skala 1 (»Schlankheitsstreben«), einen näherungsweise hohen Effekt (d = .77) auf der EDI-Skala 2 (»Bulimie«), einen annähernd mittleren Effekt (d = .44) auf der EDI-Skala 3 (»Körperliche Unzufriedenheit«), einen hohen Effekt (d = 1.28) im EAT-Gesamtwert und einen annähernd hohen Effekt (d = .77) hinsichtlich der Reduktion der Depressivität.

Kognitiv-verhaltenstherapeutische Therapie, verhaltenstherapeutische Therapie, Exposition und Reaktionsverhinderung

Die meisten RCTs wurden auf der Grundlage kognitiv-verhaltenstherapeutischer und rein verhaltenstherapeutischer Verfahren durchgeführt (14 Studienarme mit N = 257 Patientinnen). In sehr viel geringerem Umfang (vier Studien mit unterschiedlichen Therapien und unbehandelter Kontrollgruppe) wurden andere Verfahren auf ihre Wirksamkeit hin untersucht (Jacobi et al. 1997; Hay et al. 2004). Die Mehrheit der Therapiestudien ist manualisiert. In so genannten »dismantling-Studien« wurden die Effektivität spezifischer Elemente (z. B. kognitive Verfahren, Exposition und Reaktionsverhinderung, behaviorale Techniken) und deren mögliche additive Wirksamkeit geprüft.

Die kognitiv-verhaltenstherapeutischen und rein verhaltenstherapeutischen Ansätze werden in der Regel im Rahmen eines manualgestützten Vorgehens über einen begrenzten Zeitraum (oft ca. 19 Sitzungen Einzeltherapie über 18 bis 20 Wochen) durchgeführt.

Studien mit kognitiver Verhaltenstherapie beinhalten in der Regel sowohl kognitive als auch behaviorale Techniken zur Veränderung des gestörten Essverhaltens (Essanfälle und kompensatorische Verhaltensweisen), zur Veränderung verzerrter Einstellungen zu Figur und Gewicht und gegebenenfalls zur Veränderung von unzureichendem Selbstwertgefühl und übersteigertem Perfektionismus. In der ersten Phase der Therapie liegt der Schwerpunkt darauf, wieder Kontrolle über das Essen durch überwiegend rein verhaltenstherapeutische Techniken (Selbstbeobachtung, Aufbau eines regelmäßigen Essverhalten, Stimuluskontrolltechniken) zu erreichen. Weiterhin besteht diese Phase aus Psychoedukation zu Gewichtsregulation, zur Rolle von Diäten und den Folgen kompensatorischer Verhaltensweisen. Die zweite Phase ist stärker kognitiv orientiert und beinhaltet überwiegend kognitives Umstrukturieren der verzerrten Einstellungen zu Figur und Gewicht und Problemlösetechniken. In der dritten Phase geht es primär um die Aufrechterhaltung der Fortschritte und um die Reduktion des Rückfallrisikos (Wilson et al. 1997).

Im Rahmen von KVT-ERV-Studien wird der zusätzliche Effekt von *Expositions- und Reaktionsverhinderungstechniken* zu KVT (s. oben) untersucht. Analog zur Behandlung von Zwangsstörungen bzw. in Anlehnung an ein Angstmodell (Essen löst Angst aus, die durch Erbrechen reduziert wird) wurden diese Techniken auf Essstörungen übertragen. Sie werden meist etwa nach der Hälfte der KVT-Sitzungen eingeführt, wobei der Anteil an der Therapie insgesamt variieren kann. Patientinnen werden instruiert, unterschiedliche (gemiedene) Nahrungsmittel bis zu dem Punkt zu konsumieren, an dem sie sich unwohl fühlen, und den Drang, zu erbrechen, verspüren. Gleichzeitig werden sie gebeten, das Gefühl des Unwohlseins über längere Zeit (bis zu mehreren Stunden) zu tolerieren, ohne zu erbrechen. Währenddessen werden die aufkommenden (dysfunktionalen) Gedanken und Gefühle exploriert, hinterfragt und gegebenenfalls korrigiert. Bei »reinen« *ERV-Studien* stehen Exposition und Reaktionsverhinderung im Mittelpunkt, während auf kognitive Techniken verzichtet wird.

Rein verhaltenstherapeutische Ansätze beschränken sich auf die Normalisierung des Essverhaltens, das heißt die Rückgewinnung der Kontrolle über die Nahrungsaufnahme, Akzeptanz bisher gemiedener Nahrungsmittel, regelmäßige Nahrungsaufnahme bzw. Aufgeben von Diäthalten (restriktives Essverhalten). Zentrale Techniken dabei sind Selbstbeobachtung, Stimuluskontrolle und Problemlösung.

Effekte: Insgesamt weisen kognitiv-verhaltenstherapeutische Verfahren eine sehr gute Wirksamkeit auf (Daten von 171 Patientinnen aus neun Studienarmen). KVT-Studien erzielten im Hinblick auf die durchschnittliche Reduktion zentraler Outcome-Maße im Post-KG-Vergleich näherungsweise große (Essanfälle: Reduktion um 68 %; d = .73); (Erbrechen: Reduktion um 70 %; d = .85) Effekte (Evidenzgrad Ia); VT-Studien erzielten mittlere Effekte im Hinblick auf die Reduktion der Essanfälle (Reduktion um 70 %; d = .62) und große in Bezug auf Erbrechen (Reduktion um 70 %; d = .85) (Evidenzgrad IIb). Im Hinblick auf die Reduktion der Laxanzieneinnahme lagen die Post-Effekte für jeweils eine verfügbare Studie im mittleren bis näherungsweise großen Bereich (KVT: d = .68; VT: d = .75). Für zwei Studien mit zusätzlicher Anwendung von ERV-Elementen ließen sich Post-Effektstärken für die Reduktion von Erbrechen bestimmen, diese sind als groß (d = .98) einzustufen (Evidenzgrad Ib).

Zu Behandlungsende liegen die auf Essanfälle bezogenen *Abstinenzraten* für KVT bei durchschnittlich 38 % (Evidenzgrad Ia), für VT bei 65 % (Evidenzgrad IIb) und für Studien mit zusätzlichen ERV-Elementen bei 60 % (Evidenzgrad Ib). Die auf das Erbrechen bezogenen Abstinenzraten liegen für KVT bei 34 %, für KVT-ERV bei 57 % und für VT (auf der Basis von zwei Studien) bei 58 %.

Im Hinblick auf essstörungsspezifische und allgemeine Psychopathologie zeigten sich im Post-KG-Vergleich hohe Effekte (d = 1.47) für KVT, ebenso für KVT-ERV-Verfahren (d = 1.58), bezogen auf den EAT-Gesamtwert, ein annähernd hoher Effekt (d = .77), bezogen auf die EDI-Skala 1 (»Schlankheitsstreben«), ein mittlerer Effekt auf der

EDI-Skala 3 (»Bulimie«) und ein annähernd hoher Effekt (d = .71) hinsichtlich der Reduktion der Depressivität.

Interpersonelle Therapie

Als ähnlich wirksam wie die kognitive Verhaltenstherapie galt bisher auch die Interpersonelle Psychotherapie (IPT), die ursprünglich aus der Depressionsbehandlung stammt (Klerman et al. 1974) und mittlerweile für BN und BES (Agras et al. 2000; Fairburn et al. 1991, 1993, 1995; Wilfley et al. 1993) adaptiert worden ist. Der Schwerpunkt der Behandlung liegt auf der Bearbeitung von potenziellen Problemen in vier interpersonellen Bereichen: Rollenwechsel und -übergänge, interpersonelle Auseinandersetzungen, soziale/interpersonelle Defizite und Trauer, gestörte interpersonelle Beziehungen und soziale Rollen. Spezifische Techniken zur Veränderung des Essverhaltens (z. B. Selbstbeobachtung, Informationsvermittlung) sind dabei nicht Bestandteil der Behandlung.

Als spezifisches Therapieverfahren ist die Interpersonelle Therapie nach den kognitiv-verhaltenstherapeutischen Verfahren am häufigsten (d. h. an der größten Patientinnenanzahl N = 135) untersucht worden (Agras et al. 2000; Fairburn et al. 1991).

Effekte Post-KG-Vergleich: Im Hinblick auf die Reduktion der zentralen Outcome-Maße ließen sich keine Post-Effektstärken berechnen, da IPT-Studien mit unbehandelten Kontrollgruppen nicht vorliegen. Zu Therapieende waren 21 % der Patientinnen symptomfrei bezüglich der Essanfälle und 13 % bezüglich des Erbrechens, was deutlich geringer als in den anderen psychotherapeutischen Verfahren ist.

Psychodynamische/tiefenpsychologische Therapie, Psychoanalyse

Im Rahmen randomisierter und kontrollierter Studien wurden psychodynamische bzw. tiefenpsychologisch orientierte und psychoanalytische Verfahren bislang in drei RCTs (N = 62) geprüft. Verglichen wurden im Einzelnen Kurzzeitfokaltherapie (»short-term focal psychotherapy«; Fairburn et al. 1986) bzw. psychodynamische Kurzzeittherapie (»supportive-expressive therapy«; Garner et al. 1993) mit der kognitiven Verhaltenstherapie sowie psychoanalytische Behandlung mit kognitiv-orientierter Verhaltenstherapie und Ernährungsberatung (Bachar et al. 1998). Die Kurzzeitfokaltherapie basierte auf Arbeiten von Hilde Bruch (1973) zur AN und wurde für die BN adaptiert (Rosen 1979). Die psychodynamische Kurzzeittherapie basierte vornehmlich auf dem Manual von Luborsky (1984). Die psychoanalytische Behandlung (Bachar et al. 1999) orientierte sich vornehmlich an der Selbstpsychologie von Kohut (1977).

Effekte: Insgesamt sind die Ergebnisse der psychodynamisch/tiefen-psychologisch/psychoanalytisch orientierten Studien wegen der geringen Studien- und Patientinnenzahlen kaum interpretierbar. Es existiert keine Studie mit einer unbehandelten Kontrollgruppe, sodass Post-ES für die zentralen Outcome-Maße nicht berechnet werden konnten. Die Abstinenzraten in Bezug auf das Erbrechen auf der Basis von einer Studie liegen bei 10 % (Garner et al. 1993).

Andere psychotherapeutische Verfahren

In die Restkategorie der anderen psychotherapeutischen Verfahren fallen diejenigen Studien, die sich nicht eindeutig einer bestimmten Therapierichtung oder -schule zuordnen ließen, wie z. B. dialektisch-behaviorale Therapie, Entspannungstherapie, Gruppentherapie, kognitiv-orientierte Therapie, hypnobehaviorale Therapie, Selbstbeobachtung + nondirektive Therapie, »guided imagery therapy«, eine Kombination von KVT und IPT, Stressmanagement und andere verkürzte Formen therapeutischer Verfahren oder Mischformen mit anderen Therapieelementen. Da die Studien sehr heterogen sind, erscheint es nicht sinnvoll, die mittleren Effekte dieser Studien gemeinsam zu interpretieren.

Unter den genannten Verfahren nimmt die dialektisch-behaviorale Therapie (DBT) eine Sonderstellung ein, da sie eine bei anderen Störungsbildern (z. B. emotional-instabile Persönlichkeitsstörung) etablierte Behandlung darstellt. Im Rahmen des dialektisch-behavioralen Behandlungsmodells der BN stellt die emotionale Dysregulation das zentrale Problem der Patientinnen dar; Essanfälle und kompensatorische Verhaltensweisen werden als Versuch verstanden, schmerzhafte emotionale Zustände zu kontrollieren. Den Patientinnen wird daher ein Repertoire an Skills als Alternative zu diesen dysfunktionalen Verhaltensweisen vermittelt. Eine erste kleinere randomisierte, kontrollierte Studie (N = 31) mit DBT fand ermutigende Effekte im Vergleich zu einer Wartekontrollgruppe (Abstinenzraten bezogen auf Essanfälle und Erbrechen von 29 % (Safer et al. 2001). Ein direkter Vergleich dieser Behandlung mit den an sehr viel größeren Fallzahlen etablierten anderen psychologischen Behandlungsformen (kognitive Verhaltenstherapie und Interpersonelle Psychotherapie) steht allerdings noch aus.

Zu weiteren, insbesondere auch im deutschen Sprachraum etablierten Behandlungen wie der Gesprächspsychotherapie oder Familientherapie liegen keine randomisierten, kontrollierten Studien vor.

5.2.5 Selbsthilfe

Selbstbehandlungsansätze werden bereits seit längerer Zeit als Alternative zu bestehenden psychologischen und pharmakologischen Behandlungsansätzen diskutiert, unter anderem auch im Rahmen von »Stepped-care-Modellen«. Der überwiegende Teil basiert auf Therapiemanualen, die wesentliche Elemente der KVT-Ansätze enthalten. In die Metaanalyse wurden drei randomisierte, kontrollierte Studien (mit unbehandelter Kontrollgruppe) mit N = 111 Patientinnen aufgenommen. Folgende Untergruppen wurden gebildet: (manualgestützte) Selbsthilfe, (durch Therapeuten) angeleitete Selbsthilfe, andere (unspezifische, nicht-angeleitete) Selbsthilfe. Verglichen wurden im Einzelnen:

1. therapeutengeleitete, manualgestützte Selbsthilfe KVT-basiert (Bailer et al. 2004; Thiels et al. 1998),
6. manualisierte Selbsthilfe gefolgt von, falls erforderlich, durch Therapeuten angeleiteter KVT (Treasure et al. 1996),
7. Bulimie-spezifische Selbsthilfe vs. unspezifisches soziales Kompetenztraining vs. Wartekontrollgruppe (Carter et al. 2003),
8. manualgestützte Selbsthilfe bei einem Allgemeinarzt vs. spezialisierte Behandlung (Mischung aus KVT + IPT) im klinischen Setting (Durand u. King 2003).
9. Ernährungstherapie vs. Ernährungstherapie kombiniert mit KVT vs. Selbsthilfe (Hsu et al. 2001).

Effekte: Insgesamt sind die Effekte der Selbsthilfe-Methoden zwar geringer als die der psychotherapeutischen Verfahren, dennoch klar nachweisbar. Die Post-ES für die Reduktion der Essanfälle liegen im mittleren Bereich (Reduktion um 57 %; d = .68) und sind bezüglich der Reduktion des Erbrechens als klein (Reduktion um 50 %; d = .21) einzustufen (Evidenzgrad IIb). Am Ende der Selbsthilfe-Behandlung sind durchschnittlich 17 % der Patientinnen aus vier Studien mit entsprechenden Angaben symptomfrei in Bezug auf Essanfälle und Erbrechen. Post-ES zu weiteren Outcome-Maßen ließen sich nicht berechnen.

5.2.6 Pharmakotherapie

Patientinnen mit BN werden überwiegend mit Antidepressiva (AD) behandelt. Einerseits liegt häufig eine komorbide Depression vor, und andererseits gibt es Evidenz dafür, dass AD positive Effekte gegenüber der bulimischen Essstörungssymptomatik auch unabhängig von dem antidepressiven Effekt zeigen. In Deutschland ist ausschließlich der Wirkstoff Fluoxetin zugelassen, wobei die Behandlung nur in Kombination mit einer Psychotherapie als sinnvoll ausgewiesen wird.

In der Metaanalyse wurde die Pharmakotherapie nach den Substanzklassen unterteilt in Serotonin-Wiederaufnahmehemmer (SSRI), trizyklische Antidepressiva (TZA), andere Antidepressiva und andere Psychopharmaka.

Insgesamt gingen 23 Studienarme mit insgesamt 1029 Patientinnen entsprechend den Einschlusskriterien in die Metaanalyse ein. Abhängig von den Outcome-Maßen ist die Anzahl der Patientinnen aber für die Einzelauswertungen zum Teil erheblich geringer. Die Ergebnisse der Metaanalyse basieren auf Studien mit unbehandelten Kontrollgruppen. Kombinationsstudien aus Psychotherapie und Pharmakotherapie werden in ► Kap. 5.2.7 (»Kombinationsbehandlung«) thematisiert.

Die Patientinnen der Studien waren im Durchschnitt 26,3 ± 2,4 Jahre alt und seit 7,5 ± 1,9 Jahren erkrankt. Die Behandlungen dauerten im Mittel 10,5 ± 4,2 Wochen, die Dropout-Rate betrug 34 % und liegt damit, wie schon beschrieben, signifikant über der der psychotherapeutisch behandelten Patientinnen (21 %).

Effekte: Insgesamt ist die Wirksamkeit von Pharmakotherapie als schwach einzustufen. Im Hinblick auf die durchschnittliche Reduktion zentraler Outcome-Maße betrugen die Post-Effekte für Essanfälle d = .28 (Reduktion um durchschnittlich 54 %) und für Erbrechen d = .19 (Reduktion um durchschnittlich 48 %, Evidenzgrad Ia). Im Hinblick auf die Reduktion der Laxanzieneinnahme war der Effekt –.10, das heißt, es kam sogar zu einer Zunahme der Laxanzieneinnahme während der Beobachtungszeiträume.

Nach Pharmakotherapie waren 16 % der Patientinnen symptomfrei in Bezug auf Essanfälle wie auch Erbrechen (SSRI: jeweils 14 %, TZA: 22 % bzw. 30 %, andere Medikamente: 21 % bzw. 22 %, Evidenzgrad Ia).

Es ist aber einschränkend anzumerken, dass – abhängig von den untersuchten Variablen – in die Ergebnisse zu Studien mit TZA nur sechs (Essanfälle) bzw. drei (Erbrechen) Studien eingehen konnten und diese deutlich älter sind als die Studien zu den SSRI-Präparaten. Die vergleichsweise guten Ergebnisse der TZA beruhen auf einer deutlich kleineren Datenbasis.

Bei symptombezogenen Fragebogenskalen (z. B. Eating Disorder Inventory [EDI], Eating Disorder Attitude Test [EAT]) erzielten pharmakologische Behandlungen im Post-KG-Vergleich nur schwache Effekte.

Selektive Serotonin-Wiederaufnahmehemmer (SSRI)

Fluoxetin ist der einzige Wirkstoff, der in Deutschland zur Behandlung der BN zugelassen ist. Insgesamt wurden neun Studienarme identifiziert, die ein SSRI-Präparat als alleiniges Therapeutikum untersuchten. Im Rahmen dieser Studien wurden insgesamt N = 666 Patientinnen behandelt. Die Patientinnen waren durchschnittlich 26,7 ± 2,7 Jahre alt, im Mittel seit 9,3 ± 3,1 Jahren erkrankt, und die Behandlungen dauerten im Durchschnitt 11,8 ± 4,4 Wochen. Bei den untersuchten Präparaten handelte es sich um Citalopram, Sertralin und Fluoxetin, letzteres in unterschiedlichen Dosierungen und in Kombination mit einem Placebo.

Effekte: Insgesamt ist die Wirksamkeit von Antidepressiva der SSRI-Klasse auf die Kernsymptomatik der BN relativ schwach. Die Wirksamkeit hinsichtlich der Frequenz der Essanfälle, gemessen als Post-Effektstärke im Vergleich zur Kontrollgruppe, beträgt d = .22 (Reduktion um durchschnittlich 55 %, neun Studien, Evidenzgrad Ia) und das Erbrechen d = .18 (Reduktion um durchschnittlich 49 %, acht Studien, Evidenzgrad Ia). Die KVT ist im Hinblick auf das Erbrechen den SSRI signifikant überlegen (weitere signifikante Unterschiede gibt es für die hier behandelten pharmakologischen Stoffgruppen nicht). Hinsichtlich der Laxanzieneinnahme kam es in der einzigen Studie, die diese Variable erhob, zu einer Symptomverschlechterung während des Beobachtungszeitraums. Der Anteil der Patientinnen, die bei Abschluss der Behandlung symptomfrei waren, betrug für die mit SSRIs behandelten Patientinnen sowohl bezogen auf die Essanfälle als auch bezogen auf das Erbrechen 14 % (Evidenzgrad Ia).

Hinsichtlich der essstörungsspezifischen und allgemeinen Psychopathologie erzielten Behandlungen mit SSRIs im Post-KG-Vergleich schwache Effekte. Eine Behandlung mit SSRIs zeigt im EAT-Gesamtwert eine Effektstärke von d = .39 (»schwach«, drei Studien) und einen Effekt nahe 0 (d = .16, vier Studienarme) hinsichtlich der Reduktion der Depressivität (Evidenzgrad Ia).

Trizyklische Antidepressiva (TZA)

Als Vertreter der Stoffgruppe der trizyklischen Antipepressiva liegen Studienarme zu Imipramin und Desipramin vor, zum Teil wurden die Präparate in unterschiedlichen Dosierungen getestet. Insgesamt sechs Studienarme konnten einer Pharmakotherapiestudie mit TZAs zugeordnet werden, 184 Patientinnen gingen in die Berechnungen ein. Nicht in jedem Studienarm wurden alle Outcome-Maße untersucht.

Patientinnen mit TZA-Medikation waren im Durchschnitt 25,7 ± 1,3 Jahre alt und seit 6,3 ± 0,6 Jahren erkrankt. Die Dauer der Medikation betrug im Mittel 8,7 ± 2,7 Wochen.

Effekte: Die Wirksamkeit der TZAs im Hinblick auf die Kernsymptomatik der BN zeigt schwache Effekte, obwohl sie sich im Vergleich zu der Wirksamkeit von SSRI als stärker darstellen. Einschränkend sei noch einmal auf die geringe Anzahl der vornehmlich älteren Studien hingewiesen. Die Wirksamkeit in Bezug auf die Häufigkeit von Essanfällen, gemessen als Post-Effektstärke, beträgt d = .64 (Reduktion um durchschnittlich 54 %, fünf Studien, Evidenzgrad Ia) und in Bezug auf das Erbrechen d = .38; (Reduktion um durchschnittlich 43 %, drei Studien, Evidenzgrad IIa). Damit wird für die Reduktion der Heißhungeranfälle ein mittlerer Effekt erreicht. Zu einer möglichen Reduktion der Laxanzieneinnahme liegt keine Studie vor. In den Studienarmen mit TZAs, in denen diese Information erhoben wurde, waren zu Behandlungsende 22 % der Patientinnen abstinent in Bezug auf Essanfälle und 30 % in Bezug auf Erbrechen (Evidenzgrad Ia).

Bei der essstörungsspezifischen und allgemeinen Psychopathologie ergaben sich für Behandlungen mit TZAs im Post-KG-Vergleich eher schwache Effekte. Ergebnisse zum EDI liegen für TZAs nicht vor. Eine einzige Studie mit TZAs berichtet Ergebnisse zum EAT-Gesamtscore und kommt zu einer Effektstärke von d = .50 (gerade »mittel«) und einen knapp »schwachen« Effekt (d = .21, drei Studienarme) hinsichtlich der Reduktion der Depressivität.

Andere Antidepressiva

Zu folgenden weiteren Antidepressiva lag jeweils eine Studie bzw. ein Studienarm vor: Moclobemid, Bupropion, Trazodon und Mianserin, in zwei Studien wurden unterschiedliche Antidepressiva bzw. Medikamente kombiniert (Desipramin/Fluoxetin, Walsh et al. 1997; Flutamid/Citalopram, Sundblad et al. 2005). Wiederum werden nicht in allen diesen Studienarmen alle relevanten Zielvariablen untersucht, was zu kleineren Stichproben führt.

Insgesamt 148 Patientinnen mit einem Alter von 25,3 ± 1,2 Jahren gingen in die Studien ein. Die durchschnittliche Krankheitsdauer betrug 6,6 ± 0,14 Jahre, die Behandlung dauerte im Durchschnitt 7,5 ± 1,6 Wochen.

Effekte: Die auf die Häufigkeit von Essanfällen bezogene Wirksamkeit, gemessen als Post-Effektstärke, beträgt d = .31 (Reduktion um durchschnittlich 48 %, vier Studien, Evidenzgrad IIa) und die der auf das Erbrechen bezogene Wirksamkeit d = .12 (Reduktion um durchschnittlich 45 %, drei Studien, Evidenzgrad IIa). Die untersuchten Antidepressiva zeigen schwache Effekte in Bezug auf die Heißhungeranfälle, bezogen auf das Erbrechen sind sie nicht wirksam. Die Wirksamkeit gegenüber der Einnahme von Laxanzien wurde nicht untersucht. Der Anteil abstinenter Patientinnen zum Ende der Behandlung betrug 21 % in Bezug auf Essanfälle und 22 % in Bezug auf das Erbrechen (Evidenzgrad Ia).

Bei der essstörungsspezifischen und allgemeinen Psychopathologie ergaben sich für Behandlungen mit den genannten Antidepressiva im Post-KG-Vergleich eher schwache Effekte. Weder zum EDI noch zum EAT-Fragebogen liegen Ergebnisse vor. Zwei Studien zeigten bei der Depressivität eine Effektstärke von d = –.02 (nahe null).

Andere Medikamente

Weitere Medikamente, die im Rahmen randomisierter, kontrollierter Studien bei BN zum Einsatz kamen, waren Naltrexon Hydrochlorid und Flutamid in jeweils einer Studie bzw. einem Studienarm.

Effekte: Bezogen auf Essanfälle ergab sich eine Wirksamkeit von d = .37 (Reduktion um durchschnittlich 42 %; Post-Effektstärke), bezogen auf das Erbrechen von d = .18 (Reduktion um durchschnittlich 37 %). Die genannten Medikamente zeigten schwache Effekte bezüglich der Heißhungeranfälle und keinen Effekt bezüglich des Erbrechens. Die Wirkung auf die Einnahme von Laxanzien wurde nicht untersucht. Die beiden Studien zeigten trotz der unterschiedlichen Präparate auf das Erbrechen eine vergleichbare Wirksamkeit (Huseman et al. 1990, Naltrexon: d = .30; Sundblad et al. 2005, Flutamid: d = .51), sodass die Ergebnisse nicht einem Ausreißer zugeschrieben werden können.

5.2.7 Kombinationsbehandlung

Mehrere Untersuchungen gingen der Frage nach, inwieweit eine Kombination aus Psychotherapie und Pharmakotherapie mit Antidepressiva der jeweiligen Monotherapie überlegen ist. Dabei wurden sowohl TZAs (Imipramin, Desipramin) als auch SSRIs geprüft. Aufgrund methodischer Schwächen (keine unbehandelte Kontrollgruppe) standen zur Berechnung der Post-ES nur fünf Studien(arme) mit N = 144 Patientinnen zur Verfügung.

Es erfolgte eine Unterteilung in die Untergruppen Psychotherapie plus Imipramin (eine Studie, N = 52), Selbsthilfe plus Fluoxetin (zwei Studien, N = 45) und andere Kombinationsbehandlungen

(Selbsthilfe plus Placebo in unterschiedlichen Settings; zwei Studien, N = 47).

Verglichen wurden: KVT alleine bzw. KVT kombiniert mit Desipramin und medikamentöser Monotherapie oder Placebo (Agras et al. 1992; Walsh et al. 2004), KVT in stationärem Behandlungssetting + Fluoxetin und Placebo (Fichter et al. 1991), KVT + Imipramin und Imipramin als Monotherapie und Placebo (Mitchell et al. 1990b), Ernährungsberatung + Placebo und Ernährungsberatung + Fluoxetin (Beumont et al. 1997), KVT + Fluoxetin und KVT bzw. Fluoxetin als Monotherapie (Jacobi et al. 2002; Goldbloom et al. 1997), KVT + Desipramin und Desipramin bzw. KVT allein (Leitenberg et al. 1994), Fluvoxamin + Psychotherapie und Placebo + Psychotherapie (Schmidt et al. 2004; Details ■ Tab. 5.4 im Anhang).

Effekte: Insgesamt ist die Wirksamkeit von Kombinationsbehandlungen als eher mäßig einzustufen. Im Hinblick auf die Verbesserung zentraler Outcome-Maße waren die Post-Effekte eher klein (Essanfälle: Reduktion um durchschnittlich 62 %; d = .31, Evidenzgrad IIb; Erbrechen: Reduktion um durchschnittlich 50 %; d = .27, Evidenzgrad IIb). Im Hinblick auf die Reduktion der Laxanzieneinnahme war der Effekt einer verfügbaren Studie mit Angaben sehr klein (d = .12). Etwas besser sind die Effekte in Bezug auf die Symptomfreiheit (Essanfälle symptomfrei: 29 %, Erbrechen: 28 %).

Im Hinblick auf weitere Outcome-Maße (Depressivität) erzielten Kombinationsbehandlungen im Post-KG-Vergleich einen schwachen Effekt (d = .29). Ergebnisse zu den EDI- oder EAT-Skalen liegen nicht vor.

Kombinationsbehandlungen zeigen mit 37 % die höchste Dropout-Rate der vier Oberkategorien aktiver Behandlungen, was erstaunt, da man annehmen sollte, dass mittels der Kombination zweier sehr unterschiedlicher Behandlungsansätze Patientinnenerwartungen zu einem höheren Prozentsatz entsprochen wird.

5.2.8 Kategorienübergreifende Effekte des Post-KG-Vergleichs

Im Rahmen der Metaanalyse wurden zunächst die Effekte der *übergeordneten Kategorien* Psychotherapie, Pharmakotherapie, Kombinationsbehandlung und Selbsthilfe verglichen. Bezogen auf die *Reduktion der Essanfälle* und des Erbrechens im Post-Vergleich, war die Psychotherapie der Pharmakotherapie signifikant überlegen (Evidenzgrad Ia). Bezogen auf die *Reduktion des Erbrechens*, war die Psychotherapie zusätzlich auch der Kombinationsbehandlung und den Selbsthilfemethoden überlegen (Evidenzgrad Ia). Was den Laxanzienabusus anbelangt, so standen für den Post-Vergleich nur zwei Studien mit insgesamt fünf Studienarmen zur Verfügung. Eine Interpretation der Unterschiede zwischen den Kategorien erscheint daher nicht sinnvoll.

Beim Vergleich der absoluten *Abstinenzraten* in Bezug auf die Essanfälle zwischen den *übergeordneten Kategorien* war die Psychotherapie allen anderen Kategorien außer den Selbsthilfemethoden signifikant überlegen. Abstinenzraten bei Psychotherapie waren im Vergleich zu Selbsthilfe deutlich höher (45 % vs. 17 %), der Unterschied war aber nicht signifikant. Zusätzlich zeigte sich eine signifikante Überlegenheit der anderen Behandlungen gegenüber der Pharmakomonotherapie. Bezogen auf das Erbrechen (Abstinenz), war die Psychotherapie sowohl der Pharmakotherapie als auch den Selbsthilfeverfahren überlegen. Auch die Kombinationsbehandlungen waren der Pharmakomonotherapie überlegen.

Im Post-Vergleich der *Unterkategorien* ergab sich für die *Reduktion der Essanfälle* zwar generell ein signifikanter Wert, einzelne Unterkategorien unterschieden sich jedoch im Post-hoc-Vergleich nicht signifikant voneinander. Bezogen auf die *Reduktion des Erbrechens* war hingegen die Unterkategorie der KVT der Unterkategorie SSRI signifikant überlegen; weiterhin war die Unterkategorie der anderen psychotherapeutischen Verfahren den SSRIs und den anderen Antidepressiva überlegen.

Im Vergleich der absoluten *Abstinenzraten* in Bezug auf Essanfälle zwischen den *Unterkategorien* zeigten sich folgende signifikante Unterschiede: KVT zeigte sich gegenüber den KVT-ERV-Verfahren als unterlegen; KVT wies aber höhere Abstinenzraten als die Gruppe der SSRIs und die Gruppe Selbsthilfe + Medikation auf. Sowohl KVT-ERV als auch reine VT hatten höhere Abstinenzraten als IPT, TZAs und andere Antidepressiva, SSRIs, Selbsthilfe + Medikation, reine Selbsthilfe und geleitete Selbsthilfe. Die anderen psychotherapeutischen Behandlungen waren den SSRIs und der Gruppe der Selbsthilfemethoden plus Medikation überlegen. Die SSRIs erzielten außerdem geringere Abstinenzraten gegenüber den Kombinationsbehandlungen.

Im Vergleich der *Abstinenzraten* in Bezug auf Erbrechen fanden sich folgende signifikante Unterschiede zwischen den Unterkategorien: KVT war der KVT-ERV unterlegen, aber den SSRIs überlegen. KVT-ERV war sowohl den »reinen« VT-Verfahren überlegen als auch der IPT, den reinen Selbsthilfemethoden, der angeleiteten Selbsthilfe, den SSRIs, anderen Antidepressiva und den anderen Kombinationsbedingungen. Schließlich waren die rein verhaltenstherapeutischen Methoden (VT), die Kombinationsbehandlungen und die Gruppe der anderen psychotherapeutischen Behandlungen den SSRIs überlegen.

Insbesondere im Hinblick auf die überlegenen Effekte der KVT-Studien mit zusätzlicher Anwendung von ERV-Techniken (KVT-ERV) widerspricht dieser Befund den Ergebnissen bisheriger Metaanalysen (Jacobi et al. 1997; Hay et al. 2009). Hay et al. (2009) fanden im direkten Vergleich der beiden Techniken keinen zusätzlichen Nutzen der ERV. Die Gründe für diese unterschiedlichen Ergebnisse finden sich in einer unterschiedlichen Selektion von Studien. Hay et al. betrachteten nur Studien, in denen alle zu vergleichenden Bedingungen realisiert wurden (je nach Kriterium 3 bis 4 Studien), unsere Metaanalyse berücksichtigte 22 Studienarme KVT sowie zehn Studienarme KVT-ERP. Weiterhin wurden in unserer Metaanalyse die Effekte generell auf dem Hintergrund von ITT-Analysen dargestellt. Dadurch sind zentrale Effekte (z. B. Abstinenzraten) für KVT gegenüber bisherigen Metaanalysen geringer. Da wir alle inkludierten Studien für die Zahl der Dropouts korrigiert haben, dürften unsere Effekte zwar konservativer, aber auch einheitlicher sein.

Bezogen auf *weitere Outcome-Maße* ergaben sich folgende Effekte im Post-KG-Vergleich der *übergeordneten Kategorien*: Psychotherapie zeigte eine signifikant größere Reduktion bezüglich des EAT-Gesamtwertes im Vergleich zur Pharmakotherapie (ES: 1.28 vs. 0.40); im Vergleich der Unterkategorien waren sowohl KVT als auch KVT-ERV den SSRIs signifikant überlegen. Hinsichtlich der Depressivität war bei den *übergeordneten Kategorien* die Psychotherapie sowohl der Pharmakotherapie als auch den Selbsthilfemethoden signifikant überlegen (ES: 0.77 vs. 0.12 und –.24). Im Vergleich der *Unterkategorien* erwies sich KVT als überlegen gegenüber den Selbsthilfemethoden; die KVT-ERV war den TCAs, den anderen Antidepressiva, den SSRIs und den Selbsthilfemethoden überlegen. KVT-ERV wies zwar eine deutlich höhere Effektstärke als KVT auf (1.36 vs. 0.71), der Unterschied war aber nicht signifikant.

Bezogen auf die Veränderung von Angst, war die Pharmakotherapie den Selbsthilfemethoden signifikant überlegen (ES: 0.38 vs. –0.32).

Insgesamt ist bei der Interpretation aller weiteren Outcome-Maße zu berücksichtigen, dass die Anzahl der einbezogenen Studien sehr unterschiedlich und klein ist.

5.2.9 Prä-Post-Effektstärken

Die Veränderungen innerhalb der Interventionsgruppen ohne Berücksichtigung der Kontrollgruppeneffekte sind hier separat dargestellt. Meist sind die entsprechenden Effektstärken (ES) höher als die Post-ES (Vergleich der Post-Werte mit unbehandelter Kontrollgruppe), da in diese Effektmaße auch die Veränderungen in den Kontrollgruppen (für Psychotherapie: Warteliste, für Pharmakotherapie: Placebo) eingehen. Ein direkter Vergleich zwischen ausgewählten Behandlungsbedingungen, die keine unbehandelten Kontrollgruppen aufweisen, ist allerdings nur möglich, wenn beide Effektmaße (d. h. auch die Prä-Post-ES für die Studien mit unbehandelten Kontrollbedingungen) vorliegen.

Im Rahmen unserer Metaanalyse gingen daher in die Berechnung der *Prä-Post-ES* sowohl Studien ein mit unbehandelten Kontrollgruppen als auch solche, die Kontrollbedingungen mit anderen psychotherapeutischen Verfahren aufwiesen. Für diese Analysen standen alle 36 Studien und 65 Studienarme zur Verfügung.

Die durchschnittliche Behandlungsdauer (Daten aus der Prä-Post-Stichprobe) über alle Kategorien betrug 15,4 Wochen, für KVT im Durchschnitt 15,4 Wochen, für reine VT 11,4 Wochen, für KVT-ERV 12,9 Wochen, für alleinige ERV 14 Wochen (eine Studie), für PD/PA 26,2 Wochen und für die Restkategorie 17,0 Wochen. In 45 Studienarmen erfolgte die

Behandlung im Rahmen von Einzeltherapien, in 20 Studienarmen im Rahmen von Gruppentherapien.

Bei den Studien, die in den Prä-Post-Vergleich eingingen, hatte Psychotherapie signifikant geringere (22 %) Dropout-Raten im Vergleich zu den Kontrollbedingungen (34 %), im Vergleich zu Pharmakotherapie (38 %) und den Kombinationsbehandlungen (43 %). Selbsthilfemethoden wiesen zusätzlich geringere Dropout-Raten (27 %) im Vergleich zu Kombinationsbehandlungen auf.

Prä-Post-Effekte in den Kontrollbedingungen

Bezogen auf die Essanfälle, waren im Durchschnitt 7 % der Patientinnen der vier Warte-KG-Bedingungen abstinent, sofern hier nur die »reinen« Warte-KGs zusammengefasst wurden; unter Einbeziehung einer Studie mit einer psychotherapeutischen »attention-placebo«-Bedingung (Thackwray et al. 1993) waren es 21 %. Bezogen auf das Erbrechen, waren in den Warte-KG-Bedingungen (N = 5 Studien) 5 % abstinent, unter Einbezug der o. g. »attention-placebo«-Bedingung durchschnittlich 19 %.

In den neun pharmakologischen Placebo-Bedingungen waren durchschnittlich 9 % der Patientinnen zum Post-Zeitpunkt abstinent in Bezug auf die Essanfälle und 9 % (bei nur noch vier Studien mit Angaben) in Bezug auf das Erbrechen.

Die Essanfälle waren in sieben »reinen« Warte-KG-Bedingungen um durchschnittlich 17 % reduziert, während sie in den 17 Placebo-Bedingungen um immerhin 37 % reduziert waren. Der Unterschied zwischen beiden Gruppen war signifikant.

Das Erbrechen war in neun Warte-KG-Bedingungen um durchschnittlich 18 % reduziert und in 13 Placebo-Bedingungen um durchschnittlich 20 % (Unterschied nicht signifikant).

Prä-Post-Effektstärken in den Psychotherapiearmen

Bezogen auf die *übergeordneten Kategorien*, sind die Prä-Post-ES von Psychotherapie bezüglich der Reduktion der Essanfälle als groß (Reduktion um 71 %, d = .81), im Hinblick auf das Erbrechen als mittel (Reduktion um 60 %, d = .75) und bezüglich der Laxanzieneinnahme als klein (d = .35) einzustufen.

Die Prä-Post-ES für Selbsthilfe sind bei fast doppelter Studienanzahl nur etwas niedriger als die Post-ES und liegen bei d = .50 für die Reduktion der Essanfälle (Reduktion um 50 %) und bei d = .40 für die Reduktion des Erbrechens (Reduktion um 46 %). Es kann daher vermutlich davon ausgegangen werden, dass die Post-ES aufgrund der geringen Studienanzahl verzerrt bzw. erhöht sind.

Unterkategorien: Für KVT liegen im Hinblick auf die Essanfälle und das Erbrechen die Prä-Post-ES im näherungsweise hohen Bereich (Essanfälle: Reduktion um 66 %, d = .74 bzw. um 69 %, d = .73). Sowohl für die VT als auch die KVT-ERV sind die Prä-Post-ES als hoch einzustufen (Essanfälle: d = 1.01 bzw. 1.21; Erbrechen: d = .83 bzw. .94). Insgesamt lagen Daten von 667 Patientinnen mit KVT und 292 mit zusätzlicher ERV vor. Für IPT fallen die Prä-Post-ES aus zwei Studien deutlich niedriger als die der KVT-, VT- und KVT-ERV-Studien aus und liegen bezüglich der Essanfälle und des Erbrechens jeweils im mittleren Bereich (Essanfälle: d = .63; Erbrechen: d = .50). Für die Gruppe der psychodynamischen Verfahren liegen lediglich aus einer Studie Daten vor. Die entsprechende Prä-Post-ES liegt in Bezug auf die Reduktion der Essanfälle und des Erbrechens im hohen Bereich (d = 1.07 und d = .88).

Prä-Post-Effektstärken in den pharmakologischen Behandlungen

Auch in die Kalkulation der Prä-Post-Effektstärken pharmakologischer Studien bzw. Studienarme konnten erheblich mehr Studien einbezogen werden als in die Kalkulation der (verlässlicheren) Post-Effektstärken. Die Anzahl der auswertbaren Studien ist abhängig von den betrachteten Zielvariablen. Insgesamt konnten 31 Studienarme rein pharmakologischer Behandlungen mit insgesamt 1277 Patientinnen in die Metaanalyse der Prä-Post-Effekte eingehen. Die Patientinnen in diesen Studienarmen waren zum Zeitpunkt der Aufnahme in die Studien 26,7 ± 2,5 Jahre alt und seit 6,4 ± 2,1 Jahren erkrankt. Die Behandlungen dauerten im Mittel 13,8 ± 12,5 Wochen, wobei die Standardabweichungen in der Regel groß ausfallen. Auch im Prä-Post-Vergleich wiesen die rein pharmakologischen Behandlungen mit 38 % wieder die zweithöchsten Dropout-Raten nach den Kombinationsbehandlungen (43 %) auf, die der psychotherapeutischen Studien lagen bei 22 %.

Die Pharmakotherapie zeigte im Hinblick auf Essanfälle und Erbrechen mittelgroße Prä-Post-ES (Reduktion um 56 %, d = .55, bzw. 50 %, d = .35). Im Hinblick auf Laxanzienabusus ließ sich keine Aussage machen.

Vergleich der Effekte der verschiedenen pharmakologischen Substanzklassen: Für SSRI-Arme liegen die Prä-Post-ES der Reduktion der Essanfälle im mittleren (Reduktion um 57 %, d = .53) bzw. für das Erbrechen im niedrigen Bereich (Reduktion um 52 %, d = .35). Damit rückt bei den Prä-Post-Vergleichen die Effektivität der SSRIs beim Kriterium der Essanfälle etwas näher an die Effektivität der größten Gruppe der psychotherapeutisch behandelten Patientinnen (KVT) heran; nur noch die KVT-ERV-Gruppe zeigt eine inferenzstatistisch belegte Überlegenheit. Beim Erbrechen ist allerdings auch der KVT-Behandlungsarm den SSRIs überlegen. Für das Kriterium der Essanfälle konnten immerhin 13 SSRI-Studienarme mit 855 Patientinnen einbezogen werden.

Trizyklische Antidepressiva erreichten im Hinblick auf Essanfälle eine Effektstärke von d = .65 (Reduktionsrate von 53 %, sieben Studienarme, N = 161), auf das Erbrechen eine Effektstärke von d = .32 (Reduktion um 44 %, sechs Studienarme, N = 142). Es findet sich jedoch kein statistischer Unterschied der ES zu den anderen Unterkategorien pharmakologischer oder psychotherapeutischer Behandlungen. Die Reliabilität der Ergebnisse ist wegen der kleineren Stichprobengrößen aber als geringer einzustufen als für die SSRI-Studien.

Die Zahl der Studien mit anderen Antidepressiva und anderen Medikamenten ist bezüglich des Zielkriteriums der Essanfälle klein (vier, N = 133, bzw. zwei Studien, N = 22); daher werden diese Gruppen nur kursorisch abgehandelt. Zu den »anderen Antidepressiva« zählen die Medikamente Moclobemid, Bupropion, Trazodon sowie die Kombinationen Desipramin/Fluoxetin und Flutamid/Citalopram. Diese Medikamente bzw. Kombinationen zeigten für die Reduktion von Essanfällen bzw. Erbrechen Effektstärken von d = .60 (Reduktion von 52 %) und von d = .35 (Reduktion von 50 %). Nur im Hinblick auf Essanfälle liegt der Effekt im mittleren Bereich; ein signifikanter Unterschied findet sich nur für die Essanfälle und nur zu KVT-ERV. Zu den »anderen Medikamenten« wurden die Präparate Naltrexon und Flutamid gezählt. Es fand sich eine mittlere Effektstärke von d = 1.11, aber eine Reduktion um nur 42 % im Hinblick auf Essanfälle. Bezogen auf das Erbrechen, konnte eine Effektstärke von d = .67 und eine Reduktion um 37 % errechnet werden. Informationen zu den Effekten auf die Laxanzieneinnahme lagen nicht vor.

Vergleich der Prä-Post-Effektstärken

Psychotherapie ist der Pharmakotherapie und den Selbsthilfemethoden im Hinblick auf die *Reduktion der Essanfälle und des Erbrechen* überlegen. Ebenso waren in Bezug auf das Erbrechen Kombinationsbedingungen und andere Behandlungsmethoden der Pharmakotherapie überlegen. Im Hinblick auf die Einnahme von *Laxanzien* gingen sechs Psychotherapiestudien im Vergleich zu nur einer Kombinationsstudie ein, was eine Interpretation der Unterschiede nicht sinnvoll erscheinen lässt.

Im Prä-Post-Vergleich der *Unterkategorien* schnitt die Gruppe der KVT-ERV-Methoden in Bezug auf die *Reduktion der Essanfälle* signifikant besser ab als die KVT ohne ERV, als IPT, Selbsthilfe, SSRIs, andere Antidepressiva und andere Kombinationsbehandlungen. Bezüglich der *Reduktion des Erbrechens* war KVT den SSRIs und den Selbsthilfemethoden überlegen, und KVT-ERV war den SSRIs, TCAs und den Selbsthilfemethoden überlegen. Schließlich zeigte sich auch die Gruppe der anderen psychotherapeutischen Behandlungen den SSRIs und den Selbsthilfemethoden überlegen. Bezogen auf die *Reduktion der Laxanzieneinnahme*, zeigten sich keine signifikanten Unterschiede zwischen den Unterkategorien. Bezogen auf *weitere Outcome-Maße*, ergaben sich folgende signifikanten Unterschiede: Im EDE-Gesamtwert waren die Kombinationsbehandlungen (Psychotherapie und Pharmakotherapie) der Psychotherapie als Monotherapie signifikant überlegen (ES: 1.41 vs. 0.98). Im EAT-Gesamtwert bewirkte Psychotherapie eine signifikant stärkere Reduktion im Vergleich zu Pharmakotherapie und zur Gruppe der anderen Behandlungsmethoden (ES: 1.12 vs. 0.53 und 0.57). Die Kombinationsbehandlungen waren zusätzlich noch den anderen Behandlungsmethoden signifikant überlegen (ES: 0.98 vs. 0.57). Bei den *Unterkategorien* war KVT der Pharmakotherapie mit SSRIs und den anderen Behandlungen signifikant überlegen. In der Skala 1 (»Drang zum Dünnsein«) des EDI waren die KVT-ERV-Verfahren den anderen Psychotherapiemethoden und der Pharmakotherapie mit SSRIs signifikant überlegen. In der Skala »Bulimie« erwies sich die Gruppe der KVT-ERV-Verfahren signifikant überlegen gegenüber der KVT ohne ERV-Methoden sowie psychodynamischen und anderen Psychotherapiemethoden. Hinsichtlich der Depressivität war die Psychotherapie sowohl der Pharmakotherapie als auch den Selbsthilfemethoden signifikant überlegen (ES: 0.69 vs. 0.53 und 0.36). Im Vergleich der *Unterkategorien* schnitt KVT signifikant besser ab als Selbsthilfe, und KVT-ERV schnitt signifikant besser ab als Selbsthilfe, SSRIs, TCAs und andere Antidepressiva. Hinsichtlich Ängstlichkeit waren KVT, KVT-ERV und die anderen psychotherapeutischen Verfahren den Selbsthilfemethoden überlegen. Im GSI-Gesamtwert zeigte sich lediglich im Vergleich der Unterkategorien eine Überlegenheit der KVT-ERV-Verfahren gegenüber der Pharmakotherapie mit SSRIs und der Kombinationsmethoden. Bezogen auf den BMI, kam es unter Pharmakotherapie zu einer signifikanten Verringerung des BMI im Vergleich zu Psychotherapie. Allerdings waren die Effektstärken in beiden Gruppen gering (PHT: –.11, PST: .08).

5.2.10 Zusammenfassende Empfehlungen zur medikamentösen Behandlung

Nur Fluoxetin ist in Deutschland in Kombination mit Psychotherapie für die Indikation der Bulimie zugelassen. SSRIs stellen hinsichtlich Symptomreduktion, Nebenwirkungsprofil und Akzeptanz die medikamentöse Therapie der ersten Wahl in der Behandlung der BN dar. Die wirksame Dosis von Fluoxetin bei der Bulimie ist höher als die bei der Depression (z. B. 60 mg Fluoxetin). In der Regel wird empfohlen, die Dosis schrittweise zu erhöhen, es gibt aber auch gute Erfahrungen mit der sofortigen Gabe der vollen Dosis von 60 mg/einmalig, morgens. *Ein Behandlungsversuch sollte mit einer Mindestdauer von vier Wochen unternommen werden*, ein Wirkungseintritt wird oft bereits nach der ersten Woche beobachtet. Bei mangelhaftem Ansprechen auf eine medikamentöse Therapie sollte überprüft werden, ob die Medikamenteneinnahme in engem zeitlichen Zusammenhang mit selbstinduziertem Erbrechen steht. Wenn Serumspiegel für ein Medikament zur Verfügung stehen, kann überprüft werden, ob ein effektiver Spiegel überhaupt erreicht wurde. Für den Einsatz von Fluoxetin als Rückfallprophylaxe ist die Evidenz gering, es werden Wirkungsverlust bei Langzeitgabe und hohe Rückfallsraten nach Absetzen der Antidepressiva beschrieben. Obwohl entsprechende Daten fehlen, *wird bei gutem Ansprechen in der Regel eine Therapiedauer von neun bis zwölf Monaten empfohlen.* Allerdings wurde unter Fluoxetin auch eine Zunahme von restriktivem Essverhalten beobachtet. Dies könnte sich als kontratherapeutisch erweisen, besteht doch ein wesentlicher erster Schritt in der Therapie der BN aus dem Aufbau eines geregelten Essverhaltens und einer Reduktion der Angst vor Gewichtszunahme. Restriktives Essverhalten kann hingegen im Sinne eines Teufelskreises das Risiko für das Auftreten von erneuten Essanfällen erhöhen.

Alternativ (Off-Label-Use) können andere SSRI (oder in Einzelfällen trizyklische Antidepressiva) empfohlen werden. Bei trizyklischen AD ist jedoch mit mehr Nebenwirkungen (z. B. Gewichtszunahme, QT-Zeit-Verlängerung) zu rechnen. Die Toxizität und potenzielle Letalität bei einer Überdosierung mahnen zu äußerster Vorsicht bei suizidalen Patientinnen. Bupropion ist bei BN aufgrund der Gefahr des gehäuften Auftretens von epileptischen Anfällen kontraindiziert.

Antidepressiva haben nicht nur einen positiven Effekt auf Essanfälle und kompensatorische Maßnahmen, sondern reduzieren auch essstörungsspezifische psychopathologische Merkmale wie dysfunktionale Einstellungen zu Körper und Gewicht. In den meisten Untersuchungen wird auch eine Abnahme von depressiver Symptomatik und von Angstsymptomen beobachtet. Einige Untersuchungen schlossen Patientinnen mit depressiver Symptomatik explizit aus, und es zeigt sich, dass das Ansprechen auf Antidepressiva unabhängig von der Stimmung zu sein scheint. Es wird daher eine direkte antibulimische Wirkung antidepressiver Substanzen angenommen.

Zusammenfassend muss der Einsatz antidepressiver Medikamente nach dem heutigen Wissensstand als Therapie zweiter Wahl bei der Behandlung bulimischer Patientinnen angesehen werden. Es kann empfohlen werden, Fluoxetin, wenn nötig, als eine

Komponente einzusetzen, vor allem zu Beginn der Therapie. Sollte keine qualifizierte Psychotherapie zur Verfügung stehen, kann Fluoxetin als initiale Therapie empfohlen werden. Antidepressiva können sich als hilfreich erweisen bei Patientinnen mit ausgeprägter komorbider Symptomatik wie Depression, Angst, Zwanghaftigkeit und Impulskontrollstörungen oder für Patientinnen, die nicht oder nur suboptimal auf eine adäquate Psychotherapie angesprochen haben.

Andere Medikamente können für den routinemäßigen Einsatz zur Behandlung der BN zurzeit nicht empfohlen werden.

5.2.11 Besonderheiten der medikamentösen Behandlung bei Kindern und Jugendlichen

Die pharmakologische Behandlung der BN im Jugendalter ist durch die fehlende Zulassung entsprechender Substanzen zur Behandlung dieser Störung erschwert. Fluoxetin ist – in Kombination mit einer gleichzeitigen psychotherapeutischen Behandlung – zur Behandlung einer mittel- oder schwergradigen Depression bei Kindern und Jugendlichen ab acht Jahren zugelassen, Fluvoxamin zur Behandlung von Zwangsstörungen in der gleichen Altersgruppe. Kontrollierte Studien zur pharmakologischen Behandlung der BN bei Kindern und Jugendlichen fehlen derzeit.

Bei Jugendlichen ist der Einsatz von Fluoxetin bei ausgeprägter Symptomatik zur Reduktion von Essanfällen und Erbrechen im Rahmen eines »individuellen Heilversuchs« nach § 41 Arzneimittelgesetz möglich und oft hilfreich. Das Haftungsrisiko geht hierbei vom Medikamentenhersteller auf die Personensorgeberechtigten und den behandelnden Arzt über. Entsprechend hoch sind die Anforderungen an die Aufklärung und Dokumentation. Das – auch schriftliche – Einverständnis beider Personensorgeberechtigten muss auf jeden Fall eingeholt werden (Fegert 2002). Auf das gegenüber Erwachsenen häufigere Auftreten von Agitiertheit bis hin zu maniformen Zuständen sowie das erhöhte Risiko für das Auftreten von Suizidgedanken, Suizidhandlungen und selbstverletzendem Verhalten unter Behandlung mit SSRI, das sich in einer Metaanalyse aller in dieser Altersgruppe durchgeführten Placebo-kontrollierten Studien durch US-amerikanischen Zulassungsbehörde FDA (Hammad 2004) gezeigt hat, müssen die Personensorgeberechtigten und die Jugendlichen besonders hingewiesen werden.

In jüngerer Zeit wurde ein Zusammenhang zwischen BN und Aufmerksamkeitsstörung mit Hyperaktivität des Kindes und Jugendalter berichtet (Biederman et al. 2007). Allerdings liegen bisher nur Fallberichte, aber keine kontrollierten Studien vor, die bei Frauen mit bulimischer Symptomatik Aufmerksamkeitsstörungen untersucht haben (Herpertz-Dahlmann 2009). Bei gesicherter Komorbidität sollte entsprechend eine Behandlung mit Stimulanzien (Methylphenidat) oder Atomoxetin erwogen werden. Da vor allem unter Methylphenidat eine Appetitunterdrückung auftritt, muss das Risiko eines potenziellen Missbrauchs zur Gewichtsabnahme überwacht werden.

5.2.12 Behandlung psychischer Begleitsymptome und Komorbidität

Depression

Ein hoher Prozentsatz von Patientinnen mit BN leidet unter einer komorbiden depressiven Störung. Eine medikamentöse Behandlung der depressiven Störung muss erwogen werden. Hier wird auf die Leitlinien zur Behandlung affektiver Störungen verwiesen.

Persönlichkeitsstörungen

Eine komorbide Persönlichkeitsstörung, insbesondere eine komorbide Borderline-Persönlichkeitsstörung, kann eine nach der Persönlichkeitsstörung orientierte Psychotherapie zur Konsequenz haben (s. SII-Leitlinien zu Persönlichkeitsstörungen, AWMF 2008).

Suchterkrankungen

Die Standardtherapieverfahren für die BN scheinen für Patientinnen mit und ohne Suchterkrankung in der Vorgeschichte gleich wirksam zu sein (Collings u. King 1994; Mitchell et al. 1990a; Strasser u. Wilhelmsen 1992). Die komorbide Diagnose einer aktuellen Suchterkrankung hat jedoch Implikationen für die Behandlung der Essstörung. So benötigen Bulimie-Patientinnen mit komorbider Suchtkrankung längere stationäre Behandlungsaufenthalte. Sofern das Behandlungsteam dazu in der Lage ist, beide Erkrankungen zu behandeln, sollte dies gleichzeitig geschehen (Westermeyer u. Specker 1999; Thompson-Brenner u. Westen 2005). Sollte die Suchterkrankung als die schwerwiegendere psychische Störung angesehen werden, besteht initial die Indikation für ein suchttherapiespezifisches Behandlungssetting (Woodside u. Staab 2006).

Besonderheiten der Behandlung von Kindern und Jugendlichen

Es existieren nur wenige Studien zur psychischen Komorbidität bei jugendlichen bulimischen Patientinnen (Herpertz-Dahlmann 2009). Analog zum Erwachsenenalter sollten die bei der BN auftretenden psychiatrischen Komorbiditäten in der Therapieplanung entsprechend berücksichtigt werden.

Empfehlung

Zusammengefasste Empfehlungen

- Bei Vorliegen einer BN soll den Patientinnen frühzeitig eine Behandlung angeboten werden, um Chronifizierung zu vermeiden. Es sollte berücksichtigt werden, dass einige Patientinnen mit BN einer Veränderung ihres Essverhaltens ambivalent gegenüberstehen und daher aktiv für eine Behandlung motiviert werden müssen (KKP).
- Hinsichtlich der Settings gibt es empirische Hinweise für die Wirksamkeit von ambulanter, teilstationärer und stationärer Behandlung (KKP).
- Patientinnen mit BN sollten ambulant behandelt werden (B, Evidenzgrad Ia). Bei Vorliegen bestimmter Indikationskriterien (s. u.) oder fehlender Möglichkeit für eine zeitnahe ambulante Therapie ist eine stationäre oder teilstationäre Behandlung indiziert.
- Als Kriterien für eine stationäre oder teilstationäre Behandlung gelten (KKP):
  - psychische bzw. physische Komorbidität, die eine Indikation für eine stationäre bzw. teilstationäre Behandlung darstellt (z. B. Suizidalität, schwere Selbstverletzung, Drogen- oder Alkoholabhängigkeit),
  - hoher Krankheitsschweregrad der Essstörung (erheblich entgleistes Essverhalten),
  - Versagen oder fehlende Möglichkeiten für eine ambulante Therapie,
  - therapieverhindernde Umstände im Umfeld der Patientin.
- Stationäre bzw. teilstationäre (z. B. Tagesklinik) Behandlungen sollten in Einrichtungen erfolgen, die Erfahrungen in der Therapie mit BN haben und entsprechende essstörungsspezifische Therapieprogramme vorhalten (KKP).
- Für einige Patientinnen mit BN kann die Teilnahme an einem evidenzbasierten Selbsthilfeprogramm, das unter Anleitung erfolgt (»angeleitete Selbsthilfe«) und auf Elementen der kognitiven Verhaltenstherapie beruht, eine ausreichende Therapie darstellen (B, Evidenzgrad Ia).
- Erwachsene und Jugendliche mit BN soll als Behandlungsverfahren der ersten Wahl eine Psychotherapie angeboten werden (A, Evidenzgrad Ia).
- Psychotherapeutische Behandlungen sind wirksamer als alleinige Pharmakotherapie (A, Evidenzgrad Ia).
- Die KVT stellt die am meisten beforschte Psychotherapiemethode mit der höchsten Evidenz dar, daher sollte sie Patientinnen mit BN als Therapie der ersten Wahl angeboten werden (B, Evidenzgrad Ia).
- Andere Psychotherapieverfahren sind verfügbar und kommen beispielsweise in Frage, wenn KVT nicht zur Verfügung steht, sich im Einzelfall als nicht wirksam erweist oder nicht gewollt wird (B, Evidenzgrad II). Als Alternative zu KVT sollte IPT (B, Evidenzgrad Ib) empfohlen werden, diese ist allerdings in Deutschland im Rahmen der Richtlinienpsychotherapie nicht zugelas-

▼

sen. Alternativ kann auch Psychodynamische Therapie empfohlen werden (O, Evidenzgrad II).
- Auch in unkomplizierten Fällen von BN sollte die Therapiedauer mindestens 25 Sitzungen betragen, mit einer Frequenz von mindestens einer Therapiestunde pro Woche (KKP). Bei komplexerem Verlauf oder bei Vorliegen von psychischer und somatischer Komorbidität sind definitiv länger andauernde Behandlungen auch mit einer höheren wöchentlichen Sitzungsfrequenz erforderlich (KKP).
- Bei bulimischen Patientinnen mit Komorbiditäten, z. B. Borderline-Symptomatik, sollte die Therapie um störungsorientierte therapeutische Elemente ergänzt werden (KKP).
- In der Behandlung von Kindern und Jugendlichen sollte KVT als Methode der ersten Wahl angeboten werden, diese sollte dem individuellen Entwicklungsstand angepasst sein (KKP). Bei Kindern und Jugendlichen mit BN sollten die Familienmitglieder in die Therapie einbezogen werden (KKP).
- Wenn eine Pharmakotherapie angeboten wird, sollte Fluoxetin eingesetzt werden (B, Evidenzgrad Ia). Nur dieser Wirkstoff ist in Deutschland in Kombination mit Psychotherapie für die Indikation der Bulimie und nur für die Behandlung von Erwachsenen zugelassen. SSRIs stellen in Bezug auf Symptomreduktion, Nebenwirkungsprofil und Akzeptanz die medikamentöse Therapie der ersten Wahl in der Behandlung der BN dar (B, Evidenzgrad Ia). Die wirksame Dosis von Fluoxetin bei der Bulimie liegt bei 60 mg/die (B, Evidenzgrad Ib). Ein Behandlungsversuch sollte mit einer Mindestdauer von vier Wochen unternommen werden. Bei Therapieerfolg ist von einer längeren Behandlungsdauer auszugehen (KKP).

5.3 Anhang: Tabellen

Tab. 5.1 Diagnostische Leitlinien nach ICD-10

Bulimia nervosa (F50.2)
1) Eine andauernde Beschäftigung mit Essen, eine unwiderstehliche Gier nach Nahrungsmitteln; die Patientin erliegt Essattacken, bei denen große Mengen Nahrung in sehr kurzer Zeit konsumiert werden.
2) Die Patientin versucht, dem dick machenden Effekt der Nahrung durch verschiedene Verhaltensweisen entgegenzusteuern: selbstinduziertes Erbrechen, Missbrauch von Abführmitteln, zeitweilige Hungerperioden, Gebrauch von Appetitzüglern, Schilddrüsenhormonpräparaten oder Diuretika. Wenn die Bulimie bei Diabetikerinnen auftritt, kann es zu einer Vernachlässigung der Insulinbehandlung kommen.
3) Eine der wesentlichen psychopathologischen Auffälligkeiten besteht in der krankhaften Furcht davor, dick zu werden; die Patientin setzt sich eine scharf definierte Gewichtsgrenze deutlich unter dem prämorbiden, vom Arzt als optimal oder »gesund« betrachteten Gewicht. Häufig lässt sich in der Vorgeschichte mit einem Intervall von einigen Monaten bis zu mehreren Jahren eine Episode einer AN nachweisen. Diese frühere Episode kann voll ausgeprägt gewesen sein oder war eine verdeckte Form mit mäßigem Gewichtsverlust oder einer vorübergehenden Amenorrhoe.

Tab. 5.2 Diagnosekriterien nach DSM-IV (Saß et al. 2003)

Bulimia nervosa (307.51)
A. Wiederholte Episoden von »Fressattacken«. Eine »Fressattacken«-Episode ist gekennzeichnet durch beide der folgenden Merkmale: 1. Verzehr einer Nahrungsmenge in einem bestimmten Zeitraum (z. B. innerhalb eines Zeitraums von zwei Stunden), wobei diese Nahrungsmenge erheblich größer ist als die Menge, die die meisten Menschen in einem vergleichbaren Zeitraum und unter vergleichbaren Bedingungen essen würden. 2. Das Gefühl, während der Episode die Kontrolle über das Essverhalten zu verlieren (z. B. das Gefühl, weder mit dem Essen aufhören zu können noch Kontrolle über Art und Menge der Nahrung zu haben).
B. Wiederholte Anwendung von unangemessenen, einer Gewichtszunahme gegensteuernden Maßnahmen, wie z. B. selbstinduziertes Erbrechen, Missbrauch von Laxanzien, Diuretika, Klistieren oder anderen Arzneimitteln, Fasten oder übermäßige körperliche Betätigung.
C. Die »Fressattacken« und das unangemessene Kompensationsverhalten kommen drei Monate lang im Durchschnitt mindestens zweimal pro Woche vor.
D. Figur und Körpergewicht haben einen übermäßigen Einfluss auf die Selbstbewertung.
E. Die Störung tritt nicht ausschließlich im Verlauf von Episoden einer Anorexia nervosa auf.

Tabellen 5.3a–l: Ergebnisse der BN-Metaanalysen

Tab. 5.3a Essanfälle: Post-Effektstärken (logarithmierte Odds Ratios)

	N	Studienarme	log. odds (KI)	Signifikanz (Scheffe-Test)
Oberkategorien				
Psychotherapie	220	5	1.90 (.98–2.82)	n.s.
Pharmakotherapie	1307	10	.52 (.14–.90)	n.s.
Unterkategorien				
CBT	136	3	1.63 (.55–2.71)	n.s.
andere PT	84	2	2.60 (.84–4.35)	n.s.
Trizyklische Antidepressiva	224	4	.86 (–.19–1.91)	n.s.
SSRI	956	4	.40 (–.01–.82)	n.s.
andere Antidepressiva	127	2	2.19 (.09–4.30)	n.s.

KI: 95%-Konfidenzintervall; CBT:kognitiv behaviorale Therapie; andere PT: andere psychotherapeutische Verfahren; SSRI: selektive Serotonin-Wiederaufnahmehemmer

Tab. 5.3b Essanfälle: Prä-Post-Effektstärken (absolute Abstinenzraten)

	N	Studienarme	Abstinenzraten (KI)	Signifikanz (Scheffe-Test)
Oberkategorien				
Psychotherapie	1272	45	.45 (.42–.48)	> Pharmakotherapie
Pharmakotherapie	882	16	.16 (.14–.19)	< Psychotherapie
andere Behandlungen	69	3	.30 (.20–.42)	< Psychotherapie, > Pharmakotherapie
Kombinationsbehandlung	494	17	.29 (.25–.34)	< Psychotherapie
Selbsthilfe	150	4	.17 (.12–.24)	n.s.
Unterkategorien				
CBT	539	21	.38 (.33–.43)	< CBT-ERP, > SSRI, > SH+MED
CBT-ERP	251	9	.60 (.53–.66)	> CBT, > IPT, > SSRI, > AA
BT	71	3	.65 (.53–.76)	> IPT, > Tri, > SSRI, > AA, > SH+MED, > Selbsthilfe, > angeleitete SH
IPT	135	2	.21 (.13–.31)	< CBT-ERP, < BT
andere PT	276	10	.45 (.39–.52)	> SSRI, > SH+MED
Trizyklische Antidepressiva	137	6	.22 (.14–.32)	< CBT-ERP, < BT
SSRI	639	7	.14 (.12–.17)	< CBT, < CBT-ERP, < BT, < andere PT, < PT+MED, < andere Kombination
▼				

Tab. 5.3b (Fortsetzung)

	N	Studienarme	Abstinenzraten (KI)	Signifikanz (Scheffe-Test)
andere Antidepressiva	106	3	.21 (.14–.30)	< CBT-ERP, < BT
andere Medikamente	69	3	.30 (.20–.42)	n.s.
PT+MED	116	6	.37 (.27–.48)	> SSRI
SH+MED	174	4	.14 (.09–.20)	< CBT, < CBT-ERP, < BT, < andere PT
andere Kombination	204	7	.37 (.30–.45)	> SSRI
Selbsthilfe	79	2	.20 (.13–.31)	< CBT-ERP, < BT
angeleitete SH	71	2	.12 (.06–.22)	< CBT-ERP, < BT

KI: Konfidenzintervall; CBT: Kognitiv behaviorale Therapie; CBT-ERP: Kognitiv behaviorale Therapie mit zusätzlicher Anwendung von Expositions- und Reaktionsverhinderungstechniken; BT: Behaviorale Therapie; Tri: Trizyklische Antidepressiva; IPT: Interpersonale Therapie; andere PT: andere psychotherapeutische Verfahren; SSRI: Selektive Serotonin-Wiederaufnahmehemmer; AA: andere Antidepressiva; AM: andere Medikamente; PT+MED: Kombinationsbehandlung Psychotherapie+Medikament; SH+MED: Kombinationsbehandlung Selbsthilfe+Medikament; andere Kombination: andere Kombinationsbehandlung; n.s.: keine signifikanten Unterschiede zu anderen Kategorien; angeleitete SH: angeleitete Selbsthilfe

Tab. 5.3c Erbrechen: Post-Effektstärken (logarithmierte Odds Ratios)

	N	Studienarme	log. odds (KI)	Signifikanz (Scheffe-Test)
Oberkategorien				
Psychotherapie	335	8	1.94 (1.13-2.74)	n.s.
Pharmakotherapie	1037	5	.64 (.21-1.08)	n.s.
Unterkategorien				
CBT	177	4	1.84 (.75-2.94)	n.s.
andere PT	122	3	2.07 (.67-3.47)	n.s.
SSRI	956	4	.60 (.15-1.04)	n.s.

KI: 95%-Konfidenzintervall; CBT: Kognitiv behaviorale Therapie; andere PT: andere psychotherapeutische Verfahren; SSRI: selektive Serotonin-Wiederaufnahmehemmer; n.s.: keine signifikanten Unterschiede zu anderen Kategorien

Tab. 5.3d Erbrechen: Prä-Post-Effektstärken (absolute Abstinenzraten)

	N	Studienarme	Abstinenzraten (KI)	Signifikanz (Scheffe-Test)
Oberkategorien				
Psychotherapie	1266	48	.39 (.36–.42)	> Pharmakotherapie, > Selbsthilfe
Pharmakotherapie	753	12	.16 (.13–.19)	< Psychotherapie, < Kombinationsbehandlung
andere Behandlungen	69	3	.22 (.14–.34)	n.s.
Kombinationsbehandlung	262	13	.28 (.22–.34)	> Pharmakotherapie
Selbsthilfe	150	4	.17 (.11–.24)	< Psychotherapie
Unterkategorien				
CBT	575	24	.34 (.30–.38)	< CBT-ERP, > SSRI
CBT-ERP	268	10	.57 (.50–.63)	> CBT, > IPT, > SSRI, > AA, > andere Kombination, > Selbsthilfe, > Angel. SH
ERP	24	2	.33 (.18–.54)	n.s.
BT	38	2	.58 (.41–.74)	> SSRI
IPT	132	2	.13 (.08–.22)	< CBT-ERP
andere PT	265	10	.36 (.30–.43)	> SSRI
Trizyklische Antidepressiva	31	3	.30 (.16–.50)	n.s.
SSRI	639	7	.14 (.11–.17)	< CBT, < CBT-ERP, < SSRI, < PT+MED
andere Antidepressiva	83	2	.22 (.14–.32)	< CBT-ERP
andere Medikamente	69	3	.22 (.14–.34)	n.s.
PT+MED	123	7	.38 (.28–.49)	< SSRI
SH+MED	45	2	.20 (.11–.35)	n.s.
andere Kombination	94	4	.20 (.13–.30)	< CBT-ERP
Selbsthilfe	79	2	.16 (.09–.25)	< CBT-ERP
angeleitete Selbsthilfe	71	2	.18 (.10–.30)	< CBT-ERP

KI: 95%-Konfidenzintervall; CBT: Kognitiv behaviorale Therapie; CBT-ERP: Kognitiv behaviorale Therapie mit zusätzlicher Anwendung von Expositions- und Reaktionsverhinderungstechniken; ERP: Expositions- und Reaktionsverhinderung; BT: Behaviorale Therapie; IPT: Interpersonale Therapie; andere PT: andere psychotherapeutische Verfahren; SSRI: selektive Serotonin-Wiederaufnahmehemmer; PT+MED: Kombinationsbehandlung Psychotherapie+Medikament; SH+MED: Kombinationsbehandlung Selbsthilfe+Medikament; andere Kombination: andere Kombinationsbehandlung; n.s.: keine signifikanten Unterschiede zu anderen Kategorien; AA: andere Antidepressiva

Tab. 5.3e Laxanzien: Post-Effektstärken (logarithmierte Odds Ratios)

	N	Studienarme	log. odds (KI)	Signifikanz (Scheffe-Test)
Oberkategorien				
Psychotherapie	152	3	.61 (.28–.94)	n.s.
Pharmakotherapie	42	1	–.10 (–.71–.50)	n.s.
Kombinationsbehandlung	46	1	.12 (–.46–.70)	n.s.
Unterkategorien				
CBT	52	1	.68 (.10–1.25)	n.s.
BT	50	1	.75 (.16–1.33)	n.s.
andere PT	50	1	.41 (–.16–.99)	n.s.
SSRI	42	1	–.10 (–.71–.50)	n.s.
SH+MED	46	1	.12 (–.46–.70)	n.s.

KI: 95%-Konfidenzintervall, CBT: Kognitiv behaviorale Therapie, BT: Behaviorale Therapie, andere PT: andere psychotherapeutische Verfahren, SSRI: selektive Serotonin-Wiederaufnahmehemmer, SH+MED: Kombinationsbehandlung Selbsthilfe+Medikament

Tab. 5.3f Laxanzien: Prä-Post-Effektstärken (absolute Abstinenzraten)

	N	Studienarme	Abstinenzraten (KI)	Signifikanz (Scheffe-Test)
Oberkategorien				
Psychotherapie	522	16	.35 (.28–.42)	n.s.
Kombinationsbehandlung	49	2	.11 (–.11–.33)	n.s.
Unterkategorien				
CBT	158	5	.33 (.20–.46)	n.s.
CBT-ERP	215	6	.36 (–25–.47)	n.s.
BT	55	2	.43 (.21–.66)	n.s.
andere PT	69	2	.24 (.05–.43)	n.s.

KI: 95%-Konfidenzintervall; CBT: Kognitiv behaviorale Therapie; CBT-ERP: Kognitiv behaviorale Therapie mit zusätzlicher Anwendung von Expositions- und Reaktionsverhinderungstechniken; BT: Behaviorale Therapie; andere PT: andere psychotherapeutische Verfahren

Tab. 5.3g EDI-2 – Drang, dünn zu sein: Post-Effektstärken (Cohens delta)

	N	Studienarme	d (KI)	Signifikanz (Scheffe-Test)
Oberkategorien				
Psychotherapie	275	7	.50 (.26–.75)	#
Unterkategorien				
CBT	119	3	.71 (.34–1.08)	#

KI: 95%-Konfidenzintervall; CBT: Kognitiv behaviorale Therapie; #: keine Vergleiche zu anderen Kategorien möglich

Tab. 5.3h EDI-2 – Drang, dünn zu sein: Prä-Post-Effektstärken (Cohens delta)

	N	Studienarme	d (KI)	Signifikanz (Scheffe Test)
Oberkategorien				
Psychotherapie	813	30	.73 (.66–.80)	n.s.
Pharmakotherapie	64	4	.48 (.25–.70)	n.s.
Kombinationsbehandlung	82	5	.71 (.49–.92)	n.s.
Unterkategorien				
CBT	289	12	.70 (.58–.81)	n.s.
CBT-ERP	232	7	.94 (.80–1.08)	> Tri, > SSRI
BT	61	3	.97 (.68–1.26)	n.s.
Trizyklische Antidepressiva	201	7	.57 (.44–.71)	< CBT-ERP
andere PT	24	2	.92 (.48–1.37)	n.s.
SSRI	40	2	.32 (.07–.58)	< CBT-ERP
PT+MED	62	4	.77 (.52–1.03)	n.s.

KI: 95%-Konfidenzintervall; CBT: Kognitiv behaviorale Therapie; CBT-ERP: Kognitiv behaviorale Therapie mit zusätzlicher Anwendung von Expositions- und Reaktionsverhinderungstechniken; BT: Behaviorale Therapie; andere PT: andere psychotherapeutische Verfahren; SSRI: Selektive Serotonin-Wiederaufnahmehemmer; PT+MED: Kombinationsbehandlung Psychotherapie+Medikament; n.s.: keine signifikanten Unterschiede zu anderen Kategorien; Tri: Trizyklische Antidepressiva

Tab. 5.3i EDI-2 – Bulimie: Post-Effektstärken (Cohens delta)

	N	Studienarme	d (KI)	Signifikanz (Scheffe-Test)
Oberkategorien				
Psychotherapie	160	4	.77 (.45–1.10)	#
Unterkategorien				
CBT	78	2	.89 (.42–1.36)	#

KI: 95%-Konfidenzintervall; CBT: Kognitiv behaviorale Therapie; #: keine Vergleiche zu anderen Kategorien möglich

Tab. 5.3j EDI-2 – Bulimie: Prä-Post-Effektstärken (Cohens delta)

	N	Studienarme	d (KI)	Signifikanz (Scheffe-Test)
Oberkategorien				
Psychotherapie	732	26	1.00 (.91–1.09)	n.s.
Pharmakotherapie	40	2	.90 (.57–1.23)	n.s.
Kombinationsbehandlung	58	3	1.17 (.86–1.49)	n.s.
Unterkategorien				
CBT	244	10	.85 (.71–.99)	< CBT-ERP
CBT-ERP	215	6	1.54 (1.35–1.73)	> CBT, > andere PT
BT	61	3	1.29 (.95–1.63)	n.s.
andere PT	182	6	.81 (.65–.97)	< CBT-ERP
SSRI	40	2	.90 (.57–1.23)	n.s.
PT+MED	38	2	1.10 (.73–1.47)	n.s.

KI: 95%-Konfidenzintervall; CBT: Kognitiv behaviorale Therapie; CBT-ERP: Kognitiv behaviorale Therapie mit zusätzlicher Anwendung von Expositions- und Reaktionsverhinderungstechniken; BT: Behaviorale Therapie; andere PT: andere psychotherapeutische Verfahren; SSRI: selektive Serotonin-Wiederaufnahmehemmer; PT+MED: Kombinationsbehandlung
Psychotherapie+Medikament; n.s.: keine signifikanten Unterschiede zu anderen Kategorien

Tab. 5.3k EDI-2 – körperliche Unzufriedenheit: Post-Effektstärken (Cohens delta)

	N	Studienarme	d (KI)	Signifikanz (Scheffe-Test)
Oberkategorien				
Psychotherapie	307	8	.44 (.22–.67)	n.s.
Pharmakotherapie	50	1	.45 (–.12–1.01)	n.s.
andere Behandlungen	33	1	–.13 (–.82–.55)	n.s.
Unterkategorien				
CBT	151	4	.53 (.21–.86)	n.s.
andere PT	93	2	.22 (–.19–.63)	n.s.

KI: 95%-Konfidenzintervall; CBT: Kognitiv behaviorale Therapie; andere PT: andere psychotherapeutische Verfahren; n. s.: keine signifikanten Unterschiede zu anderen Kategorien

Tab. 5.3l EDI-2 – körperliche Unzufriedenheit: Prä-Post Effektstärken (Cohens delta)

	N	Studienarme	d (KI)	Signifikanz (Scheffe Test)
Oberkategorien				
Psychotherapie	774	28	.42 (.36–.49)	n.s.
Pharmakotherapie	40	2	.20 (–.05–.45)	n.s.
andere Behandlungen	44	2	.47 (.21–.72)	n.s.
Kombinationsbehandlung	58	3	.48 (.26–.71)	n.s.
Unterkategorien				
CBT	266	11	.38 (.27–.48)	n.s.
CBT-ERP	232	7	.51 (.29–.62)	n.s.
BT	45	2	.67 (.40–.95)	n.s.
andere PT	201	7	.38 (.26–.49)	n.s.
SSRI	40	2	.20 (–.05–.45)	n.s.
andere Medikamente	44	2	.47 (.21–.72)	n.s.
PT+MED	38	2	.48 (.21–.76)	n.s.

KI: 95%-Konfidenzintervall; CBT: Kognitiv behaviorale Therapie; CBT-ERP: Kognitiv behaviorale Therapie mit zusätzlicher Anwendung von Expositions- und Reaktionsverhinderungstechniken; BT: Behaviorale Therapie; andere PT: andere psychotherapeutische Verfahren; SSRI: Selektive Serotonin-Wiederaufnahmehemmer; PT+MED: Kombinationsbehandlung
Psychotherapie+Medikament; n.s.: keine signifikanten Unterschiede zu anderen Kategorien

Tab. 5.4 Studien aus der BN-Metaanalyse mit Zuordnung zu Kategorien

Nr.	Studie	Arm	Beschreibung	Oberkat.	Unterkat.	Post	ITT	n prä	n post
1	Freeman et al. (1988)	BT	Verhaltenstherapie	Psychoth	BT	x	x	30	25
1	Freeman et al. (1988)	CBT	Kognitive Verhaltenstherapie	Psychoth	CBT	x	x	32	21
1	Freeman et al. (1988)	GT	Gruppentherapie	Psychoth	Other Th	x	x	30	19
1	Freeman et al. (1988)	WL	Warteliste	Control	Waiting List		x	20	16
2	Carter et al. (2003)	CBTsh	CBT-Selbst-Hilfe	Self-Help	Self-Help	x	x	28	23
2	Carter et al. (2003)	nsSH	Nicht spezifizierte Selbsthilfe	Self-Help	Self-Help	x	x	28	21
2	Carter et al. (2003)	WL	Warteliste	Control	Waiting List		x	29	21
3	Fairburn et al. (1991)	BT	Verhaltenstherapie	Psychoth	BT			25	18
3	Fairburn et al. (1991)	CBT	Kognitive Verhaltenstherapie	Psychoth	CBT			25	21
3	Fairburn et al. (1991)	IPT	Interpersonelle Therapie	Psychoth	IPT			25	21
4	Agras et al. (1989)	CBT	Kognitive Verhaltenstherapie	Psychoth	CBT	x		22	17
4	Agras et al. (1989)	CBT-ERP	Kognitive Verhaltenstherapie + ERV	Psychoth	CBT-ERP	x		17	16
4	Agras et al. (1989)	SM+ND	Self Monitoring + nichtdirektive Psychotherapie	Psychoth	Other Th	x		19	16
4	Agras et al. (1989)	WL	Warteliste	Control	Waiting List			19	18
5	Cooper et al. (1995)	CBT	Kognitive Verhaltenstherapie	Psychoth	CBT			15	13
5	Cooper et al. (1995)	ERP	Kognitive Verhaltenstherapie + ERV	Psychoth	CBT-ERP			16	14
6	FBNC Study Group (1992)	FLUO20	Fluoxetin 20 mg	Pharma	SSRI	x		129	98
6	FBNC Study Group (1992)	FLUO60	Fluoxetin 60 mg	Pharma	SSRI	x		129	89
6	FBNC Study Group (1992)	PL	Placebo	Control	Placebo			129	79
7	Agras et al. (1992)	CBT	Kognitive Verhaltenstherapie	Psychoth	CBT		x	23	11
7	Agras et al. (1992)	CBT+DESI16w	Kognitive Verhaltenstherapie + Desipramin 16w	Combin. Tr	PT+MED.		x	12	10
7	Agras et al. (1992)	CBT+DESI24w	Kognitive Verhaltenstherapie + Desipramin 24w	Combin. Tr	PT+MED.		x	12	10

▼

Tab. 5.4 (Fortsetzung)

Nr.	Studie	Arm	Beschreibung	Oberkat.	Unterkat.	Post	ITT	n prä	n post
7	Agras et al. (1992)	DESI16w	Desipramin 16w	Pharma	Tricyclic		x	12	10
7	Agras et al. (1992)	DESI24w	Desipramin 24w	Pharma	Tricyclic		x	12	10
8	Fichter et al. (1991)	BT+PL	Verhaltenstherapie + Placebo	Combin. Tr	Other Comb		x	20	20
8	Fichter et al. (1991)	FLUO+BT	Verhaltenstherapie + Fluoxetin	Combin. Tr	PT+MED.		x	20	19
9	Agras et al. (2000)	CBT	Kognitive Verhaltenstherapie	Psychoth	CBT			110	78
9	Agras et al. (2000)	IPT	Interpersonelle Therapie	Psychoth	IPT			110	84
10	Beumont et al. (1997)	NC+PL	Ernährungsberatung + Placebo	Combin. Tr	Other Comb		x	34	23
10	Beumont et al. (1997)	NCF	Ernährungsberatung + Fluoxetin	Combin. Tr	Other Comb		x	33	26
11	Chen et al. (2003)	CBTg	Kognitive Verhaltenstherapie Gruppe	Psychoth	CBT			30	22
11	Chen et al. (2003)	CBTi	Kognitive Verhaltenstherapie Einzel	Psychoth	CBT			30	22
12	Carruba et al. (2000)	MOCL	Moclobemide	Pharma	Other Antide-pressives	x		38	28
12	Carruba et al. (2000)	PL	Placebo	Control	Placebo			39	24
13	Faris et al. (2000)	ODAN	Odansetron	Pharma	SSRI	x	x	14	13
13	Faris et al. (2000)	PL	Placebo	Control	Placebo		x	12	12
14	Fairburn et al. (1986)	CBT	Kognitive Verhaltenstherapie	Psychoth	CBT			12	11
14	Fairburn et al. (1986)	STP	Short term Fokaltherapie	Psychoth	Psychodyn			12	11
15	Bailer et al. (2004)	CBTg	Kognitive Verhaltenstherapie Gruppe	Psychoth	CBT			41	26
15	Bailer et al. (2004)	GSH	Angeleitete Selbsthilfe	Self-Help	Guided SH			40	30
16	Thackwray et al. (1993)	ATT-PL	Aufmerksamkeits-Placebo	Control	Attention-Placebo			16	13
16	Thackwray et al. (1993)	BT	Verhaltenstherapie	Psychoth	BT			16	13

16	Thackwray et al. (1993)	CBT	Kognitive Verhaltenstherapie	Psychoth	CBT			16	13
17	Bachar et al. (1998)	COT	Kognitiv orientierte Therapie	Psychoth	Other Th			11	10
17	Bachar et al. (1998)	NC	Ernährungsberatung	Other Tr	Other Tr			10	7
17	Bachar et al. (1998)	SPT	Self psychological treatment	Psychoth	Psychodyn			10	8
18	Esplen et al. (1998)	ATT-PL	Aufmerksamkeits-Placebo	Psychoth	Other Th			28	24
18	Esplen et al. (1998)	GIT	Guided Imagery Therapy	Psychoth	Other Th			30	26
19	Ordman et al. (1985)	CBT	Kognitive Verhaltenstherapie (full intervention)	Psychoth	CBT		x	10	10
19	Ordman et al. (1985)	CBT brief	Kognitive Verhaltenstherapie (brief intervention)	Psychoth	Other Th		x	10	10
20	Durand u. King (2003)	CBT/IPT	Kognitive VT + Interpersonelle Therapie	Psychoth	Other Th		x	34	26
20	Durand u. King (2003)	SH/GP	Selbsthilfe + General practice	Self-Help	Self-Help		x	34	22
21	Kanerva et al. (1994)	FLUO	Fluoxetin	Pharma	SSRI	x		24	22
21	Kanerva et al. (1994)	PL	Placebo	Control	Placebo			26	24
22	Garner et al. (1993)	CBT	Kognitive Verhaltenstherapie	Psychoth	CBT			30	25
22	Garner et al. (1993)	SET	Psychodynamisch	Psychoth	Psychodyn			30	25
23	Jacobi et al. (2002)	CBT	Kognitive Verhaltenstherapie	Psychoth	CBT		x	19	11
23	Jacobi et al. (2002)	CBT+FLUO	Kognitive Verhaltenstherapie + Fluoxetin	Combin. Tr	PT+MED.		x	18	12
23	Jacobi et al. (2002)	FLUO	Fluoxetin	Pharma	SSRI		x	16	12
24	Hsu et al. (2001)	CNT	Cognitive Therapy + Ernährungsberatung	Psychoth	Other Th		x	27	24
24	Hsu et al. (2001)	CT	Cognitive Therapy	Psychoth	CBT		x	26	22
24	Hsu et al. (2001)	NT	Ernährungsberatung	Other Tr	Other Tr		x	23	14
24	Hsu et al. (2001)	SHG	Selbsthilfegruppe	Self-Help	Self-Help		x	24	13
25	Goldbloom et al. (1997)	CBT	Kognitive Verhaltenstherapie	Psychoth	CBT			24	14
25	Goldb loom et al. (1997)	FLUO	Fluoxetin	Pharma	SSRI			23	12
25	Goldbloom et al. (1997)	FLUO+CBT	Fluoxetin und Kognitive Verhaltenstherapie	Combin. Tr	PT+MED.			29	12
▼									

5

Tab. 5.4 (Fortsetzung)

Nr.	Studie	Arm	Beschreibung	Oberkat.	Unterkat.	Post	ITT	n prä	n post
26	Kirkley et al. (1985)	CBT	Kognitive Verhaltenstherapie	Psychoth	CBT			14	13
26	Kirkley et al. (1985)	NDG	Non directive Treatment	Psychoth	Other Th			14	9
27	Lee u. Rush (1986)	CBT	Kognitive Verhaltenstherapie	Psychoth	CBT	x	x	15	14
27	Lee u. Rush (1986)	WL	Warteliste	Control	Waiting List		x	15	14
28	Leitenberg et al. (1988)	CBT	Kognitive Verhaltenstherapie	Psychoth	CBT	x	x	12	12
28	Leitenberg et al. (1988)	RP-MS	Responseprevention – Multisetting	Psychoth	ERP	x	x	12	12
28	Leitenberg et al. (1988)	RP-SS	Responseprevention – Singlesetting	Psychoth	ERP	x	x	12	11
28	Leitenberg et al. (1988)	WL	Warteliste	Control	Waiting List		x	17	12
29	Horne et al. (1988)	BUPR	Bupropion	Pharma	Other AD	x		55	37
29	Horne et al. (1988)	PL	Placebo	Control	Placebo			26	12
30	Goldstein et al. (1995)	FLUO	Fluoxetin	Pharma	SSRI	x	x	102	49
30	Goldstein et al. (1995)	PL	Placebo	Control	Placebo		x	296	176
31	Husemann et al. (1990)	NALT	Naltrexone Hydrochlorid	Pharma	Other Med	x		10	8
31	Husemann et al. (1990)	PL	Placebo	Control	Placebo			10	8
32	Leitenberg et al. (1994)	CBT	Kognitive Verhaltenstherapie	Psychoth	CBT			7	6
32	Leitenberg et al. (1994)	CBT+DESI	Kognitive Verhaltenstherapie + Desipramin	Combin. Tr	PT+MED.			7	5
32	Leitenberg et al. (1994)	DESI	Desipramin	Pharma	Tricyclic			7	3
33	Griffiths et al. (1994)	CBT	Kognitive Verhaltenstherapie	Psychoth	CBT	x		23	19
33	Griffiths et al. (1994)	HBT	Hypnotherapie	Psychoth	Other Th	x		27	21
33	Griffiths et al. (1994)	WL	Warteliste	Control	Waiting List			28	22
35	Romano et al. (1998)	FLUO	Fluoxetin	Pharma	SSRI		x	76	13
35	Romano et al. (1998)	FLUO/PL	Fluoxetin/ Placebo	Pharma	SSRI		x	74	6

36	Pope et al. (1983)	IMIP	Imipramin	Pharma	Tricyclic	x		11	9
36	Pope et al. (1983)	PL	Placebo	Control	Placebo			11	10
37	Pope et al. (1989)	PL	Placebo	Control	Placebo			23	22
37	Pope et al. (1989)	TRAZ	Trazodone	Pharma	Other AD	x		23	20
38	Walsh et al. (1991)	DESI	Desipramin	Pharma	Tricyclic	x	x	40	31
38	Walsh et al. (1991)	PL	Placebo	Control	Placebo		x	38	32
39	Sabine et al. (1983)	MIAN	Mianserin	Pharma	Other AD	x		20	14
39	Sabine et al. (1983)	PL	Placebo	Control	Placebo			30	22
40	Thiels et al. (1998)	CBT	Kognitive Verhaltenstherapie	Psychoth	CBT			31	22
40	Thiels et al. (1998)	SH	Selbsthilfe	Self-Help	Guided SH			31	27
42	Barlow et al. (1988)	DESI	Desipramin	Pharma	Tricyclic	x		47	24
42	Barlow et al. (1988)	PL	Placebo	Control	Placebo			47	24
43	Blouin et al. (1988)	DESI	Desipramin	Pharma	Tricyclic	x		17	10
43	Blouin et al. (1988)	PL	Placebo	Control	Placebo			17	10
44	Laessle et al. (1987)	GT	Gruppentherapie	Psychoth	GT	x	x	8	8
44	Laessle et al. (1987)	WL	Warteliste	Control	Waiting List		x	9	9
45	Laessle et al. (1991)	NM	Ernährungsberatung	Other Tr	Other Tr			27	22
45	Laessle et al. (1991)	SM	Stress Management	Psychoth	Other Th			28	26
46	Mitchell et al. (1989)	NALT	Naltrexone	Pharma	Other Med	x		9	9
46	Mitchell et al. (1989)	PL	Placebo	Control	Placebo			9	7
47	McCann et al. (1990)	DESI	Desipramin	Pharma	Tricyclic	x		15	10
47	McCann et al. (1990)	PL	Placebo	Control	Placebo			15	13
48	Mitchell et al. (1993)	HI	CBT high intensity	Psychoth	CBT-ERP		x	41	36
48	Mitchell et al. (1993)	HI/HE	CBT high intensity, early interruption model	Psychoth	CBT-ERP		x	33	29
▼									

Tab. 5.4 (Fortsetzung)

Nr.	Studie	Arm	Beschreibung	Oberkat.	Unterkat.	Post	ITT	n prä	n post
48	Mitchell et al. (1993)	LI/HE	CBT low intensity, early interruption model	Psychoth	CBT-ERP		x	35	30
48	Mitchell et al. (1993)	LI/LE	CBT low intensity	Psychoth	CBT-ERP		x	34	26
49	Davis et al. (1999)	PE	Selbsthilfe	Other Tr	Other Tr			19	19
49	Davis et al. (1999)	PE+CBT	Selbsthilfe + CBT	Psychoth	Other Th			39	37
50	Wilson et al. (1986)	CR	Cognitive restructuring	Psychoth	CBT			8	6
50	Wilson et al. (1986)	CR-EP	Cognitive restructuring + Response prevention	Psychoth	CBT-ERP			9	7
51	Ventura et al. (1999)	CBT+PNR	CBT + psych. Nutritional rehabilitation	Psychoth	Other Th			20	19
51	Ventura et al. (1999)	CBT+TNR	CBT + traditional nutritional rehabilitation	Psychoth	Other Th			20	18
52	Milano et al. (2004)	PL	Placebo	Control	Placebo		x	10	10
52	Milano et al. (2004)	SETR	Setraline	Pharma	SSRI	x	x	10	10
53	Schmidt et al. (2004)	FLUV/FLUV	Fluvoxamine – Fluvoxamine + Psychother.	Combin. Tr	SH+MED.		x	83	22
53	Schmidt et al. (2004)	FLUV/PL	Fluvoxamine – Placeboe + Psychother.	Combin. Tr	SH+MED.		x	46	20
53	Schmidt et al. (2004)	PT+PL	Placebo + Psychother.	Combin. Tr	Other Comb		x	43	23
54	Wolf et al. (1992)	BT	Verhaltenstherapie	Psychoth	BT	x	x	15	15
54	Wolf et al. (1992)	CBT	Kognitive Verhaltenstherapie	Psychoth	CBT	x	x	15	15
54	Wolf et al. (1992)	WL	Warteliste	Control	Waiting List		x	12	11
55	Mitchell et al. (2001)	FLUO	Fluoxetin	Pharma	SSRI	x		26	25
55	Mitchell et al. (2001)	PL	Placebo	Control	Placebo			22	18
55	Mitchell et al. (2001)	SH+FLUO	Selbsthilfe + Fluoxetin	Combin. Tr	SH+MED.	x		21	19
55	Mitchell et al. (2001)	SH+PL	Selbsthilfe + Placebo	Combin. Tr	Other Comb	x		22	21
56	Sundgot-Borgen et al. (2002)	CBT	Kognitive Verhaltenstherapie	Psychoth	CBT	x		16	14
56	Sundgot-Borgen et al. (2002)	NA	Ernährungsberatung	Other Tr	Other Tr	x		17	17

56	Sundgot-Borgen et al. (2002)	PE	Physical exercise	Other Tr	Other Tr	x		15	12
56	Sundgot-Borgen et al. (2002)	WL	Warteliste	Control	Waiting List			16	15
57	Walsh et al. (1997)	CBT+DESI/FLUO	CBT + Desipramin/Fluoxetin	Combin. Tr	PT+MED.		x	23	15
57	Walsh et al. (1997)	CBT+PL	Kognitive Verhaltenstherapie + Placebo	Combin. Tr	Other Comb		x	25	16
57	Walsh et al. (1997)	DESI/FLUO	Desipramin/Fluoxetin	Pharma	Other AD		x	28	16
57	Walsh et al. (1997)	SP+DESI/FLUO	Supportive Psychoth + Desi/Fluoxetine	Combin. Tr	PT+MED.		x	22	16
57	Walsh et al. (1997)	SP+PL	Supportive Psychoth + Placeob	Combin. Tr	Other Comb		x	22	16
58	Safer et al. (2001)	DBT	Dialektisch Behaviorale Therapie	Psychoth	Other Th	x		14	12
58	Safer et al. (2001)	WL	Warteliste	Control	Waiting List			15	14
59	Treasure et al. (1994)	CBT	Kognitive Verhaltenstherapie	Psychoth	CBT	x		28	21
59	Treasure et al. (1994)	SH	Selbsthilfe	Self-Help	Self-Help	x		55	41
59	Treasure et al. (1994)	WL	Warteliste	Control	Waiting List			27	19
60	Walsh et al. (2004)	FLUO	Fluoxetin	Pharma	SSRI	x	x	20	6
60	Walsh et al. (2004)	FLUO+GSH	Fluoxetin + Selbsthilfe (Gruppe)	Combin. Tr	SH+MED.	x	x	24	11
60	Walsh et al. (2004)	GSH+PL	Selbsthilfe (Gruppe) + Placebo	Combin. Tr	Other Comb	x	x	25	3
60	Walsh et al. (2004)	PL	Placebo	Control	Placebo		x	22	8
61	Sundblad et al. (2005)	Citalopram	Citalopram	Pharma	SSRI	x	x	18	15
61	Sundblad et al. (2005)	FLUT	Flutamide	Pharma	Other Med	x	x	12	9
61	Sundblad et al. (2005)	FLUT+CITA	Flutamide + Citalopram	Pharma	Other AD	x	x	12	10
61	Sundblad et al. (2005)	PL	Placebo	Control	Placebo		x	14	10
62	Mitchell et al. (1990)	CBT+IMIP	Kognitive Verhaltenstherapie + Imipramin	Combin. Tr	PT+MED.	x		52	39
62	Mitchell et al. (1990)	IMIP	Imipramin	Pharma	Tricyclic	x		54	31
62	Mitchell et al. (1990)	PL	Placebo	Control	Placebo			31	26
▼									

5

Tab. 5.4 (Fortsetzung)

Nr.	Studie	Arm	Beschreibung	Oberkat.	Unterkat.	Post	ITT	n prä	n post
63	Wilson et al. (1991)	CBT	Kognitive Verhaltenstherapie	Psychoth	CBT		x	11	8
63	Wilson et al. (1991)	CBT/ERP	Kognitive Verhaltenstherapie + ERV	Psychoth	CBT-ERP		x	11	9
64	Bulik et al. (1998)	CBT/B-ERP	Kognitive Verhaltenstherapie + ERV	Psychoth	CBT-ERP		x	37	35
64	Bulik et al. (1998)	CBT/P-ERP	Kognitive Verhaltenstherapie + ERV	Psychoth	CBT-ERP		x	35	33
64	Bulik et al. (1998)	RELAX	Entspannungstherapie	Psychoth	Other Th		x	39	38

Post = Post-Effektstärken berechenbar; ITT = Intention-to-treat-Auswertung; Other Th = Other Therapy; other tr = other treatments; Combin. Tr = Combination; Other Comb = Other Combinations; Psychodyn = Psychodynamic/analytic; Other AD = Other Antidepressives; Guided SH = Guided Self Help

5.4 Literatur

Agras, W. S.; Rossiter, E. M.; Arnow, B.; Schneider, J. A.; Telch, C. F.; Raeburn, S. D. et al. (1992). Pharmacologic and cognitive-behavioral treatment for bulimia nervosa: a controlled comparison. *American Journal of Psychiatry, 149,* 82-87.

Agras, W. S.; Walsh, T.; Fairburn, C. G.; Wilson, G. T.; Kraemer, H. C. (2000). A multicenter comparison of cognitive-behavioral therapy and interpersonal psychotherapy for bulimia nervosa. *Archives of General Psychiatry, 57,* 459-466.

American Psychiatric Association (1994). Eating disorders. In: American Psychiatric Association (ed.). *Diagnostical and statistical manual, 4th edition* (pp. 539-550). Washington: APA.

Bachar, E.; Latzer, Y.; Kreitler, S.; Berry, E. M. (1999). Empirical comparison of two psychological therapies. Self psychology and cognitive orientation in the treatment of anorexia and bulimia. *The Journal of psychotherapy practice and research, 8,* 115-128.

Bailer, U.; de Zwaan, M.; Leisch, F.; Strnad, A.; Lennkh Wolfsberg, C.; El Giamal, N. et al. (2004). Guided Self-Help Versus Cognitive-Behavioral Group Therapy in the Treatment of Bulimia Nervosa. *International Journal of Eating Disorders, 35,* 522-537.

Bailer, U. F. (2008). Bildgebende Verfahren bei Essstörungen. In: Herpertz, S.; de Zwaan, M.; Zipfel, S. (eds.), *Handbuch der Essstörungen und Adipositas* (pp. 143-149). Heidelberg: Springer.

Becker, A. E.; Burwell, R. A.; Navara, K.; Gilman, S. E. (2003). Binge eating and binge eating disorder in a small-scale, indigenous society: the view from Fiji. *The International journal of eating disorders, 34,* 423-431.

Beumont, P. J.; Russell, J. D.; Touyz, S. W.; Buckley, C.; Lowinger, K.; Talbot, P. et al. (1997). Intensive nutritional counselling in bulimia nervosa: a role for supplementation with fluoxetine? *The Australian and New Zealand Journal of Psychiatry, 31,* 514-524.

Biederman, J.; Ball, S. W.; Monuteaux, M. C.; Surman, C. B.; Johnson, J. L.; Zeitlin, S. (2007). Are girls with ADHD at risk for eating disorders? Results from a controlled, five-year prospective study. *Journal of developmental and behavioral pediatrics : JDBP, 28,* 302-307.

Brewerton, T. D.; Lydiard, R. B.; Herzog, D. B.; Brotman, A. W.; O'Neil, P. M.; Ballenger, J. C. (1995). Comorbidity of axis I psychiatric disorders in bulimia nervosa. *The Journal of clinical psychiatry, 56,* 77-80.

Bruch, H. (1973). *Eating Disorders: Obesity, Anorexia nervosa, and the person within.* New York: Basic Books.

Bulik, C. M. (2005). Exploring the gene-environment nexus in eating disorders. *Journal of psychiatry & neuroscience : JPN, 30,* 335-339.

Bulik, C. M., Sullivan, P. F., Wade, T. D., & Kendler, K. S. (2000). Twin studies of eating disorders: a review. *International Journal of Eating Disorders, 27,* 1-20.

Canason, A. H.; Sher, L. (2006). Alcohol use in adolescents with eating disorders. Int.J.of *Adolesc Med.Health, 18,* 31-36.

Carter, J. C.; Olmsted, M. P.; Kaplan, A. S.; McCabe, R. E.; Mills, J. S.; Aime, A. (2003). Self-help for bulimia nervosa: a randomized controlled trial. *The American Journal of Psychiatry, 160,* 973-978.

Casper, R. C. (1998). Depression and eating disorders. Depression and anxiety, 8 Suppl 1, 96-104.

Cierpka, M.; Reich, G. (2001). Die familientherapeutische Behandlung von Anorexie und Bulimie. In: Reich, G.; Cierpka, M. (eds.). Pschotherapie der Essstörungen (2 ed.). Stuttgart: Georg Thieme, 128-155.

Collings, S.; King, M. (1994). Ten-year follow-up of 50 patients with bulimia nervosa. *British Journal of Psychiatry, 164,* 80-87.

Dansky, B. S.; Brewerton, T. D.; Kilpatrick, D. G. (2000). Comorbidity of bulimia nervosa and alcohol use disorders: results from the National Women's Study. *International Journal of Eating Disorders, 27,* 180-190.

Dansky, B. S.; Brewerton, T. D.; Kilpatrick, D. G.; O'Neil, P. M. (1997). The National Women's Study: relationship of victimization and posttraumatic stress disorder to bulimia nervosa. *Int.J.Eat.Disord., 21,* 213-228.

Durand, M. A.; King, M. (2003). Specialist treatment versus self-help for bulimia nervosa: a randomised controlled trial in general practice. *The British journal of general practice, 53,* 371-377.

Evans, J.; Le Grange, D. (1995). Body size and parenting in eating disorders: a comparative study of the attitudes of mothers towards their children. *International Journal of Eating Disorders, 18,* 39-48.

Fairburn, C. G.; Cooper, Z.; Doll, H. A.; Norman, P.; O'Connor, M. (2000). The natural course of bulimia nervosa and binge eating disorder in young women. *Archives of General Psychiatry, 57,* 659-665.

Fairburn, C. G.; Cooper, Z.; Shafran, R. (2003). Cognitive behaviour therapy for eating disorders: a »transdiagnostic« theory and treatment. *Behaviour research and therapy, 41,* 509-528.

Fairburn, C. G.; Cowen, P. J.; Harrison, P. J. (1999). Twin studies and the etiology of eating disorders. *International Journal of Eating Disorders, 26,* 349-358.

Fairburn, C. G.; Jones, R.; Peveler, R. C.; Carr, S. J.; Solomon, R. A.; O'Connor, M. E. et al. (1991). Three psychological treatments for bulimia nervosa. A comparative trial. *Archives of General Psychiatry, 48,* 463-469.

Fairburn, C. G.; Jones, R.; Peveler, R. C.; Hope, R. A.; O'Connor, M. (1993). Psychotherapy and bulimia nervosa. Longer-term effects of interpersonal psychotherapy, behavior therapy, and cognitive behavior therapy. *Archives of General Psychiatry, 50,* 419-428.

Fairburn, C. G.; Kirk, J.; O'Connor, M.; Cooper, P. J. (1986). A comparison of two psychological treatments for bulimia nervosa. *Behaviour research and therapy, 24,* 629-643.

Fairburn, C. G.; Norman, P. A.; Welch, S. L.; O'Connor, M. E.; Doll, H. A.; Peveler, R. C. (1995). A prospective study of outcome in bulimia nervosa and the long-term effects of three psychological treatments. *Archives of General Psychiatry, 52,* 304-312.

Fairburn, C. G.; Welch, S. L.; Doll, H. A.; Davies, B. A.; O'Connor, M. E. (1997). Risk factors for bulimia nervosa. A community-based case-control study. *Arch.Gen.Psychiatry, 54,* 463-469.

Fegert, J. M. (2002). Specific features and problems in the pharmacotherapy of schizophrenic psychoses in children and adolescents. *Zeitschrift fur arztliche Fortbildung und Qualitatssicherung, 96,* 597-603.

Fichter, M. M.; Leibl, K.; Rief, W.; Brunner, E.; Schmidt-Auberger, S.; Engel, R. R. (1991). Fluoxetine versus placebo: a double-blind study with bulimic inpatients undergoing intensive psychotherapy. *Pharmacopsychiatry, 24,* 1-7.

Fichter, M. M.; Quadflieg, M.; Rief, W. (1992). The German longitudinal bulimia nervosa study I. In: Herzog, W.; Deter, H. C.; Vandereycken, W. (eds.), (pp. 133-149). Berlin: Springer.

Fichter, M. M.; Quadflieg, N. (1997). Six-year course of bulimia nervosa. *Int.J.Eat.Disord., 22,* 361-384.

Fichter, M. M.; Quadflieg, N. (2004). Twelve-year course and outcome of bulimia nervosa. *Psychological medicine, 34,* 1395-1406.

Fischer, S.; Le Grange, D. (2007). Comorbidity and high-risk behaviors in treatment-seeking adolescents with bulimia nervosa. *The International journal of eating disorders, 40,* 751-753.

Fisher, M. (2003). The course and outcome of eating disorders in adults and in adolescents: a review. *Adolescent Medicine (Philadelphia, Pa.), 14,* 149-158.

Franzen, S.; Florin, I. (1995). Familiale Transmission von gezügeltem Essverhalten. *Zeitschrift für Klinische Psychologie, 24,* 65-69.

Garner, D. M.; Rockert, W.; Davis, R.; Garner, M. V.; Olmsted, M. P.; Eagle, M. (1993). Comparison of cognitive-behavioral and supportive-expressive therapy for bulimia nervosa. *The American Journal of Psychiatry, 150,* 37-46.

Godart, N. T.; Flament, M. F.; Lecrubier, Y.; Jeammet, P. (2000). Anxiety disorders in anorexia nervosa and bulimia nervosa: co-morbidity and chronology of appearance. *European psychiatry : the journal of the Association of European Psychiatrists, 15,* 38-45.

Goldbloom, D. S.; Olmsted, M.; Davis, R.; Clewes, J.; Heinmaa, M.; Rockert, W. et al. (1997). A randomized controlled trial of fluoxetine and cognitive behavioral therapy for bulimia nervosa: short-term outcome. *Behaviour research and therapy, 35,* 803-811.

Grilo, C. M.; Pagano, M. E.; Skodol, A. E.; Sanislow, C. A.; McGlashan, T. H.; Gunderson, J. G. et al. (2007). Natural course of bulimia nervosa and of eating disorder not otherwise specified: 5-year prospective study of remissions, relapses, and the effects of personality disorder psychopathology. *The Journal of clinical psychiatry, 68,* 738-746.

Grilo, C. M.; Sanislow, C. A.; Shea, M. T.; Skodol, A. E.; Stout, R. L.; Pagano, M. E. et al. (2003). The natural course of bulimia nervosa and eating disorder not otherwise specified is not influenced by personality disorders. *The International journal of eating disorders, 34,* 319-330.

Hall, C. C. (1995). Asian eyes, body image and eating disorders of asian and asian american woman. *The International journal of eating disorders, 3,* 8-19.

Hammad, T. (2004). Relationship between psychotropic drugs and pediatric suicidality. http://www.fda.gov/ohrms/dockets/ac/04/briefing/2004-4065b1-10-TAB08-Hammads-Review.pdf [On-line]. Available: Abruf am 15.10.2009

Hay, P. J.; Bacaltchuk, J.; Stefano, S. (2004). Psychotherapy for bulimia nervosa and binging. *Cochrane database of systematic reviews (Online), (3),* CD000562.

Herpertz-Dahlmann, B. (2002). Essstörungen und Depression. In: Braun-Scharm, H. (ed.), (pp. 125-141). Stuttgart: Wissenschaftliche Verlagsgesellschaft.

Herpertz-Dahlmann, B. (2009). Adolescent eating disorders: definitions, symptomatology, epidemiology and comorbidity. *Child and Adolescent Psychiatric Clinics of North America, 18,* 31-47.

Herzog, D. B.; Dorer, D. J.; Keel, P. K.; Selwyn, S. E.; Ekeblad, E. R.; Flores, A. T. et al. (1999). Recovery and relapse in anorexia and bulimia nervosa: a 7.5-year follow-up study. *J.Am. Acad.Child.Adolesc.Psychiatry, 38,* 829-837.

Herzog, D. B.; Keller, M. B.; Lavori, P. W.; Kenny, G. M.; Sacks, N. R. (1992). The prevalence of personality disorders in 210 women with eating disorders. *J Clin.Psychiatry, 53,* 147-152.

Herzog, D. B.; Nussbaum, K. M.; Marmor, A. K. (1996). Comorbidity and outcome in eating disorders. *Psychiatr.Clin.North. Am., Dec,* 843-859.

Herzog, T.; Stiewe, M.; Sandholz, A.; Hartmann, A. (1995). Borderline-Syndrom und Essstörungen. Literaturübersicht und Interview-Studie an 172 konsekutiven Inanspruchnahmepatientinnen der Freiburger Essstörungsambulanz. *Psychother.Psychosom.Med.Psychol., 45,* 97-108.

Hsu, L. K.; Rand, W.; Sullivan, S.; Liu, D. W.; Mulliken, B.; McDonagh, B. et al. (2001). Cognitive therapy, nutritional therapy and their combination in the treatment of bulimia nervosa. *Psychological medicine, 31,* 871-879.

Huseman, C. A.; Pearson, P. H.; Madison, J.; Leuschen, M. P. (1990). Bulimia as a form of self-addiction: treatment with naltrexone hydrochloride (Trexan(TM) - a pilot study. *Clinical Trials Journal, 27,* 77-83.

Jacobi, C.; Dahme, B.; Dittmann, R. (2002). Cognitive-behavioural, fluoxetine and combined treatment for bulimia nervosa: Short- and long-term results. *European Eating Disorders Review, 10,* 179-198.

Jacobi, C.; Dahme, B.; Rustenbach, S. J. (1997). Vergleich kontrollierter Psycho- und Pharmakotherapiestudien bei Anorexia und Bulimia nervosa (Comparison of controlled psycho- and pharmacotherapy studies in bulimia and anorexia nervosa). *Psychotherapie, Psychosomatik, medizinische Psychologie, 47,* 346-364.

Jacobi, C.; Schmitz, G.; Agras, W. S. (2008). Interactions between disturbed eating and weight in children and their mothers. *Journal of developmental and behavioral pediatrics, 29,* 360-366.

Jäger, B.; Ruggiero, G. M.; Edlund, B.; Gomez-Perretta, C.; Lang, F.; Mohammadkhani, P. et al. (2002). Body dissatisfaction and its interrelations with other risk factors for bulimia nervosa in 12 countries. *Psychotherapy and psychosomatics, 71,* 54-61.

Kaye, W. H. (2005). Serotonin alterations in anorexia and bulimia nervosa: New insights from imaging studies. *Physiology & Behavior, 85,* 73-81.

Keel, P. K.; Mitchell, J. E. (1997). Outcome in bulimia nervosa. *The American Journal of Psychiatry, 154,* 313-321.

Keel, P. K.; Mitchell, J. E.; Davis, T. L.; Crow, S. J. (2002). Long-term impact of treatment in women diagnosed with bulimia nervosa. *Int.J.Eat.Disord., 31,* 151-158.

Keel, P. K.; Mitchell, J. E.; Miller, K. B.; Davis, T. L.; Crow, S. J. (1999). Long-term outcome of bulimia nervosa. *Arch.Gen.Psychiatry, 56,* 63-69.

Kendler, K. S.; Walters, E. E.; Neale, M. C.; Kessler, R. C.; Heath, A. C.; Eaves, L. J. (1995). The structure of the genetic and environmental risk factors for six major psychiatric disorders in women. Phobia, generalized anxiety disorder, panic disorder, bulimia, major depression, and alcoholism. *Archives of General Psychiatry, 52,* 374-383.

Klerman, G. L.; Dimascio, A.; Weissman, M.; Prusoff, B.; Paykel, E. S. (1974). Treatment of depression by drugs and psychotherapy. *The American Journal of Psychiatry, 131,* 186-191.

Kohut, H. (1977). *The Restoration of the Self.* New York: International Universities Press.

Köppe, E.; Tuschen-Caffier, B. (2002). Psychopathologische Auffälligkeiten und Komorbidität bei Bulimia nervosa. *Verhaltenstherapie, 12,* 47-53.

Leitenberg, H.; Rosen, J. C.; Wolf, J.; Vara, L. S.; Detzer, M. J.; Srebnik, D. (1994). Comparison of cognitive-behavior therapy and desipramine in the treatment of bulimia nervosa. *Behaviour research and therapy, 32,* 37-45.

Leung, F.; Schwartzman, A.; Steiger, H. (1996). Testing a dual-process family model in understanding the development of eating pathology: a structural equation modeling analysis. *The International journal of eating disorders, 20,* 367-375.

Luborsky, L. (1984). *Principles of Psychoanalytic Psychotherapy. A Manual for Spportive-Expressive Psychotherapy.* New York: Basic Books.

Milos, G.; Spindler, A.; Ruggiero, G.; Klaghofer, R.; Schnyder, U. (2002). Comorbidity of obsessive compulsive disorders and duration of eating disorders. *The International journal of eating disorders, 31,* 284-289.

Milos, G. F.; Spindler, A. M.; Buddeberg, C.; Crameri, A. (2003). Axes I and II comorbidity and treatment experiences in eating disorder subjects. *Psychotherapy and psychosomatics, 72,* 276-285.

Mitchell, J. E.; Pyle, R.; Eckert, E. D.; Hatsukami, D. (1990a). The influence of prior alcohol and drug abuse problems on bulimia nervosa treatment outcome. *Addictive Behaviors, 15,* 169-173.

Mitchell, J. E.; Pyle, R. L.; Eckert, E. D.; Hatsukami, D.; Pomeroy, C.; Zimmerman, R. (1990b). A comparison study of antidepressants and structured intensive group psychotherapy in the treatment of bulimia nervosa. *Archives of General Psychiatry, 47,* 149-157.

National Institute for Clinical Excellence (NICE) (2004). Eating disorders. Core interventions in the treatment and management of anorexia nervosa, bulimia nervosa and related eating disorders. Ref Type: Online Source

Pearlstein, T. (2002). Eating disorders and comorbidity. *Archives of Women´s Mental Health, 4,* 67-78.

Pike, K. M.; Rodin, J. (1991). Mothers, daughters, and disordered eating. *Journal of abnormal psychology, 100,* 198-204.

Pratt, E. M.; Niego, S. H.; Agras, W. S. (1998). Does the size of a binge matter? *The International journal of eating disorders, 24,* 307-312.

Quadflieg, N.; Fichter, M. M. (2003). The course and outcome of bulimia nervosa. *Eur.Child.Adolesc.Psychiatry, 12,* 99-109.

Reich, G. (1999). Familieninteraktionsforschung - neuere Entwicklungen. *Kontext, 30,* 149-162.

Ro, O.; Martinsen, E. W.; Hoffart, A.; Rosenvinge, J. (2005). Two-Year Prospective Study of Personality Disorders in Adults with Longstanding Eating Disorders. *International Journal of Eating Disorders, 37,* 112-118.

Rosen, B. (1979). A method of structured brief psychotherapy. *The British journal of medical psychology, 52,* 157-162.

Rosenvinge, J. H.; Martinussen, M.; Ostensen, E. (2000). The comorbidity of eating disorders and personality disorders: a meta-analytic review of studies published between 1983 and 1998. *Eating and Weight Disorders, 5,* 52-61.

Rowe, S. L.; Jordan, J.; McIntosh, V. V.; Carter, F. A.; Bulik, C. M.; Joyce, P. R. (2008). Impact of borderline personality disorder on bulimia nervosa. *The Australian and New Zealand Journal of Psychiatry, 42,* 1021-1029.

Russell, G. (1979). Bulimia nervosa: an ominous variant of anorexia nervosa. *Psychological medicine, 9,* 429-448.

Safer, D. L.; Telch, C. F.; Agras, W. S. (2001). Dialectical behavior therapy for bulimia nervosa. *The American Journal of Psychiatry, 158,* 632-634.

Sanci, L.; Coffey, C.; Olsson, C.; Reid, S.; Carlin, J. B.; Patton, G. (2008). Childhood sexual abuse and eating disorders in females: findings from the Victorian Adolescent Health Cohort Study. *Archives of Pediatrics & Adolescent Medicine, 162,* 261-267.

Saß, H.; Wittchen, H. U.; Zaudig, M.; Houben, I. (2003). Diagnostische Kriterien des Diagnostischen und Statistischen Manuals Psychischer Störungen DSM-IV-TR. Göttingen: Hogrefe.

Schmidt, U.; Cooper, P. J.; Essers, H.; Freeman, C. P.; Holland, R. L.; Palmer, R. L. et al. (2004). Fluvoxamine and graded psychotherapy in the treatment of bulimia nervosa: a randomized, double-blind, placebo-controlled, multicenter study of short-term and long-term pharmacotherapy combined with a stepped care approach to psychotherapy. *Journal of clinical psychopharmacology, 24,* 549-552.

Skodol, A. E.; Oldham, J. M.; Hyler, S. E.; Kellman, H. D.; Doidge, N.; Davies, M. (1993). Comorbidity of DSM-III-R eating disorders and personality disorders. *The International journal of eating disorders, 14,* 403-416.

Steiger, H.; Leung, F.; Thibaudeau, J.; Houle, L. (1993). Prognostic utility of subcomponents of the borderline personality construct in bulimia nervosa. *The British journal of clinical psychology / the British Psychological Society, 32 (Pt 2),* 187-197.

Stice, E. (2002). Risk and maintenance factors for eating pathology: a meta-analytic review. *Psychological bulletin, 128,* 825-848.

Strasser, T.; Wilhelmsen, L. (1992). Impediments to the control of hypertension. Hypertension Management Audit Group. *Clinical and experimental hypertension.Part A, Theory and practice, 14,* 193-212.

Striegel-Moore, R. H.; Dohm, F.; Pike, K. M.; Wilfley, D. E.; Fairburn, C. G. (2001). Comparison of binge eating disorder and bulimia nervosa in a community sample. *International Journal of Eating Disorders, 29,* 157-165.

Strober, M.; Freeman, R.; Lampert, C.; Diamond, J.; Kaye, W. (2000). Controlled family study of anorexia nervosa and bulimia nervosa: evidence of shared liability and transmission of partial syndromes. *The American Journal of Psychiatry, 157,* 393-401.

Sundblad, C.; Landen, M.; Eriksson, T.; Bergman, L.; Eriksson, E. (2005). Effects of the androgen antagonist flutamide and the serotonin reuptake inhibitor citalopram in bulimia nervosa: a placebo-controlled pilot study. *Journal of clinical psychopharmacology, 25,* 85-88.

Thackwray, D. E.; Smith, M. C.; Bodfish, J. W.; Meyers, A. W. (1993). A comparison of behavioral and cognitive-behavioral interventions for bulimia nervosa. *Journal of consulting and clinical psychology, 61,* 639-645.

Thiels, C.; Schmidt, U.; Treasure, J.; Garthe, R.; Troop, N. (1998). Guided self-change for bulimia nervosa incorporating use of a self-care manual. *The American Journal of Psychiatry, 155,* 947-953.

Thompson-Brenner, H.; Westen, D. (2005). A naturalistic study of psychotherapy for bulimia nervosa, part 1: comorbidity and therapeutic outcome. *The Journal of nervous and mental disease, 193,* 573-584.

Treasure, J.; Schmidt, U.; Troop, N.; Tiller, J.; Todd, G.; Turnbull, S. (1996). Sequential treatment for bulimia nervosa incorporating a self-care manual. *British Journal of Psychiatry, 168,* 94-98.

von Wietersheim, J.; Kordy, H.; Kächele, H.; MZ-Ess (2004). Stationäre psychodynamische Behandlungsprogramme bei Essstörungen. Die multizentrische Studie zur psychodynamischen Therapie von Essstörungen (MZS). In: Herzog, W.; Munz, D.; Kächele, H. (eds.), *Essstörungen. Therapieführer und psychodynamische Behandlungskonzepte* (2 ed., pp. 3-15). Stuttgart: Schattauer.

Wade, T.; Martin, N. G.; Tiggemann, M. (1998). Genetic and environmental risk factors for the weight and shape concerns characteristic of bulimia nervosa. *Psychological medicine, 28,* 761-771.

Walsh, B. T.; Fairburn, C. G.; Mickley, D.; Sysko, R.; Parides, M. K. (2004). Treatment of bulimia nervosa in a primary care setting. *The American Journal of Psychiatry, 161,* 556-561.

Weltgesundheitsorganisation; Dilling, H.; Mombour, W.; Schmidt, M. H. (2005). *Internationale Klassifikation psychischer Störungen: ICD-10.* (5 ed.) Huber.

Westermeyer, J.; Specker, S. (1999). Social resources and social function in comorbid eating and substance disorder: a matched-pairs study. *The American Journal on Addictions / American Academy of Psychiatrists in Alcoholism and Addictions, 8,* 332-336.

Wilfley, D. E.; Agras, W. S.; Telch, C. F.; Rossiter, E. M.; Schneider, J. A.; Cole, A. G. et al. (1993). Group cognitive-behavioral therapy and group interpersonal psychotherapy for the nonpurging bulimic individual: a controlled comparison. *Journal of consulting and clinical psychology, 61,* 296-305.

Williamson, D. A.; Prather, R. C.; Bennett, S. M.; Davis, C. J.; Watkins, P. C.; Grenier, C. E. (1989). An uncontrolled evaluation of inpatient and outpatient cognitive-behavior therapy for bulimia nervosa. *Behavior modification, 13,* 340-360.

Wilson, G. T.; Fairburn, C. G.; Agras, W. S. (1997). Cognitive-Behavioural Therapy for Bulimia nervosa. In D.M.Garner & P. E. Garfinkel (Eds.), (New York: Guilford Press.

Woodside, B. D.; Staab, R. (2006). Management of psychiatric comorbidity in anorexia nervosa and bulimia nervosa. *CNS drugs, 20,* 655-663.

Wurtman, R. J.; Wurtman, J. J.; Regan, M. M.; McDermott, J. M.; Tsay, R. H.; Breu, J. J. (2003). Effects of normal meals rich in carbohydrates or proteins on plasma tryptophan and tyrosine ratios. *The American Journal of Clinical Nutrition, 77,* 128-132.

Zanarini, M. C.; Reichman, C. A.; Frankenburg, F. R.; Reich, D. B.; Fitzmaurice, G. (2009). The course of eating disorders in patients with borderline personality disorder: A 10-year follow-up study. *The International journal of eating disorders.*

Zeeck, A.; Birindelli, E.; Sandholz, A.; Joos, A.; Herzog, T.; Hartmann, A. (2007). Symptom severity and treatment course of bulimic patients with and without a borderline personality disorder. *European Eating Disorders Review, 15,* 430-438.

Zeeck, A.; Weber, S.; Sandholz, A.; Wetzler-Burmeister, E.; Wirsching, M.; Hartmann, A. (2009). Inpatient versus day clinic treatment for bulimia nervosa: a randomized trial. *Psychotherapy and psychosomatics, 78,* 152-160.

Studien, die in die Metaanalyse eingingen

Agras, W. S.; Schneider, J. A.; Arnow, B.; Raeburn, S. D.; Telch, C. F. (1989). Cognitive-behavioral and response-prevention treatments for bulimia nervosa. *Journal of consulting and clinical psychology, 57,* 215-221.

Agras, W. S.; Rossiter, E. M.; Arnow, B.; Schneider, J. A.; Telch, C. F.; Raeburn, S. D. et al. (1992). Pharmacologic and cognitive-behavioral treatment for bulimia nervosa: a controlled comparison. *American Journal of Psychiatry, 149,* 82-87.

Bachar, E.; Latzer, Y.; Kreitler, S.; Berry, E. M. (1999). Empirical comparison of two psychological therapies. Self psychology and cognitive orientation in the treatment of anorexia and bulimia. *The Journal of psychotherapy practice and research, 8,* 115-128.

Bailer, U., De Zwaan, M., Leisch, F., Strnad, A., Lennkh Wolfsberg, C., El Giamal, N. et al. (2004). Guided Self-Help Versus Cognitive-Behavioral Group Therapy in the Treatment of Bulimia Nervosa. *International Journal of Eating Disorders, 35,* 522-537.

Barlow, J.; Blouin, J.; Blouin, A.; Perez, E. (1988). Treatment of bulimia with desipramine: a double-blind crossover study. *Canadian journal of psychiatry.Revue canadienne de psychiatrie, 33,* 129-133.

Beumont, P. J.; Russell, J. D.; Touyz, S. W.; Buckley, C.; Lowinger, K.; Talbot, P. et al. (1997). Intensive nutritional counselling in bulimia nervosa: a role for supplementation with fluoxetine? *The Australian and New Zealand Journal of Psychiatry, 31,* 514-524.

Blouin, A. G.; Blouin, J. H.; Perez, E. L.; Bushnik, T.; Zuro, C.; Mulder, E. (1988). Treatment of bulimia with fenfluramine and desipramine. *Journal of clinical psychopharmacology, 8,* 261-269.

Bulik, C. M.; Sullivan, P. F.; Carter, F. A.; McIntosh, V. V.; Joyce, P. R. (1998). The role of exposure with response prevention in the cognitive-behavioural therapy for bulimia nervosa. *Psychol.Med., 28,* 611-623.

Carruba, M. O.; Cuzzolaro, M.; Riva, L.; Bosello, O.; Liberti, S.; Castra, R. et al. (2001). Efficacy and tolerability of moclobemide in bulimia nervosa: a placebo-controlled trial. *International clinical psychopharmacology, 16,* 27-32.

Carter, J. C.; Olmsted, M. P.; Kaplan, A. S.; McCabe, R. E.; Mills, J. S.; Aime, A. (2003). Self-help for bulimia nervosa: a randomized controlled trial. *The American Journal of Psychiatry, 160,* 973-978.

Chen, E.; Touyz, S. W.; Beumont, P. J.; Fairburn, C. G.; Griffiths, R.; Butow, P. et al. (2003). Comparison of group and individual cognitive-behavioral therapy for patients with bulimia nervosa. *The International journal of eating disorders, 33,* 241-254.

Cooper, P. J.; Steere, J. (1995). A comparison of two psychological treatments for bulimia nervosa: implications for models of maintenance. *Behaviour research and therapy, 33,* 875-885.

Davis, R.; McVey, G.; Heinmaa, M.; Rockert, W.; Kennedy, S. (1999). Sequencing of cognitive-behavioral treatments for bulimia nervosa. *The International journal of eating disorders, 25,* 361-374.

Durand, M. A.; King, M. (2003). Specialist treatment versus self-help for bulimia nervosa: a randomised controlled trial in general practice. *The British journal of general practice, 53,* 371-377.

Esplen, M. J.; Garfinkel, P. E.; Olmsted, M.; Gallop, R. M.; Kennedy, S. (1998). A randomized controlled trial of guided imagery in bulimia nervosa. *Psychol.Med., 28,* 1347-1357.

Fairburn, C. G.; Kirk, J.; O'Connor, M.; Cooper, P. J. (1986). A comparison of two psychological treatments for bulimia nervosa. *Behaviour research and therapy, 24,* 629-643.

Fairburn, C. G.; Jones, R.; Peveler, R. C.; Carr, S. J.; Solomon, R. A.; O'Connor, M. E. et al. (1991). Three psychological treatments for bulimia nervosa. A comparative trial. *Archives of General Psychiatry, 48,* 463-469.

Faris, P. L.; Kim, S. W.; Meller, W. H.; Goodale, R. L.; Oakman, S. A.; Hofbauer, R. D. et al. (2000). Effect of decreasing afferent vagal activity with ondansetron on symptoms of bulimia nervosa: a randomised, double-blind trial. *Lancet, 355,* 792-797.

Fichter, M. M.; Leibl, K.; Rief, W.; Brunner, E.; Schmidt-Auberger, S.; Engel, R. R. (1991). Fluoxetine versus placebo: a double-blind study with bulimic inpatients undergoing intensive psychotherapy. *Pharmacopsychiatry, 24,* 1-7.

Fnbc Study Group (1992). Fluoxetine in the treatment of bulimia nervosa. A multicenter, placebo-controlled, double-blind trial. Fluoxetine Bulimia Nervosa Collaborative Study Group. *Archives of General Psychiatry, 49,* 139-147.

Freeman, C. P.; Barry, F.; Dunkeld-Turnbull, J.; Henderson, A. (1988). Controlled trial of psychotherapy for bulimia nervosa. *British medical journal (Clinical research ed.), 296,* 521-525.

Garner, D. M.; Rockert, W.; Davis, R.; Garner, M. V.; Olmsted, M. P.; Eagle, M. (1993). Comparison of cognitive-behavioral and supportive-expressive therapy for bulimia nervosa. *The American Journal of Psychiatry, 150,* 37-46.

Goldbloom, D. S.; Olmsted, M.; Davis, R.; Clewes, J.; Heinmaa, M.; Rockert, W. et al. (1997). A randomized controlled trial of fluoxetine and cognitive behavioral therapy for bulimia nervosa: short-term outcome. *Behaviour research and therapy, 35,* 803-811.

Goldstein, D. J.; Wilson, M. G.; Thompson, V. L.; Potvin, J. H.; Rampey, A. H., Jr. (1995). Long-term fluoxetine treatment of bulimia nervosa. Fluoxetine Bulimia Nervosa Research Group. *The British journal of psychiatry : the journal of mental science, 166,* 660-666.

Griffiths, R. A.; HadziPavlovic, D.; ChannonLittle, L. (1994). A controlled evaluation of hypnobehavioural treatment for bulimia nervosa: Immediate pre-post treatment effects. *European Eating Disorders Review, 2,* 202-220.

Horne, R. L.; Ferguson, J. M.; Pope, H. G. Jr.; Hudson, J. I.; Lineberry, C. G.; Ascher, J. et al. (1988). Treatment of bulimia with bupropion: a multicenter controlled trial. *The Journal of clinical psychiatry, 49,* 262-266.

Hsu, L. K.; Rand, W.; Sullivan, S.; Liu, D. W.; Mulliken, B.; McDonagh, B. et al. (2001). Cognitive therapy, nutritional therapy and their combination in the treatment of bulimia nervosa. *Psychological medicine, 31,* 871-879.

Huseman, C. A.; Pearson, P. H.; Madison, J.; Leuschen, M. P. (1990). Bulimia as a form of self-addiction: treatment with naltrexone hydrochloride (Trexan(TM) - a pilot study. *Clinical Trials Journal, 27,* 77-83.

Jacobi, C.; Dahme, B.; Dittmann, R. (2002). Cognitive-behavioural, fluoxetine and combined treatment for bulimia nervosa: Short- and long-term results. *European Eating Disorders Review, 10,* 179-198.

Kanerva, R.; Rissanen, A.; Sarna, S. (1994). Fluoxetine in the treatment of anxiety, depressive symptoms, and eating-related symptoms in bulimia nervosa. *Journal of Psychiatry, 49,* 237-242.

Kirkley, B. G.; Schneider, J. A.; Agras, W. S.; Bachman, J. A. (1985). Comparison of two group treatments for bulimia. *Journal of consulting and clinical psychology, 53,* 43-48.

Laessle, R. G.; Waadt, S.; Pirke, K. M. (1987). A structured behaviorally oriented group treatment for bulimia nervosa. *Psychotherapy and psychosomatics, 48,* 141-145.

Laessle, R. G.; Beumont, P. J.; Butow, P.; Lennerts, W.; O'Connor, M.; Pirke, K. M. et al. (1991). A comparison of nutritional management with stress management in the treatment of bulimia nervosa. *The British journal of psychiatry : the journal of mental science, 159,* 261.

Lee, N. F.; Rush, A. J. (1986). Cognitive-behavioural group therapy for bulimia nervosa: short-and long-term results. *European eating disorders review : the journal of the Eating Disorders Association, 10,* 198.

Leitenberg, H.; Rosen, J. C.; Gross, J.; Nudelman, S.; Vara, L. S. (1988). Exposure plus response-prevention treatment of bulimia nervosa. *Journal of consulting and clinical psychology, 56,* 535-541.

Leitenberg, H.; Rosen, J. C.; Wolf, J.; Vara, L. S.; Detzer, M. J.; Srebnik, D. (1994). Comparison of cognitive-behavior therapy and desipramine in the treatment of bulimia nervosa. *Behaviour research and therapy, 32,* 37-45.

McCann, U. D.; Agras, W. S. (1990). Successful treatment of nonpurging bulimia nervosa with desipramine: a double-blind, placebo-controlled study. *The American Journal of Psychiatry, 147,* 1509-1513.

Milano, W.; Petrella, C.; Sabatino, C.; Capasso, A. (2004). Treatment of bulimia nervosa with sertraline: a randomized controlled trial. *Advances in Therapy, 21,* 232-237.

Mitchell, J. E.; Pyle, R. L.; Eckert, E. D.; Hatsukami, D.; Pomeroy, C.; Zimmerman, R. (1989). Response to alternative antidepressants in imipramine nonresponders with bulimia nervosa. *Journal of clinical psychopharmacology, 9,* 298-304.

Mitchell, J. E.; Pyle, R. L.; Eckert, E. D.; Hatsukami, D.; Pomeroy, C.; Zimmerman, R. (1990). A comparison study of antidepressants and structured intensive group psychotherapy in the treatment of bulimia nervosa. *Archives of General Psychiatry, 47,* 149-157.

Mitchell, J. E.; Pyle, R. L.; Pomeroy, C.; Zollman, M.; Crosby, R.; Seim, H. et al. (1993). Cognitive-behavioral group psychotherapy of bulimia nervosa: importance of logistical variables. *The International journal of eating disorders, 14,* 277-287.

Mitchell, J. E.; Fletcher, L.; Hanson, K.; Mussell, M. P.; Seim, H.; Crosby, R. et al. (2001). The relative efficacy of fluoxetine and manual-based self-help in the treatment of outpatients with bulimia nervosa. *Journal of clinical psychopharmacology, 21,* 289-304.

Ordman, A. M.; Kirschenbaum, D. S. (1985). Cognitive-behavioral therapy for bulimia: an initial outcome study. *Journal of consulting and clinical psychology, 53,* 305-313.

Pope, H. G.; Hudson, J. I.; Jonas, J. M.; YurgelunTodd, D. (1983). Bulimia treated with imipramine: A placebo-controlled, double-blind study. *American Journal of Psychiatry, 140,* 554-558.

Pope, H. G. Jr.; Keck, P. E. Jr.; McElroy, S. L.; Hudson, J. I. (1989). A placebo-controlled study of trazodone in bulimia nervosa. *Journal of clinical psychopharmacology, 9,* 254-259.

Romano, S. J.; Halmi, K. A.; Sarkar, N. P.; Koke, S. C.; Lee, J. S. (2002). A placebo-controlled study of fluoxetine in continued treatment of bulimia nervosa after successful acute fluoxetine treatment. *The American Journal of Psychiatry, 159,* 96-102.

Sabine, E. J.; Yonace, A.; Farrington, A. J.; Barratt, K. H.; Wakeling, A. (1983). Bulimia nervosa: a placebo controlled double-blind therapeutic trial of mianserin. *British journal of clinical pharmacology, 15 Suppl 2,* 195S-202S.

Safer, D. L.; Telch, C. F.; Agras, W. S. (2001). Dialectical behavior therapy for bulimia nervosa. *The American Journal of Psychiatry, 158,* 632-634.

Schmidt, U.; Cooper, P. J.; Essers, H.; Freeman, C. P.; Holland, R. L.; Palmer, R. L. et al. (2004). Fluvoxamine and graded psychotherapy in the treatment of bulimia nervosa: a randomized, double-blind, placebo-controlled, multicenter study of short-term and long-term pharmacotherapy combined with a stepped care approach to psychotherapy. *Journal of clinical psychopharmacology, 24,* 549-552.

Sundblad, C.; Landen, M.; Eriksson, T.; Bergman, L.; Eriksson, E. (2005). Effects of the androgen antagonist flutamide and the serotonin reuptake inhibitor citalopram in bulimia nervosa: a placebo-controlled pilot study. *Journal of clinical psychopharmacology, 25,* 85-88.

Sundgot-Borgen, J.; Rosenvinge, J. H.; Bahr, R.; Schneider, L. S. (2002). The effect of exercise, cognitive therapy, and nutritional counseling in treating bulimia nervosa. *Medicine and science in sports and exercise, 34,* 190-195.

Thackwray, D. E.; Smith, M. C.; Bodfish, J. W.; Meyers, A. W. (1993). A comparison of behavioral and cognitive-behavioral interventions for bulimia nervosa. *Journal of consulting and clinical psychology, 61,* 639-645.

Thiels, C.; Schmidt, U.; Treasure, J.; Garthe, R.; Troop, N. (1998). Guided self-change for bulimia nervosa incorporating use of a self-care manual. *The American Journal of Psychiatry, 155,* 947-953.

Treasure, J.; Schmidt, U.; Troop, N.; Tiller, J.; Todd, G.; Keilen, M. et al. (1994). First step in managing bulimia nervosa: controlled trial of therapeutic manual. *BMJ, 308,* 686-689.

Ventura, M.; Bauer, B. (1999). Empowerment of women with purging-type bulimia nervosa through nutritional rehabilitation. *Eating and weight disorders : EWD, 4,* 55-62.

Walsh, B. T.; Hadigan, C. M.; Devlin, M. J.; Gladis, M.; Roose, S. P. (1991). Long-term outcome of antidepressant treatment for bulimia nervosa. *The American Journal of Psychiatry, 148,* 1206-1212.

Walsh, B. T.; Wilson, G. T.; Loeb, K. L.; Devlin, M. J.; Pike, K. M.; Roose, S. P. et al. (1997). Medication and psychotherapy in the treatment of bulimia nervosa. *The American Journal of Psychiatry, 154,* 523-531.

Walsh, B. T.; Fairburn, C. G.; Mickley, D.; Sysko, R.; Parides, M. K. (2004). Treatment of bulimia nervosa in a primary care setting. *The American Journal of Psychiatry, 161,* 556-561.

Wilson, G. T.; Rossiter, E.; Kleifield, E. I.; Lindholm, L. (1986). Cognitive-behavioral treatment of bulimia nervosa: a controlled evaluation. *Behaviour research and therapy, 24,* 277-288.

Wilson, G. T.; Eldredge, K. L.; Smith, D.; Niles, B. (1991). Cognitive-behavioral treatment with and without response prevention for bulimia. *Behaviour research and therapy, 29,* 575-583.

Wolf, E. M.; Crowther, J. H. (1992). An evaluation of behavioral and cognitive-behavioral group interventions for the treatment of bulimia nervosa in women. *International Journal of Eating Disorders, 11,* 3-15.

Binge-Eating-Störung

Silja Vocks, Reinhard Pietrowsky, Brunna Tuschen-Caffier, Anette Kersting, Ulrich Hagenah, Harriet Salbach-Andrae, Stephan Herpertz

6.1 Krankheitsbild

6.1.1 Klinische Merkmale und diagnostische Kriterien

Menschen mit der Diagnose einer »Binge-Eating-Störung« (BES oder BED = Binge Eating Disorder; vgl. DSM-IV-TR, American Psychiatric Association 2000) leiden unter regelmäßig auftretenden Essanfällen (»Fressattacken«), bei denen sie große Nahrungsmengen verzehren und das Gefühl haben, die Kontrolle über ihr Essverhalten zu verlieren. Ähnlich wie bei der Essstörung BN ist ein Essanfall nach der aktuellen Fassung des DSM-IV (DSM-IV-TR, American Psychiatric Association 2000) dadurch charakterisiert, dass die Betroffenen in einem begrenzten Zeitraum (z. B. zwei Stunden) deutlich mehr essen, als die meisten Menschen unter vergleichbaren Umständen zu sich nehmen würden. Im Unterschied zur BN fällt es bei der BES allerdings zum Teil schwer, Beginn und Ende der Essanfälle klar zu definieren: So berichten einige der Betroffenen, dass sie über mehrere Stunden unkontrolliert essen und nicht klar angeben können, wann ein Essanfall angefangen bzw. aufgehört hat (z. B. Williamson u. Martin 1999). Im Unterschied zur BN ergreifen Patientinnen nach einer Essattacke nicht regelmäßig gegenregulatorische Maßnahmen (z. B. Erbrechen, Laxanzienabusus, Fasten, exzessiver Sport etc.), um eine Gewichtszunahme zu verhindern.

Die Essanfälle treten bei der BES vor dem Hintergrund »chaotischer« Essgewohnheiten und einer Tendenz zum Überessen auf (Guss et al. 2002; Hsu et al. 2002). Des Weiteren kommen die Essanfälle häufig im Zusammenhang mit emotionalen Reizen vor, z. B. in negativer Stimmungslage (Greeno et al. 2000; Masheb u. Grilo 2006), wenngleich es auch Patientinnen gibt, bei denen die Essanfälle anscheinend nicht im Zusammenhang mit affektiven Problemen bzw. emotionalen Reizen stehen (Grilo et al. 2001).

Auch scheinen Patientinnen mit BES eine weniger stark ausgeprägte essensbezogene Psychopathologie – beispielsweise im Hinblick auf die bei einem Essanfall konsumierten Kilokalorien – aufzuweisen als diejenigen, die an einer BN leiden (Fichter et al. 1993; Walsh u. Boudreau 2003); aber im Vergleich zu adipösen Menschen ohne BES ist die essensbezogene Psychopathologie stärker ausgeprägt (Fichter et al. 1993; Hay u. Fairburn 1998; Le Grange et al. 1997). Gezügeltes Essverhalten – definiert als die bewusste hypokalorische Ernährung vor dem Hintergrund einer permanenten kognitiven Kontrolle der Nahrungsaufnahme, um das Gewicht zu reduzieren oder eine Gewichtszunahme zu vermeiden – tritt bei der BES weniger stark und weniger häufig auf als bei der BN (Castonguay et al. 1995; Marcus et al. 1992). Im Unterschied zur BN, bei der gezügeltes Essverhalten im Sinne von Diäten fast immer der Essstörung vorausgeht, ist dies bei Menschen mit BES nur in 30 bis 50 % der Fälle zu beobachten (Abott et al. 1998; Wilson et al. 1993; Yanovski et al. 1993; Dingemans et al. 2002; Grilo u. Masheb 2000; Haiman u. Devlin 1999; Howard u. Porzelius 1999; Masheb u. Grilo 2000; Mussell et al. 1995, 1997; Spurell et al. 1997; Wilfley et al. 2003). Allerdings lassen sich auch bei BES-Patientinnen immer wieder Episoden von Fasten und Diäten beobachten. Es ist anzunehmen, dass retrospektive Erhebungen in den überwiegenden Fall-Kontrollstudien Diätverhalten nur in einem engen zeitlichen Zusammenhang mit dem Beginn der BES messen. Dadurch kann es sein, dass repetitives restriktives Essverhalten, das der BES unter Umständen um Jahre vorausgeht, nicht adäquat erfasst worden ist (Howard u. Porzelius 1999).

Diese Befunde stützen zum Teil das Diagnosekriterium, dass bei der BES gewichtsregulierende Maßnahmen (z. B. Fasten) als Reaktion auf die Essanfälle nicht systematisch bzw. nicht regelmäßig eingesetzt werden (sollten). Allerdings lassen sich auch bei Menschen mit BES immer wieder Episoden von Fasten und Diäten beobachten (Grilo et al. 2001). Diätverhalten wird hier intermittierend als Versuch eingesetzt, um die Kontrolle über das Essverhalten zurückzugewinnen (Haiman u. Devlin 1999; Mitchell u. Mussell 1995).

Diagnostische Kriterien nach DSM-IV

Die BES ist eine noch junge diagnostische Kategorie, die erst 1994 als Forschungsdiagnose in das DSM (American Psychiatric Association 2000) aufgenommen wurde. Patientinnen, bei denen die Forschungskriterien der BES erfüllt sind, erhalten entsprechend der aktuellen Fassung des DSM (DSM-

IV-TR, American Psychiatric Association 2000) die Diagnose einer nicht näher bezeichneten Essstörung (EDNOS; Eating Disorders Not Otherwise Specified).

Das Hauptmerkmal der BES sind wiederkehrende Essanfälle, die im Durchschnitt an mindestens zwei Tagen in der Woche über einen Zeitraum von mindestens sechs Monaten vorkommen müssen und subjektiv mit dem Gefühl des Kontrollverlustes (z. B. nicht kontrollieren können, was und wie viel man isst) einhergehen (Kriterium A). Die Essanfälle treten gemeinsam mit mindestens drei Symptomen (Kriterium B) auf, die Indikatoren des subjektiv empfundenen Kontrollverlustes über das Essverhalten sein können (z. B. unabhängig von Hungergefühlen bis zu einem unangenehmen Völlegefühl zu essen, wesentlich schneller zu essen als sonst, Ekelgefühle, Deprimiertheit, Schuldgefühle nach dem übermäßigen Essen).

Des Weiteren gilt im DSM-IV-TR (American Psychiatric Association 2000) als Diagnosekriterium für die BES, dass die Patientinnen wegen der Essanfälle deutlich leiden (Kriterium C; z. B. unangenehme Gefühle während und nach den Essanfällen, Sorgen über den Langzeiteffekt der wiederholten Essanfälle auf das Körpergewicht und die Figur).

Während Patientinnen mit BN im Anschluss an das Auftreten der Essanfälle regelmäßig unangemessene Maßnahmen zur Gewichtskontrolle ergreifen, z. B. Erbrechen selbst herbeiführen oder Abführmittel einnehmen, setzen Patientinnen mit BES derartige Maßnahmen zur Gewichtskontrolle **nicht systematisch** ein (Kriterium E).

Forschungskriterien für die BES entsprechend den Kriterien des DSM-IV-TR (APA 2000)

Wiederholte Episoden von Essanfällen, die folgenden Kriterien entsprechen:
- Die Betroffenen essen in einer begrenzten Zeit (z. B. innerhalb von zwei Stunden) eine größere Nahrungsmenge, als die meisten Menschen unter ähnlichen Bedingungen essen würden.
- Während eines Essanfalls besteht ein Gefühl von Kontrollverlust über das Essen (z. B. das Gefühl, dass man nicht aufhören kann zu essen oder dass man nicht steuern kann, was und wie viel man isst).

Die Essanfälle treten gemeinsam mit mindestens drei der folgenden Symptome auf:
1. wesentlich schneller essen als normalerweise,
2. essen bis zu einem unangenehmen Völlegefühl,
3. wegen der Menge, die man isst, nicht in Gesellschaft anderer essen,
4. essen großer Nahrungsmengen, ohne hungrig zu sein,
5. Ekelgefühle gegenüber sich selbst, Deprimiertheit, Schuldgefühle nach dem übermäßigen Essen.

- Deutliches Leiden wegen der Essanfälle.
- Die Essanfälle treten durchschnittlich an mindestens zwei Tagen in der Woche in einem Zeitraum von sechs Monaten auf.

Die Essanfälle gehen nicht mit dem regelmäßigen Einsatz von kompensatorischen Verhaltensweisen zur Gewichtskontrolle einher (z. B. Erbrechen, Diuretika etc.), und sie treten nicht ausschließlich im Verlauf einer AN oder BN auf.

Im Unterschied zu den Essstörungen AN und BN, für die übermäßige Figur- und Gewichtssorgen ein notwendiges Diagnosekriterium darstellen (American Psychiatric Association 2000), enthalten die BES-Forschungskriterien bislang keinen Hinweis auf eine Körperbildstörung, die in einem übermäßigen Einfluss von Figur und Gewicht auf die Selbstbewertung zum Ausdruck kommt. Lediglich über das Diagnosekriterium C (deutliches Leiden) wird auch auf Sorgen um das Körpergewicht und die Figur Bezug genommen. Allerdings sprechen bereits zahlreiche Befunde dafür, dass auch im Rahmen der BES die Relevanz einer Körperbildstörung gegeben ist (Eldredge u. Agras 1996; Ramacciotti et al. 2000; Striegel-Moore et al. 1998;

Wilfley et al. 2000). Erste Anhaltspunkte für eine mögliche Entsprechung klinisch-manifester Körperbildstörungen bei BES und BN bieten Untersuchungen, die bei den Sorgen um Figur und Gewicht keine Unterschiede zwischen BES- und BN-Patientinnen fanden (Hilbert u. Tuschen-Caffier 2004; Striegel-Moore et al. 2001). Sollte dies durch weitere Studien erhärtet werden, ist es empfehlenswert, die Körperbildstörungen bei weiteren Revisionen der Diagnosekriterien für die BES mit aufzunehmen.

Ätiologie

Die Ätiologie der BES ist derzeit noch nicht hinreichend bekannt. Es werden drei ätiologische Modelle der BES diskutiert (Devlin et al. 2003): Das erste Modell deklariert BES als eine wichtige Untergruppe der Adipositas. Das zweite Modell interpretiert BES als Epiphänomen der Adipositas, das beim Zusammentreffen der Adipositas und einer signifikanten generellen oder essstörungsspezifischen Psychopathologie zu beobachten ist. Schließlich geht das dritte Modell von einer Mediatorenfunktion der Psychopathologie zwischen Adipositas und BES aus.

An der Entwicklung und Aufrechterhaltung einer BES ist vermutlich eine Vielzahl an psychologischen, sozialen und biologischen Risikofaktoren beteiligt. So hat sich in einer der wenigen prospektiven Studien zur Ätiologie der Binge-Eating(BE)-Symptomatik an einer Stichprobe aus weiblichen Jugendlichen gezeigt, dass folgende Faktoren das Risiko für die Ausbildung einer BE-Symptomatik erhöhen (Stice et al. 2002):

- verstärktes Durchführen von Diäten,
- stark ausgeprägter Schlankheitsdrang,
- Überbewertung der äußeren Erscheinung,
- Unzufriedenheit mit der Figur,
- Vorbilder für riskantes Essverhalten (Modelllernen),
- depressive Symptome,
- emotionales Essen,
- ein erhöhter Body-Mass-Index (BMI),
- ein niedriges Selbstwertgefühl,
- eine gering ausgeprägte soziale Unterstützung.

Ein erhöhter BMI war Prädiktor für BE, und BE war seinerseits Prädiktor für die Ausbildung von Übergewicht. Inwiefern die beschriebenen Befunde aber für die Ausbildung des Vollbildes der BES verantwortlich sind bzw. inwiefern die Befunde auf andere Stichproben (z. B. männliche Jugendliche, Erwachsene) verallgemeinerbar sind, ist derzeit noch nicht geklärt. In einer großen epidemiologischen Studie wurde der Zusammenhang zwischen Essattacken und psychopathologischen Auffälligkeiten erfasst (Ackard et al. 2003). Zum Einschluss in die Untersuchung mussten die Patientinnen nicht allen Definitionskriterien für die BES genügen; es wurde aber zwischen Essattacken mit und ohne Kontrollverlust unterschieden. Die Mehrzahl der untersuchten Kinder und Jugendlichen war zwischen 12 und 17 Jahre alt. In dieser Untersuchung konnte ein signifikanter Zusammenhang zwischen Essattacken und depressiver Stimmung sowie niedrigem Selbstwertgefühl gefunden werden. Diejenigen Patientinnen, die die Diagnosekriterien für eine BES erfüllten, hatten die am stärksten ausgeprägte depressive Verstimmung und das niedrigste Selbstwertgefühl, auch unter statistischer Kontrolle des Einflusses des BMI. Darüber hinaus hatten etwa 29 % der Mädchen und 28 % der Jungen mit einer BES bereits einen Suizidversuch verübt – im Vergleich zu weniger als 10 % der Kinder ohne Essanfälle.

Aus verschiedenen Studien, in denen aufrechterhaltende Faktoren der BES untersucht wurden, ergeben sich ebenfalls Hinweise darauf, dass negative Stimmungen, ein restriktives Essverhalten (an »Non-Binge-Tagen«), die Beschäftigung mit Figur und Gewicht sowie die Verfügbarkeit von Nahrungsmitteln (Exposition gegenüber Nahrungsmitteln) Essanfälle bei Patientinnen mit BES auslösen können (Walsh u. Boudreau 2003; Goldfein et al. 1993; Hilbert u. Tuschen-Caffier 2007). Allerdings ist bisher noch nicht bekannt, mit welchen psychobiologischen Mechanismen die mutmaßlichen Risikofaktoren bei der Pathogenese der BES zusammenwirken.

Differenzialdiagnostik

Differenzialdiagnostisch ist zwischen Essanfällen, die mit dem Empfinden eines Kontrollverlusts über das Essen einhergehen und übermäßigem Essen im Verlaufe einer Major Depression (atypische Depression) zu unterscheiden. Gestörtes Essverhalten kann auch bei bestimmten neurologischen oder anderen medizinischen Krankheiten (z. B. Prader-Willi-Syndrom, Kleine-Levin-Syndrom etc.) auftreten; es fehlen hier jedoch die anderen Merkmale der BES-Diagnosekriterien. Bedeutsam ist auch die differenzialdiagnostische Abgrenzung zwischen der BES und der BN vom »Non-purging«-Typus. Bei der BN vom »Non-purging«-Typus regulieren die Betroffenen ihr Gewicht durch Fasten und extreme sportliche Betätigung, führen jedoch nicht willentlich Erbrechen herbei. Da die Diagnosekriterien des DSM-IV-TR (American Psychiatric Association 2000) bislang noch keine genaue Operationalisierung in Bezug auf die Dauer, die Intensität und Häufigkeit der Maßnahmen zur Gegenregulierung von Gewichtszunahmen enthalten, kann die Diagnosestellung einer BES im Vergleich zur BN vom »Non-Purging«-Typus unter Umständen erschwert sein. Zu bedenken ist, dass die ICD-10 die Diagnose einer BES nicht vorsieht. Stattdessen ist in der ICD-10 z. B. die Diagnose einer »**Essstörung, nicht näher bezeichnet**« (**F50.9**) kodierbar. Aufgrund der besseren Operationalisierung empfehlen wir die Anwendung der DSM-IV-Kriterien. Es muss allerdings auf deren Vorläufigkeit im Sinne von Forschungskriterien hingewiesen werden.

6.1.2 Komorbidität

Komorbidität mit psychischen Erkrankungen

Patientinnen mit BES leiden unter einer im Vergleich zur Allgemeinbevölkerung erhöhten allgemeinen Psychopathologie (z. B. ausgeprägtere Selbstwertprobleme, stärkere psychische Belastung, geringere psychosoziale Anpassung), einer höheren Rate an komorbiden psychischen Störungen (Achse-I-Störungen des DSM-IV) und Persönlichkeitsstörungen (Achse-II-Störungen). Die psychischen Auffälligkeiten und komorbiden Störungen treten häufiger bei der BES auf als bei psychisch gesunden Personen mit vergleichbarem Körpergewicht (BMI; Körpergewicht in kg/Körpergröße in m^2) (Yanovski et al. 1993; Bulik et al. 2002; de Zwaan et al. 1994; de Zwaan u. Mitchell 1992; Geliebter et al. 2001; Kuehnel u. Wadden 1994; Raymond et al. 1995; Telch et al. 2000; Mussell et al. 1996). Das heißt, dass nicht bereits das Übergewicht bzw. die Adipositas, sondern insbesondere das zusätzliche Vorliegen einer BES mit einer ausgeprägten allgemeinen psychopathologischen Belastung sowie psychischen Morbidität assoziiert ist. In den bisherigen Studien wurden vor allem affektive Störungen (insbesondere Major Depression) und Angststörungen als häufige komorbide Achse-I-Störungen der BES diagnostiziert; so treten Depressionen (Major Depression) bei rund 50 bis 60 % und Angststörungen bei rund 20 bis 50 % der BES-Patientinnen komorbid auf (Yanovski et al. 1993; Wilfley et al. 2000; Bulik et al. 2002; Mussell et al. 1996; Specker et al. 1994).

Binge-Eating-Störung und Adipositas

Adipositas ist ein Zustand, der durch eine übermäßige Ansammlung von Fettgewebe im Körper gekennzeichnet ist; er sagt nichts über die Ätiologie, etwa im Sinne einer Essstörung, aus. Innerhalb des Gesamtkollektivs adipöser Menschen ist insbesondere in der klinischen Praxis eine Subgruppe von adipösen Menschen auszumachen, bei der seelische Probleme und Störungen zu einer Veränderung des Ess- und Bewegungsverhaltens führen, deren Folge eine anhaltende positive Energiebilanz mit Übergewicht und Adipositas ist. Patientinnen mit BES sind häufig adipös (BMI > 30 kg/m^2) (Dingemans et al. 2002). Die Entwicklung der mit einer BES assoziierten Adipositas ist häufig verbunden mit frühzeitigen Diäten und erfolglosen Versuchen der Gewichtsreduktion und beginnt anamnestisch früher als bei nicht-essgestörten adipösen Menschen (de Zwaan u. Mitchell 1992; Kuehnel u. Wadden, 1994; Grissett u. Fitzgibbon 1996; Spitzer et al. 1993). Weitere Unterschiede bestehen im Hinblick auf die Nahrungs- bzw. Energieaufnahme, die bei adipösen Menschen mit BES sowohl global als auch an Tagen ohne Essanfälle größer ist als bei Menschen ohne BES (Goldfein u. Walsh 1993; Yanovski et al. 1992). Die Ausprägung der Psychopathologie ist stärker mit dem Schweregrad der Essstörung assoziiert als mit dem BMI (Fairburn et al. 1998). Die Annahme, dass eine Besserung psychischer Symptome wie auch der Essstörungssymptomatik eine Gewichtsabnahme nach sich zieht, bestätigte sich nicht. Ein Sistieren der BES zieht mittel- und langfristig keine Gewichtsreduktion nach sich (Dingemans et al. 2002), sodass wahrscheinlich andere Faktoren, wie z. B. ein hyperkalorisches Ernährungsverhalten, auch zwischen den Episoden von Essanfällen, das Körpergewicht entscheidend beeinflussen (▶ Abschn. 6.3.1 »Behandlungsziele«).

6.1.3 Krankheitsverlauf

Spontanverlauf

Auf der Basis retrospektiver Studien wird der Verlauf der nicht behandelten BES als chronisch und persistierend eingestuft (de Zwaan et al. 1994; Spitzer et al. 1993; Marcus et al. 1995). Die Befunde einer prospektiven Längsschnittstudie von Cachelin et al. (1999) zum unbehandelten Verlauf der BES über einen Zeitraum von sechs Monaten deuten allerdings auf einen wechselhaften Verlauf hin, der nahezu störungsfreie Phasen bis hin zu Phasen mit ausgesprochen starker Symptomatik beinhalten kann. In der bisher größten prospektiven Studie zum Verlauf von Essstörungen hat sich – ähnlich wie in retrospektiven Studien – gezeigt, dass der Großteil (64 %) der BES-Patientinnen beim 1-Jahres-Follow-up nach wie vor alle oder fast alle BES-Kriterien erfüllte; lediglich bei 7 % der Stichprobe wurde keine Essstörung mehr diagnostiziert (Crow et al. 2002). Demgegenüber liegen auch Befunde vor, die für eine relativ hohe Remissionsrate bei der BES sprechen könnten (Fairburn et al. 2000). Die unterschiedlichen Befunde könnten darauf zurückzuführen sein, dass die Stichproben (z. B. im Hinblick auf die Dauer der Symptomatik) über die verschiedenen Studien hinweg nicht vergleichbar sind.

Zusammenfassend muss betont werden, dass der Forschungsstand zum unbehandelten Verlauf der BES bisher noch relativ schwach ist, sodass die Aussagen noch nicht hinreichend empirisch gestützt sind.

Verlauf nach Therapie

In einer klinischen Studie zeigte sich an einer Stichprobe von 64 BES-Patientinnen, die in einer vorwiegend verhaltenstherapeutisch orientierten Klinik stationär behandelt worden waren, dass beim 12-Jahres-Follow-up 67 % der Stichprobe ohne Diagnose einer Essstörung waren, rund 13 % hatten eine Essstörungsdiagnose aus der Restkategorie der nicht näher bezeichneten Essstörungen, 8 % hatten nach wie vor eine BES-Diagnose, und 9 % hatten eine BN-Diagnose (Purging-Typus); 3 % der Stichprobe waren verstorben (Fichter et al. 2008). Die störungsbezogene und die störungsübergreifende allgemeine Psychopathologie waren über die verschiedenen Katamnesezeiträume (Post-Therapie, 2- bis 3-Jahres-Follow-up, 6-Jahres-Follow-up, 12-Jahres-Follow-up) stabil reduziert (Fichter et al. 2008, 2006; Fichter u. Quadflieg 2004). Die Ergebnisse deuten darauf hin, dass gut zwei Drittel der behandelten Patientinnen ihre Essstörung erfolgreich überwinden konnten.

Vor allem störungsbezogene Merkmale (z. B. das Ausmaß der essensbezogenen Psychopathologie) sagen den Langzeitverlauf von (behandelten) Patientinnen mit BES vorher, während störungsübergreifende, psychopathologische Merkmale weniger prädiktiv sind (Fichter et al. 2003; Fairburn et al. 2003). Im Vergleich zur AN und zur BN stellt sich die Prognose der BES nicht nur im Hinblick auf die Essstörungssymptomatik, sondern auch bezüglich anderer psychologischer Parameter günstiger dar (Fichter et al. 1998; Cachelin et al. 1999; Fairburn et al. 2000).

6.1.4 BES im Kindes- und Jugendalter

Erscheinungsbild und Definition

In einer großen deutschen epidemiologischen Studie wurde unter anderem der Zusammenhang von Adipositas und Essanfällen bei 5- bis 6-jährigen Kindern untersucht (Lamerz et al. 2005). Dabei zeigten sich bei 2 % der untersuchten Kinder Essanfälle. In Einklang mit Studien im Erwachsenenbereich ergab sich ein signifikanter Zusammenhang zwischen Essanfällen und Adipositas. Darüber hinaus konnte gezeigt werden, dass Kinder, deren Mütter unter einer Essstörung litten, ein erhöhtes Risiko aufwiesen, ebenfalls unter einer Essstörung zu leiden. In einer weiteren prospektiven Studie fanden Tanofsky-Kraff et al. (2008) bei 6- bis 12-jährigen Kindern, die entweder selbst übergewichtig waren oder ein familiäres Risiko für Übergewicht hatten und die über Essanfälle berichteten, nach im Durchschnitt 4,2 Jahren einen deutlich höheren Zuwachs an Körperfettmasse (15 %) im Gegensatz zu Kindern, die keine Essattacken zeigten.

Die DSM-IV-Kriterien der BES werden einer Essstörung im Kindes- und gegebenenfalls frühen Jugendalter nicht gerecht. Derzeit ist unklar, ob Kinder im Gegensatz zu Erwachsenen in der Lage sind, ein Gefühl von Kontrollverlust zu erleben und/oder zu verbalisieren und darüber Scham oder Schuld zu empfinden. Denn im Unterschied zu Erwachsenen bestimmen Kinder weniger über ihr Essen, sodass sie unter Umständen eher die Abwesenheit von Kontrolle als einen Kontrollverlust erleben (Hilbert u. Munsch 2005). Dementsprechend wird in der Literatur empfohlen, die Kriterien der BES für das Kindes- und Jugendalter zu modifizieren (Nicholls et al. 2000).

Psychische Komorbidität

Eine psychische Komorbidität findet sich bei Kindern und Jugendlichen mit BE-Episoden deutlich häufiger. Hilbert und Czaja (2007) überprüften den Zusammenhang von Essanfällen und psychopathologischen Auffälligkeiten. Die untersuchten Kinder waren zwischen 8 und 13 Jahre alt. Haupteinschlusskriterium waren Essanfälle, spezifiziert als mindestens ein Kontrollverlust im Zeitraum der letzten drei Monate. Kompensatorische Verhaltensweisen (häufiger als einmal während der vergangenen drei Monate) galten als wichtiges Ausschlusskriterium. Es zeigte sich ein signifikanter Zusammenhang von Essanfällen in der Kindheit ohne kompensatorische Maßnahmen und einer generell erhöhten Psychopathologie. Ein verstärktes Auftreten objektiver Essanfälle war mit essensbezogenen Ängsten, stärkeren Gewichtssorgen und einer größeren Depressivität verbunden. In einer Studie an Jugendlichen mit BES stellten Britz et al. (2000) eine Prävalenzrate komorbider psychischer Störungen von 70 % fest. Depressive Erkrankungen waren dabei am häufigsten, gefolgt von Angststörungen und Substanzmissbrauch oder -abhängigkeit. Es bedarf dringend weiterer Studien zur Überprüfung der psychischen Komorbidität der BES im Kindes- und Jugendalter.

6.2 Diagnostik

▶ Kap. 2 »Diagnostik von Essstörungen«.

6.2.1 Somatischer Befund

Die Mehrzahl der Patientinnen mit BES sind übergewichtig (BMI > 25 kg/m^2) oder adipös (BMI > 30 kg/m^2) (Dingemans et al. 2002), was sowohl im Hinblick auf die Diagnostik als auch auf die Therapie der BES relevant ist.

6.2.2 Anamnese

Die Diagnostik umfasst neben der BES und psychischen Komorbidität auch das Übergewicht bzw. die Adipositas, zumindest im Sinne einer Anamnese und Inspektion. Die Anamnese umfasst eine Familien-, Gewichts-, Ernährungs-, Aktivitäts- und Medikamentenanamnese (Deutsche Adipositas-Gesellschaft 2007).

Im Rahmen der Erhebung der BES-Symptomatik sollte auf die Häufigkeit der Essanfälle sowie die typischen situationalen Bedingungen, unter denen diese auftreten, eingegangen werden. Auch die Art und Menge der Lebensmittel, die während eines Essanfalles konsumiert werden, sollten hierbei berücksichtigt werden (z. B. anhand von Ernährungstagebüchern).

Im Rahmen der Familienanamnese empfiehlt es sich, bei den Familienmitgliedern möglicherweise vorhandene psychische Erkrankungen (insbesondere Essstörungen) sowie gegebenenfalls vorliegendes Übergewicht oder Adipositas zu erfragen.

Die Gewichtsanamnese umfasst den Zeitpunkt der Entstehung des Übergewichts bzw. der Adipositas, die Dauer, den Verlauf und das maximale Gewicht, wodurch ursächliche Faktoren wie Fehlernährung im Elternhaus, Aufgabe einer Sportart, Lebenskrisen, aber auch Beginn der BES erfasst werden.

Im Rahmen der Ernährungsanamnese interessieren sowohl die Art und Menge der Nahrung als auch die Umstände der Nahrungsaufnahme. Die Nahrungsmenge und -art kann mittels Protokoll und Schilderung typischer Gerichte bzw. Mahlzeiten erhoben werden. Für die positive Energiebilanz als Agens des Übergewichts bzw. der Adipositas kann auch eine körperliche Inaktivität verantwortlich sein. Ein Bewegungsprotokoll kann die Zuverlässigkeit von Patientinnenangaben verbessern.

Zahlreiche Medikamente führen zu einer Veränderung des Essverhaltens und einer positiven Energiebilanz. Hierzu gehören Glukokortikoide, Östrogene, Insulin, Antidiabetika, Antiepileptika und Psychopharmaka, wie bestimmte Antidepressiva, Neuroleptika und sogenannte Mood-Stabilizer.

Auch syndromale Formen der Adipositas – bekannt sind im Rahmen der Genetik mehr als 75 unterschiedliche Syndrome – müssen berücksichtigt werden (Deutsche Adipositas-Gesellschaft 2007).

6

6.3 Therapie

6.3.1 Behandlungsziele

Das Behandlungsanliegen der meisten Patientinnen mit BES zielt auf die Behandlung der Adipositas ab, also auf die Gewichtsreduktion. Dieses Anliegen ist bei der Behandlung (bzw. Behandlungsplanung) der BES zu bedenken und mit den Patientinnen zu thematisieren. Aus der multifaktoriellen Ätiologie der BES (► Abschn. »Ätiologie« in 6.1.1) ergibt sich eine multiple Symptompräsentation bzw. eine Symptomatik in unterschiedlichen körperlichen, psychischen und sozialen Bereichen, was wiederum multiple Behandlungsziele nahe legt. Diese multiplen Behandlungsziele können individuell bei einer Patientin angestrebt werden, wenn die Symptomatik verschiedene Problembereiche betrifft (was in der Regel der Fall ist). Sie können aber auch zwischen den Patientinnen variieren, da sich in Abhängigkeit von der Lebenssituation, von persönlichen Faktoren und der dominierenden Problematik oder den Therapiezielen der Patientinnen selbst unterschiedliche Behandlungsziele ergeben können.

Die Behandlungsziele beinhalten unterschiedliche Aspekte:

- Behandlung der Symptome (Essanfälle, Übergewicht/Adipositas, essstörungsspezifische Psychopathologie),
- Behandlung weiterer psychischer Beschwerden (z. B. Selbstwert- und Schamproblematik, Affektregulation),
- Behandlung komorbider psychischer Störungen (z. B. Depression, soziale Angst),
- Prävention bzw. Rückfallprophylaxe (Vermittlung von Metawissen).

Selbstverständlich schließen sich die genannten Behandlungsziele nicht aus, noch sind sie voneinander unabhängig. Werden mehrere Behandlungsziele verfolgt, gilt es, ihre gegenseitige Dominanz und ihre zeitlichen Abfolge in der Behandlung zu definieren (de Zwaan 2002).

6.3.2 Behandlungsverfahren

Im Folgenden werden Empfehlungen für einzelne Behandlungsformen ausgesprochen. Diese basieren zumeist auf den Ergebnissen einer umfassenden Metaanalyse von Vocks et al. (2010) zur Effektivität verschiedener Behandlungsverfahren für die BES, wobei sich die überwiegende Mehrzahl der Studien auf Erwachsene bezieht. Sofern für ein Behandlungsverfahren eine ausreichende Anzahl an randomisierten kontrollierten Studien (RCTs) vorlag, konnte für dieses Verfahren eine Metaanalyse gerechnet werden, in die Effektstärken zur Quantifizierung von Unterschieden zwischen den Post-Werten aus Interventions- und unbehandelten Kontrollgruppen eingingen. Hierbei konnte Evidenzgrad Ia vergeben werden, wenn mindestens drei RCTs in die Metaanalyse eingeschlossen werden konnten; ansonsten wurde der Evidenzgrad Ib vergeben. Wenn für eine Interventionsform keine RCTs mit unbehandelter Kontrollgruppe vorlagen, sondern nur unkontrollierte Studien oder RCTs mit behandelter Kontrollgruppe, basieren die Effektstärken der Metaanalyse auf den Vergleichen der Prä- und der Post-Werte der jeweiligen Interventionsgruppen (Evidenzgrad IIa). Bei der Interpretation der Ergebnisse ist zu beachten, dass Effektstärken, die auf dem Vergleich von den Post-Werten aus Interventions- und Kontrollbedingungen basieren, und solche, denen ein Vergleich der Prä- und Post-Werte für eine Interventionsbedingung zugrunde liegt, hinsichtlich ihrer Größe nicht direkt miteinander vergleichbar sind; in der Regel fallen die Effektstärken für die Integration der RCTs kleiner aus. Aus diesem Grunde ist die Anwendung der Klassifikation nach Cohen (1988) ausschließlich auf die Effektstärken für die Integration von RCTs zulässig. Neben Effektstärken wurden als Indikatoren für Symptomfreiheit im Rahmen der Metaanalyse auf der Basis von RCTs Odds Ratios berechnet sowie in der Metaanalyse alternativ die Abstinenzraten, basierend auf Prä-Post-Vergleichen. Sofern die Anzahl von Primärstudien keine der beiden dargestellten metaanalytischen Integrationsformen erlaubte, wurden für die Empfehlungen für das jeweilige Behandlungsverfahren Einzelstudien herangezogen (Evidenzgrade IIb bis IV).

Psychotherapie

In die Metaanalyse (Vocks et al. 2010) zur Psychotherapie konnten sieben Behandlungsbedingungen zu psychotherapeutischen Verfahren aus sechs RCTs eingeschlossen werden (Agras et al. 1995; Eldredge et al. 1997; Gorin et al. 2003: zwei Behandlungsarme; Grilo et al. 2005; Peterson et al. 1998; Telch et al. 2001). In sechs der eingegangenen Behandlungsarme wurde die Psychotherapie im Gruppensetting durchgeführt und unter einer Behandlungsbedingung im einzeltherapeutischen Setting. Die Anzahl der Behandlungszeitpunkte lag zwischen zwölf und 30 Sitzungen. Die Auswertung von zwei der sieben Behandlungsbedingungen basierte auf Intent-to-Treat-Analysen. In sämtlichen dieser Studien wurde die Wirksamkeit der kognitiven Verhaltenstherapie (KVT) untersucht. Die eingesetzten kognitiv-verhaltenstherapeutischen Interventionen variierten zwischen den unterschiedlichen Studien, wobei als zentrale Behandlungselemente unter anderem Selbstbeobachtung, kognitive Techniken und Ernährungsmanagement zum Einsatz kamen.

Des Weiteren wurden in mehreren der eingeschlossenen Studien Problemlösekompetenzen und Fertigkeiten zur Bewältigung von emotionalen und interpersonellen Auslösebedingungen für Essanfälle trainiert. Sowohl im Hinblick auf die Reduktion der Essanfallshäufigkeit als auch auf die Tage mit Essanfällen erwies sich die KVT als hochwirksam; der Vergleich der Post-Werte aus Interventions- und Kontrollgruppe ergab Effektstärken von $d = .82$ bis $d = 1.04$ (Evidenzgrad Ia). Keine Effekte ließen sich im Hinblick auf eine Gewichtsreduktion nachweisen ($d = .09$). Da es sich bei den RCTs, die in die Metaanalyse eingeschlossen wurden, ausschließlich um Studien zur KVT handelte, können sich die Behandlungsempfehlungen nur auf dieses psychotherapeutische Verfahren beziehen; RCTs zu weiteren psychotherapeutischen Interventionen stehen derzeit noch aus. Eine aktuelle Studie (RCT), die in der dargestellten Metaanalyse nicht mehr berücksichtigt werden konnte, erbrachte Hinweise auf die Wirksamkeit der Interpersonellen Therapie zur Behandlung der BES (Wilson et al. 2010: Evidenzgrad Ib). Einzelne Studien zu weiteren psychotherapeutischen Verfahren ohne unbehandelte Kontrollgruppe und ohne Randomisierung deuten auf die Wirksamkeit von psychoedukativer Gruppentherapie (Evidenzgrad IIb; Ciano et al. 2002), tiefenpsychologisch interaktioneller Gruppenpsychotherapie (Evidenzgrad IIb; Ciano et al. 2002) und Meditation (Evidenzgrad IIb; Kristeller u. Hallett 1999) hin. Hierbei ist allerdings zu berücksichtigen, dass die Ergebnisse zu Psychoedukation und tiefenpsychologischer interaktioneller Gruppenpsychotherapie auf sehr kleinen Stichproben basieren. Zukünftige Forschung sollte sich auch auf die Untersuchung von Prädiktoren für den Behandlungserfolg beziehen. So erbrachte beispielsweise eine Studie von Grilo et al. (2006) Hinweise darauf, dass Personen mit BES, bei denen innerhalb der ersten vier Sitzungen einer KVT eine 65%ige Reduktion der Essanfallssymptomatik zu verzeichnen war, insgesamt ein besseres Behandlungsergebnis erzielten.

Strukturierte Selbsthilfe

In die Metaanalyse (Vocks et al. 2010) zur Wirksamkeit von strukturierter Selbsthilfe gingen vier Studienbedingungen aus zwei RCTs ein (Carter u. Fairburn 1998: zwei Behandlungsarme; Peterson et al. 1998: zwei Behandlungsarme). In sämtlichen der untersuchten Studien zur Selbsthilfe sind die eingesetzten Interventionen kognitiv-verhaltenstherapeutisch ausgerichtet. Die Inhalte der strukturierten Selbsthilfe entsprechen zumeist weitestgehend denen der oben dargestellten KVT. Die Patientinnen erhalten entsprechende Arbeitsmaterialien (z. B. als Buch), in denen Informationen zur BES sowie die einzelnen therapeutischen Schritte zur Überwindung von Essanfällen dargestellt sind. Die Hälfte der in die Metaanalyse eingegangenen Studien basierte auf autodidaktischer Selbsthilfe, und die andere Hälfte beinhaltete Selbsthilfe unter Anleitung, die im Gruppensetting mit einer Frequenz zwischen sieben und 14 Sitzungen stattfand (soweit in den Studien angegeben). Sämtliche der eingeflossenen Studien wurden auf der Basis einer Intent-to-Treat-Analyse ausgewertet. Psychotherapeutische Interventionen auf der Basis von Selbsthilfemanualen sind hinsichtlich der Reduktion von Essanfällen mit einer Effektstärke von d = .84 als hochwirksam einzustufen (Evidenzgrad Ib). In Bezug auf eine Gewichtsreduktion ließen sich keine Effekte nachweisen (d = .10). Insgesamt ist zu beachten, dass die Anzahl der Studien zur Selbsthilfe sehr gering ist.

Pharmakotherapie

In Deutschland ist kein Medikament für die Behandlung der BES offiziell zugelassen. Einzig das Fluoxetin hat eine Zulassung für die Behandlung der BN. Die Medikation von Arzneimitteln in Studien an Patientinnen mit BES stellt also eine zulassungsüberschreitende Anwendung von Arzneimitteln dar (Off-Label-Use).

Stefano et al. (2008) sowie Reas und Grilo (2008) publizierten jeweils eine Metaanalyse zur pharmakologischen Behandlung der BES (Evidenzgrad Ia). Auf der Grundlage von sieben Studien, die die von den Autoren definierten Einschlusskriterien erfüllten, ergab die Metaanalyse von Stefano et al. (2008), dass Patientinnen mit BES unter der Medikation von Antidepressiva (eine Studie mit trizyklischen Antidepressiva: Laederach-Hofmann et al. 1999; sechs Studien mit selektiven Serotonin-Wiederaufnahmehemmern [SSRI]: Grilo et al. 2005; Arnold et al. 2002; Hudson et al. 1998; McElroy et al. 2000, 2003b; Pearlstein et al. 2003) höhere Remissionsraten der BES-Symptomatik im Vergleich zu Patientinnen mit Placebo erzielten. Die Abbruchraten zwischen Verum- und Placebogruppen unterschieden sich nicht signifikant. Die Medikation hatte keinerlei Einfluss auf das Körpergewicht, wohl aber auf Scores der Hamilton-Depressionsskala, die sich signifikant verbesserten. Allerdings hatten nur drei Studien Patientinnen mit klinisch relevanter depressiver Symptomatik eingeschlossen (Arnold et al. 2002; McElroy et al. 2000, 2003b). Mit Ausnahme einer einzigen Studie (Grilo et al. 2005) lag das Beobachtungsintervall bei durchschnittlich acht Wochen. Die Studie mit einer längeren Laufzeit von 16 Wochen konnte keinen Unterschied in der Remissionsrate zwischen Verum- und Placebogruppe nachweisen (Grilo et al. 2005).

Reas und Grilo (2008) untersuchten auf der Basis von 14 RCTs mit insgesamt 1279 Patientinnen die Wirksamkeit von Psychopharmaka und von acht Studien mit 683 Patientinnen die Wirksamkeit einer Kombinationsbehandlung von Pharmakotherapie und Psychotherapie im Hinblick auf die BES- und depressive Symptomatik. Von den 14 Pharmakotherapiestudien waren zwölf Studien von der pharmazeutischen Industrie gesponsert, eine Studie gab keine Auskunft über ein Sponsoring, eine Studie wurde vom National Institute of Health (NIH) unterstützt. Sieben Studien verglichen SSRI mit Placebo (2 x Fluoxetin, 2 x Fluvoxamin, 1 x Sertralin, 1 x Citalopram, 1 x Escitalopram; Grilo et al. 2005; Hudson et al. 1998; McElroy et al. 2000, 2003b; Pearlstein et al. 2003; Guerdjikova et al. 2005). Eine Studie verglich einen Serotonin-Noradrenalin-Wiederaufnahmehemmer (SNRI) (Atomoxetin; McElroy et al. 2007), drei Studien eine antiepileptische Medikation (Topiramat, Zonisamid; McElroy et al. 2007, 2003a, 2006) und drei Studien Sibutramin mit Placebo (Milano et al. 2005; Appolinario et al. 2003; Wilfley et al. 2008). In der Mehrzahl handelte es sich um Kurztherapien mit einer durchschnittlichen Behandlungsdauer von 12,2 Wochen (6 bis 24 Wochen) (Arnold et al. 2002; McElroy et al. 2000, 2003b). Keine Studie enthielt Angaben für die Zeit nach Absetzen der Medikation. Ähnlich wie bei der Metaanalyse von Stefano et al. (2008) unterschieden sich die Abbruchquoten in den Verum- und Placebogruppen nicht signifikant. Bei 48,7 % der Patientinnen mit Pharmakotherapie konnte eine vollständige Remission der BES-Symptomatik und in der Placebogruppe bei 28,5 % der Patientinnen beobachtet werden. Dieser Unterschied war signifikant. Die größte Wirksamkeit konnte für Topiramat nachgewiesen werden (McElroy et al. 2007, 2003a). Geringe Effekte zeigten sich im Hinblick auf den Gewichtsverlust, der unter Medikation durchschnittlich 3,2 % des Ausgangsgewichts betrug.

Von den insgesamt acht RCTs zur Kombinationsbehandlung (Pharmakotherapie und Psychotherapie) (Grilo et al. 2005; Laederach-Hofmann et al.

1999; Agras et al. 1994; Claudino et al. 2007; Devlin et al. 2005, 2007; Golay et al. 2005; Ricca et al. 2001) wurden drei Studien von der pharmazeutischen Industrie gefördert, drei vom NIH, und zwei Studien enthielten sich einer entsprechenden Auskunft. Untersucht wurden Desipramin (Agras et al. 1994), Imipramin (Laederach-Hofmann et al. 1999), Fluoxetin (Grilo et al. 2005; Devlin et al. 2005; Ricca et al. 2001), Fluvoxamin (Ricca et al. 2001), Orlistat (Grilo et al. 2005; Golay et al. 2005) und Topiramat (Claudino et al. 2007). Das Design von sechs Studien sah neben einer Verblindung der Medikation von Verum und Placebo die Kombination von KVT (Grilo et al. 2005; Claudino et al. 2007), Diät (Devlin et al. 2005; Golay et al. 2005) oder multimodaler Ernährungsbehandlung und psychosozialer Interventionen vor (Laederach-Hofmann et al. 1999). Zwei Studien verglichen KVT mit und ohne Medikation von Fluoxetin und Fluvoxamin, wobei die Therapieeffekte dieser SSRI noch einmal miteinander verglichen wurden (Agras et al. 1994; Devlin et al. 2005; Ricca et al. 2001). Die Studiendauer lag durchschnittlich bei 20,1 Wochen (8 bis 36 Wochen). Katamnesen zwischen drei und 24 Monaten lieferten fünf Studien. Insgesamt erbrachte die zusätzliche Medikation neben der KVT keine zusätzlichen Effekte im Hinblick auf die Essstörungssymptomatik; geringe Effekte allerdings für den Gewichtsverlust. Weder Desipramin oder Fluoxetin noch Fluvoxamin führten in Kombination mit der KVT oder verhaltenstherapeutischen Gewichtsreduktionsmaßnahmen zu einer größeren Gewichtsreduktion, im Gegensatz zu Topiramat (Claudino et al. 2007) und Orlistat (Golay et al. 2005), die zu einer größeren Gewichtsabnahme in einer diät- und verhaltenstherapeutisch ausgerichteten Adipositas-Behandlung führten. Schließlich zeigte sich die KVT gegenüber der reinen Pharmakotherapie mit Fluoxetin oder Fluvoxamin überlegen (Grilo et al. 2005; Ricca et al. 2001).

In eine weitere Metaanalyse zur Pharmakotherapie (Vocks et al. 2010) konnten neun Studienbedingungen aus neun RCTs (Grilo et al. 2005; Arnold et al. 2002; Hudson et al. 1998; McElroy et al. 2000, 2003a, 2003b, 2004; Pearlstein et al. 2003; Appolinario et al. 2003) eingehen. Diese Studien stellen sich im Hinblick auf die untersuchten Pharmaka wie auch die beiden zuvor genannten Metaanalysen sehr heterogen dar und umfassen Antidepressiva wie selektive SSRI (Citalopram, Fluoxetin, Fluvoxamin) und SNRI (Sibutramin) sowie Antikonvulsiva (Topiramat, Zonisamid). In den Antidepressiva-Studien betrug die mittlere Dosis Fluoxetin 71,3 mg pro Tag bei einer Applikationsdauer von sechs Wochen. Die Dropout-Rate der Fluoxetin-Gruppe lag mit 23,3 % deutlich unter der der Placebogruppe (56,7 %) (Arnold et al. 2002) bzw. 60 mg pro Tag bei einer Applikationsdauer von 16 Wochen (Eldredge et al. 1997). Pearlstein et al. (2003) gaben über eine Dauer von zwölf Wochen eine mittlere Dosierung von 60 mg Fluoxetin pro Tag an; die Dropout-Rate wird nur für die Fluoxamin- und Placebogruppe zusammen angegeben (27,8 %). Ein weiteres SSRI untersuchten McElroy et al. (2003b); die mittlere Dosierung betrug 57,9 mg Citalopram pro Tag bei einer Applikationsdauer von sechs Wochen. Die Dropout-Rate lag in der Citalopramgruppe bei 15,8 %, in der Placebogruppe bei 21 %. Den SSRI Sibutramin untersuchten Appollinario et al. (2003). Hier wurde über zwölf Wochen eine mittlere Dosis von 15 mg pro Tag appliziert. Die Dropout-Rate betraf für die Sibutramingruppe 23,3 %; für die Placebogruppe lag sie bei 16,6 %. Die Wirksamkeit des Antikonvulsivums Topiramat wurde von McElroy et al. (2003a) untersucht. Hier betrug die mittlere Dosis 212 mg/Tag bei einer Applikationsdauer von 14 Wochen. Die Dropout-Rate lag für die Gruppe, die Topiramat erhielt, mit 46,7 % deutlich über der für die Placebogruppe (38,7 %). Für den Vergleich der Post-Werte aus Interventions- und Kontrollgruppe ergaben sich in der Metaanalyse zur Pharmakotherapie (Vocks et al. 2010) insgesamt mittelgroße Effekte mit d = .52 bzw. d = .76 für die Reduktion der Essanfallshäufigkeit und der Tage mit Essanfällen (Evidenzgrad Ia). Keine Effekte (d = .01) zeigen sich im Hinblick auf eine Gewichtsreduktion. Zu beachten sind die pharmakologischen Nebenwirkungen wie sexuelle Dysfunktionen (SSRI, SNRI) oder depressive Stimmungslage und Irritabilität bei der Medikation mit Antikonvulsiva (Oberlander et al. 2006; Raeder et al. 2006; Brodie et al. 2005; Johnson et al. 2007).

Gewichtsabnahme und -kontrolle

Prävalenzschätzungen zur BES bei Teilnehmern von Gewichtsreduktionsprogrammen schwanken zwischen 10 und 25 % (Mitchell et al. 2008). Im Rahmen dieser Programme wird eine schrittweise Änderung des Lebensstils in den Bereichen Ernährung und Bewegung angestrebt (Deutsche Adipositas-Gesellschaft 2007). So wird beispielsweise ein regelmäßiges Ernährungsverhalten mit drei Mahlzeiten am Tag etabliert und der Verzehr gesunder Nahrungsmittel mit einer Steigerung der Kohlenhydrat- und einer Reduktion der Fettzufuhr gefördert.

Die Mehrzahl der Studien konnte keinen Effekt einer zusätzlichen KVT oder einzelner kognitiv-verhaltenstherapeutischer Behandlungselemente bei Gewichtsreduktionsmaßnahmen (z. B. niedrigkalorische Diät) im Hinblick auf die BES-Symptomatik nachweisen. De Zwaan et al. (Evidenzgrad Ib; 2005), LaPorte (Evidenzgrad IIb; 1992), Wonderlich et al. (Evidenzgrad IIa; 2003) und Goodrick et al. (Evidenzgrad Ib; 1998) verglichen die Behandlungsstrategien mit und ohne diätetische Maßnahmen bei adipösen Frauen mit BES. Beide Behandlungsstrategien zeigten vergleichbare Effekte im Hinblick auf das Körpergewicht und auch die BES-Symptomatik. Wadden et al. (1992) zeigten vergleichbare Gewichtsverluste von adipösen Frauen mit und ohne BES unter Verwendung niedrigkalorischer Diäten (Evidenzgrad Ib). In einer anderen randomisierten kontrollierten Studie gingen Wadden et al. (2004) der Frage nach, ob eine Flüssig(Ersatz-)nahrung mit 1000 kcal/Tag eine ausgewogene, hypokalorische Ernährung (1200 bis 1500 kcal/Tag) und eine nicht-kalorienreduzierte Ernährung sich prospektiv im Hinblick auf die Entwicklung einer BE-Symptomatik unterscheiden. Zwar ließen sich BE-Symptome bei den adipösen Teilnehmerinnen mit der Flüssig(Ersatz-)nahrung (1000 kcal/Tag) nach 28 Wochen gegenüber den anderen beiden Interventionsgruppen häufiger beobachten, dieser Unterschied war allerdings nach 40 bzw. 65 Wochen nicht mehr nachweisbar (Evidenzgrad Ib). In die gleiche Richtung weisen die Beobachtungen von Telch und Agras (Evidenzgrad IIb; 1993), wonach 62 % der adipösen Teilnehmer von Optifast®-Programmen mit einer initialen dreimonatigen niedrigkalorischen Diät (~ 800 kcal/Tag) neu aufgetretene Episoden von BE in der Realimentationsphase beschrieben; deren Häufigkeit nahm allerdings mit dem Ende der Behandlung ab. Porzelius et al. (Evidenzgrad IIb; 1995) konnten nachweisen, dass ein störungsspezifischer Behandlungsansatz, der neben Behandlungselementen der KVT auch ein restriktives, hypokalorisches Essverhalten beinhaltete, im Hinblick auf die Gewichtsabnahme bei Patientinnen mit einer schweren BES (definiert als > 27 auf der Binge Eating Scale) im Vergleich zu einer standardisierten Gewichtsreduktionsmaßnahme erfolgreicher war. Dieser Effekt konnte bei Patientinnen mit leichter BES-Symptomatik (Score 17–27) nicht beobachtet werden. Auch Marcus et al. (1988) fanden keinen Unterschied in der Gewichtsabnahme zwischen adipösen Patientinnen mit und ohne BES, die an einer verhaltenstherapeutisch orientierten Adipositas-Behandlung teilnahmen (Evidenzgrad IIb). Ebenso wenig konnte in einer größeren Telefon- und E-Mail-basierten Studie (Evidenzgrad IIc) ein Zusammenhang zwischen BES zu Behandlungsbeginn und Gewichtsverlust festgestellt werden (Linde et al. 2004). Ähnliche Ergebnisse fanden sich auch in Gewichtsreduktionsprogrammen, bei denen zumindest initial extrem niedrigkalorische Diäten mit einem Energiegehalt von < 800 kcal (»very low calory diet« = VLCD) zum Einsatz kommen (Evidenzgrad IIa; de Zwaan et al. 2005). Insgesamt muss konstatiert werden, dass adipöse Patientinnen mit BES von Gewichtsreduktionsprogrammen ähnlich profitieren wie adipöse Patientinnen ohne BES (Evidenzgrad IIIa; Wonderlich et al. 2003). Obwohl neuere Studien keinen Zusammenhang zwischen kalorienrestriktiver Ernährung (hypokalorische Diät) und Exzerbation der BES-Symptomatik nachweisen konnten (Evidenzgrad IIb; Grilo u. Masheb 2007; Evidenzgrad IIa; Munsch et al. 2007), ist zumindest die Frage abzuklären, ob der BES ein Diätverhalten regelhaft vorausgeht. Insbesondere in schweren Fällen von BES, bei denen ähnlich wie bei der BN dem Beginn der Störung ein Diätverhalten vorausgeht und ein enger zeitlicher Zusammenhang zwischen Diätmaßnahmen und Essstörungssymptomatik nachweisbar ist, erscheint ein restriktives Essverhalten, das auf eine Gewichtsabnahme abzielt, zeitgleich mit der Behandlung der BES nicht sinnvoll.

Für Interventionen zur Gewichtsabnahme bzw. -kontrolle konnte aufgrund der unzureichenden Datenlage keine Metaanalyse auf der Basis von RCTs durchgeführt werden, in denen die Effektivität dieser Interventionen gegen eine unbehandelte

Kontrollbedingung an Patientinnen mit BES getestet wurde. Daher wurde eine Metaanalyse (Vocks et al. 2010) auf der Basis von Prä-Post-Vergleichen aus drei Studien gerechnet (Laederach-Hofmann et al. 1999; Agras et al. 1994; de Zwaan et al. 2005). In zwei Studien wurde die Intervention ausschließlich im Gruppensetting durchgeführt und in einer Studie im Gruppen- plus Einzelsetting. Die Anzahl der Behandlungszeitpunkte variierte zwischen zehn und 30 Sitzungen. In einer der drei Studien wurde eine Intent-to-Treat-Analyse berechnet. Die ermittelte durchschnittliche Prä-Post-Effektstärke für diese Interventionen zur Gewichtskontrolle liegt für die Reduktion von Essanfällen bei d = .77 und für die Gewichtsreduktion bei d = .50 (Evidenzgrad IIa).

Kombinationstherapien

Bisher liegt keine ausreichende Anzahl an RCTs zu Kombinationstherapien aus verschiedenen Interventionsformen vor, um diese in einer Metaanalyse zusammenzufassen. Allerdings lassen sich die Prä-Post-Effektstärken aus Primärstudien ohne Randomisierung oder ohne unbehandelte Kontrollgruppe (Fichter et al. 1998; Grilo et al. 2005; Laederach-Hofmann et al. 1999; Agras et al. 1994: zwei Behandlungsarme; Ricca et al. 2001: zwei Behandlungsarme; de Zwaan et al. 2005; Devlin et al. 2000; Fossati et al. 2004: zwei Behandlungsarme; Painot et al. 2001; Pendleton et al. 2002: zwei Behandlungsarme) in einer Metaanalyse integrieren. Die Interventionen sind relativ heterogen und umfassen zumeist die Kombination aus Psychotherapie (hierbei ausschließlich KVT) mit Pharmakotherapie, Gewichtskontrolle oder Sportprogrammen sowie die Kombination aus Gewichtskontrolle und Pharmakotherapie. In drei der 14 Behandlungsbedingungen wurde eine Kombination aus Gruppen- und Einzelbehandlung eingesetzt, in sechs Bedingungen ausschließlich Gruppentherapie und in fünf Bedingungen Einzeltherapie. In den Studien, in denen die Anzahl der Behandlungszeitpunkte angegeben war, lag diese zwischen zehn und 34 Sitzungen. Zwei der 14 eingegangenen Studien liegt eine Intent-to-Treat-Analyse zugrunde. Die Effektstärken für die Reduktion der Essanfallshäufigkeit und der Tage mit Essanfällen liegen bei d = 1.57 bzw. d = 2.18 und für eine Gewichtsabnahme bei d = .31. Ein Vergleich der Prä-Post-Effektstärken aus Kombinationstherapien und den Prä-Post-Effektstärken aus alleiniger Psychotherapie ergaben keinen signifikanten Unterschied, sodass ein additiver Nutzen von Kombinationstherapien gegenüber der Behandlung mit nur einer Interventionsform (z. B. Psychotherapie) bisher nicht erbracht werden konnte (Evidenzgrad IIa).

6.3.3 Behandlungssettings

Hausärzte bzw. Pädiater sind häufig die erste Kontaktstelle für BES-Patientinnen. Dabei ist es in der Regel das Übergewicht (bzw. die Adipositas), das die Patientinnen zum Arzt führt. Im deutschen Versorgungssystem bestehen im ambulanten und (teil-) stationären Bereich Behandlungsmöglichkeiten für die Behandlung der BES. Die BES sollte zunächst ambulant behandelt werden.

Ambulante und stationäre Behandlung

Es besteht keine empirische Evidenz, dass die stationäre Behandlung der BES der ambulanten Behandlung überlegen ist. Einerseits fördert das ambulante Setting zwar den Transfer der Behandlungsmaßnahmen in den Alltag, vor allem Therapieangebote, die eine Stimuluskontrolle (Ernährung, Bewegung) oder eine Reaktionskontrolle (Affektregulation, gezügeltes Essen) beinhalten. Andererseits gelten auch für Patientinnen mit BES die allgemeinen Indikationskriterien für eine stationäre Psychotherapie. Eine stationäre psychotherapeutische Behandlung ist in den Fällen indiziert, in denen das Ausmaß komorbider psychischer und somatischer Adipositas-assoziierter Störungen eine ambulante Behandlung nicht mehr rechtfertigt oder im stationären Setting spezifischere Behandlungsangebote zur Verfügung stehen als in der ambulanten Therapie (z. B. Gruppentherapie zur Behandlung sozialer Ängste oder Persönlichkeitsstörungen oder bei körperbezogenen Interventionen). Die Behandlung der BES kann sowohl als Einzel- als auch als Gruppenbehandlung erfolgen. Ferner kann eine Gruppentherapie sinnvoll sein, wenn die Patientinnen soziale und emotionale Kompetenzen einüben sollen. Eine Gruppentherapie kann auch die Möglichkeit bieten, unter den Gruppenmitgliedern supportives Engagement zu zeigen und zu erleben (Castonguay et al. 1998). Die Kombination aus Einzel- und Gruppenbehandlungen dominiert im stationären Setting.

Empfehlung

- Im Rahmen der Diagnostik von Übergewicht und Adipositas sollten Essanfälle als wichtiges Symptom einer BES erfragt werden (KKP).
- Bei Hinweisen auf eine BES sollte eine erweiterte Diagnostik zur Sicherung der Diagnose (Diagnosekriterien nach DSM-IV) durchgeführt werden (KKP).
- Als Therapie der ersten Wahl zur Behandlung der Essstörung soll Patientinnen mit BES eine Psychotherapie angeboten werden (A).
- Die KVT verfügt über die sichersten Wirksamkeitsbelege bei erwachsenen Patientinnen mit BES, daher sollte sie diesen Patientinnen als Therapie angeboten werden (A).
- Es besteht Evidenz, dass die IPT ebenfalls wirksam ist (B). Daher kann IPT alternativ empfohlen werden. Die IPT ist allerdings entsprechend der Richtlinienpsychotherapie in Deutschland keine für die Indikation »Essstörungen« anerkannte Psychotherapiemethode.
- Es besteht auch begrenzte Evidenz, dass die tiefenpsychologisch fundierte Psychotherapie ebenfalls wirksam ist, daher kann sie Patientinnen mit BES ebenfalls empfohlen werden (O).
- Für angeleitete, manualisierte Selbsthilfe mit Behandlungselementen der KVT liegen Wirksamkeitsbelege vor, daher kann diese Patientinnen mit BES empfohlen werden (B).
- SSRI und SSNI sind bei BES wirksam; allerdings ist derzeit kein Medikament zur Behandlung der BES zugelassen. Sie können jedoch im Rahmen eines Therapieversuchs eingesetzt werden, wenn eine Psychotherapie nicht möglich ist (B). Dabei muss die Patientin über den Umstand des Off-Label-Use aufgeklärt werden.
- Langzeiteffekte von Psychopharmaka bei BES sind nicht ausreichend erforscht; eine langfristige Verordnung von Psychopharmaka zur Behandlung der BES kann daher nicht empfohlen werden (O).
- Folgende Kriterien sprechen für eine stationäre Behandlung (KKP):
  - ausgeprägte somatische Komorbidität,
  - ausgeprägte psychische Komorbidität,
  - hohe Krankheitsschwere,
  - therapieverhindernde Faktoren der Patientin (z. B. ein Körpergewicht, das eine ambulante Behandlung nicht zulässt),
  - wenn die Möglichkeiten für eine ambulante Therapie fehlen oder diese nicht genügend weiterhilft,
  - fehlende ambulante Behandlungsmöglichkeit in Wohnortnähe der Patientin,
  - Notwendigkeit der Behandlung durch ein multiprofessionelles Team mit krankenhaustypischen Heilmethoden (stationäre Intensivtherapie),
  - soziale oder familiäre Einflussfaktoren, die einen Gesundungsprozess stark behindern (z. B. soziale Isolation, problematische familiäre Situation, unzureichende soziale Unterstützung).

Besonderheiten bei Kindern und Jugendlichen

Für Kinder und Jugendliche liegen weder kontrollierte Studien zur pharmakologischen noch zur psychotherapeutischen Behandlung der BES vor. In einigen Fällen wurden gute Erfolge bei einem an die Behandlung der BN angelehnten Vorgehen gefunden, das eine mäßige und langsame Gewichtsabnahme mit regelmäßigen und strukturierten Mahlzeiten und körperlicher Bewegung impliziert (Herpertz-Dahlmann et al. 2005). Trotz fehlender Studien wird in der Literatur darauf hingewiesen (Rutherford u. Couturier 2007), dass die KVT und die IPT nicht nur bei Erwachsenen, sondern auch bei Kindern und Jugendlichen mit BES wirksame psychotherapeutische Verfahren sein könnten.

Bei Patientinnen mit sehr häufigen und schwerwiegenden Essattacken, die auf das oben beschriebene Vorgehen nicht ansprechen, kann ein Behandlungsversuch mit SSRI im Rahmen eines individuellen Heilversuchs (»Off-Label«) durchgeführt werden. Dabei sind die in jüngster Zeit immer wieder diskutierten besonderen Vorgehens- und Vorsichtsmaßnahmen beim Einsatz von SSRI für das Kindes- und Jugendalter zu beachten (Feger u. Herpertz-Dahlmann 2004).

6.4 Literatur

Abbott, D. W.; de Zwaan, M.; Mussell, M. P.; Raymond, N. C.; Seim, H. C.; Crow, S. J. et al. (1998). Onset of binge eating and dieting in overweight women: implications for etiology, associated features and treatment. *J Psychosom Res, 44 (3)*, 367-74.

Ackard, D. M.; Neumark-Sztainer, D.; Story, M.; Perry, C. (2003). Overeating among adolescents: prevalence and associations with weight-related characteristics and psychological health. *Pediatrics, 111 (1)*, 67-74.

Agras, W. S.; Telch, C. F.; Arnow, B.; Eldredge, K.; Detzer, M. J.; Henderson, J. et al. (1995). Does interpersonal therapy help patients with binge eating disorder who fail to respond to cognitive-behavioral therapy? *J Consult Clin Psychol, 63 (3)*, 356-60.

Agras, W. S.; Telch, C. F.; Arnow, B.; Eldredge, K.; Wilfley, D. E.; Raeburn, S. D. et al. (1994). Weight loss, cognitive-behavioral, and desipramine treatments in binge eating disorder. An additive design. *Behav Ther, 25 (2)*, 225-38.

American Psychiatric Association (2000). Diagnostic and statistical manual of mental disorders - DSM-IV-TR. 4th ed. Washingten (DC): American Psychiatric Association.

Appolinario, J. C.; Bacaltchuk, J.; Sichieri, R.; Claudino, A. M.; Godoy-Matos, A.; Morgan, C. et al. (2003). A randomized, double-blind, placebo-controlled study of sibutramine in the treatment of binge-eating disorder. *Arch Gen Psychiatry, 60 (11)*, 1109-16.

Arnold, L. M.; McElroy, S. L.; Hudson, J. I.; Welge, J. A.; Bennett, A. J.; Keck, P. E. (2002). A placebo-controlled, randomized trial of fluoxetine in the treatment of binge-eating disorder. *J Clin Psychiatry, 63 (11)*, 1028-33.

Britz, B.; Siegfried, W.; Ziegler, A.; Lamertz, C.; Herpertz-Dahlmann, B. M.; Remschmidt, H. et al. (2000). Rates of psychiatric disorders in a clinical study group of adolescents with extreme obesity and in obese adolescents ascertained via population based study. *Int J Obes, 24 (12)*, 1707-14.

Brodie, M. J.; Duncan, R.; Vespignani, H.; Solyom, A.; Bitensky, V.; Lucas, C. (2005). Dose-dependent safety and efficacy of zonisamide: a randomized, double-blind, placebo-controlled study in patients with refractory partial seizures. *Epilepsia, 46 (1)*, 31-41.

Bulik, C. M.; Sullivan, P. F.; Kendler, K. S. (2002). Medical and psychiatric morbidity in obese women with and without binge eating. *Int J Eat Disord, 32 (1)*, 72-8.

Cachelin, F. M.; Striegel-Moore, R. H.; Elder, K. A.; Pike, K. M.; Wilfley, D. E.; Fairburn C. G. (1999). Natural course of a community sample of women with binge eating disorder. *Int J Eat Disord, 25 (1)*, 45-54.

Carter, J. C.; Fairburn, C. G. (1998). Cognitive-behavioral self-help for binge eating disorder: a controlled effectiveness study. *J Consult Clin Psychol, 66 (4)*, 616-23.

Castonguay ,L.; Pincus, A.; Agras, W.; Hines, C. (1998). The role of emotion in group cognitive-behavioral therapy for binge eating disorder: when things have to feel worse before they get better. *Psychother Res, 8 (2)*, 225-38.

Castonguay, L. G.; Eldredge, K. L.; Agras, W. S. (1995). Binge eating disorder: current state and future directions. *Clin Psychol Rev, 15 (8)*, 865-90.

Ciano, R.; Rocco, P. L.; Angarano, A.; Biasin, E.; Balestrieri, M. (2002). Group-analytic and psychoeducational therapies for binge-eating disorder: an exploratory study of efficacy and persistence of effects. *Psychother Res, 12 (2)*, 231-9.

Claudino, A. M.; de Oliveira, I. R.; Appolinario, J. C.; Cordas, T. A.; Duchesne, M.; Sichieri R. et al. (2007). Double-blind, randomized, placebo-controlled trial of topiramate plus cognitive-behavior therapy in binge-eating disorder. *J Clin Psychiatry, 68 (9)*, 1324-32.

Cohen, J. Statistical power analysis for the behavioral sciences (1988). 2nd ed. Hillsdale (NJ): Lawrance Erlbaum Associates.

Crow, S. J.; Agras, W. S.; Halmi, K.; Mitchell, J. E.; Kraemer, H. C. (2002). Full syndromal versus subthreshold anorexia nervosa, bulimia nervosa, and binge eating disorder: a multicenter study. *Int J Eat Disord, 32 (3)*, 309-18.

De Zwaan, M.; Mitchell, J. E.; Crosby, R. D.; Mussell, M. P.; Raymond, N. C.; Specker, S. M. et al. (2005). Short-term cognitive behavioral treatment does not improve outcome of a comprehensive very-low-calorie diet program in obese women with binge eating disorder. *Behav Ther, 36 (1)*, 89-99.

De Zwaan, M.; Mitchell, J. E.; Seim, H. C.; Specker, S. M.; Pyle, R. L.; Raymond, N. C. et al. (1994). Eating related and general psychopathology in obese females with binge eating disorder. *Int J Eat Disord, 15 (1)*, 43-52.

De Zwaan, M.; Mitchell, J.E. (1992). Binge eating in the obese. *Ann Med, 24 (4)*, 303-8.

De Zwaan, M. (2002). Binge eating disorder (BED) und Adipositas. *Verhaltenstherapie, 12 (4)*, 288-95.

Deutsche Adipositas-Gesellschaft, Deutsche Diabetes-Gesellschaft, Deutsche Gesellschaft für Ernährung, Deutsche Gesellschaft für Ernährungsmedizin (2007). Evidenzbasierte Leitlinie: Prävention und Therapie der Adipositas Version 2007. Available from: URL: http://www.adipositas-gesellschaft.de/daten/Adipositas-Leitlinie-2007.pdf

Devlin, M. J.; Goldfein, J. A.; Carino, J. S.; Wolk, S. L. (2000). Open treatment of overweight binge eaters with phentermine and fluoxetine as an adjunct to cognitive-behavioral therapy. *Int J Eat Disord, 28 (3)*, 325-32.

Devlin, M. J.; Goldfein, J. A.; Dobrow, I. (2003). What is this thing called BED? Current status of binge eating disorder nosology. *Int J Eat Disord, 34 Suppl*, 2-18.

Devlin, M. J.; Goldfein, J. A.; Petkova, E.; Jiang, H.; Raizman, P. S.; Wolk, S. et al. (2005).Cognitive behavioral therapy and fluoxetine as adjuncts to group behavioral therapy for binge eating disorder. *Obes Res, 13 (6),* 1077-88.

Devlin, M. J.; Goldfein, J. A.; Petkova, E.; Liu, L.; Walsh, B. T. (2007). Cognitive behavioral therapy and fluoxetine for binge eating disorder: two-year follow-up. *Obesity, 15 (7),* 1702-9.

Dingemans, A. E.; Bruna, M. J.; Van Furth, E. F. (2002). Binge eating disorder: A review. *Int J Obes, 26 (3),* 299-307.

Eldredge, K. L.; Agras, W. S.; Arnow, B.; Telch, C. F.; Bell, S.; Castonguay, L. et al. (1997). The effects of extending cognitive-behavioral therapy for binge eating disorder among initial treatment nonresponders. *Int J Eat Disord, 21 (4),* 347-52.

Eldredge, K. L.; Agras, W. S. (1996). Weight and shape overconcern and emotional eating in binge eating disorder. *Int J Eat Disord, 19 (1),* 73-82.

Fairburn, C. G.; Doll, H. A.; Welch, S. L.; Hay, P. J.; Davies, B. A.; O'Connor, M. E. (1998). Risk factors for binge eating disorder: a community-based case-control study. *Arch Gen Psychiatry; 55 (5),* 425-32.

Fairburn, C. G.; Cooper, Z.; Doll, H. A.; Norman, P.; O'Connor, M. (2000). The natural course of bulimia nervosa and binge eating disorder in young women. *Arch Gen Psychiatry, 57 (7),* 659-65.

Fairburn, C. G.; Stice, E.; Cooper, Z.; Doll, H. A.; Norman, P. A.; O'Connor, M. E. (2003). Understanding persistence in bulimia nervosa: a 5-year naturalistic study. *J Consult Clin Psychol, 71 (1),* 103-9.

Fegert, J. M.; Herpertz-Dahlmann, B. (2004). Zum Einsatz von selektiven Serotoninwiederaufnahmehemmern (SSRI) bei depressiven Kindern und Jugendlichen. *Z Kinder Jugendpsychiatr Psychother, 32 (2),* 74-6.

Fichter, M. M.; Quadflieg, N.; Brandl, B. (1993). Recurrent overeating: an empirical comparison of binge eating disorder, bulimia nervosa, and obesity. *Int J Eat Disord, 14 (1),* 1-16.

Fichter, M. M.; Quadflieg, N.; Gnutzmann, A. (1998). Binge eating disorder: treatment outcome over a 6-year course. *J Psychosom Res, 44 (3),* 385-405.

Fichter, M. M.; Quadflieg, N.; Hedlund, S. (2008). Long-term course of binge eating disorder and bulimia nervosa: relevance for nosology and diagnostic criteria. *Int J Eat Disord, 41 (7),* 577-86.

Fichter, M. M.; Quadflieg, N.; Hedlund, S. (2006). Twelve-year course and outcome predictors of anorexia nervosa. *Int J Eat Disord, 39 (2),* 87-100.

Fichter, M. M.; Quadflieg, N.; Rehm, J. (2003). Predicting the outcome of eating disorders using structural equation modeling. *Int J Eat Disord, 34 (3),* 292-313.

Fichter, M. M.; Quadflieg, N. (2004). Twelve-year course and outcome of bulimia nervosa. *Psychol Med, 34 (8),* 1395-406.

Fossati, M.; Amati, F.; Painot, D.; Reiner, M.; Haenni, C.; Golay, A. (2004). Cognitive-behavioral therapy with simultaneous nutritional and physical activity education in obese patients with binge eating disorder. *Eat Weight Disord, 9 (2),* 134-8.

Geliebter, A.; Hassid, G.; Hashim, S. A. (2001). Test meal intake in obese binge eaters in relation to mood and gender. *Int J Eat Disord, 29 (4),* 488-94.

Golay, A.; Laurent-Jaccard, A.; Habicht, F.; Gachoud, J. P.; Chabloz, M.; Kammer, A. et al. (2005). Effect of orlistat in obese patients with binge eating disorder. *Obes Res, 13 (10),* 1701-8.

Goldfein, J. A.; Walsh, B. T.; Devlin, M. J.; Lachaussee, J. L.; Kissileff, H. R. (1993). Eating behavior in binge eating disorder. *Int J Eat Disord, 14 (4),* 427-31.

Goodrick, G. K.; Poston, W. S. C.; Kimball, K. T.; Reeves, R. S.; Foreyt, J. P. (1998). Nondieting versus dieting treatment for overweight binge-eating women. *J Consult Clin Psychol, 66 (2),* 363-8.

Gorin, A. A.; Le Grange, D.; Stone, A. A. (2003). Effectiveness of spouse involvement in cognitive behavioral therapy for binge eating disorder. *Int J Eat Disord, 33 (4),* 421-33.

Greeno, C. G.; Wing, R. R.; Shiffman, S. (2000). Binge antecedents in obese women with and without binge eating disorder. *J Consult Clin Psychol, 68 (1),* 95-102.

Grilo, C. M.; Masheb, R. M.; Wilson, G. T. (2001). A comparison of different methods for assessing the features of eating disorders in patients with binge eating disorder. *J Consult Clin Psychol, 69 (2),* 317-22.

Grilo, C. M.; Masheb, R. M.; Wilson, G. T. (2005). Efficacy of cognitive behavioral therapy and fluoxetine for the treatment of binge eating disorder: a randomized double-blind placebo-controlled comparison. *Biol Psychiatry, 57 (3),* 301-9.

Grilo, C. M.; Masheb, R. M.; Wilson, G. T. (2006). Rapid response to treatment for Binge Eating Disorder. *Journal of Consulting and Clinical Psychology, 74,* 602-613.

Grilo, C. M.; Masheb, R. M. (2000). Onset of dieting vs binge eating in outpatients with binge eating disorder. *Int J Obes, 24 (4),* 404-9.

Grilo, C. M.; Masheb, R. M. (2007). Rapid response predicts binge eating and weight loss in binge eating disorder: findings from a controlled trial of orlistat with guided self-help cognitive behavioral therapy. *Behav Res Ther, 45 (11),* 2537-50.

Grissett, N. I.; Fitzgibbon, M. L. (1996). The clinical significance of binge eating in an obese population: Support for BED and questions regarding its criteria. *Addict Behav, 21 (1),* 57-66.

Guerdjikova, A. I.; Kotwal, R.; McElroy, S. L. (2005). Response of recurrent binge eating and weight gain to topiramate in patients with binge eating disorder after bariatric surgery. *Obes Surg, 15 (2),* 273-7.

Guss, J. L.; Kissileff, H. R.; Devlin, M. J.; Zimmerli, E.; Walsh, B. T. (2002). Binge size increases with body mass index in women with binge-eating disorder. *Obesity, 10 (10),* 1021-29.

Haiman, C.; Devlin, M. J. (1999). Binge eating before the onset of dieting: a distinct subgroup of bulimia nervosa? *Int J Eat Disord, 25 (2),* 151-7.

Hay, P.; Fairburn, C. (1998). The validity of the DSM-IV scheme for classifying bulimic eating disorders. *Int J Eat Disord, 23 (1),* 7-15.

Herpertz-Dahlmann, B.; Hagenah, U.; Vloet, T.; Holtkamp, K. (2005). Essstörungen in der Adoleszenz. *Prax Kinderpsychol Kinderpsychiatr, 54 (4),* 248-67.

Hilbert, A.; Czaja, J. (2007). Essanfälle und Adipositas im Kindesalter. *Psychother Psychosom Med Psychol, 57 (11),* 413-9.

Hilbert, A.; Munsch, S. (2005). »Binge-Eating«-Störung bei Kindern und Jugendlichen. *Kindheit und Entwicklung, 14 (4),* 209-21.

Hilbert, A.; Tuschen-Caffier, B. (2004). Body image interventions in cognitive-behavioural therapy of binge-eating disorder: a component analysis. *Behav Res Ther, 42 (11),* 1325-39.

Hilbert, A.; Tuschen-Caffier, B. (2007). Maintenance of binge eating through negative mood: a naturalistic comparison of binge eating disorder and bulimia nervosa. *Int J Eat Disord, 40 (6),* 521-30.

Howard, C. E.; Porzelius, L. K. (1999).The role of dieting in binge eating disorder etiology and treatment implications. *Clin Psychol Rev, 19 (1),* 25-44.

Hsu, L. K. G.; Mulliken, B.; McDonagh, B.; Das, S. K.; Rand, W.; Fairburn, C. G. et al. (2002). Binge eating disorder in extreme obesity. *Int J Obes, 26 (10),* 1398-1403.

Hudson, J. I.; McElroy, S. L.; Raymond, N. C.; Crow, S.; Keck, P. E.; Carter, W. P. et al. (1998). Fluvoxamine in the treatment of binge-eating disorder: a multicenter placebo-controlled, double-blind trial. *Am J Psychiatry, 155 (12),* 1756-62.

Johnson, B. A.; Rosenthal, N.; Capece, J. A.; Wiegand, F.; Mao, L.; Beyers, K. et al. (2007). Topiramate for treating alcohol dependence: a randomized controlled trial. *JAMA, 298 (14),* 1641-51.

Kristeller, J. L.; Hallett, B. (1999). An exploratory study of a meditation-based intervention for binge eating disorder. *J Health Psychol, 4 (3),* 357-63.

Kuehnel, R. H.; Wadden, T. A. (1994). Binge eating disorder, weight cycling, and psychopathology. *Int J Eat Disord, 15 (4),* 321-9.

Laederach-Hofmann, K.; Graf, C.; Horber, F.; Lippuner, K.; Lederer, S.; Michel, R. et al. (1999). Imipramine and diet counseling with psychological support in the treatment of obese binge eaters: a randomized, placebo-controlled double-blind study. *Int J Eat Disord, 26 (3),* 231-44.

Lamerz, A.; Kuepper-Nybelen, J.; Bruning, N.; Wehle, C.; Trost-Brinkhues, G.; Brenner, H. et al. (2005). Prevalence of obesity, binge eating, and night eating in a cross-sectional field survey of 6-year-old children and their parents in a German urban population. *J Child Psychol Psychiatry, 46 (4),* 385-93.

LaPorte, D. J. (1992). Treatment response in obese binge eaters: preliminary results using a very low calorie diet (VLCD) and behavior therapy. *Addict Behav, 17 (3),* 247-57.

Le Grange, D.; Telch, C. F.; Agras, W. S. (1997). Eating and general psychopathology in a sample of Caucasian and ethnic minority subjects. *Int J Eat Disord, 21 (3),* 285-93.

Linde, J. A.; Jeffery, R. W.; Levy, R. L.; Sherwood, N. E.; Utter, J.; Pronk, N. P. et al. (2004). Binge eating disorder, weight control self-efficacy, and depression in overweight men and women. *Int J Obes, 28 (3),* 418-25.

Marcus, M. D.; Moulton, M. M.; Greeno, C. G. (1995). Binge eating onset in obese patients with binge eating disorders. *Addict Behav, 20 (6),* 747-55.

Marcus, M. D.; Smith, D.; Santelli, R.; Kaye, W. (1992). Characterization of eating disordered behavior in obese binge eaters. *Int J Eat Disord, 12 (3),* 249-55.

Marcus, M. D.; Wing, R. R.; Hopkins, J. (1988). Obese binge eaters: affect, cognitions, and response to behavioral weight control. *J Consult Clin Psychol, 56 (3),* 433-9.

Masheb, R. M.; Grilo, C. M. (2006). Emotional overeating and its associations with eating disorder psychopathology among overweight patients with binge eating disorder. *Int J Eat Disord, 39 (2),* 141-6.

Masheb, R. M.; Grilo, C. M. (2000). On the relation of attempting to lose weight, restraint, and binge eating in outpatients with binge eating disorder. *Obesity, 8 (9),* 638-45.

McElroy, S. L.; Arnold, L. M.; Shapira, N. A.; Keck, P. E.; Rosenthal, N. R.; Karim, M. R. et al. (2003a). Topiramate in the treatment of binge eating disorder associated with obesity: a randomized, placebo-controlled trial. *Am J Psychiatry, 160 (2),* 255-61.

McElroy, S. L.; Casuto, L. S.; Nelson, E. B.; Lake, K. A.; Soutullo, C. A.; Keck, P. E. et al. (2000). Placebo-controlled trial of sertraline in the treatment of binge eating disorder. *Am J Psychiatry, 157 (6),* 1004-6.

McElroy, S. L.; Guerdjikova, A.; Kotwal, R.; Welge, J. A.; Nelson, E. B.; Lake, K. A. et al. (2007). Atomoxetine in the treatment of binge-eating disorder: A randomized placebo-controlled trial. *J Clin Psychiatry, 68 (3),* 390-8.

McElroy, S. L.; Hudson, J. I.; Malhotra, S.; Welge, J. A.; Nelson, E. B.; Keck, P. E. (2003b). Citalopram in the treatment of binge-eating disorder: a placebo-controlled trial. *J Clin Psychiatry, 64 (7),* 807-13.

McElroy, S. L.; Kotwal, R.; Guerdjikova, A. I.; Welge, J. A.; Nelson, E. B.; Lake, K. A. et al. (2006). Zonisamide in the treatment of binge eating disorder with obesity: a randomized controlled trial. *J Clin Psychiatry, 67 (12),* 1897-1906.

Milano, W.; Petrella, C.; Casella, A.; Capasso, A.; Carrino, S.; Milano, L. (2005). Use of sibutramine an inhibitor of the reuptake of serotonin and noradrenaline, in the treatment of binge eating disorder: a placebo-controlled study. *Adv Ther, 22 (1),* 25-31.

Mitchell, J. E.; Devlin, M. J.; de Zwaan, M.; Crow, S. J.; Peterson, C. B. (2008). Binge-eating disorder: Clinical foundations and treatment. New York: The Guilford Press.

Mitchell, J. E.; Mussell, M. P. (1995). Comorbidity and binge eating disorder. *Addict Behav, 20 (6),* 725-32.

Munsch, S.; Biedert, E.; Meyer, A.; Michael, T.; Schlup, B.; Tuch, A. et al. (2007). A randomized comparison of cognitive behavioral therapy and behavioral weight loss treatment for overweight individuals with binge eating disorder. *Int J Eat Disord, 40 (2),* 102-13.

Mussell, M. P.; Mitchell, J. E.; de Zwaan, M.; Crosby, R. D.; Seim, H. C.; Crow, S. J. (1996). Clinical characteristics associated with binge eating in obese females: A descriptive study. *Int J Obes, 20 (4),* 324-31.

Mussell, M. P.; Mitchell, J. E.; Fenna, C. J.; Crosby, R. D.; Miller, J. P.; Hoberman, H. M. (1997). A comparison of onset of binge eating versus dieting in the development of bulimia nervosa. *Int J Eat Disord, 21 (4),* 353-60.

Mussell, M. P.; Mitchell, J. E.; Weller, C. L.; Raymond, N. C.; Crow, S. J.; Crosby, R. D. (1995). Onset of binge eating, dieting, obesity, and mood disorders among subjects seeking treatment for binge eating disorder. *Int J Eat Disord, 17 (4),* 395-401.

Nicholls, D.; Chater, R.; Lask, B. (2000). Children into DSM don't go: a comparison of classification systems for eating disor-

ders in childhood and early adolescence. *Int J Eat Disord, 28 (3)*, 317-24.
Oberlander, T. F.; Warburton, W.; Misri, S.; Aghajanian, J.; Hertzman, C. (2006). Neonatal outcomes after prenatal exposure to selective serotonin reuptake inhibitor antidepressants and maternal depression using population-based linked health data. *Arch Gen Psychiatry, 63 (8)*, 898-906.
Painot, D.; Jotterand, S.; Kammer, A.; Fossati, M.; Golay, A. (2001). Simultaneous nutritional cognitive-behavioural therapy in obese patients. *Patient Educ Couns, 42 (1)*, 47-52.
Pearlstein, T.; Spurell, E.; Hohlstein, L. A.; Gurney, V.; Read, J.; Fuchs, C. et al. (2003). A double-blind, placebo-controlled trial of fluvoxamine in binge eating disorder: a high placebo response. *Arch Women Ment Health, 6 (2)*, 147-51.
Pendleton, V. R.; Goodrick, G. K.; Poston, W. S. C.; Reeves, R. S.; Foreyt, J. P. (2002). Exercise augments the effects of cognitive-behavioral therapy in the treatment of binge eating. *Int J Eat Disord, 31 (2)*, 172-84.
Peterson, C. B.; Mitchell, J. E.; Engbloom, S.; Nugent, S.; Mussell, M. P.; Miller, J. P. (1998). Group cognitive-behavioral treatment of binge eating disorder: a comparison of therapist-led versus self-help formats. *Int J Eat Disord, 24 (2)*, 125-36.
Porzelius, L. K.; Houston, C.; Smith, M.; Arfken, C.; Fisher E. (1995). Comparison of a standard behavioral weight loss treatment and a binge eating weight loss treatment. *Behav Ther, 26 (1)*, 119-34.
Raeder, M. B.; Bjelland, I.; Emil Vollset, S.; Steen, V. M. (2006). Obesity, dyslipidemia, and diabetes with selective serotonin reuptake inhibitors: the Hordaland Health Study. *J Clin Psychiatry, 67 (12)*, 1974-82.
Ramacciotti, C. E.; Coli, E.; Passaglia, C.; Lacorte, M.; Pea, E.; Dell'Osso, L. (2000). Binge eating disorder: prevalence and psychopathological features in a clinical sample of obese people in Italy. *Psychiatry Res, 94 (2)*, 131-8.
Raymond, N. C.; Mussell, M. P.; Mitchell, J. E.; Crosby, R. D.; de Zwaan, M. (1995). An age-matched comparison of subjects with binge eating disorder and bulimia nervosa. *Int J Eat Disord, 18 (2)*, 135-43.
Reas, D. L.; Grilo, C. M. (2008). Review and meta-analysis of pharmacotherapy for binge-eating disorder. *Obesity, 16 (9)*, 2024-38.
Ricca, V.; Mannucci, E.; Mezzani, B.; Moretti, S.; Di Bernardo, M.; Bertelli, M. et al. (2001). Fluoxetine and fluvoxamine combined with individual cognitive-behaviour therapy in binge eating disorder: a one-year follow-up study. *Psychother Psychosom, 70 (6)*, 298-306.
Rutherford L.; Couturier J. A. (2007). Review of psychotherapeutic interventions for children and adolescents with eating disorders. *J Can Acad Child Adolesc Psychiatry, 16 (4)*, 153-7.
Specker, S.; de Zwaan, M.; Raymond, N.; Mitchell, J. (1994). Psychopathology in subgroups of obese women with and without binge eating disorder. *Compr Psychiatry, 35 (3)*, 185-90.
Spitzer, R. L.; Yanovski, S.; Wadden, T.; Wing, R.; Marcus, M. D.; Stunkard, A. et al. (1993). Binge eating disorder: its further validation in a multisite study. *I Int J Eat Disord, 13 (2)*, 137-45.
Spurrell, E. B.; Wilfley, D. E.; Tanofsky, M. B.; Brownell, K. D. (1997). Age of onset for binge eating: are there different pathways to binge eating? *Int J Eat Disord, 21 (1)*, 55-65.
Stefano, S. C.; Bacaltchuk, J.; Blay, S. L.; Appolinário, J. C. (2008). Antidepressants in short-term treatment of binge eating disorder: systematic review and meta-analysis. *Eat Behav, 9 (2)*, 129-36.
Stice, E.; Presnell, K.; Spangler, D. (2002). Risk factors for binge eating onset in adolescent girls: a 2-year prospective investigation. *Health Psychol, 21 (2)*, 131-8.
Striegel-Moore, R. H.; Cachelin, F. M.; Dohm, F. A.; Pike, K. M.; Wilfley, D. E.; Fairburn, C. G. (2001). Comparison of binge eating disorder and bulimia nervosa in a community sample. *Int J Eat Disord, 29 (2)*, 157-65.
Striegel-Moore, R. H.; Wilson, G. T.; Wilfley, D. E.; Elder, K. A.; Brownell, K. D. (1998). Binge eating in an obese community sample. *Int J Eat Disord, 23 (1)*, 27-37.
Tanofsky-Kraff, M.; Yanovski, S. Z.; Schvey, N. A.; Olsen, C. H.; Gustafson, J.; Yanovski, J. A. (2008). A prospective study of loss of control eating for body weight gain in children at high risk for adult obesity. *Int J Eat Disord, 42 (1)*, 26-30.
Telch, C. F.; Agras, W. S.; Linehan, M. M. (2001). Dialectical behavior therapy for binge eating disorder. *J Consult Clin Psychol, 69 (6)*, 1061-5.
Telch, C. F.; Agras, W. S.; Linehan, M. M. (2000). Group dialectical behavior therapy for binge-eating disorder: a preliminary, uncontrolled trial. *Behav Ther, 31 (3)*, 569-82.
Telch, C. F.; Agras, W. S. (1993). The effects of a very low calorie diet on binge eating. *Behav Ther, 24 (2)*, 177-93.
Vocks, S.; Tuschen-Caffier, B.; Pietrowsky, R.; Rustenbach, S. J.; Kersting, A.; Herpertz, S. (2010). Meta-analysis of the effectiveness of psychological and pharmacological treatments for binge eating disorder. *Int J Eat Disord, 43 (3)*, 205-17.
Wadden, T. A.; Foster, G. D.; Letizia, K. A. (1992). Response of obese binge eaters to treatment by behavior therapy combined with very low calorie diet. *J Consult Clin Psychol, 60 (5)*, 808-11.
Wadden, T. A.; Foster, G. D.; Sarwer, D. B.; Anderson, D. A.; Gladis, M.; Sanderson, R. S. et al. (2004). Dieting and the development of eating disorders in obese women: results of a randomized controlled trial. *Am J of Clin Nutr, 80 (3)*, 560-8.
Walsh, B. T.; Boudreau, G. (2003). Laboratory studies of binge eating disorder. *Int J Eat Disord, 34 Suppl*, 30-8.
Wilfley, D. E.; Crow, S. J.; Hudson, J. I.; Mitchell, J. E.; Berkowitz, R. I.; Blakesley, V. et al. (2008). Efficacy of sibutramine for the treatment of binge eating disorder: a randomized multicenter placebo-controlled double-blind study. *Am J Psychiatry, 165 (1)*, 51-8.
Wilfley, D.E.; Schwartz, M. B.; Spurrell, E. B.; Fairburn, C. G. (2000). Using the eating disorder examination to identify the specific psychopathology of binge eating disorder. *Int J Eat Disord, 27 (3)*, 259-69.
Wilfley, D. E.; Wilson, G. T.; Agras, W. S. (2003). The clinical significance of binge eating disorder. *Int J Eat Disord, 34 Suppl*, 96-106.

Williamson, D. A.; Martin, C. K. (1999). Binge eating disorder: a review of the literature after publication of DSM-IV. *Eat Weight Disord, 4 (3),* 103-14.

Wilson, G.T.; Wilfley, D.E.; Agras, W.S.; Bryson, S. W. (2010). Psychological treatments for Binge Eating Disorder. *Arch Gen Psychiatry, 67 (1),* 94-101.

Wilson, G. T.; Nonas, C. A.; Rosenblum, G. D. (1993). Assessment of binge eating in obese patients. *Int J Eat Disord, 13 (1),* 25-33.

Wonderlich, S. A.; de Zwaan, M.; Mitchell, J. E.; Peterson, C.; Crow, S. (2003). Psychological and dietary treatments of binge eating disorder: conceptual implications. *Int J Eat Disord, 34 Suppl,* 58-73.

Yanovski, S. Z.; Leet, M.; Yanovski, J. A.; Flood, M.; Gold, P. W.; Kissileff, H. R. et al. (1992). Food selection and intake of obese women with binge-eating disorder. *Am J Clin Nutr, 56 (6),* 975-980.

Yanovski, S. Z.; Nelson, J. E.; Dubbert, B. K.; Spitzer, R. L. (1993). Association of binge eating disorder and psychiatric comorbidity in obese subjects. *Am J Psychiatry, 150 (10),* 1472-79.

Atypische oder nicht näher bezeichnete Essstörungen

Burkard Jäger, Martina de Zwaan

Epidemiologische Untersuchungen unter Zugrundelegung von ICD-10 oder DSM-IV ergeben regelmäßig, dass die deutliche Mehrzahl der Patientinnen, die um eine Behandlung nachsuchen, bei konsequenter Anwendung der diagnostischen Kriterien als atypische oder als nicht näher bezeichnete Essstörung (NNB Essstörung, Eating Disorders not Otherwise Specified, EDNOS) klassifiziert werden müssen (Fairburn et al. 2007). Demgegenüber wird diese Gruppe in der Forschung und in der Behandlung eher vernachlässigt. Unser Wissen über atypische bzw. nicht näher bezeichnete Essstörungen ist daher begrenzt.

Die Einteilung der atypischen oder NNB Essstörungen wird in der ICD-10 und im DSM-IV uneinheitlich gehandhabt. In der ICD-10 finden sich die atypische AN (F50.1), die atypische BN (F50.3), Essattacken und Erbrechen bei sonstigen psychischen Störungen (F50.4 und F50.5) sowie sonstige Essstörungen (F50.8) und nicht näher bezeichnete Essstörungen (F50.9). Diese Kategorien sind nicht weiter beschrieben, und Untersucher werden aufgefordert, eigene Kriterien zu formulieren. Demgegenüber formuliert das DSM-IV neben der AN und der BN nur die Restkategorie der NNB Essstörungen (EDNOS) und gibt einige Beispiele an, welche Syndrome unter diese Diagnose fallen könnten. Dabei werden einerseits subsyndromale Ausprägungen der klassischen Essstörungen, andererseits neue Syndrome, wie das **Kauen-Ausspucken-Syndrom** oder die **Binge-Eating-Störung** (BES), für die auch ausformulierte Forschungskriterien vorliegen, aufgelistet (◘ Tab. 7.1 im Anhang).

Der Umgang der beiden verbreiteten Diagnosesysteme mit diesen Sonderformen von Essstörungen ist sehr unterschiedlich, zudem verweisen die dadurch angestoßenen Diskussionen auf die basalen, aber letztlich umstrittenen Axiome der bestehenden Klassifikationssysteme. Dazu gehört z. B. die Annahme distinkter Entitäten mit eher seltenen Zwischenformen, dem sowohl die empirische Beobachtung häufiger Diagnosewechsel mit unscharfen Übergängen zwischen den Diagnosen widerspricht, wie auch die aktuell diskutierte Annahme eines Kontinuums gestörten Essens (vgl. Wonderlich et al. 2007).

7.1 Subsyndromale Essstörungen

Subsyndromale Essstörungen werden in der ICD-10 am besten unter den atypischen Essstörungen (F50.1 und F50.3) subsumiert, während im DSM-IV die Kategorie NNB Essstörungen herangezogen werden muss. Als subsyndromale Essstörungen werden Erscheinungsformen gestörten Essens bezeichnet, bei denen ein, in besonderen Fällen auch mehrere Hauptsymptome für die Diagnose fehlen, wie z. B. die Amenorrhoe bei der Anorexie oder eine krankhafte Furcht vor einer Gewichtszunahme bei der Bulimie.

Am Fall der Anorexia nervosa wird die Problematik der Definition vermeintlicher nosologischer Entitäten anhand einer Merkmalsliste besonders deutlich: Bei vielen Patientinnen trägt die Verleugnung oder Verzerrung dazu bei, dass die Patientin im Sinne der Erwünschtheit angibt, sich »zu schlank« zu finden und unbedingt zunehmen zu wollen. Bei diesem eigentlich typischen Verhalten müsste aber bereits die »atypische« Anorexie diagnostiziert werden. Gleiches gilt für ein Weiterbestehen der Menstruation aufgrund von Kontrazeptiva-Einnahme. Zudem gibt es mittlerweile ausreichende Hinweise darauf, dass sich Patientinnen mit subsyndromaler Ausprägung einer AN oder BN von Patientinnen mit dem Vollbild der jeweiligen Störung weder im Ausmaß der essstörungsspezifischen oder allgemeinen Psychopathologie noch im Verlauf der Erkrankung und der Prognose unterscheiden. Daraus ergibt sich die Frage, ob die diagnostischen Kriterien für AN und BN zu eng gefasst wurden. Dies hat zu Diskussionen um eine Überarbeitung der Diagnosemerkmale geführt. Verschiedene Autoren plädieren als mögliche Lösung daher für eine Lockerung der Kriterien (vgl. Fairburn u. Bohn 2005).

Empfehlung

Bei Vorliegen einer subsyndromalen Ausprägung einer AN oder BN wird empfohlen, in der Behandlung analog zur Behandlung des Vollbilds der entsprechenden Störung vorzugehen.

Sehr leichte subsyndromale Formen von AN und BN, z. B. ein massiver Schlankheitswunsch als

»Kernsymptomatik« aller Essstörungen (Fairburn u. Bohn 2005), finden sich oft zu Beginn der Entwicklung des Vollbildes einer Essstörung (vgl. Wilfley et al. 2007; Fairburn et al. 2007).

Bei dieser leichten Ausprägung subsyndromaler Formen ist die Gefahr der ungerechtfertigten Pathologisierung von Varianten normalen Essverhaltens besonders hoch, die Ubiquität eines Schlankheitswunsches unter der weiblichen, erwachsenen Bevölkerung muss in Rechnung gestellt werden. Die Diagnose einer atypischen AN oder BN (ICD-10) oder NNB Essstörung (DSM-IV) aufgrund einer subsyndromalen Merkmalsliste sollte Fällen vorbehalten sein, die sich in absehbarer, dynamischer Entwicklung hin auf eine manifeste Essstörung befinden.

7.2 »Neue« Syndrome

In dieser Kategorie können Syndrome zusammengefasst werden, die eine spezifische, oft zunächst als »neu« empfundene Symptomatik aufweisen. Für diese Formen von Essstörungen ist in der ICD-10 die Kategorie F50.9 (NNB Essstörungen) vorgesehen, die nicht näher bestimmt ist und eine reine Restkategorie darstellt. Im DSM-IV sind die neuen Syndrome ebenfalls unter der Kategorie NNB Essstörungen (EDNOS) einzuordnen. Es ist zu bedenken, dass mit der Vergabe der Diagnose »NNB Essstörung« implizit von einer krankheitswertigen Störung ausgegangen wird.

Für das prominenteste Beispiel, die BES (► Kap. 6), ist davon auszugehen, dass diese auf Dauer aus den NNB Essstörungen herausgelöst wird und eine eigenständige nosologische Einheit darstellen wird. Für die BES wurden im DSM-IV bereits spezifische Diagnosekriterien definiert und in den so genannten Anhang aufgenommen, wo Störungen zusammengefasst sind, die noch weiterer Forschung bedürfen, bevor sie als eigenständige Diagnose zugelassen werden. In der ICD-10 existiert diese Diagnose nicht und kann nur als NNB Essstörung (F50.9) kodiert werden.

Empfehlung

► Kap. 6 »Binge-Eating-Störung«.

Für Patientinnen mit einer bulimischen Symptomatik, die aber keine objektiv großen Essanfälle mit Kontrollverlust angeben, wie sie für die diagnostischen Kriterien einer BN gefordert werden, sondern die bereits kleine Mahlzeiten als zu groß empfinden und kompensatorische Maßnahmen anwenden, wurde die diagnostische Bezeichnung »Purging Disorder« vorgeschlagen (Keel et al. 2005). Zwischen Patientinnen mit und ohne objektive Essanfälle besteht jedoch kein Unterschied im Verlauf, der Prognose, dem Ausmaß des restriktiven Essverhaltens, der Körperschemastörung oder der psychischen Komorbidität, sodass die Notwendigkeit des Kriteriums der »objektiv großen Essanfälle« für die Diagnose einer BN und damit auch die Notwendigkeit für die »neue Diagnose« »Purging Disorder« hinterfragt werden muss (vgl. de Zwaan u. Mühlhaus 2008).

Empfehlung

Bei Vorliegen einer »Purging Disorder« wird empfohlen, in der Behandlung analog zur Behandlung des Vollbilds der BN vorzugehen.

Unter der Bezeichnung **Night-Eating-Syndrom** (NES) werden von verschiedenen Autoren Fälle beschrieben, in denen sich die Nahrungsaufnahme stark in die Abend- und Nachtstunden verschiebt. Das NES wurde von Stunkard et al. (1955) erstmals beschrieben. Im Rahmen eines aktuellen Definitionsversuchs (Allison u. Lundgren 2006) wird gefordert, dass 1.) 25 % der täglichen Kalorienaufnahme nach dem Abendessen erfolgen soll und 2.) nächtliches Erwachen mit Nahrungsaufnahme vorliegt. Trotz langer Forschungstradition und zweier existierender Fragebögen zu dem Syndrom gibt es keine verbindliche Definition. Bis heute wurden die Diagnosekriterien des NES immer wieder stark verändert, es wurden nicht nur bestehende Kriterien variiert, sondern auch immer wieder neue Aspekte aufgenommen oder wieder verworfen. Zudem ist unklar, ob es sich tatsächlich um eine Essstörung handelt (Mühlhans et al. 2008).

Empfehlung

Zum jetzigen Zeitpunkt gibt es keine verbindlichen diagnostischen Kriterien für NES, und es können keine verbindlichen Empfehlungen dazu gegeben werden.

7.3 Essstörungen im Rahmen anderer psychischer Erkrankungen

Symptome von Essstörungen können auch im Rahmen anderer psychischer Erkrankungen auftreten.

Eine vergleichsweise spezifische Symptomatik stellt das **psychogene Erbrechen** dar, das z. B. im Rahmen einer dissoziativen Störung (ICD-10: F44.x), einer hypochondrischen Störung (ICD-10: F45.2), einer affektiven Störung oder anderer Störungsbilder auftreten kann. In der ICD-10 kann dieses Krankheitsbild als F50.5 »Erbrechen bei anderen psychischen Störungen« diagnostiziert werden.

Von vergleichsweise fraglicher Spezifität sind **Essattacken im Rahmen anderer psychischer Störungen**. Diese können vor allem im Rahmen depressiver Episoden auftreten, aber auch im Rahmen von Verlusterlebnissen, Unfällen oder psychischen Traumatisierungen. Essattacken mit diesen Ursachen können in der ICD-10 als F50.4 (»Essattacken bei anderen psychischen Störungen«) klassifiziert werden. Psychische Störungen aufgrund von Übergewicht oder Übergewicht aufgrund langfristiger Einnahme psychotroper Medikation gehören nicht in diese Kategorie.

Im DSM-IV müssen die beschriebenen Symptomatiken gemeinsam als 307.50 »Nicht näher bezeichnete Essstörung (EDNOS)« diagnostiziert werden. Steht die psychische Erkrankung z. B. mit wahnhaften Vorstellungen zur Wirkung bestimmter Nahrungsmittel im Vordergrund, wäre die entsprechende psychische Diagnose als führend anzusehen.

7.4 Andere atypische bzw. NNB Essstörungen

Neben den genannten, relativ gut abgrenzbaren Gruppen können Symptome gestörten Essens noch in zahlreichen Varianten auftreten. Hierzu zählen ein ausgeprägter **psychogener Appetitverlust** oder starke und diätetisch unbegründete Einschränkungen auf nur wenige Nahrungsmittel. Für eine ausgeprägte Fixierung auf die Auswahl von »gesunder« und die Vermeidung von »ungesunder« Nahrung wird der Begriff **Orthorexia nervosa** verwendet (Bratman u. Knight 2004). Ob es sich dabei um eine Essstörung oder lediglich um einen »aufwändigen« Lebensstil handelt, hängt vom Ausmaß des Leidensdruckes ab, das dieses Verhalten bewirkt. Dieser Begriff findet häufig Erwähnung in der Laienpresse, es gibt dazu aber kaum wissenschaftliche Literatur. Jedenfalls sollte bei »orthorektischem« Verhalten eine mögliche zugrunde liegende schwere Essstörung differenzialdiagnostisch abgeklärt werden.

Der psychogene Appetitverlust und die **nichtorganische Pica** bei Erwachsenen soll in der ICD-10 unter F50.8 kodiert werden; die weiteren Symptomatiken, soweit sie Krankheitswert erreichen, müssen ebenfalls unter der F50.9 (ICD-10) bzw. 307.50 (DSM-IV) kodiert werden.

Obwohl Adipositas per se keine Essstörung darstellt, gibt es Überlegungen, bestimmte Untergruppen Adipöser den Essstörungen zuzuordnen. Obwohl natürlich eine Inflation psychischer Diagnosen verhindert werden sollte, gilt es zu überprüfen, ob etwa Aspekte wie ausgeprägtes emotionales Essen die Eingliederung unter den Essstörungen rechtfertigen könnten (Devlin 2007).

Auffälliges Essverhalten wird auch nach der quantitativ stark zunehmenden Adipositas-Chirurgie vermehrt untersucht (vgl. de Zwaan u. Mühlhans 2008). Eine adäquate Unterscheidung von normalem und pathologischem Essverhalten nach chirurgischer Adipositas-Therapie ist sicherlich schwierig, sollte jedoch angesichts zunehmender Operationszahlen künftig mehr Beachtung finden. Da postoperativ in der Regel keine großen Nahrungsmittelmengen mehr verzehrt werden können, sehr wohl aber das Gefühl des Kontrollverlustes beschrieben wird, wurde z. B. der Begriff »**loss of control eating**« eingeführt (de Zwaan et al. 2000). Eine einheitliche Definition auffälliger postoperativer Essverhaltensweisen steht bisher jedoch noch aus.

Vermutlich wird sich in der ICD-11 bzw. im DSM-V die Situation durch eine stärker auf die Kernsymptomatik reduzierte Merkmalsbeschreibung der nosologischen Hauptgruppen Anorexia und Bulimia nervosa wie auch die gesonderte Definition der BES verbessern.

Empfehlung

- Die Zuschreibung weiterer Formen atypischer bzw. NNB Essstörungen in Form individueller Diagnosen sollte mit größter Zurückhaltung erfolgen und Fällen vorbehalten bleiben, die sich in erkennbarer Entwicklung in Richtung einer der Hauptdiagnosen von Essstörungen befinden.
- Weitere Forschung zu atypischen bzw. NNB Essstörungen sollte gefördert werden (KKP).

7.5 Anhang: Tabellen

Tab. 7.1 Einteilung der atypischen bzw. NNB Essstörungen in den Klassifikationssystemen ICD-10 und DSM-IV

ICD-10	DSM-IV
F50.1 atypische Anorexia nervosa F50.3 atypische Bulimia nervosa F50.4 Essattacken bei sonstigen psychischen Störungen F50.5 Erbrechen bei sonstigen psychischen Störungen F50.8 sonstige Essstörungen F50.9 nicht näher bezeichnete Essstörungen	307.50: nicht näher bezeichnete Essstörungen (EDNOS)
Untersucher, die diese Kategorien verwenden wollen, werden aufgefordert, eigene Kriterien zu formulieren. BES wird nicht erwähnt und üblicherweise unter F50.9 kodiert.	Folgende Beispiele werden angegeben: 1.) Alle Kriterien einer AN sind erfüllt, nur a) regelmäßige Menstruation oder b) Körpergewicht liegen noch im Normalbereich trotz erheblichen Gewichtsverlustes. 2.) Sämtliche Kriterien einer BN sind erfüllt, jedoch bulimische Attacken weniger häufig als 2 x/Woche für eine Dauer von weniger als drei Monate. 3.) selbstinduziertes Erbrechen ohne Essanfälle 4.) wiederholtes Kauen und Ausspucken ohne zu schlucken 5.) BES.

7.6 Literatur

Allison, K.C.; Lundgren, J.D. (2006): Eating disorders in obese individuals. Obesity Management 2: 110-113.

Bratman, S.; Knight, D. (2004): Health Food Junkies: Orthorexia Nervosa: Overcoming the Obsession with Healthful Eating, Broadway.

Devlin, M.J. (2007): Is there a place for obesity in DSM-V? International Journal of Eating Disorders, 40: S83-S88.

de Zwaan, M.; Wolf, A.M.; Herpertz, S. (2007): Psychosomatische Aspekte der Adipositaschirurgie. Deutsches Ärzteblatt, 104: 2577-2583.

de Zwaan, M.; Mühlhans, B. (2008): Atypische Essstörungen und Binge-Eating-Störung. In: Herpertz, S.; deZwaan, M.; Zipfel, S. (Hrsg.): Handbuch Essstörungen und Adipositas. Berlin: Springer (24-28).

de Zwaan, M.; Hilbert, A.; Swan-Kremeier, L.; Simonich, H.; Lancaster, K.; Howell, L.M.; Monson, T.; Crosby, R.D.; Mitchell, J.E. (in press): A comprehensive interview assessment of eating behavior 18-35 months after gastric bypass surgery for morbid obesity. Surgery of Obesity and Related Diseases 2010; 6: 79-85.

Fairburn, C.G.; Bohn, K. (2005): Eating disorder NOS (EDNOS): an example of the troublesome »not otherwise specified« (NOS) category in DSM-IV. Behaviour Research & Therapy 43: 691-701.

Fairburn, C.G.; Cooper, Z.; Bohn, K.; O'Connor, M.E.; Doll, H.A.; Palmer, R.L. (2007): The severity and status of eating disorders NOS: Implications for DSM-V. Behaviour Research & Therapy 45: 1705-1715.

Keel, P.K.; Haedt, A.; Edler, C. (2005): Purging disorder: an ominous variant of bulimia nervosa? International Journal of Eating Disorders 38: 191-199.

Mühlhans, B.; Olbrich, K.; de Zwaan, M (2008): Night Eating Syndrom und nächtliches Essen – was ist das eigentlich? Psychotherapie Psychosomatik Medizinische Psychologie, 58: 1-7.

Stunkard, A.J.; Grace, W.J.; Wolff, H.G. (1955): The night-eating syndrome; a pattern of food intake among certain obese patients. American Journal of Medicine 19: 578-586.

Wilfley, D.E.; Bishop, M.E.; Wilson, T.G.; Agras, W.S. (2007): Classification of eating disorders: Toward DSM-V. International Journal of Eating Disorders 40: 123-129.

Wonderlich, S.A.; Crosby, R.D.; Mitchell, J.E.; Engel, S.G. (2007): Testing the validity of eanting disorder diagnosis. International Journal of Eating Disorders 40: 40-45.

Körperliche Folgeerkrankungen von Essstörungen

Ulrich Cuntz

8.1 Differenzialdiagnostik

Gewichtsverlust ist in der Medizin immer ein ernst zu nehmender Hinweis auf eine meist schwerwiegende körperliche Erkrankung. All die Erkrankungen, die mit einer Gewichtsabnahme verbunden sind, gehören in das differenzialdiagnostische Spektrum der AN.

Falls psychische Ursachen vorliegen, genügt es in den meisten Fällen, die Gründe von Gewichtsverlust und verminderter Nahrungsaufnahme zu identifizieren. Gleichwohl gibt es Fälle, in denen sich eine verborgene organische Grunderkrankung mit psychischen Begleitproblemen paart. Eine initial organisch bedingte Malnutrition kann sekundär auch zu einer Störung des Essverhaltens führen, sodass auch in den Fällen, in der die psychische Natur der Essstörung offensichtlich erscheint, differenzialdiagnostische Wachsamkeit geboten bleibt. An dieser Stelle soll nur auf diejenigen Differenzialdiagnosen eingegangen werden, die im besonderen Maße Verwechslungen mit der AN nahe legen.

Insbesondere die glutensensitive Enteropathie in ihrer bei Kindern und Jugendlichen »Zöliakie« genannten Form gibt häufig zu Verwechslungen Anlass (Grenet et al. 1972; Ricca et al. 2000; Leffler et al. 2007a, 2007b). Dies liegt an dem früh im Leben einsetzenden, schleichenden Krankheitsbeginn und der Interaktion der resultierenden Ernährungsstörung mit dem Erziehungsverhalten der Eltern. Die Zöliakie führt nicht nur zu einem Gewichtsverlust und verzögertem Längenwachstum, sondern auch nicht selten zu gestörtem Essverhalten. Selbst das Auftreten einer BN im Rahmen einer glutensensitiven Enteropathie wurde beobachtet (Jost et al. 2005). Für die Differenzialdiagnostik sind die spezifischen Antikörper gegen Gliadin und Endomysium allein nicht ausreichend. Eine tiefe duodenale Biopsie zum Beleg der charakteristischen Zottenatrophie sollte in allen Zweifelsfällen durchgeführt werden. Nicht selten wird die Diagnose einer glutensensitiven Enteropathie erst nach langjährigem Verlauf im Erwachsenenalter gestellt.

Der Erkrankungsbeginn der chronisch entzündlichen Darmerkrankungen Morbus Crohn und Colitis ulcerosa liegt am häufigsten zwischen dem 15. und 25. Lebensjahr und damit in einem Alter, in dem auch Essstörungen am häufigsten auftreten. Während die Colitis ulcerosa aufgrund der typischen Symptomatik mit blutigen Diarrhoeen meist recht rasch richtig erkannt wird, sind die Symptome des Morbus Crohn vielfältiger und gelegentlich mit einer AN zu verwechseln.

Endokrinologische Ursachen des Untergewichts sind nicht immer einfach zu erkennen, weisen aber zumeist eine charakteristische Begleitsymptomatik auf. Zu diesen, allerdings mit Ausnahme der Hyperthyreose, recht seltenen Störungen gehören:

- primärer oder sekundärer Hypocortisolismus,
- Hyperthyreose,
- Panhypopituitarismus,
- polyglanduläres Autoimmunsyndrom.

Insulinmangeldiabetes führt zu einem sehr schnellen Gewichtsverlust, der nicht ausreichend durch eine verminderte Appetenz und Nahrungsaufnahme erklärt werden kann. Die Diagnose ist einfach, wenn die Symptome richtig gedeutet werden.

Chronische Lungen- oder Nierenerkrankungen können zu einer begleitenden Kachexie führen, die in Einzelfällen mit der AN verwechselt wird. Eine Einschränkung der Nierenfunktion mit Präurämie kann auch als Folge des chronischen Volumenmangels und der Hypokaliämie bei AN auftreten. Zu beachten ist, dass die Kreatininwerte in solchen Fällen irreleiten können, da sie mit der bei AN erheblich reduzierten Muskelmasse korrelieren. Da die Präurämie mit einer Minderung des Appetits und einer daraus resultierenden Verminderung der Nahrungszufuhr verbunden ist (Carrero et al. 2008; Carrero 2009), kann das Auftreten von Niereninsuffizienz einerseits und Anorexie andererseits gelegentlich kausal miteinander verwoben sein. Bei solchen Mischformen von AN und Anorexia uraemica kann die Dialyse zu einer Verbesserung des Essverhaltens führen.

8.2 Körperliche Begleitzustände

8.2.1 Diabetes mellitus

Diabetes mellitus ist bei jungen Frauen im Alter zwischen 15 und 25 Jahren vergleichsweise selten. Man muss von einer Punktprävalenz von < 0,2 % ausgehen. Die klinische Häufigkeit des gemeinsamen Auftretens von AN und Diabetes mellitus ist dennoch vergleichsweise hoch, sodass mutmaßlich eine überzufällige Häufigkeit des gemeinsamen Auftretens besteht. Allerdings fehlen zur AN exakte epidemiologische Daten. Gestörtes Essverhalten, das noch nicht den diagnostischen Kriterien der AN oder BN genügt, findet sich dagegen mit überzufälliger Wahrscheinlichkeit bei jungen weiblichen Typ-I-Diabetikerinnen (Colton et al. 2004). Ein Drittel der jungen Frauen mit insulinabhängigem Diabetes zeigt gestörtes Essverhalten, mehr als 10 % zeigen eine deutliche Unterdosierung oder ein Auslassen von Insulingaben zur Gewichtskontrolle. Gestörtes Essverhalten ist mit einer schlechteren Diabetes-Einstellung verbunden (Rydall et al. 1997). In einer Metaanalyse zur Komorbidität von Diabetes mellitus und Essstörungen lässt sich bei Diabetikerinnen eine Erhöhung der Prävalenz für die BN, nicht aber für die AN belegen (Mannucci et al. 2005).

In einer Follow-up-Untersuchung von Nielsen (2002) wurde in einem 10-Jahres-Follow-up die Mortalität der AN, des Typ-I-Diabetes mellitus und der Kombination bei der Diagnose verglichen. Die Mortalität des Typ-I-Diabetes betrug 2,2 auf 1000 Personen im Jahr, 7,3 für die AN und 34,6 für komorbide Fälle, was belegt, wie drastisch die gesundheitlichen Folgen dieser Kombinationsdiagnosen sind.

8.2.2 Essstörung und Schwangerschaft

Die Störung der Hypophysen-Gonaden-Achse führt zu einer verminderten Wahrscheinlichkeit des Auftretens einer Schwangerschaft im Verlauf einer AN (Brinch et al. 1988). Dagegen haben Frauen mit einer BN aufgrund der auftretenden Zyklusunregelmäßigkeiten und der durch das Erbrechen gestörten Aufnahme oraler Antikonzeptiva ein höheres Risiko ungewollter Schwangerschaften (Morgan 1999). Schwangerschaften haben das Potenzial zur Verschlechterung der Essstörungssymptomatik, da die betroffenen Frauen befürchten, im Verlauf der Schwangerschaft die Kontrolle über ihr Körpergewicht zu verlieren. Beobachtet wird in Längsschnittstudien über den Verlauf der ersten Schwangerschaftsmonate aber tendenziell eine Abnahme der Essstörungssymptomatik (Blais et al. 2000; Rocco et al. 2005).

Schwangerschaften sind bei floriden Essstörungen komplikationsträchtig. Die Neugeborenen weisen ein niedrigeres Geburtsgewicht auf (Bulik et al. 1999; Franko et al. 2001; Micali et al. 2007). Die Rate von Schwangerschaftskomplikationen ist sowohl bei der BN als auch bei der AN ganz erheblich erhöht (Bulik et al. 1999). In Remission weisen Patientinnen mit anamnestischer AN dagegen ein normales Schwangerschaftsrisiko auf (Ekeus et al. 2006). Besondere Aufmerksamkeit sollte den Betroffenen in der Postpartalperiode zukommen, da sowohl die Essstörungssymptomatik wieder zunehmen kann als auch das Risiko von postpartaler Depression erhöht erscheint (Rocco et al. 2005; Mazzeo et al. 2006; Morgan et al. 2006).

8.3 Körperliche Folgeerkrankungen

8.3.1 Laborveränderungen

Die Vielzahl körperlicher Komplikationen, die die Essstörungen begleiten, macht ein regelmäßiges Monitoring der Laborwerte notwendig. Deren Interpretation fordert allerdings das Wissen über die charakteristischen, pathologischen Veränderungen der Routinelaborwerte, die im Rahmen von Essstörungen auftreten. Das Knochenmark insbesondere der Patientinnen mit AN ist hypoplastisch, was sowohl zu einer Leukopenie als auch zu einer Anämie führen kann (Thiel et al. 2007; Abella et al. 2002). Sowohl Anämie als auch Leukopenie normalisieren sich im Verlauf der Gewichtszunahme und bedürfen in der Regel keiner gesonderten Therapie. Die Immunantwort ist bei hochgradigem Untergewicht unterdrückt; die Fähigkeit, Zytokine wie Interleukin-1, Interleukin-6, Interferon-Gamma oder granulozytenstimulierenden Faktor zu bilden, ist begrenzt (Nagata et al. 1999). Über die eingeschränkte Zytokin-Funktion ist auch die Funktion der Lymphozyten eingeschränkt (Allende et al. 1998). Im klinischen Alltag findet man dementsprechend, dass anorektische Patientinnen weniger häufig an den Symptomen üblicher viraler Infekte leiden, aber auch bei gravierenden Infekten weniger körperliche Symptome aufweisen (Mustafa et al. 1997).

Das Serumcholesterin ist im Rahmen des Untergewichts bei AN häufig erhöht. Dies ist im Wesentlichen durch eine Erhöhung der LDL-Fraktion bedingt (Weinbrenner et al. 2004). Die freien Fettsäuren sind dagegen normal. Diese Laborkonstellation ist auf verschiedene Ursachen zurückzuführen, wie eine vermehrte Synthese im Rahmen des Hypercortisolismus (Ohwada et al. 2006), auf einen verminderten Abbau aufgrund der funktionellen Hypothyreose und auf eine verminderte Ausscheidung und verminderte Bildung von Galleflüssigkeit. Die Hypercholesterinämie normalisiert sich im Verlauf der Gewichtszunahme, eine spezifische cholesterinsenkende Medikation oder gar fettarme Diäten sind nicht indiziert.

Vagale Überstimulierung durch rezidivierendes Erbrechen führt bei BN und den bulimischen Formen der AN zur Hypertrophie der Glandula parotis, submandibularis und sublingualis (Pyle et al. 1981; Gunther 1988). Nach dem Einstellen des Erbrechens neigen die hypertrophierten Speicheldrüsen zu entzündlichen Reizzuständen, dabei kommt es in der Folge auch zu einer passageren Parotitis; begleitend wird häufig eine Hyperamylasämie gefunden (Hempen et al. 1989; Kinzl et al. 1993). Die Hyperamylasämie korreliert dabei mit der Häufigkeit und dient damit auch als »objektiver« Hinweis des Erbrechens. Da die Patientinnen zusätzlich gehäuft unter gastrointestinalen Beschwerden leiden, wird aufgrund dieses Laborbefundes nicht selten die Fehldiagnose »Pankreatitis« gestellt. Typischerweise ist jedoch die Lipase dabei nicht erhöht.

8.3.2 Schilddrüse

Die durch gestörtes Essverhalten und Semi-Starvation ausgelösten Veränderungen im Metabolismus und in der hormonellen Regulation sind außerordentlich vielfältig. Die zahlreichen Untersuchungen zu diesem Themenkreis haben allerdings nur wenig Relevanz für die klinische Praxis. Der folgende Abschnitt beschränkt sich daher auf die endokrine Regulation der Schilddrüsenfunktion, da die typischen Folgen der AN hier Anlass zu Fehldiagnosen und falscher Therapie geben.

Die Schilddrüse setzt Thyroxin frei, das im Körper zum letztlich wirksamen Hormon Triiodthyronin umgewandelt wird. Die Hauptwirkungen der Schilddrüsenhormone sind:

- Erhöhung des Grundumsatzes und des Sauerstoff- und Energiebedarfs des Organismus,
- Steigerung des Eiweißstoffwechsels (Proteine werden vermehrt abgebaut, aber auch gebildet),
- Vermehrung der Glucosebereitstellung und der Gluconeogenese,
- Erhöhung der Lipolyserate,
- Erhöhung von Herzfrequenz und Blutdruckamplitude.

Alle Hauptwirkungen erhöhen den Energieverbrauch, und es ist deswegen im Hinblick auf den bestehenden Energiemangel metabolisch angemessen, die Produktion der Schilddrüsenhormone im Zustand der Mangelernährung nach unten zu regulieren. Dies betrifft insbesondere das Triiodthyronin (low T3-Syndrom), das bei der AN wesentlich deutlicher erniedrigt ist als das Thyroxin (Miyai et al. 1975; Croxson u. Ibbertson 1977; De et al. 1983; Bannai et al. 1988; Sato et al. 1988; Casper et al. 1991; Onur et al. 2005). In der Regel ist die funktionelle Hypothyreose nicht begleitet von einer Erhöhung des TSH (Thyreoidea stimulierendes Hormon), wie es bei einer Hypothyreose aufgrund einer Unterproduktion der Schilddrüse der Fall wäre; der TSH-Anstieg nach TRH-Gabe ist verzögert (Tamai et al. 1986; Kiriike et al. 1987; Kiyohara et al. 1987). Gelegentlich finden sich aber auch erhöhte TSH-Werte, die nicht vorschnell als Hinweis auf eine behandlungsbedürftige Hypothyreose gewertet werden dürfen (Matsubayashi et al. 1988). Thyroxin erhöht den Energieverbrauch und den Eiweißstoffwechsel, hat damit ungünstige Hauptwirkungen für die AN und erfordert deswegen eine besonders enge Indikationsstellung. Nur bei eindeutiger Klinik einer Hypothyreose sollte Thyroxin in sehr niedrigen Dosen substituiert werden.

8.3.3 Wasser- und Elektrolythaushalt

Im Rahmen von Essstörungen treten erhebliche Verschiebungen im Wasser- und Elektrolythaushalt auf. Abnorme Essgewohnheiten beziehen häufig auch das Trinkverhalten mit ein, wobei einerseits Polydipsie (um den Hunger zu unterdrücken) als auch Wasserrestriktion beobachtet werden. Rezidivierendes Erbrechen führt zu Volumenverlusten, zum Verlust von Chlorid und anderen Elektrolyten sowie zur metabolischen Alkalose. Auch der Abusus von Diuretika und Laxanzien führt zur Volumendeprivation und zu Verschiebungen im Elektrolythaushalt – insbesondere zu Hypokaliämie und zu Natriumverlusten, aber nicht zur Hypochlorämie.

Der Verlust von Kalium betrifft zunächst die extrazelluläre Kaliumkonzentration, während die intrazelluläre Kaliumkonzentration weniger betroffen ist. Dies bedingt eine Erhöhung der Kaliumgradienten von Muskel- und Nervenzellen und damit eine erhöhte elektrophysiologische Erregbarkeit dieser Zellen. Dabei ist die Geschwindigkeit des Kaliumverlustes entscheidend für die Höhe der resultierenden Kaliumgradienten. Chronische Kaliumverluste führen zu einem Absinken auch der intrazellulären Kaliumkonzentration und damit zu einer geringer ausgeprägten Veränderung der Kaliumgradienten. Das Risiko von Herzrhythmusstörungen ist deswegen bei chronischen Kaliumverlusten geringer ausgeprägt als bei akuten Kaliumverlusten. Die mit der Hypokaliämie assoziierten EKG-Veränderungen (Khan et al. 2007) ermöglichen eine Schätzung der resultierenden Kaliumgradienten und damit des arrhythmogenen Risikos.

Hypokaliämie im Rahmen einer AN (Sugimoto et al. 2003) oder im Rahmen eines Diuretikaabusus (Copeland 1989) wird in Kasuistiken für die schwere Komplikation einer pontinen Myelinolyse verantwortlich gemacht, auch wenn in diesen Fällen keine begleitende Hyponatriämie aufgetreten war. Ebenso gibt es Fallberichte über eine Rhabdomyolyse (Dive et al. 1991). Chronische Hypokaliämie in Verbindung mit Volumenmangel und Energiemangel sind die Bedingungen für die Entwicklung der hypokaliämischen Nephropathie. Diese Erkrankung ist gekennzeichnet durch eine tubulointerstitielle Fibrose, die sich klinisch ausdrückt in Polyurie, metabolischer Alkalose, Proteinurie und konsekutiv fortschreitender Einschränkung der Nierenfunktion. Dieser Typ der Nephropathie lässt sich bei Ratten experimentell durch Kaliumdeprivation erzeugen. Dies ist vermutlich der häufigste Grund für chronisches Nierenversagen im Rahmen einer AN (Manzato et al. 2009). Die Nierenfunktion ist andererseits durch das gehäufte Auftreten einer Nephrolithiasis (Jonat u. Birmingham 2003) und seltener auch durch eine Nephrocalcinose gefährdet (Roberts et al. 2005). Bereits vor dem Auftreten einer manifesten Niereninsuffizienz ist die Nierenfunktion bei den meisten Patientinnen mit AN eingeschränkt, die Filtrationsfraktion ist herabgesetzt und die Konzentrationsfähigkeit bei Flüssigkeitsdeprivation reduziert (Aperia et al. 1978). Zu beachten ist, dass das Serumkreatinin mit der Muskelmasse korreliert und daher bei der AN eine sehr eingeschränkte Aussagekraft hat. Zur Beurteilung der Nierenfunktion sollten daher die Kreatininclearance oder das Serumcystatin herangezogen werden (Delanaye et al. 2008). Beide Methoden überschätzen aber immer noch erheblich die tatsächliche glomeruläre Filtrationsrate (Delanaye et al. 2009).

Bei beginnender Normalisierung der Ernährung im Rahmen der Therapie treten vor allem bei massiv untergewichtigen Patientinnen Symptome und bei Patientinnen, die extensiv Purging-Praktiken betrieben haben, Veränderungen auf, die als Aufftütterungssödem (refeeding-edema) zusammengefasst werden. Es zeigt sich eine ausgeprägte Ödemneigung, gekennzeichnet durch eine überproportionale Zunahme des Extrazellulärvolumens (Ehrlich et al. 2006; Tey et al. 2005). Die damit verbundene große initiale Gewichtszunahme (die durch die Ödembildung bedingte Gewichtszunahme kann bis zu 10 kg betragen) verunsichert häufig gleichermaßen Patientinnen und Therapeuten und muss deswegen in die Beurteilung der Gewichtsverläufe mit einbezogen werden. Elektrolytverluste und Hypokaliämie sind die Ursache für eine Überaktivierung des Renin-Angiotensin-Aldosteron-Mechanismus. Der Plasma-Aldosteron-Anstieg auf die Gabe von Angiotensin II ist bei AN-Patientinnen signifikant höher (Mizuno et al. 1992). Die Aktivierung dieses Mechanismus führt unter den Bedingungen der Normalisierung der Ernährung zu einer deutlich vermehrten Wassereinlagerung und zur Neigung zu Hypokaliämie. In geringer ausgeprägten Fällen reichen die Aufklärung der Patientin über die benigne Natur der Ödembildung und ein abwartendes Verhalten, da sich dieses sogenannte Pseudo-Bartter-Syndrom innerhalb der ersten Wochen vollständig normalisiert. Bei sehr ausgeprägter Ödembildung ist eine diuretische Behandlung zu erwägen, in diesem Fall sinnvollerweise mit

Aldosteron-Antagonisten. Die diuretische Behandlung trägt allerdings zu einer Verzögerung der Normalisierung der Nierenfunktion bei.

Pathophysiologisch werden für die Ödembildung auch andere Faktoren verantwortlich gemacht. Hier wird die wiedereinsetzende Insulinsekretion, verbunden mit einer erhöhten Insulinsensitivität, diskutiert, die dann zu einer Natriumretention im distalen Tubulus führt (Yucel et al. 2005). In Fällen mit Hyponatriämie ist auch an das Syndrom der inadäquaten ADH-Sekretion (SIADH) zu denken – auch das SIADH tritt vermutlich bei AN gehäuft auf (Challier u. Cabrol 1995).

8.3.4 Knochenbau

Eine der häufigen und schwerwiegenden medizinischen Komplikationen bei Patientinnen mit einem langjährigen Verlauf einer AN oder der Subgruppe besonders untergewichtiger Patientinnen mit einer BN ist das Auftreten einer Osteopenie (verminderte Knochendichte) oder Osteoporose (Reduktion der Knochendichte um mehr als zwei Standardabweichungen). Der Knochendichteverlust stellt sich bereits innerhalb der ersten zwölf Monate nach der Diagnosestellung ein, mit einem durchschnittlichen jährlichen Knochendichteverlust von 1 % (Bruni et al. 2006). Dabei weisen bereits ca. 50 % der adoleszenten AN-Patientinnen eine Osteopenie auf, und 25 % erfüllen die diagnostischen Kriterien einer manifesten Osteoporose. In einer Längsschnittuntersuchung bei erwachsenen AN-Patientinnen konnte gezeigt werden, dass jene Teilgruppe mit einem chronischen Verlauf im Mittel einen jährlichen Verlust der Knochendichte von 3,7 % aufwies, wohingegen jene Gruppe, die in der Zwischenzeit eine Heilung erfahren hatte, eine leichte Zunahme der Knochendichte (0,7 %) pro Jahr verzeichnete. Besonders die Gruppe der AN-Patientinnen mit einer Purging-Symptomatik zeigte den höchsten jährlichen Knochendichteverlust (Zipfel et al. 2001). Dabei wurden in dieser Gruppe auch im Knochenumbaumuster die höchsten Marker für Knochenabbau und die niedrigsten Marker für einen Knochenaufbau gefunden. AN-Patientinnen mit einer Amenorrhoe von mehr als sechs Jahren hatten ein siebenfach erhöhtes Frakturrisiko, und beim chronifizierten Langzeitverlauf nach im Mittel elf Jahren zeigten bereits 44 % der Betroffenen einen osteoporotischen Knochen. Bevorzugt befallen sind trabekuläre Knochen im Bereich des Oberschenkels und der Lendenwirbelsäule. Bei Leistungssportlern (z. B. Balletttänzern) kann es durch die Erkrankung und erhebliche körperliche Beanspruchungen bereits in jungen Jahren zu pathologischen Frakturen und Stressfrakturen kommen. Im Übrigen weisen Betroffene mit mehrjähriger AN besonders im späteren Leben ein drei- bis siebenfach erhöhtes Frakturrisiko auf.

Der Hintergrund für diese dramatischen Zahlen ist, dass die Pubertät und das frühe Erwachsenenalter für den Knochenaufbau sehr sensible Phasen darstellen, in der innerhalb weniger Jahre nach Abschluss des Längenwachstums die maximale Knochenmasse (Spitzenknochenmasse) erreicht wird. Da die AN häufig im Verlauf der Pubertät beginnt, kommt es zu einem verminderten Knochenanbau und hierdurch zu einer bereits reduzierten Spitzenknochenmasse und Knochendichte. Dabei hat die Mangel- und Fehlernährung eine Reihe von Auswirkungen auf neuroendokrine Faktoren, die in einem direkten Zusammenhang mit dem Knochenwechsel stehen. Hierbei sind folgende Faktoren beteiligt:

- Reduktion der Freisetzung vom Gonadotropin-Releasing-Hormon (GnRH) und der Gonadotropine und damit eine reduzierte Östrogen- und Androgenproduktion,
- Erhöhung der Plasmacortisolspiegel,
- Reduktion des freien T3 und der hepatischen Synthese von Wachstumsfaktoren (u. a. IGF1),
- reduzierte Leptinspiegel und erhöhte Katecholaminspiegel (Bruni et al. 2006),
- verminderte Kalzium- und Vitamin-D-Zufuhr,
- metabolische Azidose durch vermehrte Lipolyse.

Aufgrund dieser Muster unterscheiden sich die Pathomechanismen der Osteoporose bei Patientinnen mit Essstörungen von denjenigen mit einer postmenopausalen Osteoporose. Im Gegensatz zur postmenopausalen Form, bei der simultan sowohl Knochenresorption als auch Knochenanbau gesteigert sind (»High-turnover«-Osteoporose), zeigen AN-Patientinnen eine »Low-turnover«-Situation mit vermindertem Knochenanbau und gesteigerter Resorption. Somit kann ein Östrogenmangel, der ursächlich für die postmenopausale Osteoporose ist, die Knochenstoffwechselsituation der AN-Patientinnen nicht alleine erklären.

Da alle bisherigen Studien ergeben haben, dass das Körpergewicht die wichtigste Determinante der Knochendichte bei Patientinnen mit Essstörungen ist, muss der Gewichtsnormalisierung und der Normalisierung der Mangel- und Fehlernährung die höchste Priorität gelten (Mehler u. MacKenzie 2009). Daher ist die effektivste und in der Abwägung des Nutzen-Risiko-Profils beste Maßnahme, eine frühzeitige Gewichtsrestitution und Normalisierung des Essverhaltens. Die ergänzende Substitution von Kalzium und Vitamin D kann unterstützend wirken, insbesondere in der frühen Phase der Gewichtsrestitution. Obwohl eine Applikation von Östrogen-Gestagen-Präparaten bei der postmenopausalen Osteoporose seit langem als Maßnahme etabliert ist und die Dauer der Amenorrhoe in einer Reihe von Studien bei AN-Patientinnen einen Prädiktor für die Knochendichte darstellt, konnten bisherige Interventionsstudien mit dieser Substanzgruppe keine signifikanten Effekte erzielen. Daher sollte gegenwärtig eine Östrogen-Gestagen-Applikation nur jenen AN-Patientinnen vorbehalten bleiben, bei denen nach Gewichtsrestitution die Regelblutung ausbleibt. Die Anwendung ist jedoch kontraindiziert vor dem Abschluss des Längenwachstums, da sie zu einem vorzeitigen Schluss der Epiphysenfugen führen können. Hinsichtlich der Verordnung und Applikation weiterer pharmakologischer Substanzen muss bei der derzeitigen Studienlage außerhalb von klar definierten und überwachten klinischen Studien derzeit gewarnt werden. Bislang liegen nur Daten einer randomisierten, kontrollierten Studie vor, die mit der sehr aufwändigen und zweimal täglich subkutanen Applikation von IGF-I einen gewissen Effekt nachweisen konnte. Die wenigen und zumeist nicht ausreichend großen Untersuchungen mit weiteren Substanzen, wie beispielsweise Bisphosphonate, zeigten keinen klaren Benefit für die behandelten Patientinnen.

8.3.5 Kardiovaskuläre Begleiterkrankungen

Neben der erhöhten Suizidrate und den unmittelbaren Folgen von Unterernährung (u. a. schwer verlaufende Infektionserkrankungen) werden für die erhöhte Mortalität der AN auch kardiovaskuläre Gründe genannt (Casiero u. Frishman 2006). In der Tat sind zumindest die nicht unmittelbar lebensbedrohlichen kardiovaskulären Begleiterscheinungen der AN vielfältig und ausgeprägt.

Charakteristische klinische Begleiterscheinungen der AN sind Hypotension und ausgeprägte Bradykardie (Gottdiener et al. 1978). Im Gegensatz zur trainingsbedingten Bradykardie bei Sportlern finden sich eine reduzierte Herzfrequenzsteigerung bei körperlicher Belastung und eine reduzierte körperliche Belastbarkeit (Nudel et al. 1984). Das Elektrokardiogramm zeigt eine typische Verschiebung der elektrischen Herzachsen aufgrund der relativ geringen Belastung des linken Ventrikels. Neben dem Steiltyp findet sich gehäuft auch ein Rechtstyp, ohne dass dies zur Diagnose eines linksposterioren Hemiblocks führen sollte (Thurston u. Marks 1974; Palossy u. Oo 1977). Im Rahmen der Bradykardie werden gelegentlich auch AV-Ersatzrhythmen gefunden, die bei Frequenzbeschleunigung wieder in einen normalen Sinusrhythmus umschlagen. Auch bei hochgradiger Bradykardie ergibt sich bei den diesbezüglich in der Regel symptomfreien Patientinnen keine Indikation zur Schrittmacher-Implantation. Höhergradige Veränderungen der ST-Strecken sind in der Regel Ausdruck der teilweise recht ausgeprägten Elektrolytverschiebungen der Patientinnen. Erhöhte Mortalität wird auch auf das Auftreten von schwerwiegenden ventrikulären Rhythmusstörungen mit Torsade-de-pointes-Tachykardien, die beispielsweise von Isner et al. (1985) beobachtet wurden, zurückgeführt. In diesen Fällen wurden die Rhythmusstörungen interpretiert als Folge einer Verlängerung der QT-Zeit. Eine Verlängerung der QT-Zeit verursacht als solche keine körperlichen Symptome, prädisponiert jedoch – zumindest bei den kongenitalen und medikamentös induzierten Formen – zu potenziell lebensbedrohlichen Herzrhythmusstörungen, wie sie in den von Isner et al. beschriebenen Fällen aufgetreten waren. Die Angabe der QT-Zeit in Millisekunden ist als solche genommen wenig aussagekräftig, da sie im hohen Maße abhängig von der Herzfrequenz ist. Zur Korrektur des Zusammenhangs von Herzfrequenz und QT-Zeit wird üblicherweise die Formel des Physiologen Bazett (1920) verwendet, die insbesondere in niedrigen Frequenzbereichen zu einer Unterschätzung der tatsächlich auftretenden QT-Intervalle führt. Der prognostische Wert des korrigierten QT-Intervalls wurde insofern auch in Frage gestellt (Breidthardt et al. 2007). In einer Metaanalyse aller Studien zum QT-Intervall bei der AN kommen Lesinskiene et al. (2008) in einer Metaanalyse zu dem Gesamtergebnis, dass keine signifikanten Abweichungen bezüglich des QT-Intervalls bei der AN bestehen. Dies gilt auch für die sogenannte QT-Dispersion, das heißt die Differenz zwischen der maximalen und minimalen Dauer des QT-Intervalls in den zwölf EKG-Ableitungen. Die QT-Dispersion gilt als unabhängiges Maß für das Risiko eines plötzlichen Herztodes. Wenn auch letztlich die Befunde zum QT-Intervall damit relativiert werden müssen, ist jedoch die Bewertung einer pharmakologisch induzierten QT-Verlängerung dadurch erschwert, dass keine verlässliche Formel für die Einschätzung der QT-Länge existiert. Die Untersuchungen zeigen, dass die Korrekturformel nach Bazett hier nicht herangezogen werden kann, und es muss empfohlen werden, zur Beurteilung der medikamentös induzierten QT-Verlängerung jeweils vor Beginn und nach Beginn der Medikation, insbesondere mit Psychopharmaka, die QT-Intervalle zu vermessen und zu vergleichen. Voraussetzung hierfür sind konstante Kaliumkonzentrationen.

Strukturell ist das Herz bei Patientinnen mit AN deutlich verkleinert. Die linksventrikuläre Masse, wie sie mit der zweidimensionalen Echokardiographie bestimmt werden kann, ist deutlich vermindert. Ebenso sind die enddiastolischen und endsystolischen Volumina reduziert (St John Sutton et al. 1985). Konsistent wird in vielen Untersuchungen die Häufigkeit eines Mitralklappen-Prolapses beschrieben. Dabei schwanken die Prävalenzzahlen von 13 % (Hall et al. 1989) bis zu 74 % in einem japanischen Kollektiv (Oka et al. 1984). Nach Gewichtsnormalisierung normalisierte sich auch die pathologische Beweglichkeit der Mitralklappe (Meyers et al. 1987). Es wird angenommen, dass für diese in der Regel benigne kardiologische Auffälligkeit des Herzens ein relativ zum dystrophen Herzmuskel zu groß gewordener Klappenapparat verantwortlich ist (Cheng 1989). In Fällen von schwerer AN finden sich häufiger kleine bis mittelgroße Perikardergüsse (Ramacciotti et al. 2003; Inagaki et al. 2003). In den meisten Fällen sind diese Perikardergüsse zwar ein Zeichen einer hochgradigen Ernährungsstörung, sie benötigen aber keine spezifische Therapie. Fälle, in denen eine Perikardpunktion zur Entlastung des linken Ventrikels notwendig wird (Polli et al. 2006), bleiben eine Ausnahme.

Die ausgeprägte Hypotension bei anorektischen Patientinnen ist in der Regel begleitet durch eine hochgradige Engstellung der peripheren arteriellen Gefäße mit deutlicher Akrozyanose, die auch als Raynaud-Phänomen imponieren. Diese ausgeprägte Vasokonstriktion kann zu trophischen Störungen der Akren führen. In Einzelfällen wurden Nekrosen der Finger bis hin zu Endglied-Amputationen beschrieben (Launay et al. 2000).

8.3.6 Gastrointestinale Begleiterkrankungen

Essanfälle im Rahmen einer AN, BN oder BES führen zu einer ganz erheblichen, unphysiologischen mechanischen Belastung des oberen Verdauungstraktes, was zu erheblichen und schwerwiegenden Komplikationen führen kann (Rapps et al. 2007). In seltenen Fällen kommt es dabei zu Perforationen des Ösophagus oder Magenrupturen (Evans 1968; Saul et al. 1981; Abdu et al. 1987). Essanfälle können im Weiteren zu einer Magendilatation führen (Evans 1968; Brook 1977; Gruner 1977; Mitchell et al. 1982; Stheneur et al. 1995; Barada et al. 2006), was auch ohne Perforation zu Komplikationen, wie z. B. zur Ischämie und Nekrose, führen kann.

Durch das rezidivierende Erbrechen und den gehäuften Säurekontakt des Epithels des unteren Ösophagus treten sehr häufig Refluxbeschwerden auf; in vielen Fällen kommt es zur Ösophagitis. Dagegen sind Plattenepithelkarzinome, die auf dem Boden einer durch rezidivierendes induziertes Erbrechen entstandenen Ösophagitis vorkommen, eine Rarität (Dessureault et al. 2002).

Funktionelle gastrointestinale Beschwerden sind eine regelhafte Begleiterscheinung von Essstörungen. Am häufigsten treten diese Beschwerden bei der AN auf. Bei der BN sind sie etwas seltener (Waldholtz u. Andersen 1990; Hadley u. Walsh 2003), und am relativ seltensten sind sie bei der BES (Crowell et al. 1994). Die am häufigsten genannten Beschwerden sind postprandiales Völlegefühl und epigastrische Schmerzen, ein aufgeblähtes Abdomen und Obstipation (Waldholtz u. Andersen 1990). Die häufig sehr ausgeprägten Beschwerden bessern sich mit Remission der Essstörungssymptomatik.

Die funktionellen gastrointestinalen Beschwerden sind assoziiert mit Störungen der Transitzeit (Kamal et al. 1991), der Motilität (Stacher et al. 1993) und der elektrischen gastrischen Aktivität (Ogawa et al. 2004). Wenn auch solche Befunde den Einsatz prokinetischer Substanzen wie Domperidon (Russell et al. 1983), Metoclopramid (Saleh u. Lebwohl 1980) oder Cisaprid (Stacher et al. 1993) nahe legen und als Effekt sowohl eine Verminderung der Belastung durch die gastrointestinalen Symptome als auch eine Erleichterung der Gewichtszunahme vermuten lassen, ist ihr Einsatz in der Praxis enttäuschend. Die Effekte auf die gastrointestinalen Symptome sind gering, und bezüglich des Gewichts zeigen sich in der Praxis ebenfalls keine Effekte. In einer placebokontrollierten Studie von Szmukler et al. (1995) gaben die mit Cisaprid behandelten Patientinnen zumindest eine subjektive Besserung an, gegenüber Placebo fand sich jedoch keine verbesserte Gewichtszunahme.

Das gehäufte Auftreten einer gelegentlich sehr ausgeprägten Obstipation mit der AN (Waldholtz u. Andersen 1990; Chun et al. 1997; Chiarioni et al. 2000) dürfte multikausal sein. Unter anderem sind Gründe für die verminderte Stuhlfrequenz die verringerte Stuhlmasse, eine häufig begleitend auftretende Hypokaliämie und die hypothyreote Stoffwechsellage. In Anbetracht der vielfältigen endokrinen Veränderungen, die mit zu geringem Körpergewicht und gestörtem Essverhalten einhergehen, dürften aber auch noch andere Ursachen mitbeteiligt sein.

8.3.7 Zahnapparat

Die häufigste Schädigung der Zähne bei der AN und der BN entsteht durch Säureeinwirkung auf die Zähne. Durch die Regurgitation von Mageninhalt beim Erbrechen wird der kritische pH-Wert von 5,5 unterschritten und führt hierdurch zur Schädigung des Zahnschmelzes (Milosevic u. Slade 1989). Deutliche klinische Symptome von Zahnerosionen, die durch häufiges Erbrechen hervorgerufen werden, können erst nach ein bis zwei Jahren beobachtet werden. Es finden sich dann vor allem an den palatinalen und okklusalen Zahnflächen im Oberkiefer ausgeprägte Zahnhartsubstanzverluste vom Schmelz und Dentin, die auch als »Perimylolysis« (Hellstrom 1977) bezeichnet werden. Erfolgt das Erbrechen unmittelbar vor dem Schlafengehen, so potenziert sich die Säureeinwirkung, da die Säure lange in der oralen Kavität verbleibt und der Speichelfluss während des Schlafs minimal ist.

Die typischen Erosionen bei Essstörungen haben eine weiche, glasige Oberfläche. Diese können mit einer Exposition des Dentins bzw. der Pulpa, starken Hypersensitivitäten, einem Dünnerwerden der Inzisalkanten und letztlich mit einem Verlust der vertikalen Dimension der Kiefer zueinander einhergehen. Der progrediente Zahnhartsubstanzverlust kann dazu führen, dass Ränder von Restaurationen über das Zahnniveau erhoben sind.

Häufig putzen sich die Patientinnen nach dem Erbrechen die Zähne. Beim Zähnebürsten wird die durch die Säuren erweichte Zahnoberfläche verstärkt abgetragen, sodass der Zahnhartsubstanzverlust dadurch zusätzlich beschleunigt wird.

Vestibuläre Erosionen an den Zähnen in Verbindung mit Essstörungen finden sich bei solchen Patientinnen, die zusätzlich durch extrinsische Erosionsfaktoren hervorgerufen werden, wie z. B. einseitige Ernährung mit Zitrusfrüchten oder Traubenzucker, um das Hungergefühl zu stillen.

Patientinnen mit Bulimie weisen darüber hinaus eine höhere Kariesprävalenz auf (Ohrn et al. 1999; Ohrn u. Angmar-Mansson 2000). Für die erhöhte Kariesprävalenz werden die übermäßige Aufnahme fermentierbarer Kohlenhydrate während der Essphasen und ein verminderter Speichelfluss diskutiert. Darüber hinaus sinkt während des Fastens die Phosphatkonzentration im Speichel, und es ist eine vermehrte Plaquebildung zu beobachten. Dadurch scheint der durch den Säureangriff demineralisierte Schmelz empfindlicher gegenüber kariogenen Noxen zu sein.

Durch rezidivierendes Erbrechen, aber auch durch Diuretika- und Laxanzienabusus wird die Speichelproduktion reduziert. Die daraus resultierende *Xerostomie* findet sich aber auch im Rahmen von hochgradiger Anorexie und bei Einnahme von Antidepressiva, insbesondere bei solchen mit trizyklischer Struktur (Montecchi et al. 2003). Bei Patientinnen mit AN finden sich darüber hinaus gehäuft Gingivitis und Parodontose als Ausdruck des schlechten Ernährungszustandes (Touyz et al. 1993).

Der optimale präventive Schutz vor einer Zahnerosion besteht aus der Vermeidung des Zahnkontaktes mit einer erosiven Noxe (beispielsweise säurehaltige Getränken und Speisen) und dem Einstellen des Erbrechens. In vielen Fällen wird dies erst unter psychotherapeutischer Behandlung erreicht. Solange das abnorme Essverhalten bestehen bleibt, sollte der Zahnapparat geschützt werden.

Nach dem Erbrechen kommt es zu einer kurzzeitigen Absenkung des pH-Wertes auf den Zahnoberflächen, insbesondere der palatinalen Flächen der oberen Frontzähne. Daher ist der Hinweis besonders wichtig, die Zähne nicht unmittelbar nach einer Säureeinwirkung zu putzen, sondern den Mund mit Wasser auszuspülen. Darüber hinaus wird von Zahnärzten das Ausspülen des Mundes mit säureneutralisierenden Flüssigkeiten wie beispielsweise Natriumbikarbonat, Backpulver oder Antacida empfohlen, die zuvor in Wasser gelöst werden, um so eine Erhöhung des pH-Wertes und eine Abpufferung von Säuren im Mund zu erzielen.

Durch die Behandlung von Zahnschmelz mit einer natriumfluoridhaltigen Lösung oder einem natriumfluoridhaltigen Lack kann die Erosionsresistenz des Schmelzes erhöht werden. Dazu tragen auch fluoridhaltige Mundspüllösungen und Zahnpasten bei.

Die Wiedererhärtung von erosiv-erweichtem Zahnschmelz kann auch durch den Konsum von Milch oder Käse beschleunigt werden.

Mechanischer Schutz kann erreicht werden durch Versiegelung der Zahnoberflächen oder durch die sicherlich schwierig zu realisierende Empfehlung, eine zahnbedeckende Kunststoffschiene zum Schutz der Zähne während einer Säureeinwirkung zu tragen.

Bei größeren Zahnhartsubstanzdefekten sind konservierende oder prothetische Maßnahmen zum Schutz der Zähne und Wiederherstellung der Kaufunktion indiziert.

Der bei weitem beste Schutz für die Zähne besteht im Einstellen des Erbrechens.

8

8.4 Literatur

Abdu, R. A.; Garritano, D.; Culver, O. (1987). Acute gastric necrosis in anorexia nervosa and bulimia. Two case reports. *Arch. Surg., 122,* 830-832.

Abella, E.; Feliu, E.; Granada, I.; Milla, F.; Oriol, A.; Ribera, J. M. et al. (2002). Bone marrow changes in anorexia nervosa are correlated with the amount of weight loss and not with other clinical findings. *Am.J.Clin.Pathol., 118,* 582-588.

Allende, L. M.; Corell, A.; Manzanares, J.; Madruga, D.; Marcos, A.; Madrono, A. et al. (1998). Immunodeficiency associated with anorexia nervosa is secondary and improves after refeeding. *Immunology, 94,* 543-551.

Aperia, A.; Broberger, O.; Fohlin, L. (1978). Renal function in anorexia nervosa. *Acta Paediatr.Scand., 67,* 219-224.

Bannai, C.; Kuzuya, N.; Koide, Y.; Fujita, T.; Itakura, M.; Kawai, K. et al. (1988). Assessment of the relationship between serum thyroid hormone levels and peripheral metabolism in patients with anorexia nervosa. *Endocrinol.Jpn., 35,* 455-462.

Barada, K. A.; Azar, C. R.; Al-Kutoubi, A. O.; Harb, R. S.; Hazimeh, Y. M.; Abbas, J. S. et al. (2006). Massive gastric dilatation after a single binge in an anorectic woman. *Int.J.Eat.Disord., 39,* 166-169.

Bazett H. C. (1920). An analysis of the time relationships of electrocardiograms. *Heart, 7,* 353, Ref Type: Generic.

Blais, M. A.; Becker, A. E.; Burwell, R. A.; Flores, A. T.; Nussbaum, K. M.; Greenwood, D. N. et al. (2000). Pregnancy: outcome and impact on symptomatology in a cohort of eating-disordered women. *Int J Eat Disord, 27 (2),* 140-9.

Breidthardt, T.; Christ, M.; Matti, M.; Schrafl, D.; Laule, K.; Noveanu, M. et al. (2007). QRS and QTc interval prolongation in the prediction of long-term mortality of patients with acute destabilised heart failure. *Heart, 93,* 1093-1097.

Brinch, M.; Isager, T.; Tolstrup, K. (1988). Anorexia nervosa and motherhood: reproduction pattern and mothering behavior of 50 women. *Acta Psychiatr Scand 1988, 77 (5),* 611-7.

Brook, G. K. (1977). Acute gastric dilatation in anorexia nervosa. *Br.Med.J., 20, 2,* 499-500.

Bruni, V.; Dei, M.; Filicetti, M. F.; Balzi, D.; Pasqua, A. (2006). Predictors of bone loss in young women with restrictive eating disorders. *Pediatr.Endocrinol.Rev., 3 Suppl 1,* 219-221.

Bulik, C. M.; Sullivan, P. F.; Fear, J. L.; Pickering, A.; Dawn, A.; McCullin, M. (1999). Fertility and reproduction in women with anorexia nervosa: a controlled study. *J Clin Psychiatry, 60 (2),* 130-5.

Carrero, J. J. (2009). Identification of patients with eating disorders: clinical and biochemical signs of appetite loss in dialysis patients. *J.Ren Nutr., 19,* 10-15.

Carrero, J. J.; Aguilera, A.; Stenvinkel, P.; Gil, F., Selgas, R.; Lindholm, B. (2008). Appetite disorders in uremia. *J.Ren Nutr., 18,* 107-113.

Casiero, D.; Frishman, W. H. (2006). Cardiovascular complications of eating disorders. *Cardiol.Rev., 14,* 227-231.

Casper, R. C.; Schoeller, D. A.; Kushner, R.; Hnilicka, J.; Gold, S. T. (1991). Total daily energy expenditure and activity level in anorexia nervosa. *Am.J.Clin.Nutr., 53,* 1143-1150.

Challier, P.; Cabrol, S. (1995). [Severe hyponatremia associated with anorexia nervosa: role of inappropriate antidiuretic hormone secretion?] *Arch.Pediatr., 2,* 977-979.

Cheng, T. O. (1989). Preventing mitral valve prolapse in anorexia nervosa. *CMAJ, 141,* 192-193.

Chiarioni, G.; Bassotti, G.; Monsignori, A.; Menegotti, M.; Salandini, L.; Di, M. G. et al. (2000). Anorectal dysfunction in constipated women with anorexia nervosa. *Mayo Clin.Proc., 75,* 1015-1019.

Chun, A. B.; Sokol, M. S.; Kaye, W. H.; Hutson, W. R.; Wald, A. (1997). Colonic and anorectal function in constipated patients with anorexia nervosa. *Am.J.Gastroenterol., 92,* 1879-1883.

Colton, P.; Olmsted, M.; Daneman, D.; Rydall, A.; Rodin, G. (2004). Disturbed eating behavior and eating disorders in preteen and early teenage girls with type 1 diabetes: a case-controlled study. *Diabetes Care, 27 (7),*1654-9.

Copeland, P. M. (1989). Diuretic abuse and central pontine myelinolysis. *Psychother.Psychosom., 52,* 101-105.

Crowell, M. D.; Cheskin, L. J.; Musial, F. (1994). Prevalence of gastrointestinal symptoms in obese and normal weight binge eaters. *Am.J.Gastroenterol., 89,* 387-391.

Croxson, M. S.; Ibbertson, H. K. (1977). Low serum triiodothyronine (T3) and hypothyroidism in anorexia nervosa. *J.Clin. Endocrinol.Metab., 44,* 167-174.

De, R. G.; Della, C. S.; Corsello, S. M.; Ruffilli, M. P.; De, R. E.; Pasargiklian, E. (1983). Thyroid function in altered nutritional state. *Exp.Clin.Endocrinol., 82,* 173-177.

Delanaye, P.; Cavalier, E.; Radermecker, R. P.; Paquot, N.; Depas, G.; Chapelle, J. P. et al. (2008). Cystatin C or creatinine for detection of stage 3 chronic kidney disease in anorexia nervosa. *Nephron Clin. Pract., 110,* c158-c163.

Delanaye, P.; Cavalier, E.; Radermecker, R. P.; Paquot, N.; Depas, G.; Chapelle, J. P. et al. (2009). Estimation of GFR by different creatinine- and cystatin-C-based equations in anorexia nervosa. *Nephron Clin. Pract., 71,* 482-491.

Dessureault, S.; Coppola, D.; Weitzner, M.; Powers, P.; Karl, R. C. (2002). Barrett's esophagus and squamous cell carcinoma in a patient with psychogenic vomiting. *Int.J.Gastrointest. Cancer., 32,* 57-61.

Dive, A.; Donckier, J.; Lejeune, D.; Buysschaert, M. (1991). Hypokalemic rhabdomyolysis in anorexia nervosa. *Acta Neurol.Scand., 83,* 419.

Ehrlich, S.; Querfeld, U.; Pfeiffer, E. (2006). Refeeding oedema : an important complication in the treatment of anorexia nervosa. *Eur.Child Adolesc.Psychiatry., 15,* 241-243.

Ekeus, C.; Lindberg, L.; Lindblad, F.; Hjern, A. (2006). Birth outcomes and pregnancy complications in women with a history of anorexia nervosa. *BJOG, 113 (8),* 925-9.

Evans, D. S. (1968). Acute dilatation and spontaneous rupture of the stomach. *Br.J.Surg., 55,* 940-942.

Franko, D. L.; Blais, M. A.; Becker, A. E.; Delinsky, S. S.; Greenwood, D. N.; Flores, A. T. et al. (2001). Pregnancy complications and neonatal outcomes in women with eating disorders. *Am J Psychiatry, 158 (9),* 1461-6.

Gottdiener, J. S.; Gross, H. A.; Henry, W. L.; Borer, J. S.; Ebert, M. H. (1978). Effects of self-induced starvation on cardiac size and function in anorexia nervosa. *Circulation., 58,* 425-433.

Grenet, P.; De, P. F.; Gallet, J. P.; Gubert, J. P.; Olivier, C. (1972). [Anorexic forms of celiac syndromes]. *Ann.Pediatr.(Paris), 19,* 491-497.

Gruner, O. P. (1977). Acute gastric dilatation in anorexia nervosa. *Br.Med.J., 2,* 774.

Gunther, R. (1988). Anorexia nervosa and parotid enlargement. *Am.J.Psychiatry., 145,* 650.

Hadley, S. J.; Walsh, B. T. (2003). Gastrointestinal disturbances in anorexia nervosa and bulimia nervosa. *Curr.Drug Targets. CNS.Neurol.Disord., 2,* 1-9.

Hall, R. C.; Beresford, T. P.; Popkin, M. K.; Hoffman, R. S.; Wooley, B.; Tice, L. et al. (1989). Mitral valve prolapse and anxiety disorders in patients with anorexia nervosa. *Psychiatr.Med., 7,* 217-233.

Hellstrom, I. (1977). Oral complications in anorexia nervosa. *Scand.J.Dent.Res., 85,* 71-86.

Hempen, I.; Lehnert, P.; Fichter, M. M.; Teufel, J. (1989). [Hyperamylasemia in anorexia nervosa and bulimia nervosa. Indication of a pancreatic disease?] *Dtsch.Med.Wochenschr., 114,* 1913-1916.

Inagaki, T.; Yamamoto, M.; Tsubouchi, K.; Miyaoka, T.; Uegaki, J.; Maeda, T. et al. (2003). Echocardiographic investigation of pericardial effusion in a case of anorexia nervosa. *Int.J.Eat. Disord., 33,* 364-366.

Isner, J. M.; Roberts, W. C.; Heymsfield, S. B.; Yager, J. (1985). Anorexia nervosa and sudden death. *Ann.Intern.Med., 102,* 49-52.

Jonat, L. M.; Birmingham, C. L. (2003). Kidney stones in anorexia nervosa: a case report and review of the literature. *Eat. Weight.Disord., 8,* 332-335.

Jost, P. J.; Stengel, S. M.; Huber, W.; Sarbia, M.; Peschel, C.; Duyster, J. (2005). Very severe iron-deficiency anemia in a patient with celiac disease and bulimia nervosa: a case report. *Int.J.Hematol., 82,* 310-311.

Kamal, N.; Chami, T.; Andersen, A.; Rosell, F. A.; Schuster, M. M.; Whitehead, W. E. (1991). Delayed gastrointestinal transit times in anorexia nervosa and bulimia nervosa. *Gastroenterology, 101,* 1320-1324.

Khan, M. U.; Patel, A. G.; Wilbur, S. L.; Khan, I. A. (2007). Electrocardiographic changes in combined electrolyte depletion. *Int.J.Cardiol., 20, 116,* 276-278.

Kinzl, J.; Biebl, W.; Herold, M. (1993). Significance of vomiting for hyperamylasemia and sialadenosis in patients with eating disorders. *Int.J.Eat.Disord., 13,* 117-124.

Kiriike, N.; Nishiwaki, S.; Izumiya, Y.; Maeda, Y.; Kawakita, Y. (1987). Thyrotropin, prolactin, and growth hormone responses to thyrotropin-releasing hormone in anorexia nervosa and bulimia. *Biol.Psychiatry, 22,* 167-176.

Kiyohara, K.; Tamai, H.; Karibe, C.; Kobayashi, N.; Fujii, S.; Fukino, O. et al. (1987). Serum thyrotropin (TSH) responses to thyrotropin-releasing hormone (TRH) in patients with anorexia nervosa and bulimia: influence of changes in body weight and eating disorders. *Psychoneuroendocrinology, 12,* 21-28.

Launay, D.; Queyrel, V.; Hatron, P. Y.; Michon-Pasturel, U.; Hachulla, E.; Devulder, B. (2000). [Digital necrosis in a patient with anorexia nervosa. Association of vasculopathy and radial artery injury]. *Presse Med., 29,* 1850-1852.

Leffler, D. A.; Dennis, M.; Edwards George, J. B.; Kelly, C. P. (2007a). The interaction between eating disorders and celiac disease: an exploration of 10 cases. *Eur.J.Gastroenterol.Hepatol., 19,* 251-255.

Leffler, D. A.; Dennis, M.; Hyett, B.; Kelly, E.; Schuppan, D.; Kelly, C. P. (2007b). Etiologies and predictors of diagnosis in nonresponsive celiac disease. *Clin.Gastroenterol.Hepatol., 5,* 445-450.

Lesinskiene, S.; Barkus, A.; Ranceva, N.; Dembinskas, A. (2008). A meta-analysis of heart rate and QT interval alteration in anorexia nervosa. *World J.Biol.Psychiatry, 9,* 86-91.

Mannucci, E.; Rotella, F.; Ricca, V.; Moretti, S.; Placidi, G. F.; Rotella, C. M. (2005). Eating disorders in patients with type 1 diabetes: a meta-analysis. *J. Endocrinol. Invest., 28,* 417-419.

Manzato, E.; Mazzullo, M.; Gualandi, M.; Zanetti, T.; Scanelli, G. (2009). Anorexia nervosa: from purgative behaviour to nephropathy. a case report. *Cases.J., 2,* 46.

Matsubayashi, S.; Tamai, H.; Uehata, S.; Kobayashi, N.; Mori, K.; Nakagawa, T. et al. (1988). Anorexia nervosa with elevated serum TSH. *Psychosom.Med., 50,* 600-606.

Mazzeo, S. E.; Slof-Op't Landt, M. C.; Jones, I.; Mitchell, K.; Kendler, K. S.; Neale, M. C. et al. (2006). Associations among postpartum depression, eating disorders, and perfectionism in a population-based sample of adult women. *Int J Eat Disord, 39 (3),* 202-11.

Mehler, P. S.; MacKenzie, T. D. (2009). Treatment of osteopenia and osteoporosis in anorexia nervosa: a systematic review of the literature. *Int.J.Eat.Disord., 42,* 195-201.

Meyers, D. G.; Starke, H.; Pearson, P. H.; Wilken, M. K.; Ferrell, J. R. (1987). Leaflet to left ventricular size disproportion and prolapse of a structurally normal mitral valve in anorexia nervosa. *Am.J.Cardiol., 60,* 911-914.

Micali, N.; Simonoff, E.; Treasure, J. (2007). Risk of major adverse perinatal outcomes in women with eating disorders. *Br J Psychiatry, 190,* 255-9.

Milosevic, A.; Slade, P. D. (1989). The orodental status of anorexics and bulimics. *Br.Dent.J., 167,* 66-70.

Mitchell, J. E.; Pyle, R. L.; Miner, R. A. (1982). Gastric dilatation as a complication of bulimia. *Psychosomatics., 23,* 96-97.

Miyai, K.; Yamamoto, T.; Azukizawa, M.; Ishibashi, K.; Kumahara, Y. (1975). Serum thyroid hormones and thyrotropin in anorexia nervosa. *J.Clin.Endocrinol.Metab., 40,* 334-338.

Mizuno, O.; Tamai, H.; Fujita, M.; Kobayashi, N.; Komaki, G.; Matsubayashi, S. et al. (1992). Aldosterone responses to angiotensin II in anorexia nervosa. *Acta Psychiatr.Scand., 86,* 450-454.

Montecchi, P. P.; Custureri, V.; Polimeni, A.; Cordaro, M.; Costa, L.; Marinucci, S. et al. (2003). Oral manifestations in a group of young patients with anorexia nervosa. *Eat.Weight.Disord., 8,* 164-167.

Morgan, J. F. (1999). Eating disorders and reproduction. *Aust N Z J Obstet Gynaecol, 39 (2),* 167-73.

Morgan, J. F.; Lacey, J. H.; Chung, E. (2006). Risk of postnatal depression, miscarriage, and preterm birth in bulimia nervosa: retrospective controlled study. *Psychosom Med, 68 (3),* 487-92.

Mustafa, A.; Ward, A.; Treasure, J.; Peakman, M. (1997). T lymphocyte subpopulations in anorexia nervosa and refeeding. *Clin.Immunol.Immunopathol., 82,* 282-289.

Nagata, T.; Tobitani, W.; Kiriike, N.; Iketani, T.; Yamagami, S. (1999). Capacity to produce cytokines during weight restoration in patients with anorexia nervosa. *Psychosom.Med., 61,* 371-377.

Nielsen, S.; Emborg, C.; Molbak, A. G. (2002). Mortality in concurrent type 1 diabetes and anorexia nervosa. *Diabetes Care, 25 (2),* 309-12.

Nudel, D. B.; Gootman, N.; Nussbaum, M. P.; Shenker, I. R. (1984). Altered exercise performance and abnormal sympathetic responses to exercise in patients with anorexia nervosa. *J.Pediatr., 105,* 34-37.

Ogawa, A.; Mizuta, I.; Fukunaga, T.; Takeuchi, N.; Honaga, E.; Sugita, Y. et al. (2004). Electrogastrography abnormality in eating disorders. *Psychiatry Clin.Neurosci., 58,* 300-310.

Ohrn, R.; Enzell, K.; Angmar-Mansson, B. (1999). Oral status of 81 subjects with eating disorders. *Eur.J.Oral Sci., 107,* 157-163.

Ohrn, R.; Angmar-Mansson, B. (2000). Oral status of 35 subjects with eating disorders--a 1-year study. *Eur.J.Oral Sci., 108,* 275-280.

Ohwada, R.; Hotta, M.; Oikawa, S.; Takano, K. (2006). Etiology of hypercholesterolemia in patients with anorexia nervosa. *Int.J.Eat.Disord., 39,* 598-601.

Oka, Y.; Ito, T.; Sekine, I.; Sada, T.; Okabe, F.; Naito, A. et al. (1984). [Mitral valve prolapse in patients with anorexia nervosa]. *J.Cardiogr., 14,* 483-491.

Onur, S.; Haas, V.; Bosy-Westphal, A.; Hauer, M.; Paul, T.; Nutzinger, D. et al. (2005). L-tri-iodothyronine is a major determinant of resting energy expenditure in underweight patients with anorexia nervosa and during weight gain. *Eur. J.Endocrinol., 152,* 179-184.

Palossy, B.; Oo, M. (1977). ECG alterations in anorexia nervosa. *Adv.Cardiol., 19,* 280-282.

Polli, N.; Blengino, S.; Moro, M.; Zappulli, D.; Scacchi, M.; Cavagnini, F. (2006). Pericardial effusion requiring pericardiocentesis in a girl with anorexia nervosa. *Int.J.Eat.Disord., 39,* 609-611.

Pyle, R. L.; Mitchell, J. E.; Eckert, E. D. (1981). Bulimia: a report of 34 cases. *J.Clin.Psychiatry, 42,* 60-64.

Ramacciotti, C. E.; Coli, E.; Biadi, O.; Dell'Osso, L. (2003). Silent pericardial effusion in a sample of anorexic patients. *Eat. Weight.Disord., 8,* 68-71.

Rapps, N.; Enck, P.; Martens, U.; Sammet, I.; Teufel, M.; Otto, B. et al. (2007). [Digestive and predigestive functions in patients with eating disorders]. *Z. Gastroenterol., 45,* 273-280.

Ricca, V.; Mannucci, E.; Calabro, A.; Bernardo, M. D.; Cabras, P. L.; Rotella, C. M. (2000). Anorexia nervosa and celiac disease: two case reports. *Int.J.Eat.Disord., 27,* 119-122.

Roberts, M. A.; Thorpe, C. R.; Macgregor, D. P.; Paoletti, N.; Ierino, F. L. (2005). Severe renal failure and nephrocalcinosis in anorexia nervosa. *Med.J.Aust., 20, 182,* 635-636.

Rocco, P. L.; Orbitello, B.; Perini, L.; Pera, V.; Ciano, R. P.; Balestrieri, M. (2005). Effects of pregnancy on eating attitudes and disorders: a prospective study. *J Psychosom Res, 59 (3),* 175-9.

Russell, D. M.; Freedman, M. L.; Feiglin, D. H.; Jeejeebhoy, K. N.; Swinson, R. P.; Garfinkel, P. E. (1983). Delayed gastric emptying and improvement with domperidone in a patient with anorexia nervosa. *Am.J.Psychiatry, 140,* 1235-1236.

Rydall, A. C.; Rodin, G. M.; Olmsted, M. P.; Devenyi, R. G.; Daneman, D. (1997). Disordered eating behavior and microvascular complications in young women with insulin-dependent diabetes mellitus. *N Engl J Med, 336 (26),* 1849-54.

Saleh, J. W.; Lebwohl, P. (1980). Metoclopramide-induced gastric emptying in patients with anorexia nervosa. *Am.J.Gastroenterol., 74,* 127-132.

Sato, T.; Igarashi, N.; Miyagawa, K.; Nakajima, T.; Katayama, K. (1988). Catecholamine and thyroid hormone metabolism in a case of anorexia nervosa. *Endocrinol.Jpn., 35,* 295-301.

Saul, S. H.; Dekker, A.; Watson, C. G. (1981). Acute gastric dilatation with infarction and perforation. Report of fatal outcome in patient with anorexia nervosa. *Gut., 22,* 978-983.

St John Sutton, M. G.; Plappert, T.; Crosby, L.; Douglas, P.; Mullen, J.; Reichek, N. (1985). Effects of reduced left ventricular mass on chamber architecture, load, and function: a study of anorexia nervosa. *Circulation, 72,* 991-1000.

Stacher, G.; Abatzi-Wenzel, T. A.; Wiesnagrotzki, S.; Bergmann, H.; Schneider, C.; Gaupmann, G. (1993). Gastric emptying, body weight and symptoms in primary anorexia nervosa. Long-term effects of cisapride. *Br.J.Psychiatry, 162,* 398-402.

Stheneur, C.; Rey, C.; Pariente, D.; Alvin, P. (1995). [Acute gastric dilatation with superior mesenteric artery syndrome in a young girl with anorexia nervosa]. *Arch.Pediatr., 2,* 973-976.

Sugimoto, T.; Murata, T.; Omori, M.; Wada, Y. (2003). Central pontine myelinolysis associated with hypokalaemia in anorexia nervosa. *J.Neurol.Neurosurg.Psychiatry, 74,* 353-355.

Szmukler, G. I.; Young, G. P.; Miller, G.; Lichtenstein, M.; Binns, D. S. (1995). A controlled trial of cisapride in anorexia nervosa. *Int.J.Eat.Disord., 17,* 347-357.

Tamai, H.; Mori, K.; Matsubayashi, S.; Kiyohara, K.; Nakagawa, T.; Okimura, M. C. et al. (1986). Hypothalamic-pituitary-thyroidal dysfunctions in anorexia nervosa. *Psychother.Psychosom., 46,* 127-131.

Tey, H. L.; Lim, S. C.; Snodgrass, A. M. (2005). Refeeding oedema in anorexia nervosa. *Singapore Med.J., 46,* 308-310.

Thiel, A.; Heits, F.; Amthor, M. (2007). [Severe leukopenia and bone marrow hypoplasia with gelatinous transformation in anorexia nervosa]. *Dtsch.Med.Wochenschr., 132,* 2256-2258.

Thurston, J.; Marks, P. (1974). Electrocardiographic abnormalities in patients with anorexia nervosa. *Br.Heart J., 36,* 719-723.

Touyz, S. W., Liew, V. P., Tseng, P., Frisken, K., Williams, H., & Beumont, P. J. (1993). Oral and dental complications in dieting disorders. *Int.J.Eat.Disord., 14,* 341-347.

Waldholtz, B. D. & Andersen, A. E. (1990). Gastrointestinal symptoms in anorexia nervosa. A prospective study. *Gastroenterology., 98,* 1415-1419.

Weinbrenner, T.; Zuger, M.; Jacoby, G. E.; Herpertz, S.; Liedtke, R.; Sudhop, T. et al. (2004). Lipoprotein metabolism in patients with anorexia nervosa: a case-control study investigating the mechanisms leading to hypercholesterolaemia. *Br.J.Nutr., 91,* 959-969.

Yucel, B.; Ozbey, N.; Polat, A.; Yager, J. (2005). Weight fluctuations during early refeeding period in anorexia nervosa: case reports. *Int.J.Eat.Disord., 37,* 175-177.

Zipfel, S.; Seibel, M. J.; Lowe, B.; Beumont, P. J.; Kasperk, C.; Herzog, W. (2001). Osteoporosis in eating disorders: a follow-up study of patients with anorexia and bulimia nervosa. *J. Clin.Endocrinol.Metab., 86,* 5227-5233.

Anhang

Methodisches Vorgehen

Arnim Hartmann, Corinna Jacobi, Stephan Jeff Rustenbach, Silja Vocks

Anorexia nervosa

Es erfolgte zunächst eine systematische Literatursuche nach allen verfügbaren randomisiert-kontrollierten Studien zur Behandlung der AN (bis einschließlich Juni 2006, danach nur noch Aufnahme einzelner ausgewählter Publikationen; für die Psychotherapiestudien nochmals aktualisiert im Juli 2008).

62 RCTs konnten identifiziert werden. Sie wurden thematisch den Leitlinienkapiteln zugeordnet. 23 RCTs befassen sich mit der psychotherapeutischen Behandlung der Anorexie, zwölf mit psychopharmakologischer Therapie.

Zwei Cochrane-Reviews zur Behandlung der AN (»antidepressants for anorexia nervosa: Claudino et al. 2006; »individual psychotherapy in the outpatient treatment of adults with anorexia nervosa«: Hay et al. 2004b) liegen vor und wurden mit einbezogen. Ein Cochrane-Review ist aktuell noch in Arbeit (»family therapy for anorexia nervosa«), und ein weiteres Review, das sich zwar auf Essstörungen allgemein bezieht (»self help and guided self help for eating disorders«: Perkins et al. 2008), wurde für die Anorexie-Leitlinie berücksichtigt.

Berücksichtigt und gesichtet wurden neben systematischen Reviews ferner folgende schon vorliegende Leitlinien zu Essstörungen:

- die Leitlinie des National Institute of Clinical Excellence NICE, England (National Institute of Clinical Excellence 2004),
- die Leitlinie der American Psychiatric Association APA, USA (American Psychiatric Association 2006),
- die S1-Leitlinie der DGPPN (Deutsche Gesellschaft für Psychiatrie 2000),
- die Leitlinie des Royal Australian and New Zealand College of Psychiatrists (Beumont et al. 2003).

Dabei diente vor allem die englische NICE-Guideline von 2004 als Orientierung, da sie auf systematischen Literaturrecherchen beruht und damit evidenzbasiert ist.

Aufgrund der wenigen randomisierten, kontrollierten Studien erfolgte in einem zweiten Schritt für das Kapitel »Psychotherapie der Anorexia nervosa« eine weitere Literatursuche zur Identifikation von Studien niedrigerer Evidenzgrade (s. auch Hartmann et al., eingereicht). Da in absehbarer Zeit nicht mit einer grundlegenden Verbesserung der Studienlage zu rechnen ist, fiel die Entscheidung zur Durchführung einer Metaanalyse nach Becker (Becker 1988). Diese ergab jedoch kaum ergänzende Evidenz zur Bewertung einzelner Therapiemethoden (zum Vorgehen: s. u.).

Interpretation und Bewertung des Evidenzgrades

Die Arbeitsgruppe AN bestand aus erfahrenen Klinikern und Forschern im Bereich Essstörungen. Alle randomisiert-kontrollierten Psychotherapiestudien wurden von jeweils zwei Ratern (Mitgliedern der Gruppe) nach dem für die Gesamtgruppe entwickelten Schema beurteilt und nochmals in der Anorexiegruppe im Hinblick auf die methodische Qualität und Bewertung durchgesprochen. Die Feststellung des Evidenzgrades erfolgte nach den Klassen I bis V. Je nach Qualität und Relevanz der jeweiligen Studien für eine klinische Fragestellung wurde ein »Up-« und »Downgrading« vorgenommen (GRADE working group 2004). Ein »Downgrading« erfolgte z. B., wenn zwar ein RCT vorlag, dieses aber von schlechter methodischer Qualität war, eine nicht-repräsentative Stichproben untersuchte oder die Anwendbarkeit der Methode fraglich erschien. Es wurde dann gegebenenfalls auch ein Evidenzgrad von II oder III vergeben. In den Evidenztabellen wird aufgrund der wenigen vorliegenden Psychotherapiestudien eine Übersicht über alle vorliegenden RCTs gegeben, sodass die Studienlage nachvollziehbar wird.

Da die Datenlage zur Behandlung der AN fast durchgehend schlecht ist, wurde im Hinblick auf die klinischen Empfehlungen jeweils mittels Diskussion in der Expertengruppe ein Konsens gesucht.

Die Gewichtung der Interventionsempfehlungen (A, B und O, KKP ◘ Tab. A1, ◘ Tab. A2, ◘ Tab. A3 in Kap. A4 »Tabellen«) wurde zunächst innerhalb der Gruppe vorgenommen und orientiert sich an der klinischen Relevanz, der Umsetzbarkeit in der Versorgungsrealität, dem Abwägen von Nutzen und Risiko sowie der zugrunde liegenden Evidenz. Alle Empfehlungen, vor allem aber Fragen von herausragender Bedeutung, für die keine ausreichende empirische Evidenz vorliegt, wurden über die Arbeitsgruppe Anorexie hinaus in der Gesamtgruppe diskutiert und konsentiert.

Literaturrecherche und Studienselektion

Publikationen wurden in den Literaturdatenbanken Medline, PsycInfo, Science Citation Index, Cochrane Library, SCOPUS und Embase im Zeitraum von Januar 1966 bis August 2008 gesucht. Nur publizierte Studien wurden berücksichtigt. Jede Literaturdatenbank erfordert eigene Abfragestrategien, bedingt durch die unterschiedliche Syntax und die unterschiedlichen Thesauren. Jede Abfrage enthielt die datenbankspezifischen Keywords und Synonyme für AN, die mit Keyword-Kombinationen verknüpft wurden, die Behandlungen und empirische Untersuchungen identifizierten. Die Abfragen wurden von Frau E. Motschall (Dokumentarin und Bibliothekarin, des Deutschen Cochrane Zentrums in Freiburg) entworfen und angewandt (Listings der Abfragen inklusive Trefferzahlen ◘ Tab. A4 in Kap. A4 »Tabellen«).

Die identifizierten Studien mussten mindestens einen Behandlungsarm mit einer psychologischen Behandlung der AN enthalten. In einem ersten Schritt screente eine Forschungsassistentin die Zusammenfassungen der Publikationen hinsichtlich dieses Kriteriums. Alle so identifizierten Publikationen wurden als Papier- oder PDF-Kopie in vollem Textumfang besorgt.

In einem zweiten Schritt wählten drei erfahrene WissenschaftlerInnen die Studien nach den folgenden Kriterien aus:

1. *Psychologische Therapie*: Die Studie musste mindestens einen psychotherapeutischen Behandlungsarm enthalten (auch Beratung – »Counselling«).
2. *Messwiederholung*: Die Studie musste mindestens zwei Beobachtungszeitpunkte berichten (Prä-Post oder Prä-Follow-up). Einer dieser Messzeitpunkte musste den Status vor Behandlungsbeginn beschreiben.
3. *Gewichtsdaten*: Gewichtsdaten mussten nach Kriterium (2) berichtet werden (BMI, % ABW, % MMPW etc.).
4. *Stichprobenumfang*: Die Stichprobengröße der gesamten Studie musste gleich oder größer der Anzahl der Studienarme x 10 sein (z. B. 11 + 9 = 20; > = 10 x 2).
5. *Keine gemischten Stichproben*: Die Studienarme durften keinesfalls Patientinnen mit BN und AN mischen. Bulimische Anorexie und restriktive Anorexie durften gemischt werden, aber das Gewichtskriterium (< 17.5 BMI oder < .85 % MMPW bei Aufnahme) musste erfüllt werden.
6. *Beobachtungszeit*: Die mittlere Beobachtungszeit, das heißt der Zeitraum zwischen T1 und T2, musste geringer als 3,5 Jahre sein.

Es wurde entschieden, die Beobachtungszeit auf drei Jahre zu begrenzen, da es schwer wird, nach längerer Zeit die Ergebnisse noch ursächlich auf die anfängliche Behandlung zu beziehen. Psychotherapeutische Interventionen durften auch »Counselling« umfassen. Alle Settings (ambulant, tagesklinisch, stationär) und ihre Kombinationen waren erlaubt. Die Patientinnen mussten die Diagnose einer AN nach einem definierten Diagnosesystem gestellt bekommen haben (ICD-9/10, DSM-II, DSM-III-R oder DSM-IV oder Morgan/Russell-Criteria). Bei mehrfacher Publikation wurde die Studie unter dem Label der Erstpublikation geführt und eventuell zusätzliche Informationen aus späteren Publikationen herangezogen.

Da sich sowohl Studien mit reinen Completer-Analysen als auch Studien zu Therapieabbrüchen und Non-Completern in ihren Effektstärken signifikant von »regulären« Studien unterschieden (die alle Patientinnen in den Analysen berücksichtigten), beziehen sich die berichteten Ergebnisse jeweils auf diese regulären Studien, deren Therapieeffekte als valider angesehen werden können (Auswahl und Zuweisung der Studienarme ◘ Tab. A5 in Kap. A4 »Tabellen«).

Kodierung der Studien

Unabhängig voneinander arbeitende WissenschaflerInnen extrahierten die Studiendaten aus den Publikationen.

Jede Studie erhielt einen identifizierenden Kode, bestehend aus dem Namen des Erstautors und der Jahreszahl der ersten Publikation. Die Behandlungsarme wurden nummeriert und mit einer Kurzbezeichnung versehen, die identisch ist mit der Kurzbezeichnung der Autoren, sofern diese eine vergeben hatten. Das Kodiererteam bestand aus drei WissenschaftlerInnen, zwei Psychologen und einer Ärztin, die das standardisierte Kodierschema und das Handbuch verwendeten, das die Leitlinienarbeitsgruppe konsensuell verabschiedet hatte. Die Informationen wurden auf den drei Ebenen Studie, Studienarm und Ergebnismaß kodiert.

Bestimmung von Studieneffekten

Die Gewichtszunahme ist das allgemein anerkannte Ergebniskriterium bei AN. Das Wiederauftreten der Menstruation, die Normalisierung des Körperbildes und des Selbstwertes sowie die Reduktion der psychopathologischen Beeinträchtigungen (Depression, Zwang, Angst) wurden als sekundäre Ergebnismaße betrachtet.

Die Ergebnismaße variierten erheblich zwischen den Studien, sodass die sekundären Ergebnismessungen praktisch nicht integrierbar erschienen und die Analysen allein auf die Gewichtsentwicklung begrenzt werden mussten. Gewicht wird in verschiedenen Einheiten angegeben. Aktuelle Publikationen benutzen den Body-Mass-Index (BMI, kg/m^2). Ältere Publikationen berichten Kilogramm oder transformierte Gewichte wie das ABW (Average Body Weight), MMPW (Matched Mean Population Weight) oder IBW (Ideal Body Weight). Diese wurden nach folgenden Regeln in BMI-Werte umgerechnet:

1. *Kg*: Unter der Annahme einer durchschnittlichen Körpergröße von 1,65 m bei Frauen im Alter von 17 bis 25 Jahre wurde definiert: $BMI = kg/(1{,}65\ m)^2$
2. *ABW, MMPW, IBW*: Der Gewichtsgrenzwert für die Diagnose einer Anorexie nach DSM liegt bei 85 % MMWP bzw. 85 % ABW. Dies soll dem ICD-Grenzwert von 17,5 BMI gleichgesetzt werden durch BMI = MMPW * 0.206. Obwohl angenommen werden kann, dass IBW vom ABW abweicht, unterscheiden sich die Mittelwerte der Aufnahmegewichte nach IBW und ABW/MMPW in den Studien kaum (Mittelwert [ABW] = 71 %, Mittelwert [IBW] = 70 %). Deshalb wurden IBW-Angaben mit derselben Konstante in BMI-Werte umgerechnet.

Die Kalkulation von Effektstärken beruht auf den untransformierten Gewichtsdaten und ist deshalb mit keiner transformationsbedingten Ungenauigkeit behaftet. Die Umrechnungen dienen zur Integration aller Gewichtsdaten zu deskriptiven Zwecken (z. B. mittlere Aufnahmegewichte).

Zur Bestimmung der Effektstärken wurden Standardized Mean Change Scores berechnet, im Folgenden abgekürzt als d_{smc} (Becker 1988). Dies ist eine Variante von Cohens' d, wobei die Differenz der Mittelwerte zu t1 und t2 eines Behandlungsarms berechnet wurde (anstelle der Differenz zwischen Behandlungsarm und Kontrollgruppe zu t2) und zur Normierung durch die Standardabweichung zu t1 dividiert wird (anstelle der Standardabweichung der Kontrollgruppe).

Effektintegration

Die Integration der einzelnen Effektstärken erfolgte nach den Formeln von Becker. Es wurden Konfidenzintervalle bestimmt, die eine Bestimmung der Signifikanz eines paarweisen Unterschiedes zweier Effektstärken erlauben (nicht-überlappende CI95). Die Homogenität der integrierten Effektstärken wurde durch Hedges Q gestestet. Dieses ist auch für die Homogenitätsbestimmung von d_{smc} geeignet (vgl. Becker 1988, S. 265).

Die Studien erwiesen sich als sehr heterogen, sodass Fragen nach der Effektivität einer spezifischen Behandlungsmethode im Vergleich zu anderen Methoden nicht zu beantworten waren. Aussagen ließen sich aber zu durchschnittlichen Gewichtszunahmen in verschiedenen Settings treffen und Empfehlungen für die Durchführung von Studien ableiten.

Bulimia nervosa

Literaturrecherche und Studienselektion

Als Grundlage der Ermittlung der Interventionsstudien dienten zunächst die Literaturverzeichnisse der publizierten NICE-Guidelines und der Cochrane-Reviews zur BN (Bacaltchuk et al. 2001; Bacaltchuk u. Hay 2003; Hay et al. 2004; NICE 2004). Es wurden die Quellen der dort inkludierten und auch die der dort exkludierten Studien auf drei Raterpaare gleichmäßig verteilt und auf Inklusion in die Metaanalysen geprüft. Einziges Kriterium der Prüfung war »Relevante Interventionsstudie für die deutsche Versorgung«.

Des Weiteren wurden im Juni 2005 folgende Datenbanken auf Publikationen nach Ende der NICE- und Cochrane-Literaturrecherchen durchsucht: MedLine, Embase, PsycInfo. In der deutschen Datenbank Psyndex wurde der gesamte Erfassungszeitraum (seit 1970) durchsucht. Es wurden standardisierte Suchalgorithmen aus den Recherchealgorithmen der NICE- und Cochrane-Algorithmen plus weiteren einschlägigen Schlüsselworten entwickelt (► Kap. 5 »Bulimia nervosa«, Tabellen 5.3a–l). Die Recherchen wurden sowohl als Schlagwortsuche als auch als Freitextsuche durchgeführt. Ohne Eliminierung der Duplikate ergaben die Literaturrecherchen folgende Treffermengen:

- Medline: 42 Treffer bei Schlagwortsuche und 300 Treffer bei Freitextsuche,
- Embase: 103 Treffer bei Schlagwortsuche und 974 Treffer bei Freitextsuche,
- PsycInfo: 69 Treffer bei Schlagwortsuche und 229 Treffer bei Freitextsuche,
- Psyndex: 9 Treffer bei Schlagwortsuche und 31 Treffer bei Freitextsuche.

Nach Eliminierung der Duplikate ergab sich ein Pool von 188 Treffern bei Schlagwortsuche und 1320 Treffern bei Freitextsuche. Die Rechercheergebnisse wurden auf drei Raterpaare (Autoren dieser Leitlinien und deren erfahrenes Personal) gleichmäßig verteilt und auf Inklusion in die Metaanalysen geprüft. Einziges Kriterium der Prüfung war »Relevante Interventionsstudie für die deutsche Versorgung«.

Das Ergebnis war ein Pool relevanter Publikationen zu **64** Interventionsstudien mit insgesamt **162** Studienarmen, von denen wiederum **110** Arme aktive Interventionen darstellten.

Kodierung der Studien

Zunächst wurden 41 Studien wiederum auf die drei Raterpaare verteilt, um die relevanten Angaben in Doppeleingabe nach einem ausführlichen **Kodierhandbuch** (► Kap. A5) zu extrahieren und in eine standardisierte Kodiermaske zu übertragen. Die doppelt kodierten Studien wurden einer Interrater-Reliabilitätsanalyse unterzogen. Für kontinuierliche Variablen wurde hierzu die Intraklassenkorrelation in einem zweifaktoriellen Mixed-Model für Einzelitems (single measure) bei absoluter Übereinstimmung (absolute agreement) bestimmt. Für kategoriale Items wurde Cohens Kappa bestimmt. Die Interrater-Reliabilitätskoeffizienten variierten zwischen ICC/Kappa = –0.28 und ICC/Kappa = 1.00 mit einem Mittelwert von ICC/Kappa = 0.66 (sd = 0.31) und einem Median von ICC/Kappa = 0.71. Bei Inspektion der abweichenden Kodierungen wurde entdeckt, dass die Rater teilweise mit unterschiedlichen Versionen des Kodierhandbuchs gearbeitet hatten, das die relativ geringen Koeffizienten in einigen Variablen erklärte. Anschließend wurde den Raterpaaren jeweils eine Liste sämtlicher abweichender Kodierungen zur vollständigen Bereinigung nach Konsensusverfahren übergeben.

Die 23 restlichen Studien wurden anschließend ebenfalls gleichmäßig auf die Raterpaare verteilt, jedoch nur einfach kodiert. Die vollständig bereinigten Daten der 41 Studien und die Kodierungen der restlichen 23 Studien wurden der weiteren Analyse zugeführt.

Bestimmung von Studieneffekten

Generell wurden folgende Effektmaße bestimmt:

1. erwartungsgetreue Post-Effektstärken (d nach Hedges u. Olkin 1985),
2. erwartungsgetreue Prä-Post-Effektstärken,
3. Odds Ratios (Fleiss 1994) wurden im Post-Vergleich für die Remissionsraten (Essanfälle und

Purging-Maßnahmen am Ende der Behandlung, bezogen auf die letzten vier Wochen),
4. Logits (Lipsey u. Wilson 2001) für Abstinenzraten (bzw. absoluter Anteil symptomfreier Patientinnen) im Prä-Post-Vergleich (bezogen auf Essanfälle und Purging-Maßnahmen am Ende der Behandlung in den letzten vier Wochen),
5. Logits für Reduktionsraten (prä-post) bezogen auf Essanfälle und Erbrechen (Lipsey u. Wilson 2001).

Erwartungstreue Prä-Post-Effektstärken wurden bestimmt unter: a) Verwendung der Streuung der Differenzwerte und b) der gepoolten Streuung zu den Messzeitpunkten. Unter a) ging eine Korrelation von r = 0.7 in die Bestimmung der Effektstärke, unter b) dieselbe Korrelation in die Berechnung der Varianz ein. Fehlende Effektstärken konnten vereinzelt aus t-Werten (t-Test für abhängige bzw. unabhängige Stichproben) bestimmt werden (Rustenbach 2003).

Für jede Effektberechnung wurden die Stichprobenumfänge bei Randomisierung verwendet. Fehlende Mittelwerte wurden vereinzelt durch Berechnung aus dargestellten Rohdaten, aus publizierten Abbildungen, einer Poolung der Mittelwerte aus Subgruppendarstellungen und Reduktionsraten rekonstruiert (Rustenbach 2003). Fehlende Streuungen wurden vereinzelt aus publizierten Abbildungen sowie aus Interquartilabständen, Variationsbereichen, Standardfehlern der Mittelwerte und Konfidenzintervallen rekonstruiert (Rustenbach 2003). Bei weiterhin fehlenden Post-Streuungen wurden die Prä-Streuungen verwendet.

Bei Post-Effekten wurde ein Windsorizing bei d = 1.56 durchgeführt und die Effektvarianz neu bestimmt, bei Prä-Post-Effekten wurde analog bei d = 3.33 verfahren. Derart reduzierte Effekte wurden in der Ausgabe gekennzeichnet (Rustenbach 2003).

Bei Vorliegen mehr als eines Effekts pro Studie und Outcome (z. B. Depressivität und Ängstlichkeit) wurden die korrelierten Effekte gemittelt und die Varianz des mittleren Effekts bestimmt, indem die zweifache Kovarianz der korrelierten Effekte bei einer geschätzten Korrelation von r = 0.7 berücksichtigt wurde (Gleser u. Olkin 1994).

Nach Inspektion der Verteilungen der Completer- und ITT-Effekte über die Studienoberkategorien Psycho- und Pharmakotherapie wurde deutlich, dass die Analyseergebnisse durch eine nicht vergleichbare Anzahl von ITT bzw. Completer-Analysen konfundiert sein würden. Zur Adjustierung wurden die Abstinenzraten für alle Studien über die Anzahl der abstinenten Patientinnen relativ zum Stichprobenumfang zur Randomisierung bestimmt. Der Berechnung von Effektstärken und Reduktionsraten wurde ebenfalls der Stichprobenumfang bei Randomisierung zugrunde gelegt. Effektstärken aus Studien mit Completer-Analyse wurden zudem adjustiert, indem eine gewichteter ITT-Effekt bestimmt wurde (n [completer] * Effekt + n [Dropout] * Nulleffekt)/n (Randomisierung).

Nach Inspektion der Verteilungen der Prä-Post-Effektstärken zeigte sich zudem, dass die postulierte Korrelation von 0.7 zwischen den Messungen zu sehr hohen Effektschätzungen führte, sodass auch liberaleres Windsorizing zu sehr artifiziell rechtsschiefen Verteilungen geführt hätte. Alle Analysen wurden daher auf die Variante der Prä-Post-Effekte mit Standardisierung an der gepoolten Streuung (konservativ) begrenzt.

Fehlende Gewichtseffekte wurden durch BMI-Effekte ersetzt, da diese – bei konstanter Körpergröße – identisch ausfallen. Zur Analyse der Effekte zur Depressivität wurden die Depressivitätsskalen in einer Analyse zusammengefasst. Ebenso wurde bei Effekten zur Ängstlichkeit verfahren. Wurde für ein Konstrukt (abhängige Variable) mehr als ein Effekt beobachtet, wurden die Effekte in der Regel gemittelt und eine adjustierte Effektvarianz unter Verwendung einer Korrelation von .7 bestimmt.

Effektintegration

Als Prüfstrategie der Wirksamkeitsanalyse wurde zunächst vom einfachsten metaanalytischen Modell ausgegangen, das heißt von einem kategorialen Modell festliegender Effekte (Hedges u. Olkin 1985; Rustenbach 2003). Hier werden die jeweiligen Effekte – nach ihren Varianzkehrwerten gewichtet – zu einem mittleren Effekt zusammengefasst. Zur Einteilung in Studienkategorien der ersten Modellierungsphase diente eine Oberkategorisierung in Psychotherapie, Pharmakotherapie, andere Therapieformen, Kombination aus Psycho- und Pharmakotherapie sowie Selbsthilfe.

In einer zweiten Modellierungsphase wurde eine feinere Kategorisierung der Psychotherapiestudien in CBT, CBT-ERP, ERP, BT, Psychodynamisch/-analytische, Interpersonelle Therapie und andere Psychotherapie unterteilt, der Pharmakostudien in Tricyclische Antidepressiva, SSRIs, andere Antidepressiva und andere Medikation, der Kombinationstherapien in Psychotherapie plus Medikation, Selbsthilfe plus Medikation und andere Kombinationsbehandlungen sowie der Selbsthilfestudien in reine Selbsthilfe und angeleitete Selbsthilfe vorgenommen. Andere Therapien konnten aufgrund der Heterogenität nicht weiter differenziert werden. Die Kontrollgruppen wurden in Attention-Placebo, Warteliste und Placebo unterteilt. Eine Modellierung wurde beibehalten, wenn mindestens drei Studieneffekte vorlagen.

Bei einer Zellenbesetzung mit nur einer Studie bzw. einem Studienarm wurde die Designzelle (Studiengruppe) aus dem Modell entfernt und die Berechnung wiederholt. Bei weiterhin bedeutsam signifikanter Heterogenität wurde auf ein kategoriales Modell zufallsvariabler (random) Effekte (mixed-model) ausgewichen und die Analyse wiederholt. Es wurde ein simpler iterativer Algorithmus für balancierte Designs nach der »methods of moments« zur Schätzung der Varianzkomponente des zufallsvariablen Faktors implementiert (Raudenbush 1994). Die Auswertung häufigkeitsbasierter Effekte erfolgte nach Logarithmierung der Odds Ratios zu log. Odds Ratios (Fleiss 1994; Lipsey u. Wilson 2001) und nach Logit-Transformation (Lipsey u. Wilson 2001) der Abstinenz- und Reduktionsraten. Die Ergebnisse zufallsvariabler Modellierung wurden aufgrund der geringen Zellenbesetzungen und der damit fraglichen Normalverteilung der zufallsvariablen Effekte lediglich sensitivitätsanalytisch interpretiert.

Als Analyseergebnisse wurden die üblichen Homogenitätstests (gesamt, innerhalb aller Gruppen, innerhalb jeder Gruppe und zwischen den Gruppen) berechnet. Varianzkomponenten wurden aus den jeweiligen Erwartungswerten der Homogenitätsstatistiken geschätzt, das Inkonsistenzmaß aus ebendiesen Statistiken und ihren jeweiligen Freiheitsgraden.

Mittlere Effekte wurden für die Gesamtheit der integrierten Studien und die Studiengruppen inklusive Varianz, Standardfehler, 95 %-Vertrauensintervall und zweiseitiger zufallskritischer Prüfung auf dem 5 %-Niveau durchgeführt (Hedges u. Olkin 1985; Cooper u. Hedges 1994). Die Anzahl integrierter Studien und der randomisierten Patientinnen in diesen Studien wurde für die Gesamtheit und für die Studiengruppen bestimmt. Zur leichteren Interpretation der deskriptiven Ergebnisse wurden logarithmierte Effekte zuvor rücktransformiert (Lipsey u. Wilson 2001).

Paarweise Einzelvergleiche wurden nach einem analogen Verfahren zum Scheffé-Test in der Varianzanalyse durchgeführt, für a priori spezifizierte und begrenzte Vergleiche wurden zudem a priori Kontraste mit $df = 1$ ermittelt (Hedges u. Olkin 1985). Für die Studieneffekte wurden 95 %-Vertrauensintervalle bestimmt (Hedges u. Olkin 1985).

Zur Abschätzung des Vorliegens einer Publikationsverzerrung wurden Funnel-Plots der Studieneffekte gegen ihre Varianzkehrwerte (precisions) angefertigt und fail-safe-ns für die mittleren Effekte mit den kritischen Effektstärken von 0.01 und 0.21 zur Bestimmung der Anzahl unintegrierter Studien mit mittlerem Effekt von 0.00 durchgeführt (Begg 1994).

Binge-Eating-Störung

Literaturrecherche und Studienselektion

Die Identifikation der potenziell in die Metaanalyse zur Behandlung der BES integrierbaren Primärstudien erfolgte mittels der elektronischen Datenbanken »Medline« und »Psycinfo«. Darüber hinaus wurden sämtliche Literaturverzeichnisse der auf diese Weise identifizierten Studien nach weiteren möglicherweise passenden Studien durchsucht. So konnten insgesamt 234 potenziell integrierbare Studien ermittelt werden. Diese 234 Studien wurden beschafft und jeweils zur Hälfte auf zwei Raterpaare verteilt. Jede Publikation wurde von einem der beiden Raterpaare hinsichtlich der zuvor definierten

Ein- und Ausschlusskriterien geprüft, wobei beide Personen innerhalb eines Raterpaares diese Bewertung unabhängig voneinander vornahmen. Folgende Ein- und Ausschlusskriterien wurden definiert:

1. Es konnten sowohl randomisiert-kontrollierte Studien als auch unkontrollierte Studien in die Metaanalyse eingehen.
2. Die Diagnose einer BES bei den in die jeweilige Publikation eingegangenen Patientinnen und Patientinnen musste anhand der Forschungskriterien des DSM-IV gestellt worden sein.
3. Die Kernsymptomatik der BES, das heißt die Essanfallssymptomatik, musste mit (mindestens) einem Outcome-Wert erfasst worden sein.
4. Es mussten genügend Daten zur Berechnung von Effektstärken vorliegen.
5. Sofern in einer Studie unterschiedliche Patientinnengruppen untersucht wurden, konnte diese Studie nur dann in der Metaanalyse Berücksichtigung finden, wenn die relevanten Daten für die Subgruppe der Patientinnen mit BES separat dargestellt wurden.
6. Bei doppelten Publikationen derselben Untersuchung wurde nur eine der Publikationen berücksichtigt.
7. Einzelfallberichte bzw. Studien mit einer Stichprobengröße von unter N = 3 wurden ausgeschlossen.

Von den 234 identifizierten Studien erfüllten 38 diese Ein- und Ausschlusskriterien und konnten so in die Metaanalyse zur Behandlung der BES eingeschlossen werden. Diese 38 Studien beinhalteten insgesamt 78 Studienarme. Hiervon waren 21 aktive Behandlungsbedingungen und 16 Kontrollbedingungen aus randomisiert-kontrollierten Studien. Zusätzliche 41 Behandlungsbedingungen entstammten Untersuchungen ohne unbehandelte Kontrollbedingung. Entsprechend gingen 62 aktive Behandlungsbedingungen in die Metaanalyse ein (vgl. Vocks et al., 2010).

Kodierung der Studien

Die für die Metaanalyse relevanten Informationen aus den 38 ermittelten Studien wurden in einem nächsten Schritt von zwei Diplom-Psychologinnen mit Erfahrung im Bereich der Essstörungsforschung extrahiert. Hierbei kam das standardisierte Kodierschema mit entsprechendem Kodierhandbuch zum Einsatz, das auch für die Extraktion der Daten für die Metaanalyse zur BN verwendet wurde (▶ Kap. A5 »Kodierhandbuch«). Dem Kodiervorgang ging ein intensives Training der beiden Raterinnen bezüglich der Handhabung dieses Kodierschemas voraus. Zu Trainingszwecken wurde so in einem ersten Schritt eine per Zufall ausgewählte Publikation von beiden Raterinnen gemeinsam kodiert. In einem zweiten Schritt wurden aus den verbleibenden Studien zehn per Zufall identifiziert. Jede dieser Studien wurde von beiden unabhängig voneinander kodiert, um die Interrater-Reliabilität bestimmen zu können. Zur Berechnung der Interrater-Reliabilität wurde für die kategorialen Items Cohens Kappa (κ) gewählt und für kontinuierliche Daten die Intra-Klassen-Korrelation (ICC). Die auf diese Weise ermittelten Koeffizienten beliefen sich auf einen Mittelwert von κ/ICC = 0.93 und einen Median von κ/ICC = 1.00 (Range: κ/ICC = 0.00–1.00) und waren damit als hoch einzustufen (Vocks et al., 2010). Divergierende Kodierungen wurden geprüft und im Rahmen eines Konsensusverfahrens korrigiert. Aufgrund der guten Interrater-Reliabilität konnten die verbleibenden 27 Studien in einem dritten Schritt von nur jeweils einer der beiden Raterinnen kodiert werden.

Bestimmung von Studieneffekten

Die 38 Studien wurden in die fünf Kategorien »Psychotherapie«, »Strukturierte Selbsthilfe«, »Pharmakotherapie«, »Gewichtsreduktion« und »Kombinationstherapien« eingeteilt. Outcome-Variablen waren unter anderem die Essanfallshäufigkeit, die Tage mit Essanfällen, Abstinenzraten bezüglich der Essanfälle und das Körpergewicht. In Analogie zur Metaanalyse zur Behandlung der BN wurden für die randomisiert-kontrollierten Studien mit einer unbehandelten Kontrollgruppe Post-Effektstärken berechnet, die den Unterschied zwischen den Post-Werten der Interventions- und der Kontrollgruppe abbilden. Zur Quantifizierung von Veränderungen vom Zeitpunkt vor zum Zeitpunkt nach der jeweiligen Behandlung wurden Prä-Post-Effektstärken ermittelt, in die sowohl die Interventionsbedingungen aus unkontrollierten Studien als auch diejenigen aus randomisiert-kontrollierten Studien eingingen. Für die kontinuierlichen Variablen wurden die Post-Effektstärken nach Hedges und Olkin (1985; Hedges' d) berechnet, und für die kategorialen Variablen wurden Odds Ratios berechnet. Die Prä-Post-Effektstärken basierten auf der Differenz aus den Prä- und Post-Mittelwerten, dividiert durch die gepoolte Standardabweichung; für kategoriale Variablem wurden einfache Raten kalkuliert (Morris 2000).

Fehlende Standardabweichungen wurden aus Interquartil-Abständen und Standardfehlern ermittelt. Sofern keine Angaben zur Varianz der Post-Werte vorlagen, wurde auf die Varianzen zum Prä-Zeitpunkt zurückgegriffen (Rosenthal 1994; Rustenbach 2003). Sofern das Körpergewicht nicht angegeben war, wurde dieses unter der Annahme einer konstanten Körpergröße durch Body-Mass-Index-Werte ersetzt.

Um die Analysen vor dem Einfluss von Ausreißerwerten zu schützen, wurde eine Winsorizing-Prozedur durchgeführt, bei der Post-Effektstärken größer als d = 1.65 und Prä-Post-Effektstärken größer als d = 2.33 durch diese maximalen Werte ersetzt wurden.

Effektintegration

In Analogie zur Metaanalyse zur Behandlung der BN wurde der Integration der Effekte zunächst ein kategoriales Modell festliegender Effekte zugrunde gelegt. Bei signifikanter Homogenität wurde auf ein kategoriales Modell zufallsvariabler Effekte (mixed-model) zurückgegriffen (Hedges u. Olkin 1985; Rustenbach 2003).

Als Homogenitätsindizes wurden die Gesamthomogenität, die Homogenität innerhalb jeder der Behandlungskategorien, die Homogenität innerhalb aller Behandlungskategorien sowie die Homogenität zwischen den Behandlungskategorien berechnet. Sofern die Homogenität zwischen den Behandlungskategorien auf signifikante Unterschiede in den Effekten der fünf Behandlungsformen hinwies, wurden Post-hoc-Tests mittels eines Verfahrens analog zum Scheffé-Test berechnet (Rustenbach 2003).

Wie auch bei der Metaanalyse zur Behandlung der BES wurden zur Berücksichtigung einer potenziellen Publikationsverzerrung neben der Inspektion der Funnel-Plots die Fail-Safe-Ns berechnet (für eine detailliertere Darstellung der Methodik dieser Metaanalyse: Vocks et al., 2010).

Tabellen

Tab. A1 Evidenzebenen

Ia	Evidenz aus einer Metaanalyse von mindestens drei randomisierten kontrollierten Studien (randomized controlled trials, RCTs)
Ib	Evidenz aus mindestens einer randomisiert kontrollierten Studie oder einer Metaanalyse von weniger als drei RCTs
IIa	Evidenz aus zumindest einer methodisch gut kontrollierten Studie ohne Randomisierung
IIb	Evidenz aus zumindest einer methodisch guten, quasi-experimentellen deskriptiven Studie
III	Evidenz aus methodisch guten, nicht-experimentellen Beobachtungsstudien, wie z. B. Vergleichsstudien, Korrelationsstudien und Fallstudien
IV	Evidenz aus Berichten von Expertenkomitees oder Expertenmeinung und/oder klinische Erfahrung anerkannter Autoritäten

Tab. A2 Grade der Empfehlung

A	»Soll«-Empfehlung: Zumindest eine randomisierte, kontrollierte Studie von insgesamt guter Qualität und Konsistenz, die sich direkt auf die jeweilige Empfehlung bezieht und nicht extrapoliert wurde (Evidenzebenen Ia und Ib).
B	»Sollte«-Empfehlung: Gut durchgeführte klinische Studien, aber keine randomisierten klinischen Studien, mit direktem Bezug zur Empfehlung (Evidenzebenen II oder III) oder Extrapolation von Evidenzebene I, falls der Bezug zur spezifischen Fragestellung fehlt.
O	»Kann«-Empfehlung: Berichte von Expertenkreisen oder Expertenmeinung und/oder klinische Erfahrung anerkannter Autoritäten (Evidenzkategorie IV) oder Extrapolation von Evidenzebene IIa, IIb oder III. Diese Einstufung zeigt an, dass direkt anwendbare klinische Studien von guter Qualität nicht vorhanden oder nicht verfügbar waren.
KKP*	»Klinischer Konsenspunkt«: Empfohlen als gute klinische Praxis (»Good Clinical Practice Point«) im Konsens und aufgrund der klinischen Erfahrung der Mitglieder der Leitliniengruppe als ein Standard in der Behandlung, bei dem keine experimentelle wissenschaftliche Erforschung möglich oder angestrebt ist.

* Klinische Konsenspunkte (KKP) wurden abweichend vom üblichen NVL-Verfahren eingeführt, um den besonderen Bedingungen der gemeinsamen Erstellung von S3-Leitlinie und Nationaler Versorgungs-Leitlinie Rechnung zu tragen.

Tab. A3 Überleitung der Evidenzgrade der S3-Leitlinie in Empfehlungsgrade und Symbolik der NVL Unipolare Depression

Evidenzgrad (analog zu NICE)	Vereinfachte Definition der Quellen	Empfehlungsgrad C3/NVL	Symbol NVL	Beschreibung
I	Metaanalysen; hochwertige randomisierte kontrollierte Studien	A	⇑⇑	starke Empfehlung
II oder III	kontrollierte Studien ohne Randomisierung; Beobachtungsstudien	B	⇑	Empfehlung
IV	Expertenmeinung	O	⇔	Empfehlung offen
–	klinischer Konsenspunkt*	KKP*	–	gute klinische Praxis*

* Klinische Konsenspunkte (KKP) wurden abweichend vom üblichen NVL-Verfahren eingeführt, um den besonderen Bedingungen der gemeinsamen Erstellung von S3-Leitlinie und Nationaler Versorgungs-Leitlinie Rechnung zu tragen (Erläuterungen Tab. A2).

Tab. A4 Suchstrategien
Strategie 1a: enger gefasste Studiendesigns, RCTs
Ovid MEDLINE(R), 1966 to November Week 3 2005

#	Search History	Results
1	randomized controlled trial.pt.	208 988
2	controlled clinical trial.pt.	69 859
3	Randomized Controlled Trials/	39 966
4	Random Allocation/	54 141
5	Double-Blind Method/	84 061
6	Single-Blind Method/	9 446
7	or/1-6	355 301
8	clinical trial.pt.	420 410
9	exp Clinical Trials/	171 709
10	(clin$ adj25 trial$).ti,ab.	115 946
11	((singl$ or doubl$ or trebl$ or tripl$) adj25 (blind$ or mask$)).ti,ab.	83 425
12	latin square$.ti,ab.	2 352
13	placebos/	24 212
14	placebo$.ti,ab.	91 878
15	random$.ti,ab.	323 642
16	research design/	42 218
17	or/8-16	758 346
18	Comparative Study/	1 233 790
19	exp Evaluation Studies/	539 139
20	Follow-Up Studies/	308 818
21	Prospective Studies/	195 111
22	cross-over studies/	16 881
23	(control$ or prospectiv$ or volunteer$).ti,ab.	1 590 390
24	or/18-23	3 168 638
25	7 or 17 or 24	3 418 879
26	animal/	3 840 717
27	human/	9 067 086
28	26 not 27	2 935 687
29	25 not 28 *Filter zum Studiendesign: sehr sensitiv*	2 651 726
30 ▼	Anorexia Nervosa/pc, dh, dt, rh, th [Prevention & Control, Diet Therapy, Drug Therapy, Rehabilitation, Therapy]	2413

Strategie 1a: enger gefasste Studiendesigns, RCTs (Fortsetzung)

#	Search History	Results
31	Anorexia/pc, dh, dt, rh, th	541
32	30 or 31	2952
33	29 and 32	928
34	29 and 30	743
35	33 not 34	185
36	1 and 34	75
37	*anorexia nervosa/pc, dh, dt, rh, th *Hauptaspekt*	1191
38	29 and 37 *Filter zum Studiendesign sehr sensitiv*	409
39	1 and 37 *nur Publication Type RCT und Anorexia nervosa als Hauptaspekt: sehr spezifisch!*	64

Strategie 1b: weiter gefasste Studiendesigns
Ovid MEDLINE(R), 1966 to February Week 3 2006

#	Search History	Results
1	randomized controlled trial.pt.	211 673
2	controlled clinical trial.pt.	70 414
3	Randomized Controlled Trials/	40 948
4	Random Allocation/	54 417
5	Double-Blind Method/	84 831
6	Single-Blind Method/	9624
7	clinical trial.pt.	421 467
8	exp Clinical Trials/	173 714
9	((singl$ or doubl$ or trebl$ or tripl$) adj25 (blind$ or mask$)).ti,ab.	83 448
10	latin square$.ti,ab.	2359
11	placebos/	24 421
12	placebo$.ti,ab.	93 061
13	random$.ti,ab.	328 395
14	research design/	42 729
15	Comparative Study/	1 241 472
16	exp Evaluation Studies/	543 611
17	Follow-Up Studies/	311 314
▼		

Strategie 1b: weiter gefasste Studiendesigns (Fortsetzung)

#	Search History	Results
18	Prospective Studies/	198 074
19	cross-over studies/	17 240
20	(control$ or prospectiv$ or volunteer$).ti,ab.	1 602 507
21	controlled clinical trial.pt.	70 414
22	(clinical adj2 (trial or study)).ti,ab.	66 318
23	or/1-22	3 433 951
24	animal/	3 836 343
25	human/	9 117 673
26	24 not 25	2 930 229
27	23 not 26	2 667 233
28	anorexia nervosa/pc, dh, dt, rh, th [prevention & control, diet therapy, drug therapy, rehabilitation, therapy]	2444
29	27 and 28	759
30	*Anorexia Nervosa/pc, dh, dt, rh, th * = Hauptaspekt der Arbeit (wird von Indexing-Personal gekennzeichnet)	1214
31	27 and 30	417
32	31 not 1	353
33	case reports.pt.	1 204 556
34	editorial.pt.	183 376
35	letter.pt.	547 126
36	or/33-35	1 824 586
37	32 not 36 spezifische Suche: Hauptaspekt Anorexia-Therapie UND Studiendesign-Begriffe Endergebnis	309: 1 doppelt: 308
38	29 not 1 not 36 Anorexia-Therapie nicht als Hauptaspekt gekennzeichnet UND Studien-design-Begriffe	609
39	38 not 37 diese Zitate findet man mit der spezifischen Suche nicht. Anorexia-Therapie ist hier nicht mit Hauptaspekt gekennzeichnet.	300
40	28 and 1 Anorexia Nervosa nicht als Hauptaspekt geindext und PT = RCT	75
41 ▼	40 not 30 (Ausschluss der bereits 64 gefundenen Zitate aus Strategie 1)	11

Strategie 1b
Ovid MEDLINE(R) Daily Update, January 09, 2006

#	Search History	Results
1	(anore: adj3 (nervosa or nervous or nerviosa)).mp. [mp=title, original title, abstract, name of substance word, subject heading word]	8
2	Anorexia Nervosa/pc, dh, dt, rh, th	2
3	Anorexia/pc, dh, dt, rh, th	1
4	1 and (2 or 3)	2
5	th.xs.	4005
6	1 and 5 *(Ergebnis aus Suche Nr. 4 ist darin enthalten)*	4

Strategie 1c: Aktualität PreMedline
Ovid MEDLINE(R) In-Process & Other Non-Indexed Citations, January 09, 2006

#	Search History	Results
1	(anore: adj3 (nervosa or nervous or nerviosa)).mp. [mp=title, original title, abstract, name of substance word]	115
2	(treat: or therap: or manag: or intervent: or psychotherap:).mp. [mp=title, original title, abstract, name of substance word]	75 090
3	(rando: or controlled or controls or blind: or mask: or control group:).mp. [mp=title, original title, abstract, name of substance word]	33 920
4	1 and 2	55
5	1 and 3	20
6	1 and 2 and 3 *zu spezifisch*	6
7	4 or 5	69

Strategie 2: Chochrane Library
The Cochrane Library 2005, Issue 4

ID	Search	Hits
#1	anore* in record title in all products	418
#2	anore* near nerv* in all fields in all products	325
#3	anore* near nerv* in record title in all products	178
#4	MeSH descriptor anorexia nervosa explode all trees with qualifiers: DE,DT,DH,PC,TH,RH in MeSH products	97
#5	(#3 OR #4)	200

Strategie 3: SCI Science Citation Index (via Web of Science) DocType=All document types; Language=All languages; Database=SCI-EXPANDED; Timespan=1945-2006		
#3	546	#2 AND TS=(rando* OR ((clinical OR controlled) SAME (trial OR study)) OR control group* OR controls OR prospectiv* OR multicent* OR multi cent* OR placebo* OR ((doubl* OR singl* OR tripl* OR trebl*) SAME (blind* OR mask*))) DocType=All document types; Language=All languages; Database=SCI-EXPANDED; Timespan=1945-2006
#2	2151	#1 and TS=(treat* or therap* or manag* or intervent* or psychotherap* or medication) DocType=All document types; Language=All languages; Database=SCI-EXPANDED; Timespan=1945-2006
#1	7678	TS=(anore* SAME nerv*) DocType=All document types; Language=All languages; Database=SCI-EXPANDED; Timespan=1945-2006

Strategie 4: PsycInfo

Search ID #	Search Terms
S10	(S3 And S8 And (treat* or therap* or manag* or intervent* or psychotherap* or medication*))
S9	(TI (treat* or therap* or manag* or intervent* or psychotherap* or medication*))
S8	(S7 OR S6 OR S5 OR S4)
S7	(DE »Clinical Trials«)
S6	(RANDO* OR CONTROL GROUP* OR CONTROLS OR PROSPECTIV* OR MULTICENT* OR MULTI CENT* or placebo*)
S5	((SINGL* OR DOUBL* OR TREBL* OR TRIPL*) AND (BLIND* OR MASK*))
S4	((controlled w3 trial) OR (clinical w3 trial) OR (clinical w3 STUDY) or (controlled w3 study))
S3	((S2 OR S1))
S2	(TI anore* And TI nerv*)
S1	(DE »Anorexia Nervosa«)

Strategie 5: Embase
Embase 1974 – via DIMDI (www.dimdi.de)
Update Status: 01.01.1974 27.02.2006
*** END OF TAB ***

1	11 001 401	EM74
2	11 001 401	EM74
3	1232	CT=ANOREXIA NERVOSA/QF=(DT;TH;DM;RH;PC) QF: Qualifier DT=drug therapy TH=therapy DM=disease management RH=rehabilitation PC=prevention
4	966	3/W=1 (W: Gewichtung. Anorexia nervosa ist Hauptaspekt)
5	3378822	((CLINICAL OR CONTROLLED) AND (TRIAL OR STUDY))/SAME SENT
6	908391	(RANDO* OR CONTROL GROUP* OR CONTROLS OR PROSPECTIV* OR MULTICENT* OR MULTI CENT*)
7	144662	PLACEBO*
8	107383	((SINGL* OR DOUBL* OR TREBL* OR TRIPL*) AND (BLIND* OR MASK*))/SAME SENT
9	3685423	5 TO 8
10	491	3 AND 9 (Gesamtergebnis: In Search 11 und 12 aufgeteilt in Anorexia gewichtet und nicht gewichtet
11	377	4 AND 9 (Kombination mit gewichtetem Begriff Anorexia)
12	114	10 NOT 12 Anorexia wurde bei der Verschlagwortung nicht gewichtet

Tab. A5 Metaanalyse Anorexia nervosa, identifizierte Studien

Type	Treatment Arms*
Dropouts, Abbrecher, Misserfolge $N_{arme} = 4$	(Crisp et al. 1991)-4; (Fassino et al. 2001)-2; (Szabo 1998)-2; (Zeeck, Hartmann, Buchholz, Herzog 2005)-2
Intention to Treat (unterstellt) $N_{arme} = 50$	(Bean et al. 2004)-1; (Benninghoven et al. 2006)-1; (Bossert et al. 1987)-1; (Brambilla, Draisci, Peirone, Brunetta 1995)-1/2; (Calvo Sagardoy, Fernandez Ashton, Ayuso Mateos, Bayon Perez, Santo-Domingo Carrasco 1989)-1; (Channon u. deSilva 1985)-1; (Crisp et al. 1991)-2; (Danziger, Carel, Tyano, Mimouni 1989)-1/2; (Dare, Eisler, Russell, Treasure, Dodge 2001)-1/2/3/4; (Deep-Soboslay, Sebastiani, Kaye 2000; ep-Soboslay, Sebastiani, Kaye 2000)-1;2 ; (Eisler et al. 2000)-1/2; (Fichter u. Quadflieg 1999)-1; (Gerlinghoff, Backmund, Angenendt, Linington 1991)-1; (Griffiths, Beumont, Russell, Touyz, Moore 1997)-1/2; (Hall u. Crisp 1987)-1/2; (Herpertz-Dahlmann, Wewetzer, Schulz, Remschmidt 1996)-1; (Herzog, Hartmann, Falk 1996)-1/2; (Herzog, Zeeck, Hartmann, Nickel 2004)-1/2; (Kohle u. Mall 1983)-1; (Lock 2005)-1/2; (Nussbaum, Baird, Sonnenblick, Cowan, Shenker 1985)-1; (Okamoto et al. 2002)-1; (Pertschuk, Edwards, Pomerleau 1978)-1; (Pertschuk, Forster, Buzby, Mullen 1981)-1/2; (Pillay u. Crisp 1981)-1/2; (Robin, Siegel, Koepke, Moye, u. Tice 1994)-1/2; (Steiner, Mazer, Litt 1990)-1; (Sutandar-Pinnock, Blake, Carter, Olmsted, Kaplan 2003)-1; (Thomä 1961)-1; (Treasure et al. 1995)-1/2; (Waller et al. 2003)-1/2; (Zeeck, Hartmann, Wetzler-Burmeister, Wirsching 2006)-1/2
Completer, Responder $N_{arme} = 27$	(Andersen, Stoner, Rolls, 1996)-1; (Ball u. Mitchell 2004)-1/2; (Barbarich et al. 2004)-1; (Bloks, Spinhoven, Callewaert, Willemse-Koning, Turksma 2001)-1; (Carter, Blackmore, Sutandar-Pinnock, Woodside 2004)-1; (Fassino et al. 2001)-1; (Geller, Zaitsoff, Srikameswaran 2005)-1; (Gerlinghoff, Backmund, Franzen 1998)-1; (Jacobi, Dahme, Rustenbach 1997)-1; (Lauer, Gorzewski, Gerlinghoff, Backmund, Zihl 1999)-1; (Manara, Manara, Todisco 2005)-1; (Mehran, Léonard, Samuel-Lajeunesse 1999)-1; (Moser et al. 2003)-1; (Ostuzzi, Didonna, Micciolo 1999)-1; (Piran, Langdon, Kaplan, Garfinkel 1989)-1; (Ro, Martinsen, Hoffart, Rosenvinge 2004)-1; (Santonastaso, Friederici, Favaro 2001)-1/2; (Serfaty, Turkington, Heap, Ledsham, Jolley 1999)-1; (Shugar u. Krueger 1995)-1; (Stonehill u. Crisp 1977)-1; (Szabo 1998)-1; (Treat et al. 2005)-1; (Vandereycken u. Pieters 1978)-1/2; (Zeeck, Hartmann, Buchholz, Herzog 2005)-1

Note: Arm number indicated by »-1« to »-4«

Kodierhandbuch des AWMF-Leitlinienprojekts 051/026 Leitlinien für die Diagnostik und Behandlung von Essstörungen

Einleitung

Die Kodierung der Studien dient zur Aufbereitung der publizierten Informationen für die statistischen Analysen. Die quantifizierten Daten werden einerseits zur Beschreibung der Studienstichprobe und der Patientinnen, andererseits zur Beschreibung der implementierten Interventionen, der Bestimmung ihrer Wirksamkeit sowie der zufallskritischen Absicherung der Behandlungserfolge herangezogen. Eine hohe Qualität dieser »Quantifizierung« ist daher von größter Bedeutung. Bitte gehen Sie hierbei sehr sorgfältig vor und melden Sie Fragen und Unklarheiten etc. unbedingt zurück! Die Qualität Ihrer Beurteilungen wird zudem überprüft, indem Ihre Kodierungen mit denen eines zweiten Kodierers Punkt für Punkt verglichen werden. Fällt diese sog. Interrater-Reliabilität unbefriedigend bzw. submaximal aus, wird der Dissens itemweise zu ermitteln und via Konsensualisierung zu beseitigen sein. Dies wäre eine zusätzliche Arbeitsbelastung für Sie, aber auch für Ihre Kollegen, und würde mit hoher Wahrscheinlichkeit die Kosten erhöhen und insbesondere die weiteren Arbeitsschritte empfindlich verzögern!

Kodierkonventionen

Generell sind die Ursprungsinformationen zu bewahren, das heißt möglichst unverändert zu übertragen. Das Zeichen zur Kodierung bei Dezimalzahlen ist der Dezimalpunkt, zwei Stellen hinter dem Dezimalpunkt sind ausreichend präzise (Ausnahme: Signifikanzangaben und Verteilungswerte, z. B. t=2.344, wie angegeben); Freitext ist in Englisch einzugeben. Kann eine Information nicht ermittelt werden, ist die entsprechende Tabellenzelle grundsätzlich »leer« zu lassen. Es kann jedoch ein individuell zu wählendes Sonderzeichen (z. B. ?) gewählt werden, um Zellen als »bearbeitet« zu kennzeichnen. Diese Sonderzeichen sind vor Übersendung zur Auswertung wieder zu eliminieren. Leerzeichen am Beginn und Ende einer Eingabe sind unbedingt zu vermeiden.

Sämtliche Regeln zur Kodierung sind auf der letzten Seite des Handbuchs nochmals zusammengestellt.

Alternativinformationen

An einigen Stellen wird es erfahrungsgemäß auch nicht möglich sein, die geforderten Informationen zu liefern, da sie in abweichender Form berichtet werden. Hier gilt es, möglichst gute Alternativinformationen in einer Alternativspalte zu notieren. Ein solches Ausweichen auf Alternativwerte ist in jedem Fall in einer dafür vorgesehenen (nachfolgenden) Kommentarspalte möglichst kurz, aber hinreichend ausführlich zu vermerken. Solche Alternativ- und Kommentarspalten sind in ausreichender Anzahl und an allen entsprechenden Orten angelegt.

Eine systematische Darstellung sämtlicher Möglichkeiten zur Nutzung von Alternativinformationen ist hier nicht möglich. Generell kann z. B. jeder Wert der zentralen Tendenz (Median, Modalwert) als Alternative zum Mittelwert dienen. Aus sämtlichen Dispersionswerten (z. B. Standardfehler, Vertrauensintervall, Range, Interquartilabstand o. Ä.) kann eine Streuung zumindest näherungsweise bestimmt werden. Sind Mittelwerte und/oder Streuungen nicht dargestellt, können die Streuungen und/oder Studieneffekte aber auch aus statistischen Kennwerten der Prüfverfahren (z. B. z-Test, Chi-Quadrat-Test, U-Test, t-Test, Varianzanalyse) oder auch einfach aus dargestellten Irrtumswahrscheinlichkeiten (z. B. $p \leq .052$ oder $p \leq .04326$) und Korrelationen bestimmt werden. Bei Publikation der Stichprobenrohwerte können sämtliche notwendige Werte direkt bestimmt werden, einige neuere Publikationen werden auch Effektstärken, relative Risiken, Odds Ratios oder ähnliche Effektmaße berichten. Bei anderen Studien wird zuweilen auch eine Ermittlung relevanter Informationen aus Graphiken möglich sein. Wichtig ist, dass Alternativkennwerte möglichst direkt in die entsprechende Spalte eingetragen werden und die Art der Alternativwerte in der Kommentarspalte hinreichend beschrieben wird.

Ablauf der Kodierung – Datenstruktur

Die Kodierung erfolgt in mehreren Blöcken, was einerseits durch die hierarchische Struktur der Daten und andererseits durch die Inhaltsbereiche (z. B. Soziodemographie, klinische Variablen; ▶ Diagramm 1) bedingt ist. So sind einige Informationen nur einmal pro Studie, andere pro Studienarm und wieder andere pro Outcome (▶ Diagramm 1) zu kodieren. Die Kodierung erfolgt daher in mehreren Abschnitten, die auch diese Hierarchie widerspiegeln: Die Kodierung beginnt auf der Hierarchiestufe der Studien. Es werden dort sämtliche Informationen eingegeben, die nur einmal pro Studie zu kodieren sind. Die Studien werden untereinander aufgereiht.

Nachfolgend wird die Hierarchiestufe gewechselt, um die spezifischen Informationen zu den einzelnen Studienarmen (**aktive Behandlungsgruppen, Interventionen**) zu kodieren. Jeder aktive Arm einer Studie wird in einer eigenen Zeile repräsentiert, das heißt, auch die aktiven Arme werden – pro Studie – untereinander angeordnet (▶ Diagramm 1). Jedem aktiven Studienarm ist eine **(unbehandelte) Kontrollbedingung (Vergleichsgruppe)** zugeordnet, deren Informationen in jeweils separaten Spalten hinter den Spalten für den aktiven Arm eingegeben werden. Als Vergleichsgruppe dient stets die Kontrollgruppe des aktiven Studienarms in der Publikation.

Bei **mehr als einem aktiven Arm pro Studie** (mehrere Zeilen pro Studie) werden Informationen, die nur einmal pro Studie berichtet werden, in der ersten Zeile der Studie kodiert (die übrigen Studienzeilen bleiben leer): z. B. wenn in den Studien lediglich Informationen für die Gesamtstichprobe gegeben sind. Liegen die Informationen hingegen für jeden Studienarm vor, sind sie auch für jeden Studienarm zu kodieren. Werden mehrere aktive Arme **simultan gegen eine Kontrollgruppe** getestet, sind die Informationen zu der Kontrollgruppe lediglich in der ersten Zeile der Studie einzugeben (die übrigen Studienzeilen bleiben leer).

Um einen erneuten Wechsel der Hierarchie-Ebene zu vermeiden, werden Informationen zu den **Outcomes pro Studienarm und der jeweiligen Kontrollbedingung hintereinander** in mehreren Spalten vorgenommen. Abschließend erfolgt die Kodierung der (max. 4) Follow-ups in einer eigene Datei (FU.xls,), diese ist weitgehend analog zur Hauptdatei aufgebaut. Hierzu wird ein separates Handbuch zu verwenden sein.

Diagramm 1. Hierarchischer Aufbau der Datenstruktur und Kodiermaske

Studie	Arm	Studie und Kodierer	Ein-/Ausschlusskriterien	Studienmerkmale
Studie 1	1	nur in erster Zeile kodieren	nur in erster Zeile kodieren	nur in erster Zeile kodieren
	2			
	3			
Studie 2	1	nur in erster Zeile kodieren	nur in erster Zeile kodieren	nur in erster Zeile kodieren
	2			
Studie 3	1	nur in erster Zeile kodieren	nur in erster Zeile kodieren	nur in erster Zeile kodieren...

Soziodemographie	Klinische Merkmale	Interventionsmerkmale	Therapeutenmerkmale
Wenn möglich, pro Studienarm für die Interventions- und Kontrollbedingung hintereinander getrennt kodieren			
Wenn möglich, pro Studienarm für die Interventions- und Kontrollbedingung hintereinander getrennt kodieren			
Wenn möglich, pro Studienarm für die Interventions- und Kontrollbedingung hintereinander getrennt kodieren			
Wenn möglich, pro Studienarm für die Interventions- und Kontrollbedingung hintereinander getrennt kodieren			
Wenn möglich, pro Studienarm für die Interventions- und Kontrollbedingung hintereinander getrennt kodieren			
Wenn möglich, pro Studienarm für die Interventions- und Kontrollbedingung hintereinander getrennt kodieren...			

Methodische Qualität	Kategoriale Outcomes	Dimensionale Outcomes
nur in erster Zeile kodieren	pro Studienarm ... kodieren	
	pro Studienarm ... kodieren	
	pro Studienarm ... kodieren	
nur in erster Zeile kodieren	pro Studienarm ... kodieren	
	pro Studienarm ... kodieren	
nur in erster Zeile kodieren	pro Studienarm ... kodieren	

Erläuterung Diagramm 1: Sowohl die Studien als auch die aktiven Arme (Interventionen) jeder Studie werden in einzelnen Zeilen eingegeben. Die Informationen zur (unbehandelten) Kontrollbedingung werden hingegen nicht in einer Extrazeile, sondern in der Zeile des aktiven Arms eingetragen, dessen Vergleichsbedingung sie repräsentiert: Nach der Eingabe der Informationen zum aktiven Arm folgen entsprechende Spalten für die Kontrollen. Um eine dritte Hierarchiestufe (weitere Verschachtelung) zu umgehen, wird für die Outcomes ebenso verfahren: Für jedes Erhebungsinstrument stehen mehrere Spalten (jeweils für den aktiven Arm und darauf folgend für die Kontrollen) zur Verfügung.

Der Effizienzvorteil dieses Kodierungsschemas ist allerdings mit einem Nachteil verbunden: Die Anzahl der Spalten ist derart umfangreich, dass die Kodierung über drei Tabellenblätter erfolgen muss; die Tabellenblätter sind in einer Excel-Arbeitsmappe zusammengefasst. Auf dem ersten Tabellenblatt erfolgt die Kodierung sämtlicher deskriptiver Informationen zu den Studien und ihren Armen sowie zum Outcome der Primärsymptomatik (Heißhunger, Erbrechen, Laxanzien und BMI). Nach dem Wechsel zum zweiten Tabellenblatt (Instrumente 1) werden die Prä-post-Informationen aus den Fragebögen EDI, EDE, EAT eingegeben, für die restlichen Instrumente stehen im dritten Tabellenblatt (Instrumente 2) entsprechende Zeilen zur Verfügung. Der Tabellenblattwechsel wird sowohl auf den Tabellenblättern als auch in diesem Handbuch an entsprechender Stelle angekündigt.

Speicherung

Spätestens beim Tabellenblattwechsel sollten vorgenommene Eingaben gespeichert werden, empfehlenswerter ist eine Speicherung nach jedem Wechsel der inhaltlich begründeten Kodierungsbereiche (z. B. Soziodemographie, klinische Variablen etc). Eine Erinnerung zum Speichern erfolgt durch entsprechende Anmerkungen im Kodierhandbuch.

Orientierung in den Tabellenblättern

Zur Vereinfachung der Orientierung in den unterschiedlichen Tabellenblättern sind die ersten beiden Spalten (Studienname und Studienarm) und die erste Zeile (Variablennamen) fixiert: Wird im ersten Tabellenblatt Studienname und Studienarm eingetragen, erscheinen diese automatisch auf den folgenden Tabellenblättern, und die Variablennamen bleiben stets am oberen Rand des Tabellenblatts sichtbar.

Nachfolgend werden die einzelnen Kodierschritte dezidiert beschrieben. Die Kodierung beginnt auf dem ersten *Tabellenblatt: Kodierung 1*.

Studie und Kodierer: Eingabe allgemeiner Informationen zur Kodierung

Variable	Definition	Kodierung	Format	Beispiel
Study	Studienidentifikation	Erstautor, Erscheinungsjahr	Erscheinungsjahr Erstautor et al. (Erscheinungsjahr)	Agras et al. (1998a)
Arm1	Interventionsklasse (s. S.13–14)	Bezeichnung der Intervention	Freitext	CBT
Arm2	Nr. des aktiven Studienarms		Aufsteigende ganze Zahlen	1
Anz_arm	Anzahl der Studienarme	Treatments und Kontrollen	Ganze Zahl	4
Kod	Kodiereridentifikation	Namenskürzel	2-stellig	RU für Rustenbach
Dat	Datum der Kodierung	Aktuelles Datum	Datum Tag.Monat.Jahr: TT.M.JJJJ	30.07.2005

Ein-/Ausschlusskriterien: Rating der Ein- und Ausschlusskriterien dieser Leitlinien

Variable	Definition	Kodierung	Frage	Eingabe
EAK_1	Randomisierte Studie	Kategorial	Ist das Kriterium erfüllt?	0=nein 1=ja
EAK_2	Kontrollierte Studie	Kategorial	Ist das Kriterium erfüllt?	0=nein 1=ja
EAK_3	Matching/Parallelisierung	Kategorial	Ist das Kriterium erfüllt?	0=nein 1=ja
EAK_4	Diagnostik nach DSM, ICD (anerkannte Diagnostik)	Kategorial	Ist das Kriterium erfüllt?	0=nein 1=ja 2=konsensbedürftig
EAK_5	Relevante Intervention (vgl. Kategorien S. 17–18)	Kategorial	Ist das Kriterium erfüllt?	0=nein 1=ja
EAK_6	keine Gruppen gemischter Hauptdiagnosen (AN, BN, BED)	Kategorial	Ist das Kriterium erfüllt?	0=nein 1=ja

Allgemeine Studienmerkmale: Eingabe allgemeiner Informationen zur Studie

Variable	Definition	Kodierung	Format	Beispiel
Begin	Studienbeginn	Zeitpunkt des Studienbeginns	Tag.Monat.Jahr: TT.M.JJJJ	10.1995
Land	Durchführungsland	Name	Freitext	Germany
Auth_sex	Geschlechterzugehör. Erstautor	Geschlechterzugehörigkeit	0=weiblich 1=männlich	0
sponsor	(Firmen-)Sponsoring mit kommerziellem Interesse an den Ergebnissen	Kategorial	0=nein 1=ja	1
sponname	Name des Sponsors	Name	Freitext	xyz
Multicent	Multicenterstudie	Kategorial	0=nein 1= a	0
N_screen	Stichprobenumfang	zu Beginn des Screenings (vor der Randomisierung)	Ganze Zahl	1200

Soziodemographische Patientinnenmerkmale: Eingabe soziodemographischer Informationen für jeden aktiven Studienarm (und nachfolgend seiner zugeordneten Kontrollbedingung) zum Studienbeginn. Wird eine Information lediglich für die Gesamtstichprobe berichtet, ist diese in alle Zeilen, d. h. für den jeden Studienarm (mit identischen Werten) zu kodieren.

Variable	Definition	Kodierung	Format	Beispiel
Sex_1	Geschlechterverteilung (aktiver Arm, Intervention)	Prozent weiblich der Prä-Stichprobe	Dezimalzahl	99,9
Sex_K	Geschlechterverteilung (Kontrollbedingung)	Prozent weiblich der Prä-Stichprobe	Dezimalzahl	99,9
Age_m_I	Mittelwert Alter (aktiver Arm, Intervention)	in Jahren	Dezimalzahl	23,4
Age_s_I	Standardabweichung Alter	in Jahren	Dezimalzahl	5,4
Age_m_K	Mittelwert Alter (Kontrollbedingung)	in Jahren	Dezimalzahl	23,4
Age_s_K	Standardabweichung Alter (Kontrollbedingung)	in Jahren	Dezimalzahl	5,4
Age_18_I	Alter unter 18 Jahre	Prozentsatz im aktiven Arm der Prä-Stichprobe	Dezimalzahl	5,4
Age_18_K	Alter unter 18 Jahre	Prozentsatz der Kontrollen der Prä-Stichprobe	Dezimalzahl	5,4
Partner_I	Partnerschaften	Prozentsatz im aktiven Arm der Prä-Stichprobe	Dezimalzahl, wie dargestellt	45,3

Soziodemographische Patientinnenmerkmale ff: Eingabe soziodemographischer Informationen für jeden aktiven Studienarm (und nachfolgend seiner zugeordneten Kontrollbedingung) zum Studienbeginn. Wird eine Information lediglich für die Gesamtstichprobe berichtet, ist diese in alle Zeilen, d. h. für den jeden Studienarm (mit identischen Werten) zu kodieren.

Variable	Definition	Kodierung	Format	Beispiel
Partner_K	Partnerschaften	Prozentsatz der Kontrollen der Prä-Stichprobe	Dezimalzahl, wie dargestellt	45,3
Soz_alt	Alternativen Sozialdemographie	Spalte für Alternativwerte	Kennwerte	Alter: t=2.14, df=35, p=.003
Soz_kom	Kommentare Sozialdemographie	Spalte für Kommentare	Freitext	Keine Streuung des Alters, aber t-Test

Klinische Patientinnenmerkmale: Eingabe klinischer Informationen für jeden aktiven Studienarm (und nachfolgend seiner zugeordneten Kontrollbedingung) zum Studienbeginn. Wird eine Information lediglich für die Gesamtstichprobe berichtet, ist dies in jeder Zeile, d. h. für alle Studienarme (mit identischen Werten) zu kodieren.

Variable	Definition	Kodierung	Format	Beispiel
Vb_n_I	Gesamtzahl Vorbehandlungen	Mittlere Anzahl aktiver Arm	Dezimalzahl	56.4
Vb_n_K	Gesamtzahl Vorbehandlungen	Mittlere Anzahl der Kontrollen	Dezimalzahl	
Vb_p_I	Prozentsatz mit Vorbehandlung (Gesamt)	Prozent der Pat. aktiver Arm	Dezimalzahl	56.4
Vb_p_K	Prozentsatz mit Vorbehandlung (Gesamt)	Prozent der Pat. in Kontrollgr.	Dezimalzahl	56.4
Vb_a_n_I	Anzahl ambulanter Vorbehandlungen	Mittlere Anzahl aktiver Arm	Dezimalzahl	56.4
Vb_a_n_K	Anzahl ambulanter Vorbehandlungen	Mittlere Anzahl der Kontrollen	Dezimalzahl	56.4
Vb_a_p_I	Prozentsatz ambulanter Vorbehandlungen	Prozent der Pat. aktiver Arm	Dezimalzahl	56.4
Vb_a_p_K	Prozentsatz ambulanter Vorbehandlungen	Prozent der Pat. in Kontrollgr.	Dezimalzahl	56.4
Vb_s_n_I	Anzahl stationärer Vorbehandlungen	Mittlere Anzahl aktiver Arm	Dezimalzahl	56.4

Klinische Patientinnenmerkmale ff: Eingabe klinischer Informationen für jeden aktiven Studienarm (und nachfolgend seiner zugeordneten Kontrollbedingung) zum Studienbeginn. Wird eine Information lediglich für die Gesamtstichprobe berichtet, ist dies in jeder Zeile, d. h. für alle Studienarme (mit identischen Werten) zu kodieren.

Variable	Definition	Kodierung	Format	Beispiel
Vb_s_n_K	Anzahl stationärer Vorbehandlungen	Mittlere Anzahl der Kontrollen	Dezimalzahl	56.4
Vb_s_p_I	Prozentsatz stationärer Vorbehandlungen	Prozent der Pat. aktiver Arm	Dezimalzahl	56.4
Vb_s_p_K	Prozentsatz stationärer Vorbehandlungen	Prozent der Pat. in Kontrollgr.	Dezimalzahl	56.4
V_as_n_I	Anzahl kombinierter (ambulant-stationärer) Vorbehandlungen	Mittlere Anzahl aktiver Arm	Dezimalzahl	56.4
V_as_n_K	Anzahl kombinierter (ambulant-stationärer) Vorbehandlungen	Mittlere Anzahl der Kontrollen	Dezimalzahl	56.4
V_as_p_I	Prozentsatz kombinierter (ambulant-stationärer) Vorbehandlungen	Prozent der Pat. aktiver Arm	Dezimalzahl	56.4
V_as_p_K	Prozentsatz kombinierter (ambulant-stationärer) Vorbehandlungen	Prozent der Pat. in Kontrollgr.	Dezimalzahl	56.4

Klinische Patientinnenmerkmale ff: Eingabe klinischer Informationen für jeden aktiven Studienarm (und nachfolgend seiner zugeordneten Kontrollbedingung) zum Studienbeginn. Wird eine Information lediglich für die Gesamtstichprobe berichtet, ist dies in jeder Zeile, d. h. für alle Studienarme (mit identischen Werten) zu kodieren.

Variable	Definition	Kodierung	Format	Beispiel
V_ps_n_I	Gesamtzahl psychologischer Vorbehandlungen	Mittlere Anzahl aktiver Arm	Dezimalzahl	
V_ps_n_K	Gesamtzahl psychologischer Vorbehandlungen	Mittlere Anzahl der Kontrollen	Dezimalzahl	
V_ps_p_I	Gesamtprozentsatz psychologischer Vorbehandlungen	Prozent der Pat. aktiver Arm	Dezimalzahl	
V_ps_p_K	Gesamtprozentsatz psychologischer Vorbehandlungen	Prozent der Pat. in Kontrollgr.	Dezimalzahl	
V_ph_n_I	Anzahl pharmakologischer Vorbehandlungen	Mittlere Anzahl aktiver Arm	Dezimalzahl	
V_ph_n_K	Anzahl pharmakologischer Vorbehandlungen	Mittlere Anzahl der Kontrollen	Dezimalzahl	
V_ph_p_I	Prozentsatz pharmakologischer Vorbehandlungen	Prozent der Pat. aktiver Arm	Dezimalzahl	

Klinische Patientinnenmerkmale ff: Eingabe klinischer Informationen für jeden aktiven Studienarm (und nachfolgend seiner zugeordneten Kontrollbedingung) zum Studienbeginn. Wird eine Information lediglich für die Gesamtstichprobe berichtet, ist dies in jeder Zeile, d. h. für alle Studienarme (mit identischen Werten) zu kodieren.

Variable	Definition	Kodierung	Format	Beispiel
V_ph_p_K	Prozentsatz pharmakologischer Vorbehandlungen	Prozent der Pat. in Kontrollgr.	Dezimalzahl	
Dill_m_I	Mittl. Erkrankungsdauer	Mittelwert in Jahren in aktivem Arm	Dezimalzahl	12.2
Dill_s_I	Streuung der Erkrankungsdauer	Streuung in Jahren in aktivem Arm	Dezimalzahl	4.3
Dill_m_K	Mittl. Erkrankungsdauer	Mittelwert in Jahren in aktivem Arm	Dezimalzahl	12.2
Dill_s_K	Streuung der Erkrankungsdauer	Streuung in Jahren der Kontrollen	Dezimalzahl	4.3
Ons_m_I	Mittl. Alter bei Erkrankung	Mittelwert in Jahren in aktivem Arm	Dezimalzahl	12.2
Ons_s_I	Streuung Alter bei Erkrankung	Streuung in Jahren in aktivem Arm	Dezimalzahl	4.3
Ons_m_K	Mittl. Alter bei Erkrankung	Mittelwert in Jahren in Kontrollen	Dezimalzahl	12.2

Klinische Patientinnenmerkmale ff: Eingabe klinischer Informationen für jeden aktiven Studienarm (und nachfolgend seiner zugeordneten Kontrollbedingung) zum Studienbeginn. Wird eine Information lediglich für die Gesamtstichprobe berichtet, ist dies in jeder Zeile, d. h. für alle Studienarme (mit identischen Werten) zu kodieren.

Variable	Definition	Kodierung	Format	Beispiel
Ons_s-K	Streuung Alter bei Erkrankung	Streuung in Jahren der Kontrollen	Dezimalzahl	4.3
BMImin_I	Minimaler BMI lifetime (ab Alter von 18 Jahren)	Niedrigster lifetime Personen-BMI in aktivem Arm	Dezimalzahl	16.3
BMImin_K	Minimaler BMI lifetime (ab Alter von 18 Jahren)	Niedrigster lifetime Personen-BMI der Kontrollen	Dezimalzahl	16.3
Diagnos	Diagnosestellung nach:	Kategorial	0=ICD-9 1= CD-10 2=DSM III 3=DSM III-R 4=DSM IV 5=andere	5
Diag5	Bezeichnung der Diagnostik	Bei Diagnose = 5	Freitext	xz
D_instr	Diagnostikinstrument	Instrument zur Diagnostik	1=strukturiertes Interview 2=klinisches Urteil 3=Selbstreport 4=anderes	3
D_instr4	Anderes Diagnostikinstrument	Bei D-instr = 5	Freitext	xyz

Klinische Patientinnenmerkmale ff: Eingabe klinischer Informationen für jeden aktiven Studienarm (und nachfolgend seiner zugeordneten Kontrollbedingung) zum Studienbeginn. Wird eine Information lediglich für die Gesamtstichprobe berichtet, ist dies in jeder Zeile, d. h. für alle Studienarme (mit identischen Werten) zu kodieren.

Variable	Definition	Kodierung	Format	Beispiel
Subtyp_I	Diagnose-Subtyp in aktivem Arm	Prozent non-purging	Dezimalzahl	12.3
Subtyp_K	Diagnose-Subtyp der Konrollen	Prozent non-purging	Dezimalzahl	12.3
Com_1_I	Komorbidität Achse I	Prozent komorbid, aktiver Arm	Dezimalzahl	18.3
Com_2_I	Komorbidität Achse II	Prozent komorbid, aktiver Arm	Dezimalzahl	3.4
Com_3_I	Komorbidität Affektive Störung	Prozent komorbid, aktiver Arm	Dezimalzahl	65
Com_1_K	Komorbidität Achse I	Prozent komorbid, Kontrollen	Dezimalzahl	18.3
Com_2_K	Komorbidität Achse II	Prozent komorbid, Kontrollen	Dezimalzahl	3.4
Com_3_K	Komorbidität Affektive Störung	Prozent komorbid, Kontrollen	Dezimalzahl	65
Klin_alt	Alternativen Klinisch	Spalte für Alternativwerte	Kennwerte	Age_onset =16.4, 2.3
Klin_kom	Kommentare Klinisch	Spalte für Kommentare	Freitext	Median, Interquartilabstand

Interventionsmerkmale: Eingabe relevanter Informationen zu den aktiven Studiengruppen und ihrer (jeweiligen) Kontrollgruppe. Wird eine Information lediglich für die Gesamtstichprobe berichtet, ist dies in jeder Zeile, d. h. für alle Studienarme (mit identischen Werten) zu kodieren.

Variable	Definition	Kodierung	Format	Beispiel
N_rand_I	Stichprobenumfang der Intervention (aktiver Arm)	bei Randomisierung (prä)	Ganze Zahl	80
N_post_I	Stichprobenumfang der Intervention (aktiver Arm)	der Completer (post)	Ganze Zahl	76
N_rand_K	Stichprobenumfang Kontrollen	bei Randomisierung (prä)	Ganze Zahl	80
N_post_I	Stichprobenumfang Kontrollen	der Completer (post)	Ganze Zahl	72
N_drop_I	Dropout Intervention	Anzahl der Dropouts	Ganze Zahl	4
N_drop_K	Dropout Kontrollen	Anzahl der Dropouts	Ganze Zahl	8
PPC	Psycho-,Pharma-, Kombination Intervention (aktiver Arm)	Behandlungsklasse	0=Psychotherapie 1=Pharmakotherapie 2=Psychopharmakologische Kombinationsbehandlung 3=anderes	
PPC3	bei PPC = 3	Bezeichnung	Freitext	xyz

Interventionsmerkmale ff: Eingabe relevanter Informationen zu den aktiven Studiengruppen und ihrer (jeweiligen) Kontrollgruppe. Wird eine Information lediglich für die Gesamtstichprobe berichtet, ist dies in jeder Zeile, d. h. für alle Studienarme (mit identischen Werten) zu kodieren.

Variable	Definition	Kodierung	Format	Beispiel
Zur Kodierung der Treatments stehen 3 Variablen (treatmt1 bis treatmt3) zur Verfügung. In treat_1 ist die zuerst bzw. überwiegend angewandte Interventionsart, in treat_2 und treat_3 die jeweils zeitlich bzw. im prozentualen Anteil nachfolgende Interventionsart zu kodieren.				
Treatmt 1	Art der (ersten) Intervention	Interventionsklassen	1=CBT (Cognitive Behaviour Therapy) 2=CBT-BN 3=CBT-ERP 4=CBT self help 5=CBT guided self help 6=BT (Behaviour Therapy) 7=BT weight control 8=Psychodyn./tiefenpsychol. 9=Psychoanalytisch 10=Kognitiv-Analytisch 11=CT (Cognitive Therapy) 12=Interpersonal Therapy 13=Supportive Therapy 14=Family Therapy 15=Hypnotherapy 16=Feministic Therapy 17=Motivation-Therapy 18=Ernährungsberatung 19=Ernährungsmanagement 20=reine Selbsthilfe	20

Interventionsmerkmale ff: Eingabe relevanter Informationen zu den aktiven Studiengruppen und ihrer (jeweiligen) Kontrollgruppe. Wird eine Information lediglich für die Gesamtstichprobe berichtet, ist dies in jeder Zeile, d. h. für alle Studienarme (mit identischen Werten) zu kodieren.

Variable	Definition	Kodierung	Format	Beispiel
			21=Client-Centered Therapy 22=Sport 23=chirurgische Restriktion 24=chirurgischer Bypass 25=chirurgische Restriktion plus Bypass 26=anderes 30=Tricyclika 31=SSRI 32=MAO-Hemmer 33=andere Antidepressiva 34=Antihistaminika 35=Antiemetika 36=Antipsychotika 37=Antiepileptika 38=Opiatantagonisten 39=andere Medikation	
Treatmt2	Art der (zweiten) Intervention	Interventionsklassen	s. treatmt1	20
Treatmt3	Art der (dritten) Intervention	Interventionsklassen	s. treatmt1	20
Treat26	Bei treatmt = 26	Namen der Treatments (1-3)	Freitext	xyz

Interventionsmerkmale ff: Eingabe relevanter Informationen zu den aktiven Studiengruppen und ihrer (jeweiligen) Kontrollgruppe. Wird eine Information lediglich für die Gesamtstichprobe berichtet, ist dies in jeder Zeile, d. h. für alle Studienarme (mit identischen Werten) zu kodieren.

Variable	Definition	Kodierung	Format	Beispiel
Medik1	Medikament	Name des 1. Wirkstoffs	Freitext	
Medik2	Medikament	Name des 2. Wirkstoffs	Freitext	
Medik3	Medikament	Name des 3. Wirkstoffs	Freitext	
Manual	Interventions-standardisierung	nach Manual (Manualisierung)	0=nein 1=ja	1
M_adher	Manualbefolgung durch die Therapeuten	Training und qualitativ/quantitativ Prüfung (Supervision oder Messung und statistische Analyse)?	0=nein 1=ja	1
Contract	Therapiezielvertrag	abgeschlossen	0=nein 1=ja	1
Compli	Compliance	Wurde die Mitarbeit geprüft/erhoben?	0=nein 1=ja	0
Setting_1		Versorgungsrahmen	1=ambulant 2=stationär 3=teilstationär, Tagesklinik 4=poststationär 5=anderes	5

Interventionsmerkmale ff: Eingabe relevanter Informationen zu den aktiven Studiengruppen und ihrer (jeweiligen) Kontrollgruppe. Wird eine Information lediglich für die Gesamtstichprobe berichtet, ist dies in jeder Zeile, d. h. für alle Studienarme (mit identischen Werten) zu kodieren.

Variable	Definition	Kodierung	Format	Beispiel
S1_5	Bei Setting_1=5	Freitext		XYZ
Setting_2		Interventionsrahmen	1=individual 2=Gruppe 3=individual/Gruppe 4=mit Familie 5=anderes	
S2_	Bei Setting_2 = 5	Freitext		XYZ
T_dur_m	Behandlungsdauer	Mittelwert in Wochen	Dezimalzahl	11.4
T_dur_s	Behandlungsdauer	Streuung in Wochen	Dezimalzahl	2.3
T_sess_m	Behandlungszeitpunkte	Mittelwert Anzahl	Dezimalzahl	11.2
T_sess_s	Behandlungszeitpunkte	Streuung Anzahl	Dezimalzahl	2.5
T_h_m	Behandlungsstunden	Mittelwert der Stunden	Dezimalzahl	9.3
T_h_s	Behandlungsstunden	Streuung der Stunden	Dezimalzahl	1.1
Dos_min	Pharma: Mindestdosierung	mg	ganze Zahl	120
Dos_mean	Pharma: Mittlere Dosis	mg	Dezimalzahl	90.3

Interventionsmerkmale ff: Eingabe relevanter Informationen zu den aktiven Studiengruppen und ihrer (jeweiligen) Kontrollgruppe. Wird eine Information lediglich für die Gesamtstichprobe berichtet, ist dies in jeder Zeile, d. h. für alle Studienarme (mit identischen Werten) zu kodieren.

Variable	Definition	Kodierung	Format	Beispiel
Dos_max	Pharma: Maximaldosierung	mg	Ganze Zahl	180
D_maxpct	Pharma: Patientinnen bei Max.	Prozentsatz bei max. Dosis der Prä-Stichprobe	Dezimalzahl	60.4
Control	Art der (unbehandelten) Kontrollgruppe	Klassifikation	1=Warteliste 2=reine Kontrollgruppe (nur Assessment) 3=Cross-over 4=Placebo 5=Attention-placebo 6=anderes	9
Control6	Bei Control=6	Name der Kontrolle	Freitext	Xyz
Trt_alt	Alternativen Treatment	Spalte für Alternativwerte	Kennwerte	-
Trt_kom	Kommentare Treatment	Spalte für Kommentare	Freitext	-

Therapeutenmerkmale: Eingabe relevanter Informationen zu den Therapeuten. Wird eine Information lediglich für die Gesamtstichprobe berichtet, ist dies in jeder Zeile, d. h. für alle Studienarme (mit identischen Werten) zu kodieren.

Variable	Definition	Kodierung	Format	Beispiel
Profess	Therapeutenberuf	Berufsgruppen	1=überwiegend Psychologen 2=überwiegend Psychiater 3=überwiegend Kinder-/Jugend-psychol. 4=überwiegend Ökotrophologen 5=überwiegend Nurses 6=überwiegend andere Berufsgruppe	
Profess5	Bei Profess=5	Freitext	Berufsgruppe	
P_dur_m	Ausbildung	Therapieerfahrung in Jahren	Mittelwert	5.4
P_dur_s	Ausbildung	Therapieerfahrung in Jahren	Streuung	2.3
Prof_n	Therapeutenanzahl	Gesamtzahl	ganze Zahl	6
Prof_sex	Anzahl Therapeutinnen	N Therapeutinnen	Dezimalzahl	50.4
Prof_alt	Alternativen Therapeuten	Spalte für Alternativwerte	Kennwerte	-
Prof_kom	Kommentare Therapeuten	Spalte für Kommentare	Freitext	-

Kodierung methodischer Qualität

Die Kodierung methodischer Qualität beruht auf dem »Threats to Validity«-Konzept von Cook und Campbell (1979). Die Autoren unterscheiden vier Validitätsbereiche:

1. Validität statistischen Schließens,
2. Interne Validität,
3. Konstruktvalidität,
4. Externe Validität.

Die Bereiche korrespondieren in dieser Reihenfolge mit vier, sukzessiv im empirischen Forschungsprozess auftretenden Fragen:

1. Besteht eine Kovariation (Zusammenhang) zwischen den Werten der abhängigen (hier: Outcome) und unabhängigen (hier: Intervention vs. Kontrollgruppe) Variable?
2. Welche Wirkrichtung liegt der Kovariation mit welcher Eindeutigkeit zugrunde (Verursacht die Intervention das Outcome?)?
3. Welche inhaltlichen Bedeutungen kommen der unabhängigen und abhängigen Variable zu (Erfassen die Operationalisierungen von Intervention und Outcome das, was theoretisch verlangt wird?)?
4. Welchen Gültigkeits- oder Anwendungsbereich erreichen die Studienergebnisse (Können die Ergebnisse auf andere Patientinnen, Behandlungssituationen und Therapeuten generalisiert werden?)?

Jeder dieser vier Validitätsbereiche kann durch spezifische Faktoren eingeschränkt werden. Auch wenn eine Aufzählung solcher »potenziell validitätseinschränkenden« Faktoren niemals vollständig sein kann, stellten die Autoren für jeden Bereich eine Liste »typischer Gefahren« zusammen.

Die Methodengruppe hat sich eingehend mit der Anwendbarkeit der Originalfaktoren zur Kodierung (im klinischen Forschungsbereich Essstörungen) beschäftigt. Wir sind zu der Auffassung gelangt, dass einige Faktoren inhaltlich nicht relevant sind, andere nicht beurteilbar oder kodierbar sein werden und bestimmte Faktoren besser empirisch/statistisch geprüft werden sollten. In diesen Fällen erübrigt sich eine Kodierung, insgesamt konnte so der Umfang der Kodierung methodischer Qualität erheblich reduziert werden.

Jede Studie bezüglich der ausgewählten Faktoren zu beurteilen ist nun Ihre Aufgabe. Es wird betont, dass hier lediglich die Plausibilität einer Einschränkung der Studienqualität zu kodieren ist. Wird eine Problematik in ausreichender Tiefe diskutiert und eine hinreichend rationale Konsequenz abgeleitet und begründet, z. B. Auswirkungen auf das weitere Vorgehen, ist eine Einschränkung der methodischen Qualität bzw. Validität weniger plausibel. Zudem ist lediglich die Wahrscheinlichkeit systematischer Einschränkungen, d. h. für alle Teilnehmer einer Behandlungsgruppe und nicht für einige unter einigen Umständen, zu berücksichtigen. Zur Erleichterung werden die Validitätsbereiche und die zugeordneten »potenziell validitätsmindernden« Faktoren nachfolgend möglichst präzise definiert und operationalisiert.

1. Validität statistischen Schließens: Beurteilung der Sensitivität der Studie zur Aufdeckung einer Kovariation (Gruppe x Outcome)

Variable	Definition	Kodierung	Frage	Antwort
Q_voraus	Voraussetzungen statistischer Tests	Plausibilität	Wurden adäquate Tests verwendet, wird auf die Prüfung ihrer Voraussetzungen eingegangen, z. B. wurden nicht-normalverteilte Daten transformiert?	0=nein 1=ja 9=unklar, nicht beschrieben
Q_infla	Wahrung nominaler Irrtumswahrscheinlichkeit (keine Inflationierung)	Plausibilität	Wurde eine Strategie zur Kompensation multipler Tests angewandt, z. B. Bonferroni-Korrektur oder multivariate vor univariaten Tests?	0=nein 1=ja 9=unklar, nicht beschrieben
Q_t_rel	Reliabilität der Behandlungsimplementierung	Plausibilität	Erhielten die Patientinnen ein vergleichbares (standardisiertes) Ausmaß der Intervention?	0=nein 1=ja 9=unklar, nicht beschrieben
Q_sett	Standardisierung des Settings	Plausibilität	Galten für alle Gruppen vergleichbare klinische Rahmenbedingungen (Settings)? (nur 1 kodieren, wenn Setting kein integrales Interventionsmerkmal)	0=nein 1=ja 9=unklar, nicht beschrieben
Q_power	Teststärke	Plausibilität	Wurde eine Poweranalyse durchgeführt?	0=nein 1=ja 9=unklar, nicht beschrieben

2. Interne Validität: Beurteilung der Ableitbarkeit einer kausalen Wirkrichtung (Gruppenzugehörigkeit bedingt Outcome). Können alternative Erklärungen – als die Intervention – für das Outcome (zumindest) als unplausibel ausgeschlossen werden? Ist die Wirkung solcher »Störvariablen« unplausibel?

Variable	Definition	Kodierung	Frage	Antwort
Q_drop	Dropout-Effekte	Plausibilität	Wurde eine (notwendige) Dropout-Analyse (Prä-Vergleich zu Completern) oder eine vergleichbare Beschreibung der Dropouts vorgenommen?	0=nein 1=ja 9=unklar, nicht beschrieben
Q_diffus	Behandlungsdiffusion	Plausibilität	Kann ein Informations- und Erlebnisaustausch, Kommunikation oder Lerntransfer zwischen den Studiengruppen ausgeschlossen werden?	0=nein 1=ja 9=unklar, nicht beschrieben
Q_kompen	kompensatorische Behandlungsapplikation	Plausibilität	Kann eine relevante »Behandlung« oder »Zuwendung« zur Kontrollgruppe ausgeschlossen werden?	0=nein 1=ja 9=unklar, nicht beschrieben
Q_demor	Demoralisierung der Kontrollgruppen	Plausibilität	Können Frustrationseffekte in der Kontrollgruppe ausgeschlossen werden?	0=nein 1=ja 9=unklar, nicht beschrieben

2. Interne Validität ff: Beurteilung der Ableitbarkeit einer kausalen Wirkrichtung (Gruppenzugehörigkeit bedingt Outcome). Können alternative Erklärungen – als die Intervention – für das Outcome (zumindest) als unplausibel ausgeschlossen werden? Ist die Wirkung solcher »Störvariablen« unplausibel?

Variable	Definition	Kodierung	Frage	Antwort
Q_random	Randomisierung: Zuweisungsmethode	Plausibilität	Wurde die Randomisierung angemessen durchgeführt? (strikt zufällig, z. B. Würfeln, Ziehen, Zufallstafeln computergestützt oder restricted randomiziation, blockweise zur Sicherung gleicher Stichprobengrößen)	0=nein 1=ja 9=unklar, nicht beschrieben
Q_blind1	Verblindung des Personals	Plausibilität	War das Studienpersonal über die Gruppenzugehörigkeit der Teilnehmer uninformiert?	0=nein 1=ja 9=unklar, nicht beschrieben
Q_blind2	Verblindung der Teilnehmer	Plausibilität	Waren die Teilnehmer über ihre Gruppenzugehörigkeit uninformiert?	0=nein 1=ja 9=unklar, nicht beschrieben

2. Interne Validität ff: Beurteilung der Ableitbarkeit einer kausalen Wirkrichtung (Gruppenzugehörigkeit bedingt Outcome). Können alternative Erklärungen – als die Intervention – für das Outcome (zumindest) als unplausibel ausgeschlossen werden? Ist die Wirkung solcher »Störvariablen« unplausibel?

Variable	Definition	Kodierung	Frage	Antwort
Q_ITT	Intent-to-treat-Analyse	Plausibilität	Wurde eine ITT-Analyse (Intention-to-Treat) durchgeführt? D. h. Analyse der Daten mit den Prä-Stichproben wie randomisiert und bei Dropouts (fehlende) Post-Werte durch vorausgehende Messungen, bei (fehlenden) Follow-up-Werten durch Prä- oder nachfolgende Werte ersetzt?	0=nein 1=ja 9=unklar, nicht beschrieben

Eingaben bitte speichern!!!

3. Konstruktvalidität: Beurteilung der Angemessenheit des Rückschlusses von den Operationalisierungen (z. B. Erhebungsinstrumente) auf die zugrunde liegenden Konstrukte (z. B. psychologische Theoriebegriffe wie Essverhalten etc.).

Variable	Definition	Kodierung	Frage	Antwort
Qdim_op	Dimensionalität der Operationalisierung	Plausibilität	Wurden sämtliche relevanten Komponenten des Störungsbilds, der Symptomatik berücksichtigt? (z. B. Heißhunger, Erbrechen und Lax. als direkt beobachtbare Verhaltensmerkmale aber auch psychologische Tests für latente, nicht direkt beobachtbare Konstrukte)	0=nein 1=ja 9=unklar, nicht beschrieben
Qdim_met	Dimensionalität der Erhebungsmethoden	Plausibilität	Wurden unterschiedliche Erhebungsmethoden (z. B. Fremd-/Selbstrating, Beobachtung/Befragung etc.) eingesetzt?	0=nein 1=ja 9=unklar, nicht beschrieben
Q_rosent	Rosenthal-Effekt	Plausibilität	Kann eine Verzerrung der Befunde durch Autorenerwartungen ausgeschlossen werden? D. h. wurden Diagnostik und Therapie unabhängig voneinander (von jeweils anderen Personen) durchgeführt?	0=nein 1=ja 9=unklar, nicht beschrieben

3. Konstruktvalidität ff: Beurteilung der Angemessenheit des Rückschlusses von den Operationalisierungen (z. B. Erhebungsinstrumente) auf die zugrunde liegenden Konstrukte (z. B. psychologische Theoriebegriffe wie Essverhalten etc.).

Variable	Definition	Kodierung	Frage	Antwort
Q_tr_int	Interaktion der Behandlungen	Plausibilität	Sind additive Behandlungseffekte durch »Zusatzangebote« ausgeschlossen? Dies sind sowohl »unsystematische« Behandlungen, die parallel (konfundierend) angeboten werden oder zusätzlich erfolgen. Sie zählen nicht zur unabhängigen Variablen, diese können in einer Gruppe oder in allen Gruppen bestehen (nur als 1 kodieren, wenn diese nicht weiter oben als »treatment« erfasst sind!).	0=nein 1=ja 9=unklar, nicht beschrieben

4. Externe Validität: Beurteilung der Generalisierbarkeit der Befunde auf andere Patientinnen-, Umwelt- und Therapeutenstichproben. Es ist sowohl die Generalisierung auf die Gesamtpopulation als auch die Generalisierung über Subpopulationen zu berücksichtigen. Hier steht in Frage, wie plausibel eine Übertragbarkeit der Resultate auf zukünftige Behandlungen an anderem Ort, mit anderen Patientinnen und von anderen Therapeuten ist.

Variable	Definition	Kodierung	Frage	Antwort
Q_pat	Selektion x Behandlungsinteraktion	Plausibilität	Wurden typische Patientinnen begleitet? (Nein, wenn es sich um ungewöhnliche Patientinnen oder nur Subgruppen handelt, sodass sich die Ergebnisse nicht uneingeschränkt übertragen lassen.)	0=nein 1=ja 9=unklar, nicht beschrieben
Q_sett2	Setting x Behandlungsinteraktion	Plausibilität	Wurde in einem »normalen« klinischen Setting behandelt? (Nein bei ungewöhnlichen klinischen Rahmenbedingungen, die eine Übertragbarkeit in Frage stellen lassen.)	0=nein 1=ja 9=unklar, nicht beschrieben
Q_ther	Therapeuten x Behandlungsinteraktion	Plausibilität der Repräsentativität der Therapeuten	Wurde von »typischen« Therapeuten interveniert? (Nein bei Vorliegen besonderer Merkmale, die eine Übertragbarkeit in Frage stellen lassen.)	0 = nein 1 = ja 9 = unklar, nicht beschrieben

Abhängige Variablen (Outcome-Kriterien): Eingabe kriterienbezogener Outcomes. Eingabe der Post-Informationen pro aktivem Studienarm und der jeweiligen Kontrollbedingung.

Variable	Definition	Kodierung	Format	Beispiel
Abs_time	Zeitraum, der den nachfolgenden Abstinenzzahlen zugrunde liegt		ganze Zahl der Wochen	
Absbin_I	Intervention	N Patientinnen abstinent Binge	ganze Zahl	obsolet
Abspur_I	Intervention	N Patientinnen abstinent Purge	ganze Zahl	
bmi175_I	Intervention	N Patientinnen mit BMI über 17.5	ganze Zahl	
bmi20_I	Intervention	N Patientinnen mit BMI über 20	ganze Zahl	
Absbin_K	Kontrollgruppe	N Patientinnen abstinent Binge	ganze Zahl	
Abspur_K	Kontrollgruppe	N Patientinnen abstinent Purge	ganze Zahl	
bmi175_K	Kontrollgruppe	N Patientinnen mit BMI über 17.5	ganze Zahl	
bmi20_K	Kontrollgruppe	N Patientinnen mit BMI über 20	ganze Zahl	
Krit_alt	Alternativen Kriterien	Spalte für Alternativwerte	Kennwerte	BMI < 18 : 12 Patientinnen
Krit_kom	Kommentare Kriterien	Spalte für Kommentare	Freitext	Anderes BMI-Kriterium

Abhängige Variablen (Dimensionale Outcomes): Eingabe der Prä-Post-Informationen pro aktivem Studienarm und der jeweiligen Kontrollbedingung. Die Logik der Spaltenreihenfolge wird für »Heißhungeranfälle« ausführlich dargestellt, für die übrigen Outcomes erfolgt eine Darstellung der Bezeichnungslogik auf der nächsten Seite.

Variable	Definition	Kodierung	Kodierung
Allgemeine Regeln: Es wird stets das berichtete Maß zentraler Tendenz (Modus, Median, Mittelwert) kodiert. Modus und Median werden in der Kommentarspalte vermerkt. Andere Dispersionsmaße als die Standardabweichung werden stets in die Spalte für Alternativwerte eingetragen. Werden Ergebnisse sowohl der Completer-Analysen als auch der ITT-Analysen berichtet, sind die ITT-Ergebnisse zu kodieren.			
Smp_time	Zeitraum, der den nachfolgenden Symptomerhebungen (HA, E und Lax.) zugrunde liegt		ganze Zahl in Wochen
HA_mvI	Heißhungeranfälle	Mittelwert aktiver Arm prä	Mittelwert wie berichtet
HA_svI	Heißhungeranfälle	Streuung aktiver Arm prä	Streuung wie berichtet
HA_mvK	Heißhungeranfälle	Mittelwert Kontrollen prä	Mittelwert wie berichtet
HA_svK	Heißhungeranfälle	Streuung Kontrollen prä	Streuung wie berichtet
HA_mnI	Heißhungeranfälle	Mittelwert aktiver Arm post	Mittelwert wie berichtet
HA_snI	Heißhungeranfälle	Streuung aktiver Arm post	Streuung wie berichtet
HA_mnK	Heißhungeranfälle	Mittelwert Kontrollen post	Mittelwert wie berichtet

Abhängige Variablen (Dimensionale Outcomes) ff: Eingabe der Prä-Post-Informationen pro aktivem Studienarm und der jeweiligen Kontrollbedingung. Die Logik der Spaltenreihenfolge wird für »Heißhungeranfälle« ausführlich dargestellt, für die übrigen Outcomes erfolgt eine Darstellung der Bezeichnungslogik auf der nächsten Seite.

Variable	Definition	Kodierung	FormatBeispiel
HA_snK	Heißhungeranfälle	Streuung Kontrollen post	Streuung wie berichtet
HA_a	Heißhungeranfälle	Spalte für Alternativwerte	Kennwerte
HA_k	Heißhungeranfälle	Spalte für Kommentare	Freitext

Logik der Bezeichnung weiterer Outcomes:

Name_	Namenskürzel des Outcomes
m_	Mittelwert
s_	Streuung
v_	vorher (prä)
n_	nachher (post)
I	Interventionsgruppe
K	Kontrollgruppe

Name_	Namenskürzel des Outcomes
m_	Mittelwert
s_	Streuung
v_	vorher (prä)
n_	nachher (post)
I	Interventionsgruppe
K	Kontrollgruppe

Abhängige Variablen (Dimensionale Outcomes) ff: Eingabe der prä-post Informationen pro aktivem Studienarm und der jeweiligen Kontrollbedingung. Die Logik der Spaltenreihenfolge wird für »Heißhungeranfälle« ausführlich dargestellt, für die übrigen Outcomes erfolgt eine Darstellung der Bezeichnungslogik auf den nächsten Seiten.

Nachfolgend sind die Abkürzungen der Outcome-Bezeichnungen (Name) tabelliert.

Outcome	**E**	Erbrechen	
	Lax	Laxanzien	
	BMI	Abweichend vom allg. Vorgehen für alternative Werte folgen hier Spalten für Größen- und Gewichtsangaben.	
	Height_I	mittlere Körpergröße im aktiven Arm	Dezimalzahl
	Height_K	mittlere Körpergröße der Kontrollen	Dezimalzahl
	H_meas	Maßeinheit der Körpergröße	Freitext
	W (weight, inzitiert wie beschrieben)	Gewichtsmaße	Dezimalzahl
	W_meas	Maßeinheit des Gewichts	Freitext

Abhängige Variablen (Dimensionale Outcomes) ff: Eingabe der Prä-Post-Informationen pro aktivem Studienarm und der jeweiligen Kontrollbedingung. Die Logik der Spaltenreihenfolge wird für »Heißhungeranfälle« ausführlich dargestellt, für die übrigen Outcomes erfolgt eine Darstellung der Bezeichnungslogik auf der nächsten Seite.

Outcome	**EDI1**	EDI Skala 1 drive for thinness
	EDI2	EDI S. 2 bulimia
	EDI3	EDI S. 3 body dissatisfaction
	EDI4	EDI S. 4 ineffectiveness
	EDI5	EDI S. 5 perfectionism
	EDI6	EDI S. 6 interpersonal distrust
	EDI7	EDI S. 7 interocep. awareness
	EDI8	EDI S. 8 maturity fears
	EDI9	EDI S. 9 asceticism
	ED10	EDI S. 10 impulse regulation
	ED11	EDI S. 11 social insecurity
	EDg1	EDI Gesamtwert 8 Skalen
	Edg2	EDI Gesamtwert 11 Skalen
	EDE1	EDE Skala 1 restraint
	EDE2	EDE S. 2 eating concern
	EDE3	EDE S. 3 weight concern
	EDE4	EDE Skala 4 shape concern
	EDEg	EDE Gesamtwert
	EAT1	EAT Skala 1 dieting
	EAT2	EAT S. 2 bulimia and food...
	EAT3	EAT S. 3 oral control
	EATg	EAT Gesamtwert

Abhängige Variablen (Dimensionale Outcomes) ff: Eingabe der Prä-Post-Informationen pro aktivem Studienarm und der jeweiligen Kontrollbedingung. Die Logik der Spaltenreihenfolge wird für »Heißhungeranfälle« ausführlich dargestellt, für die übrigen Outcomes erfolgt eine Darstellung der Bezeichnungslogik auf der nächsten Seite.

Outcome	SIAB-derzeit		
	SE1	SIAB	EX S.1 K.schema, Schlank.ideal
	SE2	SIAB	EX S.2 Allg. Psychpath. soz Int
	SE3	SIAB	EX S.3 Sexualität
	SE4	SIAB	EX S. 4 Bulimische Symptome
	SE5	SIAB	EX S.5 Gegenst. Maßnahmen ...
	SE6	SIAB	EX S.6 Atypisches Bingeing
	SEg	SIAB	EX Gesamtwert
	SS1	SIAB	S S. 1 Bulimische Symptome
	SS2	SIAB	S S. 2 Allg. Psychpath. soz Int
	SS3	SIAB	S S. 3 K.schema Schlank.ideal
	SS4	SIAB	S S. 4 Sexualität/K.gewicht
	SS5	SIAB	S S. 5 Gegenst. Maßnahmen...
	SS6	SIAB	S S. 6 Atypisches Bingeing
	SSg	SIAB	S Gesamtwert

Abhängige Variablen (Dimensionale Outcomes) ff: Eingabe der Prä-Post-Informationen pro aktivem Studienarm und der jeweiligen Kontrollbedingung. Die Logik der Spaltenreihenfolge wird für »Heißhungeranfälle« ausführlich dargestellt, für die übrigen Outcomes erfolgt eine Darstellung der Bezeichnungslogik auf der nächsten Seite.

Outcome	BSQ	FFB, Figurunzufriedenheit		
	BDI	Beck Depressions Inventar		
	HD	Hamiliton Depression		
	Dep3	Weiteres Depressionsinstrum.		
	D3_name	Name von Dep	Freitext	Montgomery Ashberg
	A1	Angst Instrument 1		
	A1_name	Name von A1	Freitext	
	A2	Angst Instrument 2		
	A2_name	Name von A2	Freitext	
	A3	Angst Instrument 3		
	A3_name	Name von A3	Freitext	
	GSI	SCL-90-GSI		

Kodierregeln

- Regel 1: Ursprungsinformationen sind zu bewahren.
- Regel 2: Zahlen werden mit Dezimalpunkt und generell zwei Dezimalstellen eingegeben (beachte Ausnahmen).
- Regel 3: Freitext ist in Englisch einzugeben.
- Regel 4: Leerzeichen vor und hinter einer Eingabe sind unzulässig.
- Regel 5: Liegt eine Information nicht vor, bleibt die Tabellenzelle grundsätzlich »leer«, kann jedoch durch ein Sonderzeichen als »bearbeitet« gekennzeichnet werden. Die Sonderzeichen sind vor Übersendung zur Auswertung zu löschen.
- Regel 6: Alternativinformationen werden in Extraspalten kodiert und kommentiert.
- Regel 7: Die Studien werden untereinander (Tabellenzeilen) eingegeben.
- Regel 8: Die Interventionsarme einer Studie werden ebenfalls untereinander (verschachtelt unter der ersten Studienzeile) in jeweils eigene Zeilen eingegeben (Ausnahme: Kontrollgruppen).
- Regel 9: Daten zur (unbehandelten) Kontrollgruppe werden in der Zeile des jeweiligen aktiven Arms kodiert, dessen Vergleichsgruppe sie darstellt.
- Regel 10: Als Vergleichsgruppe dient stets die Kontrollgruppe des aktiven Studienarms in der Publikation.
- Regel 11: Werden mehrere aktive Arme simultan gegen eine Kontrollgruppe getestet, sind die Informationen zur Kontrollgruppe nur in der ersten Zeile einer Studie einzugeben.
- Regel 12: Informationen, die lediglich einmal pro Studie vorliegen, werden nur in der ersten Zeile einer Studie kodiert.
- Regel 13: Informationen, die pro Studienarm vorliegen, werden für jeden Studienarm separat kodiert.
- Regel 14: Werden Daten auf Studienarme lediglich für die Gesamtstichprobe berichtet, sind diese in der ersten Zeile einer Studie zu kodieren.
- Regel 15: Die Outcomes werden für jeden Studienarm hintereinander in jeweils eigene Spalten kodiert.
- Regel 16: Es wird stets das berichtete Maß zentraler Tendenz (Modus, Median, Mittelwert) kodiert. Modus und Median werden in der Kommentarspalte vermerkt. Andere Dispersionsmaße als die Standardabweichung werden stets in die Spalte für Alternativwerte eingetragen.
- Regel 17: Werden Ergebnisse sowohl der Completer-Analysen als auch der ITT-Analysen berichtet, sind die ITT-Ergebnisse zu kodieren.
- Regel 18: Die Kodierung erfolgt über drei Tabellenblätter, der Wechsel wird angekündigt.
- Regel 19: Studienname und Studienarm werden nur im ersten Tabellenblatt eingegeben, sie erscheinen automatisch auf den folgenden Tabellenblättern.
- Regel 20: Die Variablennamen bleiben während der gesamten Kodierung sichtbar.
- Regel 21: Häufiges Speichern sichert vor Datenverlust!!!

Literatur

American Psychiatric Association (2006). Practice guideline for the treatment of patients with eating disorders (revision). New York: American Psychiatric Association.

Andersen, A. E.; Stoner, S. A..; Rolls, B. J. (1996). Improved eating behavior in eating-disordered inpatients after treatment: documentation in a naturalistic setting. *Int.J.Eat.Disord., 20,* 397-403.

Bacaltchuk, J.; Hay, P. (2003). Antidepressants versus placebo for people with bulimia nervosa. *Cochrane database of systematic reviews (Online), (4),* CD003391.

Bacaltchuk, J.; Hay, P.; Trefiglio, R. (2001). Antidepressants versus psychological treatments and their combination for bulimia nervosa. *Cochrane database of systematic reviews (Online), (4),* CD003385.

Ball, J.; Mitchell, P. (2004). A Randomized Controlled Study of Cognitive Behavior Therapy and Behavioral Family Therapy for Anorexia Nervosa Patients. *Eating Disorders: The Journal of Treatment & Prevention, 12,* 303-314.

Barbarich, N. C.; McConaha, C. W.; Gaskill, J.; La, V. M.; Frank, G. K.; Achenbach, S. et al. (2004). An open trial of olanzapine in anorexia nervosa. *J.Clin.Psychiatry., 65,* 1480-1482.

Bean, P.; Loomis, C. C.; Timmel, P.; Hallinan, P.; Moore, S.; Mammel, J. et al. (2004). Outcome variables for anorexic males and females one year after discharge from residential treatment. *J.Addict.Dis., 23,* 83-94.

Becker, B. (1988). Synthesizing standardized mean-change measures. *British Journal of Mathematical and Statistical Psychology, 41,* 257-278.

Begg, C. B. (1994). Publication Bias. In: H. Cooper, H.; Hedges, L. V. (eds.). The Handbook of Research Synthesis. New York, NY: Russell Sage, 399-409.

Benninghoven, D.; Jürgens, E.; Mohr, A.; Heberlein, I.; Kunzendorf, S.; Jantschek, G. (2006). Different Changes of Body-Images in Patients with Anorexia or Bulimia Nervosa During Inpatient Psychosomatic Treatment. *European Eating Disorders Review, 14,* 88-96.

Beumont, P.; Hay, P.; Beumont, R.; RANZCP Multidisciplinary Clinical Practice Guideline Team for the Treatment of Anorexia Nervosa. (2003). Summary Australian and New Zealand clinical practice guideline for the management of anorexia nervosa. *Australasian Psychiatry, 11 (2),* 129-133.

Bloks, H.; Spinhoven, P.; Callewaert, I.; Willemse-Koning, C.; Turksma, A. (2001). Changes in coping styles and recovery after inpatient treatment for severe eating disorders. *European Eating Disorders Review, 9,* 397-415.

Bossert, S.; Schnabel, E.; Krieg, J. C.; Molitor, P.; Kemper, J.; Berger, M. (1987). Concept of integrative inpatient-ambulatory therapy in patients with anorexia nervosa: a revised therapeutic approach. *Psychother.Psychosom.Med.Psychol., 37,* 331-336.

Brambilla, F.; Draisci, A.; Peirone, A.; Brunetta, M. (1995). Combined cognitive-behavioral, psychopharmacological and nutritional therapy in eating disorders. 1. Anorexia nervosa--restricted type. *Neuropsychobiology, 32,* 59-63.

Calvo Sagardoy, R.; Fernandez Ashton, A.; Ayuso Mateos, J. L.; Bayon Perez, C.; Santo-Domingo Carrasco, J. (1989). Between 5 and 9 years' follow-up in the treatment of anorexia nervosa. *Psychother.Psychosom., 52,* 133-139.

Carter, J. C.; Blackmore, E.; Sutandar-Pinnock, K.; Woodside, D. B. (2004). Relapse in anorexia nervosa: a survival analysis. *Psychol.Med., 34,* 671-679.

Channon, S.; deSilva, W. P. (1985). Psychological correlates of weight gain in patients with anorexia nervosa. *J.Psychiatr. Res., 19,* 267-271.

Claudino, A. M.; Hay, P.; Lima, M. S.; Bacaltchuk, J.; Schmidt, U.; Treasure, J. (2006). Antidepressants for anorexia nervosa. *Cochrane.Database.Syst.Rev.,* CD004365.

Cooper, H.; Hedges, L. V. (1994). The Handbook of Research Synthesis. New York, NY: Russell Sage.

Crisp, A. H.; Norton, K.; Gowers, S.; Halek, C.; Bowyer, C.; Yeldham, D. et al. (1991). A controlled study of the effect of therapies aimed at adolescent and family psychopathology in anorexia nervosa. *Br.J.Psychiatry., 159.,* 325-333.

Danziger, Y.; Carel, C. A.; Tyano, S.; Mimouni, M. (1989). Is psychotherapy mandatory during the acute refeeding period in the treatment of anorexia nervosa? *Journal of Adolescent Health Care, 10,* 328-331.

Dare, C.; Eisler, I.; Russell, G.; Treasure, J.; Dodge, L. (2001). Psychological therapies for adults with anorexia nervosa: randomised controlled trial of out-patient treatments. *Br.J.Psychiatry., 178,* 216-221.

Deep-Soboslay, A.; Sebastiani, L. M.; Kaye, W. H. (2000). Weight gain with anorexia nervosa. *Am.J.Psychiatry, 157,* 1526.

Deutsche Gesellschaft für Psychiatrie (2000). Behandlungsleitlinie Essstörungen. Darmstadt: Steinkopff Verlag.

Eisler, I.; Dare, C.; Hodes, M.; Russell, G.; Dodge, E.; Le, G. D. (2000). Family therapy for adolescent anorexia nervosa: the results of a controlled comparison of two family interventions. *J. Child Psychol.Psychiatry, 41,* 727-736.

Fassino, S.; Abbate, D. G.; Amianto, F.; Leombruni, P.; Garzaro, L.; Rovera, G. G. (2001). Nonresponder anorectic patients after 6 months of multimodal treatment: predictors of outcome. *Eur.Psychiatry., 16,* 466-473.

Fichter, M. M.; Quadflieg, N. (1999). Six-year course and outcome of anorexia nervosa. *Int.J.Eat.Disord., 26,* 359-385.

Fleiss, J. L. (1994). Measures of Effect Size for Categorial Data. In H. Cooper & L. V. Hedges (Eds.), The Handbook of Research Synthesis. New York, NY: Russell Sage, 245-260.

Geller, J.; Zaitsoff, S. L.; Srikameswaran, S. (2005). Tracking Readiness and Motivation for Change in Individuals with Eating Disorders Over the Course of Treatment. *Cognitive Therapy and Research, 29,* 611-625.

Gerlinghoff, M.; Backmund, H.; Franzen, U. (1998). Evaluation of a day treatment programme for eating disordersEvaluation eines tagesklinischen Behandlungsprogramms fuer Essstoerungen. *Eur.Eat.Dis.Rev, 6,* 96-106.

Gerlinghoff, M.; Backmund, H.; Angenendt, J.; Linington, A. (1991). Ein Tagklinisches Therapiemodell für psychosomatische Essstörungen. [A day hospital model for treating psychosomatic eating disorders.]. *Verhaltenstherapie, 1,* 61-65.

Gleser, L. J.; Olkin, I. (1994). Stochastically Dependent Effect Sizes. In: Cooper, H.; Hedges, L. V. (eds.), The Handbook of Research Synthesis. New York, NY: Russell Sage, 339-355.

GRADE working group (2004). Grading quality of evidence and strength of recommendations. *Brit.med.J., 328 (7454),* 1490-1498.

Griffiths, R. A.; Beumont, P. J.; Russell, J.; Touyz, S. W.; Moore, G. (1997). The use of guardianship legislation for anorexia nervosa: a report of 15 cases. *Aust.N.Z.J.Psychiatry., 31,* 525-531.

Hall, A.; Crisp, A. H. (1987). Brief psychotherapy in the treatment of anorexia nervosa. Outcome at one year. *Br.J.Psychiatry., 151,* 185-191.

Hay, P. J.; Bacaltchuk, J.; Stefano, S. (2004a). Psychotherapy for bulimia nervosa and binging. *Cochrane database of systematic reviews (Online), (3),* CD000562.

Hay, P.; Bacaltchuk, J.; Claudino, A.; Ben-Tovim, D.; Yong, P. (2004b). Individual psychotherapy in the outpatient treatment of adults with anorexia nervosa. *Cochrane Database of Systematic Reviews, 2.*

Hedges, L. V.; Olkin, I. (1985). Statistical Methods for Meta-Analysis. Orlando, FL.: Academic Press.

Herpertz-Dahlmann, B. M.; Wewetzer, C.; Schulz, E.; Remschmidt, H. (1996). Course and outcome in adolescent anorexia nervosa. *Int.J.Eat.Disord., 19,* 335-345.

Herzog, T.; Hartmann, A.; Falk, C. (1996). Symptomorientierung und psychodynamisches Gesamtkonzept bei der stationären Behandlung der Anorexia nervosa. Eine quasi-experimentelle Vergleichsuntersuchung von 40 Aufnahmeepisoden [Total symptom-oriented and psychodynamic concept in inpatient treatment of anorexia nervosa. A quasi-experimental comparative study of 40 admission episodes].[see comment]. [German]. *Psychotherapie, Psychosomatik, Medizinische Psychologie, 46,* 11-22.

Herzog, T.; Zeeck, A.; Hartmann, A.; Nickel, T. (2004). Lower targets for weekly weight gain Lead to Better Results in Inpatient Treatment of Anorexia Nervosa: A Pilot Study. *European Eating Disorders Review, 12,* 164-168.

Jacobi, C.; Dahme, B.; Rustenbach, S. J. (1997). Comparison of controlled psycho- and pharmacotherapy studies in bulimia and anorexia nervosa [German]. *Psychotherapie, Psychosomatik, Medizinische Psychologie, 47,* 346-364.

Kohle, K.; Mall, H. (1983). Follow-up study of 36 anorexia nervosa patients treated on an integrated internistic-psychosomatic ward. *Internation Journal of eating disorders, 2,* 215-219.

Lauer, C. J.; Gorzewski, B.; Gerlinghoff, M.; Backmund, H.; Zihl, J. (1999). Neuropsychological assessments before and after treatment in patients with anorexia nervosa and bulimia nervosa. *J.Psychiatr.Res., 33,* 129-138.

Lipsey, M. W.; Wilson, D. B. (2001). Practical Meta-Analysis. Thousand Oaks, CA: Sage.

Lock, J. (2005). Adjusting cognitive behavior therapy for adolescents with bulimia nervosa: results of case series. *Am.J.Psychother., 59,* 267-281.

Manara, F.; Manara, A.; Todisco, P. (2005). Correlation between psychometric and biological parameters in anorexic and bulimic patients during and after an intensive day hospital treatment. *Eat.Weight.Disord., 10,* 236-244.

Mehran, F.; Léonard; Samuel-Lajeunesse, B. (1999). Anorexia nervosa: Changes in the perception of femininity, figure, diet and clothing concepts with inpatient treatment. *European Eating Disorders Review, 7,* 111-120.

Morris, S. B. (2000). Distribution of the standardized mean change effect size for meta-analysis on repeated measures. *British Journal of Mathematical and Statistical Psychology, 53,* 17-29.

Moser, D. J.; Benjamin, M. L.; Bayless, J. D.; McDowell, B. D.; Paulsen, J. S.; Bowers, W. A. et al. (2003). Neuropsychological functioning pretreatment and posttreatment in an inpatient eating disorders program. *International Journal of Eating Disorders, 33,* 64-70.

National Institute for Clinical Excellence (NICE) (2004). Eating disorders. Core interventions in the treatment and management of anorexia nervosa, bulimia nervosa and related eating disorders. http://www.nice.org.uk/nicemedia/pdf/cg009niceguidance.pdf

National Institute of Clinical Excellence (NICE) (2004). Eating Disorders. National Clinical Practice Guideline Number CG6. The British Psychological Society & the Royal College of Psychiatrists.

Nussbaum, M.; Baird, D.; Sonnenblick, M.; Cowan, K.; Shenker, I. R. (1985). Short stature in anorexia nervosa patients. *J.Adolesc.Health Care., 6,* 453-455.

Okamoto, A.; Yamashita, T.; Nagoshi, Y.; Masui, Y.; Wada, Y.; Kashima, A. et al. (2002). A behavior therapy program combined with liquid nutrition designed for anorexia nervosa. *Psychiatry Clin.Neurosci., 56,* 515-520.

Ostuzzi, R.; Didonna, F.; Micciolo, R. (1999). One-year weight follow-up in anorexia nervosa after inpatient psycho-nutritional rehabilitative treatment. *Eat.Weight.Disord., 4,* 194-197.

Perkins, S.; Murphy, R.; Schmidt, U.; Williams, C. (2008). Self-help and guided self-help for eating disorders. *Cochrane Database of Systematic Reviews, 2.*

Pertschuk, M. J.; Edwards, N.; Pomerleau, O. F. (1978). A multiple-baseline approach to behavioral intervention in anorexia nervosa. *Behavior Therapy, 9,* 368-376.

Pertschuk, M. J.; Forster, J.; Buzby, G.; Mullen, J. L. (1981). The treatment of anorexia nervosa with total parenteral nutrition. *Biol.Psychiatry., 16,* 539-550.

Pillay, M.; Crisp, A. H. (1981). The impact of social skills training within an established in-patient treatment programme for anorexia nervosa. *Br.J.Psychiatry, 139,* 533-539.

Piran, N.; Langdon, L.; Kaplan, A.; Garfinkel PE (1989). Evaluation of a day hospital for eating disorders. *Internation Journal of eating disorders, 8,* 523-532.

Raudenbush, S. W. (1994). Random Effect Models. In H. Cooper & L. V. Hedges (Eds.), The Handbook of Research Synthesis. New York, NY: Russell Sage, 301-321.

Ro, O.; Martinsen, E. W.; Hoffart, A.; Rosenvinge, J. H. (2004). Short-term follow-up of adults with long standing anorexia nervosa or non-specified eating disorder after inpatient treatment. *Eat.Weight.Disord., 9,* 62-68.

Robin, A. L.; Siegel, P. T.; Koepke, T.; Moye, A. W.; Tice, S. (1994). Family therapy versus individual therapy for adolescent females with anorexia nervosa. *J.Dev.Behav.Pediatr., 15,* 111-116.

Rosenthal, R. (1994). Parametric measures of effect size. In: Cooper, H.; Hedges, L. V. (Eds.), The Handbook of Research Synthesis. New York, NY: Russell Sage, 231-244.

Rustenbach, S. J. (2003). Metaanalyse. Eine anwendungsorientierte Einführung. Bern: Hans Huber.

Santonastaso, P.; Friederici, S.; Favaro, A. (2001). Sertraline in the treatment of restricting anorexia nervosa: an open controlled trial. *J.Child Adolesc.Psychopharmacol., 11,* 143-150.

Serfaty, M. A.; Turkington, D.; Heap, M.; Ledsham, L.; Jolley, E. (1999). Cognitive therapy versus dietary counselling in the outpatient treatment of anorexia nervosa: Effects of the treatment phase. *European Eating Disorders Review, 7,* 334-350.

Shugar, G.; Krueger, S. (1995). Aggressive family communication, weight gain, and improved eating attitudes during systemic family therapy for anorexia nervosa. *Int.J.Eat.Disord., 17,* 23-31.

Steiner, H.; Mazer, C.; Litt, I. F. (1990). Compliance and outcome in anorexia nervosa. *Western Journal of Medicine., 153,* 133-139.

Stonehill, E.; Crisp, A. H. (1977). Psychoneurotic characteristics of patients with anorexia nervosa before and after treatment and at follow-up 4-7 years later. *J.Psychosom.Res., 21,* 189-193.

Sutandar-Pinnock, K.; Blake, W. D.; Carter, J. C.; Olmsted, M. P.; Kaplan, A. S. (2003). Perfectionism in anorexia nervosa: a 6-24-month follow-up study. *Int.J.Eat.Disord., 33,* 225-229.

Szabo, C. P. (1998). Tuberculosis and anorexia nervosa. *S.Afr. Med.J., 88,* 275-276.

Thomä, H. (1961). *Anorexia nervosa. Geschichte, Klinik und Theorien der Pubertätsmagersucht (Engl.: Anorexia Nervosa, transl. G. Brydone. New York, International Universities Press, 1967).* Bern, Stuttgart: Huber Klett.

Treasure, J.; Todd, G.; Brolly, M.; Tiller, J.; Nehmed, A.; Denman, F. (1995). A pilot study of a randomised trial of cognitive analytical therapy vs educational behavioral therapy for adult anorexia nervosa. *Behav.Res.Ther., 33,* 363-367.

Treat, T. A.; Gaskill, J. A.; McCabe, E. B.; Ghinassi, F. A.; Luczak, A. D.; Marcus, M. D. (2005). Short-term outcome of psychiatric inpatients with anorexia nervosa in the current care environment. *Int.J.Eat.Disord., 38,* 123-133.

Vandereycken, W.; Pieters, G. (1978). Short-term weight restoration in Anorexia Nervosa through operant conditioning. *Scandinavian Journal of Behavior Therapy, 7,* 221-236.

Vocks, S.; Tuschen-Caffier, B.; Pietrowsky, R.; Rustenbach, S. J.; Kersting, A.; Herpertz, S. (2010). Meta-analysis of the effectiveness of psychological and pharmacological treatments for Binge Eating Disorder. *International Journal of Eating Disorders, 43,* 205-217.

Waller, D. A.; Mugan, M. N.; Morshed, T.; Setnick, J.; Cummings, M.; Hynan, L. S. (2003). Three-year follow-up study of children and adolescents with anorexia nervosa initially treated in a continuum of care program. *Eating Disorders: The Journal of Treatment & Prevention, 11,* 63-72.

Zeeck, A.; Hartmann, A.; Buchholz, C.; Herzog, T. (2005). Drop outs from in-patient treatment of anorexia nervosa. *Acta Psychiatr.Scand., 111,* 29-37.

Zeeck, A.; Hartmann, A.; Wetzler-Burmeister, E.; Wirsching, M. (2006). Zum Vergleich stationärer und tagesklinischer Behandlung der Anorexia Nervosa. [Comparison of inpatient and day clinic treatment of anorexia nervosa.]. *Z.Psychosom.Med.Psychother., 52,* 190-203.

Printing: Ten Brink, Meppel, The Netherlands
Binding: Stürtz, Würzburg, Germany